Waibel ■ Jakob-Krieger

Integrative Bewegungstherapie

Integrative Bewegungstherapie

Störungsspezifische und ressourcenorientierte Praxis

Herausgegeben von

Martin J. Waibel
Cornelia Jakob-Krieger

Unter Mitarbeit von

Monika Bauder, Ingrid Braunbarth,
Sonja Bumiller, Claudia Höfner,
Annette Höhmann-Kost, Elke Eva Janson,
Annelies Jordi, Ingrid Ingeborg Koop,
Anton Leitner, Elisabeth Lenzen,
Hermann Ludwig, Ilse Orth, Hilarion G. Petzold,
Auguste Reichel, Uta Schaumann, Frank Siegele,
Hester van Wijnen

Mit einem Geleitwort von
Michael Hölzer

Mit 39 Abbildungen und 2 Tabellen

Schattauer

Dipl.-Sup., Dipl.-Sozarb. Martin J. Waibel
Leiter des Therapiezentrums
Schussental Klinik
Parkstraße 1, 88326 Aulendorf

info@mjwaibel.de

Cornelia Jakob-Krieger
Praxis für Psychotherapie (HPG), Supervision und Beratung
Westwall 31, 47608 Geldern

praxis.jakob-krieger@t-online.de

Bibliografische Information der Deutschen Nationalbibliothek
Die Deutsche Nationalbibliothek verzeichnet diese Publikation in der Deutschen Nationalbibliografie; detaillierte bibliografische Daten sind im Internet über http://dnb.d-nb.de abrufbar.

Besonderer Hinweis:
Die Medizin unterliegt einem fortwährenden Entwicklungsprozess, sodass alle Angaben, insbesondere zu diagnostischen und therapeutischen Verfahren, immer nur dem Wissensstand zum Zeitpunkt der Drucklegung des Buches entsprechen können. Hinsichtlich der angegebenen Empfehlungen zur Therapie und der Auswahl sowie Dosierung von Medikamenten wurde die größtmögliche Sorgfalt beachtet. Gleichwohl werden die Benutzer aufgefordert, die Beipackzettel und Fachinformationen der Hersteller zur Kontrolle heranzuziehen und im Zweifelsfall einen Spezialisten zu konsultieren. Fragliche Unstimmigkeiten sollten bitte im allgemeinen Interesse dem Verlag mitgeteilt werden. Der Benutzer selbst bleibt verantwortlich für jede diagnostische oder therapeutische Applikation, Medikation und Dosierung.
In diesem Buch sind eingetragene Warenzeichen (geschützte Warennamen) nicht besonders kenntlich gemacht. Es kann also aus dem Fehlen eines entsprechenden Hinweises nicht geschlossen werden, dass es sich um einen freien Warennamen handelt.

Schattauer
www.klett-cotta.de

Printed in Germany
ISBN 978-3-608-42367-9

1. Nachdruck, 2018

Lektorat: Claudia Campisi, Stuttgart
Umschlagabbildung: Matisse, Henri, La danse I, 1909
Satz: Stahringer Satz GmbH, 35305 Grünberg
Gedruckt und gebunden von
Esser printSolutions GmbH, Bretten

Auch als E-Book erhältlich

Geleitwort

Wollte man die Entwicklung der Psychotherapie in den letzten zwei Dekaden mit einigen wenigen Schlagworten kennzeichnen, dann wären die Begriffe »Störungsspezifität« und »Ressourcenorientierung«, aber auch »Qualitätssicherung« und »Evidenzbasierung« sicher heiße Kandidaten. Mit diesen Begriffen werden der Psychotherapie implizit Vorgaben gemacht, die damit nicht nur deren gegenwärtige Entwicklung maßgeblich bestimmen, sondern auch deren Zukunft. Für esoterische Außenseiter – das ist die Botschaft, die in diesen Schlagworten anklingt – ist in der Psychotherapie der Zukunft, in der Psychiatrie und Psychosomatik von morgen kein Platz. Es ist damit wohl auch kein Zufall, dass sich einige dieser Begriffe im Untertitel dieses praxeologisch orientierten Kompendiums finden: Sie signalisieren, dass sich die Integrative Leib- und Bewegungstherapie auf der Höhe der Zeit bewegt, nicht losgelöst von den aktuellen Entwicklungen und Strömungen der allgemeinen Psychotherapie-Forschung und -Praxis weiterentwickelt wurde, und damit auch in dem Sinne »integrativ« wirkt, indem sie die Forderungen, die »Produzenten« und »Konsumenten« von Psychotherapie heute gleichermaßen stellen, im Bereich der Bewegungstherapie einlöst.

Natürlich drängt sich bei einem solchen Ausmaß an terminologischem Anspruch immer auch der Verdacht auf, einmal mehr den Schlagwortspezialisten aufzusitzen, die dem Geist der Zeit entsprechend die jeweils politisch korrekten Vokabeln und Sichtweisen replizieren, um sich selbst und ihre Methode wirksam am Markt zu platzieren. Ein Verdacht, dem die Herausgeber und Autoren mit ihrem gleichermaßen umfangreichen wie anspruchsvollen Werk allerdings wirksam entgegentreten und dies nicht zuletzt, weil der »Leib« (und damit der Körper und das Leben, orientiert man sich an der Etymologie des Wortes »Leib«) den neuzeitlichen (manchmal sehr kopflastigen) Konzeptualisierungen von Psychotherapie in den einzelnen Kapiteln dieses Buches immer wieder – und manchmal in angenehm antiquiert anmutender Weise – entgegentritt.

Auch wegen der Fülle seiner praktischen Beispiele stellt dieser Text eine substanzielle Bereicherung in einer zunehmend unüberschaubaren Fülle von Literatur und Artikeln dar, die zu lesen auch dem interessierten Publikum immer weniger Zeit bleibt. In einer Welt der manualgeleiteten Therapien wirkt die Verschiedenartigkeit der Perspektiven auf die Einheit von Körper und Seele, die die Herausgeber in diesem Buch zusammengetragen haben, ausgesprochen erfrischend. Ein Umstand, der der Wissenschaftlichkeit der einzelnen Beiträge aus meiner Sicht überhaupt keinen Abbruch tut. Die an den Bedürfnissen der Praxis ausgerichteten einzelnen Abschnitte sind dabei nicht nur für den Spezialisten von Interesse. Die übersichtlichen Darstellungen geben auch dem interessierten Laien verständliche Einblicke in ein ausgesprochen zukunftsträchtiges Therapieverfahren.

Als einer der wenigen explizit integrativen Ansätze überwindet die IBT die klassischen Therapieschulen, festgefahrenes Richtungsdenken und den immer wieder so hartnäckig gepflegten Narzissmus des »kleinen Unterschiedes«. Die Zukunft des Feldes wird vermutlich nicht in der weiter explodierenden Produktion atomistischen Wissens liegen, auch nicht in der weiteren Ausdifferenzierung von Therapieschulen und der Ideologisierung des jeweiligen Nachwuchses. Da es künftig eher um die Synthese bestehender Inseln von Erkenntnis (und therapeutischen

Veränderungspotenzialen) gehen dürfte als um die nächste Therapiestudie im traditionellen RCT-Design, um Integration statt Abgrenzung, weist das Buch in eben diese Zukunft von Psychotherapie überhaupt. Auch der Anspruch, die praxeologische Herkunft des Verfahrens anzuschließen an die Ergebnisse moderner Neuro-, Bio- und Kognitionswissenschaften, scheint mir in diesem Buch gelungen, sofern solche Anschlüsse heute überhaupt schon geleistet (und nicht nur behauptet) werden können. Da neben der Erarbeitung der Grundlagen der IBT in den Texten auch wesentliche Therapieprinzipien auf einzelne relevante Krankheitsbilder praxisbezogen heruntergebrochen werden, imponiert der vorliegende Band aber nicht nur als Aktualisierung global-theoretischer Ansätze der IBT, sondern auch als Nachschlagewerk für den am Detail interessierten Leser.

Die Herausgeber wie die Autoren können stolz sein auf ihr Werk. Eine umfassendere und adäquatere Darstellung der aktuellen Trends und Perspektiven in der Integrativen Bewegungstherapie ist kaum denkbar.

PD Dr. Michael Hölzer
Ärztlicher Direktor
Schussental Klinik Aulendorf

Vorwort

Die Integrative Leib- und Bewegungstherapie so darzustellen, wie sie tatsächlich in Klinik und ambulanter Praxis zur Anwendung kommt, ist unser zentrales Anliegen mit diesem Buch. Um ein möglichst breites Spektrum an Behandlungsweisen verschiedener Krankheitsbilder bieten zu können, haben wir uns an Kollegen und Kolleginnen gewandt, die mit beiden Füßen in der alltäglichen Praxis stehen. Die Vielfalt, die auf diese Weise auch in der Ausdrucks- und Schreibweise in diesem Buch erscheint, ist gewollt. Sie entspricht einem zentralen Kernkonzept der IBT, dem Intersubjektiven Ko-respondenzmodell. Aus einer inneren Haltung von Wertschätzung und Respekt vor der »Andersheit« des Anderen treten wir in Beziehung, sei es die alltägliche oder die therapeutische. In gemeinsamem Austausch und Aushandeln kommen wir zu Ergebnissen, die in Handlung umgesetzt werden.
Bei aller Individualität ist die der IBT zugrunde liegende Theorie mit ihren handlungsleitenden Konzepten, Modellen und Methoden (beschrieben in Kap. 1–4) maßgebend für Behandlungsaufbau und Interventionsstrategie und wird in den einzelnen Beiträgen deutlich benannt.
Die Entwicklung der Metatheorie der Integrativen Therapie/Bewegungstherapie ist so wie die Praxis – beides ist eng miteinander vernetzt – immer im Fluss. Beständig werden die neuesten Forschungsergebnisse der für das Verfahren wesentlichen Wissenschaftsdisziplinen (Neurobiologie, Sozialpsychologie etc.) aufgenommen und eingearbeitet, wo es sinnvoll erscheint. An dieser Stelle gebührt Herrn Professor H. G. Petzold und seinen Mitarbeiterinnen und Mitarbeitern großer Dank.
So hoffen wir, Ihnen, verehrte Leserinnen und Leser, ein interessantes, spannendes und – das ist uns besonders wichtig – für die Praxis hilfreiches Buch an die Hand geben zu können.
Für Rückmeldungen sind wir offen und dankbar.

Aulendorf und Geldern, im Herbst 2008

Martin J. Waibel
Cornelia Jakob-Krieger

Die »Integrative Bewegungstherapie« – aus Sicht des Begründers

Moderne Konzeptionen der Psychotherapie und psychosomatischen Behandlung sind nicht mehr nur auf Störungen und Krankheiten gerichtet, sie haben auch die *Salutogenese*, die Förderung von Gesundheit im Blick, eine gesunde Lebensführung und die Qualität sozialer Netzwerke als positive und kreative Sozialbeziehungen. Diese spielen nämlich für den Gewinn von *Gesundheit* und die Wiederherstellung der *Arbeits-* und *Leistungsfähigkeit* von Menschen, die durch Erkrankungen betroffen sind, eine herausragende Rolle. Das wachsende Verständnis für die multifaktoriellen Ursachen, die in ihrem Zusammenwirken für das Entstehen psychischer, psychophysiologischer und psychosozialer Störungen verantwortlich sind, hat auch dazu geführt, dass die Behandlungsansätze breiter greifen und integrative und zugleich differentielle Modelle entwickelt werden. Das für viele Bereiche »neue« Paradigma einer *biopsychosozialen* oder *biopsychosozialökologischen* Betrachtung beginnt sich mehr und mehr durchzusetzen. Es findet sich der Sache nach schon in der antiken Medizin bei den Ärzten des 5. Jahrhunderts v. Chr., etwa bei Herodikos, dem Lehrer des Hippokrates, der Laufen und Diät in die Krankenbehandlung einführte, oder bei Alkmaion von Kroton, der die pathogene Wirkung traumatischer Erfahrungen erkannte und das Prinzip der regulativen Ausgewogenheit (*isonomia*) formulierte, das, wird es gestört, zur Krankheit führt. Heute sagen wir in ganz ähnlicher Weise: »systemische Dysregulation« kann pathogen wirken.

Von den russischen Neurobiologen und -psychologen Lurija, Vygotskij, Bernštejn wurde eine solche Sicht seit den 1920er und 1930er Jahren konsequent erarbeitet (Petzold u. Michailowa 2008) und die Fortschritte der psychosomatischen Medizin seit V. v. Weizäcker und T. v. Uexküll, der Sozialmedizin (Waller 2007) und der Neurowissenschaften (Hüther 2007) taten ein Übriges dazu, dass multimodale Behandlungskonzepte entwickelt wurden. In der institutionellen klinischen Arbeit hat man in den letzten Jahren zunehmend den Wert der leiborientierten, bewegungsaktivierenden und kreativitätsfördernden Therapiemethoden erkannt und sie in komplexe, »konzertierte« Behandlungspläne einbezogen.

Die Integrative Leib- und Bewegungstherapie hat sich Mitte der 1960er Jahre entwickelt. Durch ihre universitäre Einbindung (in Amsterdam und in Krems) konnte sie durch Entwicklungs- und Forschungsarbeit in theoretischer und praxeologischer Hinsicht wichtige Fortschritte machen und für das Feld moderner psychosozialer und medizinischer Hilfeleistung nützliche Beiträge leisten. Davon geben die Texte dieses Buches einen exemplarischen Eindruck. So ist die therapeutische »Ausdauertherapie«, z. B. in Form des »therapeutischen Laufens« Anfang der 1970er Jahre, im Integrativen Ansatz entwickelt worden (Waibel u. Petzold, Kap. 6). Sie gehört heute ins Standardrepertoire ganzheitlicher Behandlung. Die »eigenleibliche Wahrnehmung« – so wesentlich für das Erfassen und Verstehen der eigenen psychophysischen Regulationsprozesse und für den Wiedergewinn einer funktionalen Steuerung dieser Prozesse, wenn sie z. B. durch traumatische Erfahrungen dysreguliert worden sind – kann von den leiborientierten Verfahren in besonderer Weise gefördert und im Rahmen eines Gesamtplanes der Behandlung nutzbar gemacht werden

(Jordi, Lenzen und Koop, Kap. 14, 15 u. 16). Die Beiträge der Autoren machen deutlich: Integrative Leib- und Bewegungstherapie vertritt einen therapeutischen Ansatz, der von seinem Selbstverständnis her eine Brückenfunktion übernehmen will: zwischen der *Psychotherapie* im traditionellen Verständnis als »psychologischer Behandlung mit psychologischen Mitteln« und einer »leiborientierten Zugangsweise« im Sinne der *Somatotherapie* eines modernen medizinischen Modells, das Ernährung, Bewegung, Sport, Entspannung, sozialen Aktivitäten ein neues Gewicht in der Behandlung gegeben hat. Beide können und wollen auf *Soziotherapie* nicht mehr verzichten (Wolfersdorf u. Heindl 2003; Petzold u. Sieper 2007 a, 2008), weil im Psychischen und Somatischen das Soziale unlösbar eingebunden ist.

Das »neue Körperbewusstsein« bei breiten Bevölkerungsschichten, die erwachende Sensibilität für die Notwendigkeit einer gesunden Lebensführung trifft zusammen mit den von den leib- und bewegungstherapeutischen Verfahren entwickelten Zielsetzungen, bei Patientinnen und Patienten einen »gesundheitsbewussten« und »bewegungsaktiven Lebensstil« zu fördern. Damit findet sich für diese Arbeit auf der Seite vieler Patienten eine gute Akzeptanz und es ist die Chance gegeben, dass es ihnen durch das Zusammenspiel der koordinierten therapeutischen Maßnahmen möglich wird, »dysfunktionale Lebensstile« zu verändern und Gesundheit, Leistungsfähigkeit und Lebensfreude zu gewinnen.

Ich wünsche diesem Buch, dass es den Leserinnen und Lesern etwas von der Unmittelbarkeit und Intensität leib- und bewegungstherapeutischer Arbeit in ihren verschiedenen Einsatzbereichen vermittelt, von ihrem für Menschen engagierten Ansatz leiblicher Begegnung und ihrer klinischen Praxis, die immer um eine sorgfältige theoretische, konzeptkritische Durchdringung ihrer Praxis bemüht ist – im Dienste ihrer Patienten.

Prof. Dr. mult. Hilarion G. Petzold
Emer. Ordinarius für Psychologie, klinische Bewegungstherapie und Psychomotorik, Freie Universität Amsterdam
Europäische Akademie für Psychosoziale Gesundheit, Hückeswagen

Verzeichnis der Autoren

Monika Bauder
Integrative Leib- u. Bewegungstherapeutin
Weißhauptstraße 1, 88400 Biberach/Riß
Monika.Bauder@gmx.de

Dipl.-Soz. Ingrid Braunbarth
Integrative Bewegungs- u. Paartherapeutin
Hardtwaldklinik 2
Hardtstraße 32, 34596 Bad Zwesten
ibraunbarth@t-online.de

Sonja Bumiller
Integrative Leib- u. Bewegungstherapeutin
Schussental Klinik
Therapiezentrum
Parkstraße 1, 88326 Aulendorf
s.bumiller@onlinehome.de

Mag. Dr. Claudia Höfner
Klinische u. Gesundheitspsychologin; Arbeitspsychologin; Fachbereichsleiterin für Psychosoziale Interventionen
Department für Psychosoziale Medizin und Psychotherapie
Donau-Universiät Krems
Dr.-Karl-Dorrek-Straße 30, A-3500 Krems
claudia.hoefner@donau-uni.ac.at

Dipl.-Sup. Annette Höhmann-Kost
Therapeutin für Integrative Leib- und Bewegungstherapie/Psychotherapie (HPG); Lehrtherapeutin und Fachbereichsleiterin an der Europäischen Akademie für Psychosoziale Gesundheit am Fritz Perls Institut (EAG/FPI); Zertifikat der European Association for Psychotherapy (EAP); Praxis für Integrative Leib- u. Bewegungstherapie
Weiglestraße 12, 71640 Ludwigsburg
ahoehmann@dgib.net

Cornelia Jakob-Krieger
Integrative Leib- und Bewegungstherapeutin; Integrative Körperpsychotherapie; Supervisorin; Fachberaterin für Psychotraumatologie (DIPT); Lehrtherapeutin an der Europäischen Akademie für Psychosoziale Gesundheit am Fritz Perls Institut (EAG/FPI)
Praxis für Psychotherapie (HPG, EAP, EABP), Supervision und Beratung
Westwall 31, 47608 Geldern
praxis.jakob-krieger@t-online.de

Elke Eva Janson
Diplom-Sozialmanagerin; Körperpsychotherapeutin (HPG)
Praxis für Physiotherapie und Körperpsychotherapie
Taunusstraße 2, 65183 Wiesbaden
e.e.janson@gmx.net

Annelies Jordi
Körper- und Bewegungstherapeutin
Schweizerisches Rotes Kreuz
Ambulatorium für Folter- und Kriegsopfer
Werkstraße 16, CH-3094 Wabern bei Bern
annelies.jordi@redcross.ch

Dipl.-Psych. Ingrid Ingeborg Koop
Lehrtherapeutin u. Lehrsupervisorin für Traumatherapie, Integrative Therapie u. Integrative Leib- u. Bewegungstherapie am Fritz-Perls-Institut sowie für tiefenpsychologische Psychotherapie
Psychologische Psychotherapeutin
REFUGIO Bremen
Parkstraße 2–4, 28209 Bremen
refugio-bremen@t-online.de

Prof. Dr. med. Anton Leitner
Arzt u. Psychotherapeut
Leiter des Departments für Psychosoziale Medizin und Psychotherapie
Donau-Universiät Krems
Dr.-Karl-Dorrek-Straße 30, A-3500 Krems
anton.leitner@donau-uni.ac.at

Elisabeth Lenzen
Diplom-Sportlehrerin; Religionspädagogin; Integrative Leib- u. Bewegungs- sowie Systemische Therapeutin
Praxis für Sensitive Bewegung und Psychotherapie (HPG)
Ekerenstraße 6B, 56626 Andernach
e-lenzen@t-online.de

Dr. Sportwiss. Hermann Ludwig
Diplom-Sportlehrer; Integrativer Leib- u. Bewegungstherapeut; Sporttherapeut in der ambulanten orthopädischen Rehabilitation
Weißenburgstraße 53, 50670 Köln
hermann.ludwig@netcologne.de

Dipl.-Sup. MSc. Ilse Orth
Fritz Perls Institut
Welfelsen 5, 42499 Hückeswagen
eag.fpi@t-online.de

Univ.-Prof. Dr. mult. Hilarion G. Petzold
Achenbachstraße 40
40237 Düsseldorf
forschung.eag@t-online.de

Auguste Reichel, MAS
Psychotherapeutin u. Leiterin des Universitätslehrgangs Integrative Bewegungstherapie
Department für Psychosoziale Medizin und Psychotherapie
Donau-Universität Krems
Dr.-Karl-Dorrek-Straße 30, A-3500 Krems
auguste@reichel-reichel.at

Dr. med. Uta Schaumann
Fachärztin für Innere Medizin; Additivfachärztin für Gastroenterologie u. Hepatologie; MAS in Psychosomatischer und Psychotherapeutischer Medizin; Lehrtrainerin der OEGIT (Österreichische Gesellschaft für Integrative Therapie)
Integrative Leib- u. Bewegungstherapeutin
PSY Zentrum Wiener Neustadt
Bahngasse 44, A-2700 Wiener Neustadt
utaschaumann@hotmail.com

Dipl.-Sup., Dipl.-Sozialpäd. Frank Siegele
Therapeut für Integrative Therapie/Psychotherapie (HPG); Kinder- und Jugendlichenpsychotherapeut; Lehrtherapeut und Fachbereichsleiter für Integrative Therapie an der Europäischen Akademie für Psychosoziale Gesundheit am Fritz Perls Institut (EAG/FPI); Zertifikat der European Association for Psychotherapy (EAP)
Leiter der Klinik am Kronsberg
Debberoder Straße 61, 30539 Hannover
siegele@step-hannover.de

Dipl.-Sup., Dipl.-Sozarb. Martin J. Waibel
Lehrtherapeut für Integrative Bewegungstherapie, Dozent und Supervisor; European Certificate of Psychotherapy (EAP)
Leiter des Therapiezentrums
Schussental Klinik
Parkstraße 1, 88326 Aulendorf
info@mjwaibel.de

Dipl.-Sup. Hester van Wijnen
Physiotherapeutin; Integrative Leib- u. Bewegungstherapeutin
Hermann-Löns-Straße 22
65510 Idstein
hestervanwijnen@web.de

Inhalt

1 Grundlegende Konzepte der Integrativen Leib- und Bewegungstherapie (IBT)

Martin J. Waibel, Hilarion G. Petzold, Ilse Orth und Cornelia Jakob-Krieger

Inhalt

1.1 Entstehung der IBT

Die Integrative Leib- und Bewegungstherapie (IBT) als Methode der Integrativen Therapie (IT) hat ihren Ursprung Mitte der sechziger Jahre des vergangenen Jahrhunderts in Paris, wo Hilarion G. Petzold und Johanna Sieper daran gearbeitet haben, verschiedene Psychotherapie-, Kreativ- und Körpertherapieverfahren auf gemeinsame und unterschiedliche Wirkfaktoren hin zu untersuchen. Hieraus entstand ein neues Therapieverfahren, das ausgehend (s. Abb. 1-1) von philosophischer Anthropologie (Marcel, Merleau-Ponty, Ricœur), von psychophysiologischer und neuropsychologischer Grundlagenforschung (Lurija, Bernšteijn) wirkkräftige Elemente verschiedener Therapierichtungen wie der »ungarischen Schule« der Psychoanalyse (Ferenczi, Balint, Iljine), den sogenannten »humanistisch-psychologischen« Ansätzen des Psychodramas (Moreno) und der Gestalttherapie (Perls, Goodman), der Bewegungs- und Leibtherapie (Gindler, Ehrenfried, Råknes, Budo-/Wushu-Kampfkünste, Petzold, Bloem, Moget) sowie der Verhaltenstherapie (Kanfer) unter einer systemischen Sicht verband (vgl. Kap. 3).
Andererseits wurden mit Rückgriff auf die neurowissenschaftliche, klinisch-psychologische und sozialwissenschaftliche Forschung originär neue Theoriebildungen und eine sehr breite, innovative Praxeologie entwickelt. Die IT war stets ein »biopsychosoziales Verfahren« im Rahmen des »neuen Integrationsparadigmas« moderner Psychotherapie (Petzold 2003a), das systemisch das soziale Netzwerk und die psychophysiologische Leiblichkeit – d.h. Kognitionen, Emotio-

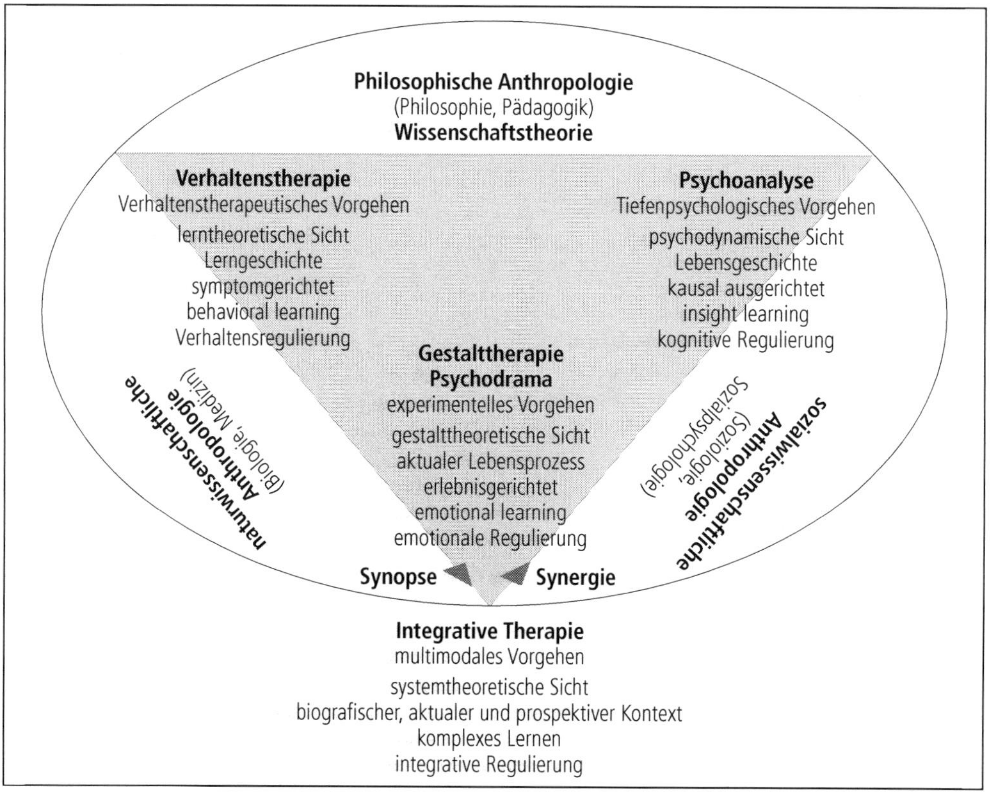

Abb. 1-1 Entwicklung der Integrativen Therapie (nach Petzold 2003a, S. 64)

nen, Volitionen (Petzold u. Sieper 2007) – besonders berücksichtigt. Von Beginn an war die Integrative Leib- und Bewegungstherapie als spezifische Methode zentraler Bestandteil der Integrativen Therapie.

1.2 Anthropologische Grundlagen

Therapieformen haben in der Regel ein Menschenbild, jedoch bleibt das bei vielen Richtungen und Schulen implizit, obgleich die therapeutischen »Wege zum Menschen« (Petzold 1984a, 2008a) – und so kann man Psychotherapien verstehen – zumeist durch ihr implizites oder explizites Bild vom Menschen bestimmt sind. Die Integrative Therapie hat in die Ausarbeitung ihres Menschenbildes von ihren philosophischen Quellen her (Marcel, Merleau-Ponty, Ricœur, Vygotskij u. a.) viel investiert. Ihre »anthropologische Grundformel« hat sich über die Jahre immer weiter präzisiert:

> »Der Mensch – Mann und Frau – wird im Integrativen Ansatz als Körper (1)-Seele (2)-Geist (3)-Wesen gesehen, d. h. als *Leib* (4), als Leibsubjekt (5), das eingebettet ist in die Lebenswelt (6), in ein ökologisches (7) und soziales (8) Kontext-Kontinuum (9), in dem es mit seinen Mitmenschen (10) seine Hominität und eine Kultur der Humanität verwirklicht« (Petzold 2003e, 2008b).

Die Körperdimension (1) erfordert körperorientierte Therapie, die Dimension des Seelischen (2) Psychotherapie, die des Geistigen (3) meditative, sinnorientierte Wege. Das alles umfasst der Begriff »Leib« (4), der als Leib-Selbst durch Subjektivität und Personalität (5) gekennzeichnet ist, deshalb Leibtherapie als Therapie der Persönlichkeit (letztere umfasst Selbst, Ich, Identität; vgl. Petzold 2003a). Menschen leben in der Lebenswelt, d.h. der persönlich wahrgenommenen Welt ihres Lebens (6), die deshalb auch Thema der Therapie werden muss: als ökologisches Umfeld (7) – Wohnverhältnisse, Quartier, Landschaft sind da zu beachten – und natürlich auch als soziales Umfeld (8), das ggf. Familien- und Netzwerktherapie erfordert. All diese Dimensionen und *Kontexte* stehen in der Zeit, im *Kontinuum* (9) von Vergangenheit, Gegenwart, Zukunft, was in der Therapie berücksichtigt werden muss. Keine Dimension, auch die prospektive, darf vernachlässigt werden. Sein Menschenwesen, seine Hominität, gewinnt der Mensch durch die Mitmenschen (10). Deshalb ist Therapie ein eminent zwischenmenschliches Geschehen, wirkt durch und in Beziehungen.

> »*Du, Ich, Wir* in Kontext/Kontinuum, in dieser Konstellation gründet das Wesen des Menschen, denn er i s t vielfältig verflochtene *Intersubjektivität*, aus der heraus er sich in *Polylogen* und *Ko-respondenzen* als Konsens-/Dissensprozessen findet und Leben gestaltet« (Petzold 2003a).

Man braucht den Anderen, die Anderen (Levinas), lebt in Polyaden, d.h. in sozialen Netzwerken als Weggeleit, als Konvoi (Hass u. Petzold 1999). Auch der Therapeut, die Therapiegruppe gehören neben Familie, Freunden und Kollegen ins Netzwerk, was in Therapien berücksichtigt werden muss. Dann gibt es keine »Einzeltherapie«, weil virtuell die relevanten Netzwerkpersonen immer wieder ins Spiel kommen – als Belastungen und Ressourcen.
Es wird aus diesen kompakten Ausführungen deutlich, welche Wirkungen und Konsequenzen das Integrative Menschenbild und die dahinter stehende »Integrative Kulturtheorie« (Petzold 2008a, b) für die Therapie hat.

1.3 Wissenschaftstheoretische Grundlagen

Die IBT ist an einem wissenschaftstheoretischen Modell der Integrativen Therapie (IT) (Petzold 2001a) orientiert, dem sogenannten *Tree of Science*, der hier nachfolgend kurz skizziert wird. Die theoretischen und empirischen Forschungsarbeiten der IT versuchen, die Strukturen bzw. Sachgebiete dieses »Tree-Models« systematisch zu erarbeiten (Petzold 2007a).
Der *Tree of Science* gliedert sich in vier wissenschaftsstrukturelle Ebenen:
- Metatheorien
- Klinische (realexplikative) Theorien
- Praxeologie
- Praxis

Metatheorien sind Theorien mit großer Reichweite: über das Wesen von Menschen (Anthropologie), den Sinn des Lebens und über Werte (Ethik), die Entstehung und die Geheimnisse der Welt (Kosmologie, Ontologie), sozialpolitische Annahmen (Gesellschafts- und Kulturtheorie), über das menschliche Bewusstsein und Erkenntnisprozesse (Erkenntnistheorie).
Klinische (realexplikative) Theorien haben eine mittlere Reichweite. Hierzu gehören insbesondere die Entwicklungstheorie, Persönlichkeitstheorie, Gesundheits- und Krankheitslehre als auch Erkenntnisse der Psychotherapieforschung. Dieses Wissen ist von erheblicher Bedeutung für die Praxis, z.B. Indikationsstellung, Interventions- und Methodenauswahl.

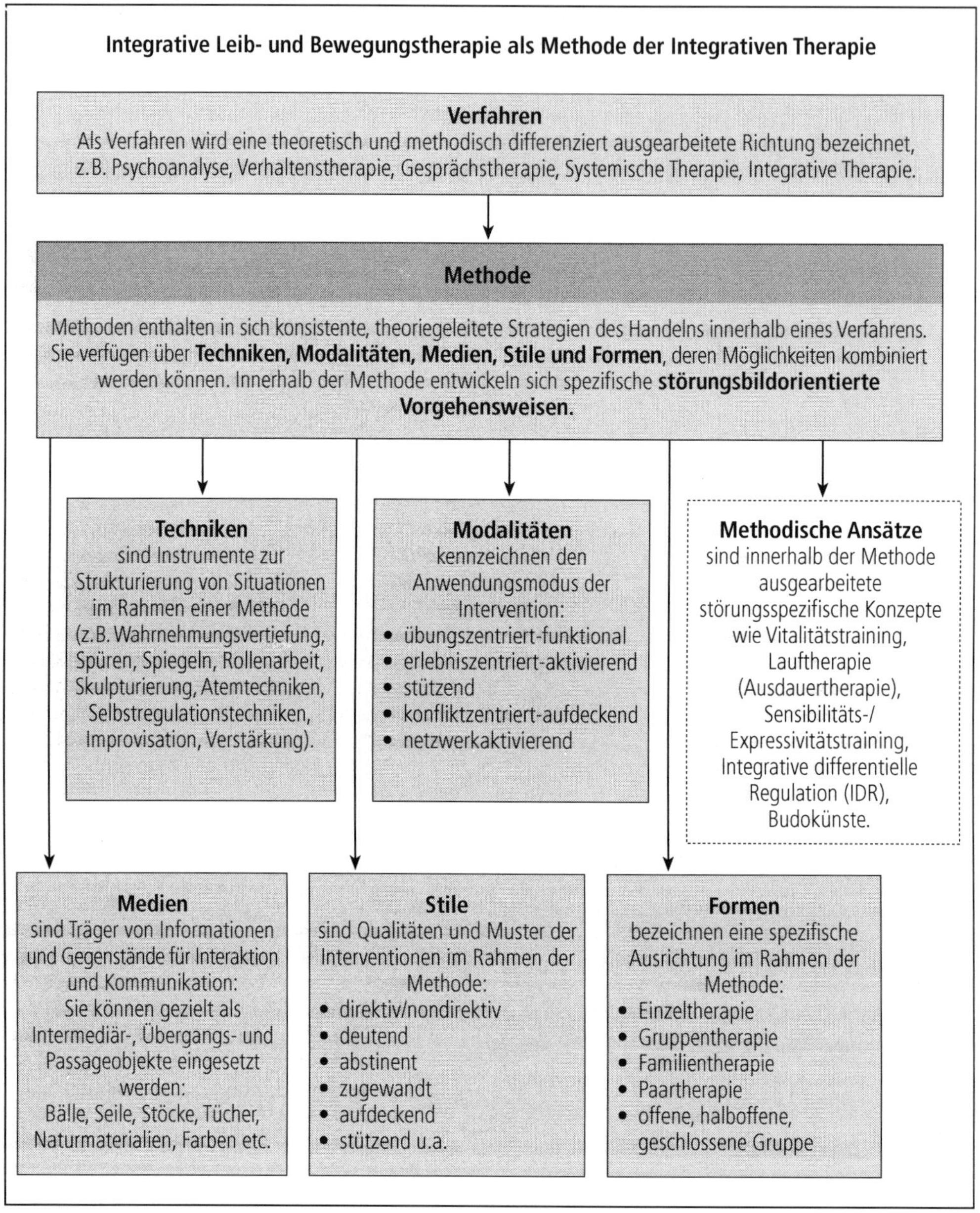

Abb. 1-2 Die IBT als Methode im System der Integrativen Therapie (visualisiert von Waibel nach Petzold 1993h, 2003a)

Praxeologie ist die Lehre von der Umsetzung theoretischer Konzepte in die Praxis. Zur Praxeologie gehören Prozesstheorien, Interventionslehre, Theorien zu Settings, Fokal-, Kurzzeit- und Langzeittherapie, Lehre von den Techniken, Methoden, Stilen. In der Leib- und Bewegungsarbeit werden vielfältige Techniken, Stile, Medien (s. Abb. 1–2) eingesetzt, die praxeologisch systematisch reflektiert werden müssen, gerade in Bezug auf störungsspezifisches Vorgehen. Aus dem ständigen Prozess kritischer Reflexion werden theoretische Konstrukte und Konzepte generiert, die sich zu Theorien von zunehmender Komplexität entwickeln können, welche wiederum in die Praxis zurückwirken und diese möglicherweise verändern. Gleichzeitig werden auf der Grundlage elaborierter und damit konsistenter Praxis erst Forschung und Maßnahmen der Qualitätssicherung bzw. -entwicklung möglich, die für die Entwicklung einer Disziplin, von Verfahren, Methoden und von Professionalität grundlegend sind.
Die **Praxis** ist schließlich im Sinne von Bourdieu (1976, 1980) die konkrete Umsetzung der oben angegebenen Theoriekonzepte in die therapeutische Arbeit. Der Praktiker wählt auf dem Boden seines theoretischen und Erfahrungswissens seine Interventionen. Diese sind wesentlich beeinflusst von den durch den Patienten/Klienten hervorgerufenen Resonanzen beim Therapeuten. Das praktische Handeln gründet stets in intersubjektiver Bezogenheit.

1.4 Die zwischenmenschliche Beziehung

Die IBT ist strikt intersubjektiv konzipiert: »Sein ist Mit-Sein« (Marcel 1968; Merleau-Ponty 1945/66). Der Mensch ist ein soziales Wesen, das sich in Prozessen gemeinsamer Erzählungen und gemeinschaftlichen Verstehens und Handelns verwirklicht. Mensch wird man durch den Mitmenschen in Zwischenleiblichkeit und Mitbewegung (Kommotilität), in denen sich Affiliation, d.h. eine grundsätzliche Zugehörigkeit als Überwindung von Fremdheit, aufbauen kann (Petzold u. Müller 2005a). Bereits im Uterus bewegt sich der Fötus mit der Mutter. Säuglinge haben mit ihren Müttern oder primären Bezugspersonen (*caregiver*) ständig bezogene Mitbewegungen, Kommotilitäten. Dies stellt ein Grundkonzept Integrativer Leib- und Bewegungstherapie bereit: Bewegung ist Mitbewegung! Hier liegen auch die Grundlagen der »intersubjektiven Ko-respondenz« (Petzold 1978c), welche zum durchgreifenden Leitkonzept in unserer Arbeit geworden ist.
Intersubjektivität bedeutet die Zugehörigkeit zwischen Menschen in wechselseitigem Respekt ihrer Würde. Das beinhaltet das bewusste Anerkennen der »Andersheit des Anderen« (Levinas), dass der Andere anders wahrnimmt, denkt, fühlt, bewertet als ich und möglicherweise auch etwas anderes will. Auf dem Boden einer solchen inneren Haltung von gegenseitiger Wertschätzung und des Respekts (Sennett 2002) kann für alle Beteiligten entwicklungsfördernde, sinnstiftende Begegnung und ein sich Austauschen, ein Miteinander- und Voneinander-Lernen von Menschen stattfinden. Das ist Ko-respondenz und bestimmt die »Grundregel« (Petzold 2003a, S. 1050) der Integrativen Therapie.

1.5 Die therapeutische Beziehung

Ausgehend von der intersubjektiven Ko-respondenz werden als Modalitäten der Beziehung bzw. Relationalität (Petzold u. Müller 2005a) differenziert:

- Affiliation
- Übertragung
- Gegenübertragung
- Widerstand
- Reaktanz

Affiliation ist aus evolutions- und sozialpsychologischer Sicht das Bedürfnis des Menschen nach Nähe zu anderen Menschen und zu Menschengruppen mit Vertrautheitsqualität. Denn die wechselseitige Zugehörigkeit ist für das Überleben des Einzelnen, aber auch für das der Gemeinschaft insgesamt, grundlegend: für die Sicherung des Lebensunterhalts und für den Schutz gegen Gefahren sowie für die Entwicklung von Wissen, Kultur und Praxis. Wenn Menschen aus Affiliationsverhältnissen herausfallen (vereinsamen) oder ausgegrenzt werden (Kap. 8 u. 10) ist das stressreich und gefährlich. In Affiliationen kommen die differenziell zu handhabenden natürlichen Relationalitätsformen (*Konfluenz, Kontakt, Begegnung, Beziehung* und *Bindung*) zum Tragen (Petzold 2003a, 781–808).

Übertragungen sind Phänomene, in denen alte Szenen und Atmosphären in der Gegenwart reaktualisiert werden. Sie trüben die Wahrnehmung, kognitive Einschätzung (*appraisal*) und emotionale Bewertung (*valuation*) des aktuell Erlebten ein. Man sieht das Gegenüber durch eine Brille früherer Lebenserfahrungen. Es ist, als wäre ein »unsichtbarer Dritter« anwesend. Hierbei kann es zu dysfunktionalen Haltungen und Verhaltensweisen in der wechselseitigen Therapiebeziehung kommen. Übertragungen sind Fortschreibungen unverarbeiteter Vergangenheitserlebnisse und der Reaktionsbildung auf dieselben. Das muss aufgearbeitet bzw. bearbeitet werden, sodass die »Quellen der Übertragung«, die unerledigten psychodynamischen Konstellationen, ihre motivierende Kraft verlieren, damit die Übertragung »erlischt« und die natürlichen Relationalitätsformen von ihr frei werden. Wissen allein genügt hier nicht, um eingeschliffene Bahnungen im neuronalen System zu verändern. Das Üben alternativer Relationalitäts- und Verhaltensformen wird unverzichtbar.

Übertragungen sind zunächst prinzipiell unbewusst. Sie können sowohl auf der Seite des Patienten als auch auf der des Therapeuten vorliegen. Wir bezeichnen letztere als *Eigenübertragung*.

Gegenübertragung wird als bewusste bzw. bewusstseinsnahe empathische Resonanz des Therapeuten auf Übertragungs- und Beziehungsangebote seines Patienten bezeichnet. Der Therapeut sollte seine wesentlichen Schwachstellen, seine biografischen verletzlichen Seiten, seine Übertragungsgefährdungen, aber auch seine empathischen Stärken, spezifischen Erfahrungsstände, Ressourcen und Potenziale in einer Weise kennen (z. B. durch die eigene Lehranalyse, Kontrollanalyse, Supervision), dass er sie in der Handhabung der therapeutischen Beziehung nutzen kann.

Widerstand wird als vitale Kraft gesehen, die der Selbstbehauptung dient, aber auch als klinisches Phänomen defensiver Zurückweisung von Veränderungsnotwendigkeiten oder von Versuchen, diese anzuregen durch Abwehrmechanismen. Folgen des Widerstandes können Konflikt, Auseinandersetzung, Kampf mit konstruktiven oder destruktiven Möglichkeiten und chronifizierende Abwehrformen sein.

Bei der **Reaktanz** handelt es sich um Reaktionen von Personen (besonders von Ich-starken), die auftreten, wenn persönliche Freiräume durch Außenanforderungen, die als unangemessen oder bedrohlich erlebt werden, eingeschränkt oder verändert werden sollen. In diesem Sinne sind Reaktanzen meist durchaus angemessen. Sind diese dysfunktional, werden Überzeugungs- und Vertrauensarbeit erforderlich. Druck ist zu vermeiden, denn er erzeugt oft reaktanten Gegendruck!

1.6 Das »eigenleibliche Spüren« als zentraler Begriff

Ein zentraler Zugang zum eigenen Leib ist das Spüren. Man könnte es auch als den »Königsweg« zu eigenleiblicher Bewusstheit (*awareness*) bezeichnen.

Spüren heißt, sich den Regungen des Leibes öffnen, denn das eröffnet dem Menschen einen Zugang zu sich selbst und zur Welt. In der klinischen Arbeit mit Patienten beobachten wir oft einen Verlust an eigenleiblichem Spüren, eine Minderung körperlicher Wachheit (*Vigilanz*) und affektiver Berührtheit oder wir finden eine Hyperreagibilität. Das alles ist bedingt durch pathogene Stimulierung aus der persönlichen Lebensgeschichte oder durch unstimmige, belastende Aktualsituationen.

Gerade für diese Patientengruppe ist die Leib- und Bewegungsarbeit oft schwierig, weil sie mit Spür- und Erfahrungsangeboten nichts anfangen können. Fragen wie: »Was soll ich spüren?«, »Was bringt schon Spüren?«, oder Aussagen wie: »Ich denke, das reicht«, »Ich weiß nicht, was Sie von mir wollen« zeigen die Probleme von Patienten und geben zugleich wichtige diagnostische Hinweise für die Einschätzung des Krankheitsgeschehens. Deshalb sind psychoedukative Hinweise des Therapeuten nötig, dass das eigenleibliche Spüren im geschützten Raum einer Klinik oder Therapie Zeit braucht.

Das eigenleibliche Spüren wird in der IBT gefördert durch

- das Fokussieren auf den eigenen Körper u. a. mithilfe von kreativen Medien,
- das Experimentieren mit Haltung, Mimik, Gestik, Atem und Bewegung sowie
- die systematische Exploration des Körpers des Patienten durch den Patienten selbst, mit Mitpatienten und/oder durch den Therapeuten.

Insbesondere wurden vier Ansätze entwickelt (Petzold 2003a, 1083 ff.):

Movement Produced Information (MPI): Wir fokussieren auf die im »eigenleiblichen Spüren« (H. Schmitz), im leiblichen »Selbsterleben« wahrgenommene Koordination. Bewegung, Haltung, Gestik, Mimik »im Vollzug« informieren das Gehirn und *wirken*: Lächeln z. B. erhöht den Endorphinlevel und regt das dopaminerge System an, was wir durch *Bottom-up-Techniken* des »*Emotings*« und »*Affekttrainings*« nutzen: *from muscle to mind.*

Mentally Imagined Motor-Actions (MIM): Gleichermaßen verwenden wir auch Imagination, Bilder und Vorstellungen sowie mentale Ansätze als *Top-down-Techniken*, die Gefühle, Bewegung, Spannung/Entspannung, d. h. Leiblichkeit beeinflussen: *from mind to muscle.*

Interactional Movement Coordination (IMC): Weiterhin nutzen wir die erlebte und mitvollzogene IMC in Form von synchronisierter Kommunikation/Interaktion, wie sie sich in Modellvorgaben, Nachahmungen, Widerspiegelungen, Miteinander-Gehen etc. zeigt. Sie wird gezielt angeregt, d. h. dass man die Patienten auf die Phänomene aufmerksam macht, sodass diese bewusst mitvollzogen, oder aber – genauso wirksam und manchmal sogar besser zu implementieren – durch Bewegungsexperimente konstelliert werden, in denen sich Koordinationen aufgrund bereitgestellter *affordances* (Gibson) und Spiegelneuroneneffekte (Rizzolatti) einfach »vollziehen«. Es wird die »unbewusste Informationsverarbeitung« angesprochen und genutzt.

Evoked Internalized Personalities (EIP): Schließlich nutzen wir als kombinierte *Bottom-up/Top-down-Technik* die Evozierung von positiven Personeninternalisationen: ein Modell, mit dem wir auch unter dem Namen der »inneren Beistände« arbeiten. Bei erzählenden Menschen im Alltag erlebt man immer wieder, dass auf ihren Gesichtern (Mimik), in ihrer Gestik und Haltung, das Ausdrucksverhalten des Menschen erscheint, von dem sie erzählen: sein Lachen, sein Ärger, seine Betroffenheit und das oft in beeindruckender Konkretheit. Man kann sagen: Die Verinnerlichung dieser Person erfolgte keineswegs nur als »Bild«, als »Repräsentanz« oder »Imago«, sondern als ein ganzheitlicher

Eindruck. Qualitäten dieses Menschen können auf einer leiblich-mimetischen wie auf einer imaginal-szenischen Ebene mnestisch fremd- und selbstevoziert werden. Das machen wir uns zu Nutze, indem wir Patienten auffordern, in schwierigen Situationen wichtige Vorbilder, *ressource persons*, Beistände »innerlich« aufzurufen (*Top-down*), ja in ihre Haltung zu gehen, ihre Mimik »aufzusetzen«, um so zu Umstimmungseffekten zu kommen (z. B. von Mutlosigkeit zu Zuversicht und Mut).

1.7 Formen von Berührung

In der IBT arbeiten wir gezielt mit unterschiedlichen Berührungsinterventionen. Wir unterscheiden zwischen

- Non-touching-Approach,
- Self-touching-Approach und
- Touching-Approach.

Im **Non-touching-Approach** berühren wir den Patienten über Blicke, Stimme, Gestik, Körperhaltung, Raumkonstellationen und Sprache. Sobald Kontakt ohne taktile Berührung entsteht, befinden wir uns im Non-touching-Approach.

Der **Self-touching-Approach** bezieht die eigenleibliche Berührung ein, der Patient wird ermutigt, den eigenen Leib selbst zu berühren und zu erkunden.

Im **Touching-Approach** berührt die Therapeutin den Patienten körperlich in unterschiedlicher Absicht und Intensität. Das kann eine stützende, mitfühlende Berührung sein (z. B. Geste des Trostes, der Zuwendung und des Halts), Berührung als Aufmerksamkeitsfokussierung (z. B. Atembewegung bewusst machen oder lenken) und Berührung als Konfrontation (Konfliktaktivierung).

1.8 Der Unterschied zwischen »Körper« und »Leib«

Dies ist eine der häufigsten Fragen: Warum arbeiten Sie mit dem antiquierten Begriff des Leibes? Der Körper, der biologische Organismus, ist die materielle Grundlage aller Lebensprozesse. Der Mensch mit seinen Gedanken, Gefühlen, Willensakten, seinen psychischen und geistigen Prozessen, seiner Personalität ist jedoch nicht nur auf einer materiellen Ebene zu erfassen, sondern all diese Begriffe bezeichnen Phänomene, die als »transmateriell« gesehen werden können. Hierfür verwenden wir den Begriff des lebendigen, bewegten Körpers: des »Leibes«. Wir verweisen hier auf Kapitel 3.6 (S. 36 ff.) und Kapitel 19.1.1 (s. S. 273 f.), wo diese Begrifflichkeiten detailliert erläutert werden.

1.9 Die verschiedenen Leibebenen

Der Mensch ist ein *multisensorisches* Wesen, ein Wesen, das die unterschiedlichsten Sinneseindrücke von außen und innen empfängt und multiple Stimulierung, also vielfältige Anregungen benötigt. Diese Anregungen führen zu *multiexpressivem* Verhalten, vielfältigen Ausdrucksmöglichkeiten (Sprache, Gesang, Bewegung, Gestik, Malen etc.). Folglich ist es eine Hauptaufgabe der IBT, Patienten mit multisensorischen therapeutischen Angeboten differenziert nach Störungsbildern und bezogen auf den lebensgeschichtlichen Hintergrund zu behandeln und zu fördern. Hierbei ist das Wissen um die Leibebenen für gezielte Interventionen in der therapeutischen Praxis bedeutsam.

Der **perzeptive Leib**, der »Wahrnehmungsleib«, verfügt über sogenannte Interozeptoren, die die Organempfindungen vermitteln, Propriozeptoren, die z. B. über die Stellung der Gelenke, Muskelspannung, Lage des Körpers, seine Drehbewegungen informieren, und Exterozeptoren, die Informationen über die Umwelt vermitteln. Letztere werden unterteilt in Kontaktrezeptoren (Tast-, Geschmacks-, Druck-, Berührungs-, Temperatur- und Schmerzsinn) und Distanzrezeptoren (Gesichts-, Gehör- und Geruchssinn). Die Aufnahme von Information aus der Umwelt geschieht über diese Rezeptorsysteme. Darüber hinaus gibt es komplexe »funktionelle Verarbeitungssysteme« (Lurija), die über die eigentlichen, von Sinnesorganen vermittelten Informationen hinausgehen und das Bewusstwerden, die Wahrnehmung transmaterieller Phänomene ermöglichen, z. B. Atmosphären, Stimmungen, Gedanken, Phantasien.

Auf der perzeptiven Leibebene werden vielfältige Erfahrungs- und Bewegungsangebote bereitgestellt wie z. B. Atemübungen, Bewegungen in unterschiedlichen Qualitäten, Wechsel von Haltungen, Berührungs-, Klang-, Spracherfahrungen, Erleben mit unterschiedlichen Medien oder auch Naturerfahrungen.

Die **expressive Leibebene,** die auch als Ausdrucksleib bezeichnet werden kann, bringt die verarbeiteten Eindrücke des perzeptiven Leibes in die Handlung. Wir arbeiten hier mit den vielfältigen Formen menschlichen Ausdrucks. Skulpturierungen oder Gestaltungen mit dem Körper, mit verschiedenen Medien, Tanz, Stimme zur Verflüssigung von eingefrorenen Haltungsmustern sind nur einige wenige Ansätze aus dem reichhaltigen Repertoire expressiver Bewegungs- und Leibarbeit.

> **!** Ausdruck hilft Menschen, schwierige Lebenserfahrungen zu bewältigen. Eindruck braucht Ausdruck!

Die **memorative Leibebene** betrifft den Erinnerungsleib, der die Wahrnehmungen des perzeptiven Leibes und die Handlungen des expressiven Leibes speichert. Wobei einmal gespeicherte Wahrnehmungen und Handlungen die Struktur zukünftiger Wahrnehmungen und Handlungen bestimmen. Einmal gespeicherte Informationen können aufgerufen werden. Über Leib- und Bewegungsarbeit z. B. über Berührung, Arbeit mit dem eigenen Raum, mit verschiedenen Medien werden die »Archive des Leibes« geöffnet.

Die **reflexive Leibebene** ermöglicht uns, über uns selbst nachzudenken, um so Distanz zu unseren Lebenserfahrungen herzustellen. Auf diese Weise sind wir in der Lage, mit dem Blick von außen auf uns selbst zu schauen und so Möglichkeiten zu schaffen, alternative Sicht- und Verhaltensweisen zu entwickeln. In dieser Mehrperspektivität können wir eine gewisse Souveränität und Freiheit erlangen. Wir ermöglichen dies z. B. durch Standortwechsel im Raum, durch das Einnehmen anderer Haltungen (Sitzen, Stehen, Liegen) oder das Erfahren von unterschiedlichen Bewegungs- und Beziehungsmustern und durch ihre Versprachlichung in »dichten Beschreibungen« (Petzold u. Sieper 2007).

Damit wird auch eine **prospektive Leibebene** erschlossen, in der durch Phantasie und Voraussicht, die »Zukunft des Leibes« – Gesundheit und Entwicklung, aber auch Krankheit und Verfall – gesehen wird. So können Menschen proaktiv für ihre Zukunft sorgen, Gesundheitsprävention betreiben, sich selbst und ihr Leben im Sinne einer »persönlichen Lebenskunst« (Petzold 1999 p) gestalten. IBT fördert das durch Zukunftsprojektionen, Symbolspiele, kreative Medien und ist bemüht, die »antizipatorische Kompetenz« von Menschen zu fördern. Neben der Vergangenheits- und Gegenwartsorientierung wird somit die heute so wichtig gewordene Zukunftsorientierung gewonnen.

1.10 Der therapeutische Prozess

Jeder therapeutische Prozess sowohl in der Gruppe als auch in der Einzeltherapie ist gemäß dem Ko-respondenzmodell (vgl. Kap. 1.4) sehr

Initialphase

Einführung – Zielsetzung – Prozessorientierte Themenbestimmung

Ziele: Beziehungserarbeitung, Aufbau von Gruppenkohäsion, Warming up, Beobachtung wichtiger Leib-, Bewegungs- und Gruppenphänomene

Übungs- und erlebniszentrierte Modalität

Aktionsphase

Stimulierung – Exploration – Vertiefung

Ziele: leibliches Erleben, emotionale Resonanzfähigkeit, Prägnanzerfahrung

Übungs-, erlebniszentrierte und konfliktzentrierte Modalität

Integrationsphase

Durcharbeiten – Reflektieren – Integrieren

Ziele: Verbesserung der Reflexionsfähigkeit, Erkennen der Beziehungsmuster

Übungs-, erlebniszentrierte und konfliktzentrierte Modalität

Neuorientierungsphase

Erproben – Veränderungen – Neue Handlungsentwürfe

Verhaltensmodifizierende **Zielsetzung**

Vor allem übungszentrierte Modalität

Abb. 1-3 Das Tetradische System der IBT (vereinfacht visualisiert von Waibel u. Bumiller nach Petzold 1996a, S. 86)

spezifisch und äußerst variabel. Es wurde als ein idealtypisches Modell, das »Tetradische System« (s. Abb. 1-3), entwickelt, das jedoch nicht immer gleichförmig phasenhaft verläuft, sondern von Bewegungen zwischen den Phasen, von Überspringen und Rückschritten gekennzeichnet ist (s. u. zum therapeutischen Vorgehen mit den verschiedenen Modalitäten: übungs-, erlebnis-, konfliktzentriert).

Im therapeutischen Prozess der IBT wird die diskursiv-hermeneutische Ausrichtung mit der dramatisch-aktionalen, der behavioralen und der tiefenpsychologischen verbunden (Petzold 1993, S. 500). In einem solchen spiralförmigen Prozess stehen Theorie und Praxis in einem fortwährenden Austausch (Theorie-Praxis-Zyklus).

Die herakliteische Spirale (Petzold 1993, S. 498) ist hierfür Grundlage des Erkenntnisgewinns, des Lernens und Handelns und des Veränderns im schöpferischen Ko-respondenzprozess (Abb. 1-4).

Die »hermeneutische Spirale« (Wahrnehmen, Erfassen, Verstehen, Erklären) ist mit der »agogischen Spirale« (Explorieren, Agieren, Integrieren, Reorientieren/Kreieren) und der »the-

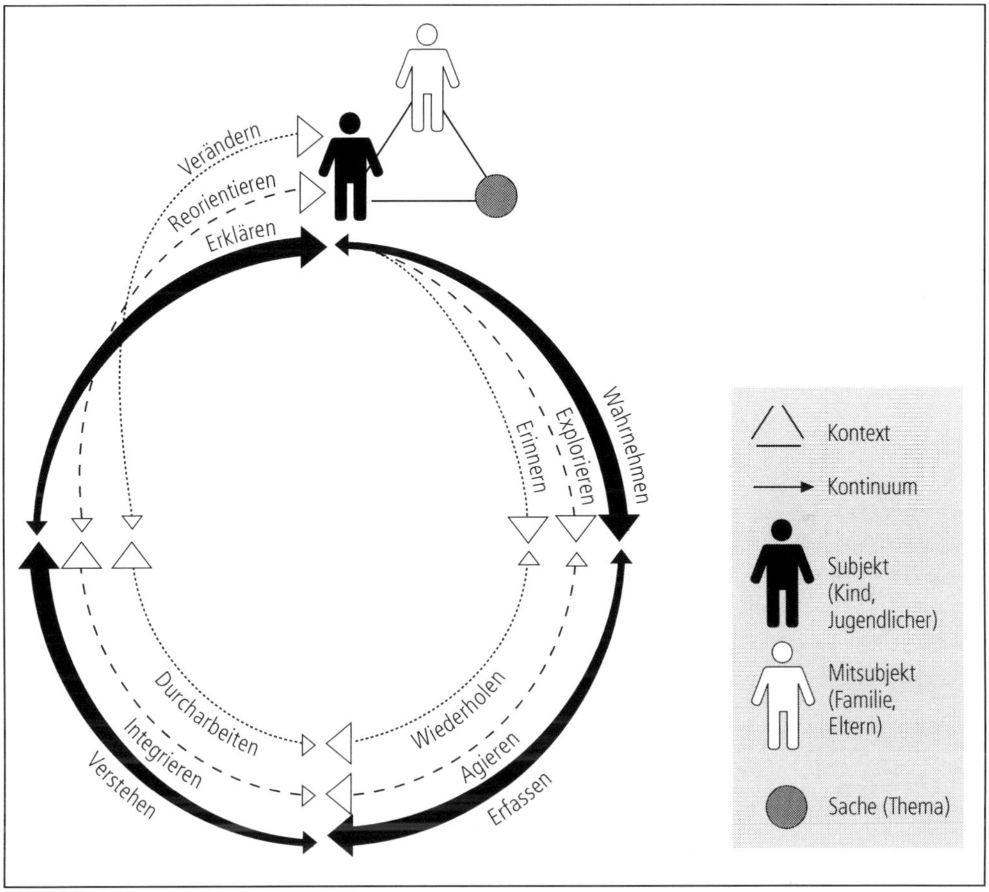

Abb. 1-4 Die herakliteische Spirale des Erkenntnisgewinns, des Lernens und Handelns und des Veränderns im Ko-respondenzprozess (nach Petzold 2003a, S. 498)

rapeutischen Spirale« (Erinnern, Wiederholen, Durcharbeiten, Verändern) in einem Erkenntnis-, Lern- und Handlungsprozess verflochten. Weitere Praxisbeispiele hierzu finden sich in den Kapiteln 10, 14, 15, 16 und 19.

1.11 Die Modalitäten

1.11.1 Übungszentrierte Modalität

Die übungszentrierte Modalität zielt auf das Üben bzw. Einüben neuer oder anderer Verhaltensmuster. So fällt es beispielsweise vielen Patienten sehr schwer, eine gute Grenze in ihrem Lebensalltag zu finden – z. B. rechtzeitig Stopp zu sagen, wenn ihnen etwas unangenehm ist. Das Üben von »Stopps« und »Neins« in einer Gruppe muss wiederholt werden. Veränderung bedarf häufiger Wiederholung – eben der Übung. Weshalb der Transferarbeit in den Alltag und sogenannten »Hausaufgaben« große Bedeutung zukommt, etwa bei Themen wie: »Wo muss ich mich besser schützen«, »Wen darf ich nicht so nah an mich heranlassen«. Die Um- und Neuorganisation neuronaler Bahnungen, Netze und neuronaler Landkarten (Grawe 2004; Lurija 1992; Spitzer 2006) bedarf bei vielen Patienten mit eingeschliffenen Handlungsschemata und Lebensstilen, die »in Fleisch und Blut übergegangen« sind und die sich zum Teil in komplexen Störungen äußern, einer sehr differenzierten Vorgehensweise (»Nehme ich überhaupt wahr, wenn jemand meine Grenzen überschreitet?«, »Traue ich meinen eigenen Gefühlen, wenn ich etwas als unangenehm erlebe?«, »Kann ich es dem Anderen sagen, wenn ich ihn als grenzübertretend erlebe oder fürchte ich mich vor den Konsequenzen?«, »Darf ich mich überhaupt von sehr nahen Menschen abgrenzen und wie mache ich das?«). Das sind nur einige Aspekte, die bei einer so scheinbar einfachen Übung wie »Stopp-Sagen« auftreten und einer zunehmenden kognitiven, emotionalen, volitiven, also leiblichen Differenzierungsarbeit bedürfen. Dabei wird der »Alltag zur Übung« (Dürckheim 1972), um die feinen Nuancen zwischen eigenleiblichem Wohlbefinden und Grenzziehung zur sozialen Umwelt zu finden. Oft geht es um das »Verändern des Lebensstils« eines Menschen in seiner Lebensspanne, was immer mit einer weit greifenden Veränderung dieses Menschen in seinem Wahrnehmen, emotionalen Erleben, seinem Denken, Wollen und Handeln gleichbedeutend ist. Es geht also nicht nur um das Umlernen einzelner Verhaltensweisen. Neurobiologisch kann es dabei nicht allein oder primär um Um- und Neubahnung eng umgrenzter zerebraler Areale gehen, sondern um die Reorganisation von komplexen bzw. komplex vernetzten »funktionellen Systemen« (Anokhin 1967; Lurija 1992; vgl. Kap. 3) mit ihren beteiligten Partialsystemen, die sich kontextbestimmt und aufgaben- bzw. zielorientiert selbst organisieren. Da der Leib in jeweilige sozioökologische Kontexte eingebunden ist (*embedded*), werden die Einflüsse solcher Kontexte durch Mentalisierungen aufgenommen und zugleich dabei »eingeleibt« (Schmitz 1989), »verkörpert« (*embodied*).

In diesem Buch werden übungszentrierte Ansätze besonders in Kapitel 7 in der Bewegungsarbeit bei Angsterkrankungen, als ausgearbeitete störungsspezifische Konzepte in Kapitel 6 bei der Ausdauertherapie und in Kapitel 18 bei der therapeutischen Arbeit mit Kampfkünsten vorgestellt.

1.11.2 Erlebniszentrierte Modalität

In der erlebniszentrierten bzw. erlebnisaktivierenden Modalität soll in der IBT das »totale Sinnesorgan Leib« mit all seinen Sinnen angesprochen werden.

Besonders Patienten, die

- sehr kognitiv orientiert sind,
- in ihrer Erlebnisfähigkeit Einschränkungen haben,
- unter einem gestörten Körperbezug leiden,
- ihren Körper ablehnen und/oder sich ihrem Körper ausgeliefert fühlen (z. B. durch Schmerz/Funktionseinbußen),

profitieren von Erlebnisaktivierung. Auf diesem Wege können mittels »alternativer Erfahrungen« kognitiver, emotionaler, volitiver Art, die für den Erlebenden bedeutsam sind, dysfunktionale Verhaltensmuster *gehemmt* werden (Grawe 2004). Das neue Erleben und Verhalten wird damit stark gebahnt, das problematische geschwächt, weil das Gehirn seine Muster/Schemata/Stile/Narrative *nutzungsabhängig* (Hüther 2007) weiterentwickelt oder rückbildet. Die erlebniszentriert-aktivierende Modalität nutzt diese neurobiologischen Möglichkeiten und kann so Verhaltensänderungen, Symptomreduzierungen erreichen, oft ohne konfliktorientiertes »Durcharbeiten«. Diese kreativen Veränderungsmöglichkeiten werden aus Integrativer Sicht als eine spezifische Eigenschaft des Gehirns betrachtet (Schnitzler u. Schnitzler 2007; Sieper 2007).

Wir setzen in dieser Modalität eine multisensorische und multiexpressive *Praxis* ein mit Bewe-

gung, Berührung, Atmung, kreativen Medien, Naturerfahrungen (Bauder 1997) und Visualisierung auf der Basis der »multiplen Stimulierung«.
In diesem Buch werden erlebniszentrierte Ansätze besonders in den Kapiteln 10, 13 und 14 vorgestellt.

1.11.3 Konfliktzentrierte Modalität

Da in den »Archiven des Leibes« die Lebenserfahrungen aufgenommen wurden und in leiblichen (d.h. damit auch in kognitiven, emotionalen, volitionalen, motivationalen) Mustern/Schemata/Narrativen Niederschlag gefunden haben, ist der Leib auch der Ort archivierter Konflikte, Entbehrungen, Belastungen, kritischer Lebensereignisse und Traumata, und natürlich auch aller positiven, protektiven, salutogenen Erfahrungen. Beide Erfahrungsströme zeigen Wirkung im psychophysiologischen Funktionieren, den neurohumoralen Prozessen und den durch sie ausgelösten seelischen und geistigen Regungen – etwa in somatoformen Störungen, psychosomatischen Reaktionsbildungen oder somatischen Manifestationen von als psychisch gekennzeichneten Störungen, aber auch in Resilienzbildungen (Petzold u. Müller 2003). Bei Depressionen z.B. als psychischem Geschehen findet sich immer auch ein »depressiver Leib« mit fehlreguliertem Tonus, beeinträchtigter Atmung, Konditionsschwäche usw. (vgl. Kap. 6). In der konfliktzentrierten Arbeit kommen Szenen aus der Lebensgeschichte ins Bewusstsein, werden »leibhaftig« erlebt, durchlebt und ermöglichen durch die stützende und schützende Präsenz des Therapeuten »korrigierende bzw. alternative Erfahrungen« wiederum kognitiver, emotionaler, volitiver Art. Diese sehr effektive Vorgehensweise kann jederzeit durch die vorangehend beschriebenen Modalitäten unterstützt oder ergänzt werden. Sie führt zu Veränderungen auf allen Leibebenen sowie in den verschiedenen Persönlichkeitsbereichen und im Lebensstil und ergänzt damit ein rein kognitives Vorgehen.
Neben diesen drei Modalitäten finden in der bewegungstherapeutischen Arbeit indikationsbedingt weitere Modalitäten Anwendung:
Die **netzwerkaktivierende Modalität** (Hass u. Petzold 1999): z.B. bei älteren Menschen aber auch jungen Erwachsenen, bei starker sozialer Isolierung, bei schweren Arbeitsplatzkonflikten wie in den Kapiteln 9 und 10 dargestellt.
Die **medikamentengestützte Modalität**: Bei vielen psychiatrischen Störungsbildern müssen die therapeutischen Maßnahmen durch vorübergehende oder Dauermedikation unterstützt werden, aber auch bei Angststörungen und Depressionen. Eine Stärke des Integrativen Ansatzes liegt gerade in seiner Kompatibilität mit medikamentösen Behandlungen.

1.12 Die Tiefungsebenen

Therapeutische Prozesse sind von unterschiedlicher Intensität, alle sollten ihre Indikation und ihren Sinn haben. In der IBT wurde mit Bezug auf ihre Bewusstseins- und Persönlichkeitstheorie aufgrund klinisch-phänomenologischer Beobachtungen ein Modell erarbeitet, das Intensitätsprozesse als »Tiefungsebenen« beschreibbar macht. Ausgehend von einer sehr Ich-bewussten Ebene der Reflexion mit hoher kognitiv-präfrontaler Kontrolle werden in Prozessen der mnestischen Aktivierung aus den Leibarchiven Materialien freigesetzt: Bilder, Gefühle, Stimmungen und Leibempfindungen, die die kognitive Kontrolle herabsetzen, bringen aus verdrängten bzw. dissoziierten Bereichen des Leibgedächtnisses (dem »Informierten Leib«, vgl. Kapitel 3) und seelisch archaischen Schichten – das alles hat natürlich eine zerebrale und neuronale Basis – Materialien ins bewusste Erleben bzw. an die Oberfläche des Bewusstseins, sodass diese bearbeitet werden können. Dieses

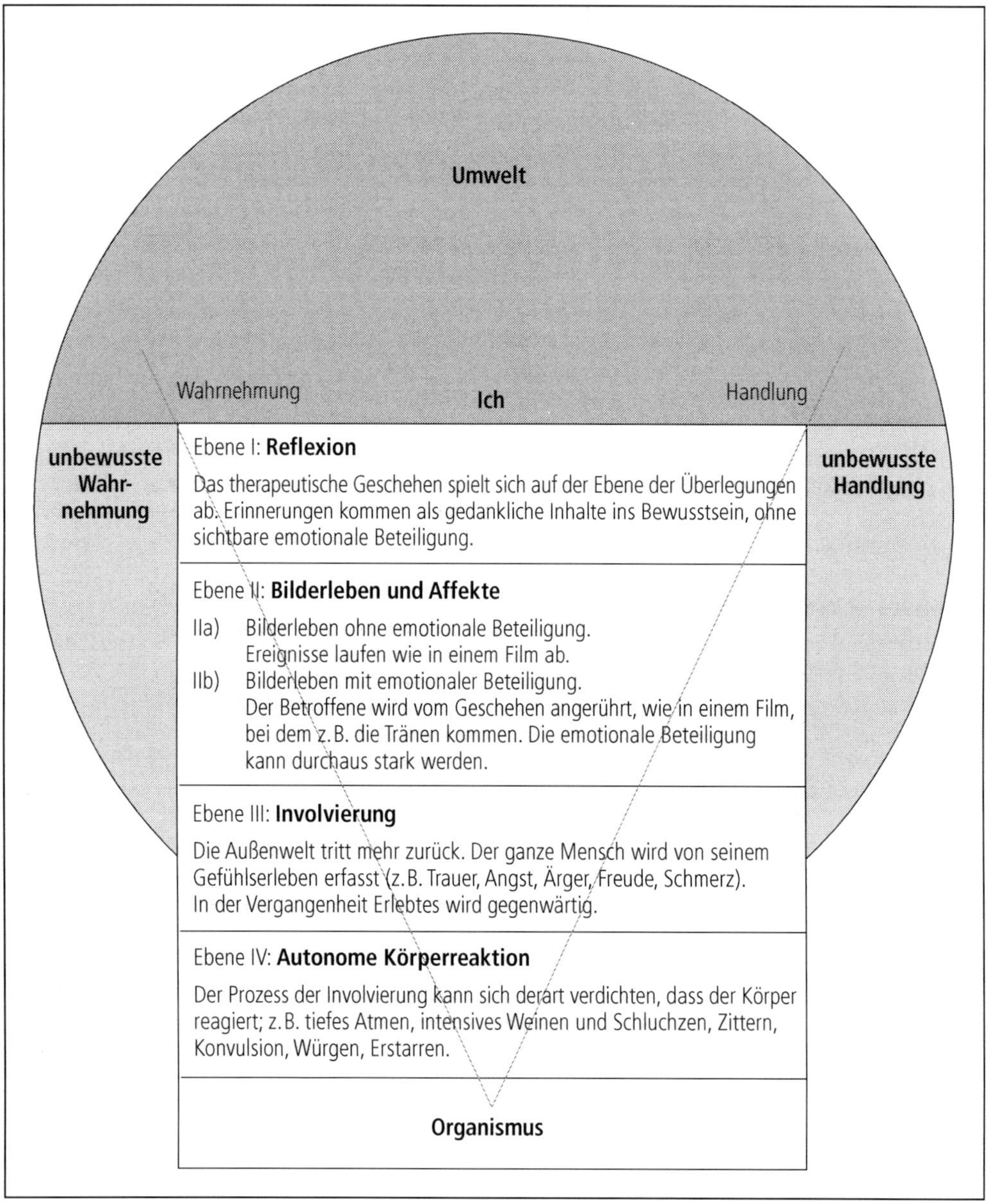

Abb. 1-5 Tiefungsebenen im Therapieprozess; modifiziert für die IBT (visualisiert von Waibel u. Jakob-Krieger nach Petzold 2003a)

Eintauchen in das Leiberleben und die damit verbundenen »Regressionen im Dienste des Ich und Selbst« können zu intensiven Involvierungen und Vergegenwärtigungen belastender aber auch benigner Vergangenheit führen (Aktivierung von benignen Erfahrungen hat ein immens heilsames und resilienzbildendes Potenzial), die den Menschen ganz und gar leiblich ergreifen (Ebene der autonomen Körperreaktion). Auf jeder Ebene kann Heilsames geschehen. Tiefer heißt deshalb nicht unbedingt wirksamer.

Eine Patientin, die in ihrer Lebensgeschichte bislang mehrere Beziehungsabbrüche sehr schmerzlich erlebt hat, arbeitet mit einer Mitpatientin mit dem Medium Seil. Es geht um Beziehungs- und Bindungserfahrungen.
Zunächst lacht die Patientin und meint noch im spielerischen Umgang mit dem Seil, ja das sei wie im wirklichen Leben (Ebene 1 – Reflexion mit Distanz zum Geschehen). Als ihre Mitpatientin sie am Seil durch den Raum zieht, kommen erste Bilder hoch (Ebene 2a – noch keine emotionale Beziehung). Sie sagt zur Mitpatientin: »Du reißt an mir rum wie mein letzter Partner, der hat immer nur rumgenörgelt.« Die Mitpatientin zieht die Patientin weiter im Raum umher und die Patientin verstummt, sie kann sich nicht dagegen wehren, erlebt Hilflosigkeit, sagt aber nichts (Ebene 2b – das Geschehen erfasst sie nun auch emotional).
Plötzlich beginnt die Patientin zu weinen und ruft: »Hör bitte auf, ich kann nicht mehr! Es ist wie zu Hause, immer werde ich hin- und hergezerrt« (Ebene 3 – Involvierung. Die Patientin verlässt dabei die Hier-und-Jetzt-Ebene und tritt in die Vergangenheitsebene des Damals-und-Dort ein. Sie ist nun in der alten Erfahrung involviert. Die alten Erfahrungen und Bilder werden in der Gegenwart mit einer intensiven emotionalen Beteiligung wiedererlebt. Es ist, als ob die Patientin es in diesem Augenblick erlebt. Die Zeitverschiebungen heben sich in der 3. Ebene auf). Die Emotionen werden noch intensiver und dichter, ohne dass die Übung weitergeführt wurde (Ebene 4 der autonomen Körperreaktionen). Das Erleben verselbstständigt sich, die Patientin weint heftig und zittert. Mittels einer haltenden und kognitiven Intervention kann die Patientin jedoch gut in Ebene 1 (Distanz zum Geschehen) zurückgebracht werden. Sie berichtet anschließend von ihren Erfahrungen, wie hilflos sie in Beziehungen sei, sich abhängig mache und nichts dagegen machen könne. Mittels eines vorsichtig übungszentriert behavioralen Vorgehens in den folgenden Stunden (eigene Bewegungen am Seil ausprobieren, Lenken, Widerstand aufbauen), Standort-Arbeit und Ich-stützenden Angeboten lernt sie einen souveräneren Kontakt zum Gegenüber aufzubauen. Die Tiefungsebenen werden hierbei wieder genutzt, damit sie ihre emotionale Beteiligung regulieren lernt und den Transfer in den Alltag vorbereitet.

1.13 Der Prozess des Erkennens

Erkennen ist in der IBT nicht mit »Deuten«, einem nur verbalen »Erklären« oder »Auslegen« gleichzusetzen. Der Gewinn von Erkenntnis, von Bedeutung und Sinn ist ein sehr komplexer Prozess, der auf keinen Fall nur in distanzierter, abstrakter verbaler Form, sondern in einer reichen Sprache der Worte, Bilder, Symbole (Nonverbalität), Handlungen gewonnen wird, denn Sprache ist Handlung (Orth u. Petzold 2008; Petzold 2007n; Petzold u. Orth 1985, 2008a). Sprache steht stets in intersubjektiver, »zwischenleiblicher« Ko-respondenz, d.h. in der wechselseitigen guten Bezogenheit zwischen Therapeut und Patient, zwischen Patient und Mitpatienten. In diesem Milieu wird versucht, Sinn-, Bedeutungs- und Wertesysteme auf den unterschiedlichsten Ebenen des Bewusstseins zu erfassen. Eine große Rolle spielen dabei Poesie, Erzählungen, Gespräche und Narrationen (Petzold 2003a) als »dichte Beschreibungen« in gestalteter Sprache – künstlerischer oder alltäglicher, denn auch diese gestaltet (Orth u. Petzold 2008). Im »Du, Ich, Wir« sozialer Netze, Familien und Gruppen werden Wahrnehmungen ausgetauscht, Bedeutungen gefunden, wird Sinn erfasst und verstanden und findet sprachlichen Ausdruck. Das alles ist als ein phänomenologisch-hermeneutisches Geschehen zu sehen:

> **!** Wahrnehmen und Erleben ⟷ erkennendes Erfassen des Erlebten ⟷ auslegendes Verstehen von Erlebtem ⟷ Erklären des Erlebten und des Erlebens, aus dem dann ⟷ besonnenes Handeln und kreatives Gestalten möglich wird.

Jeder Prozess menschlichen Umgangs mit Lebenswirklichkeit verläuft so, und natürlich verläuft auch jeder Therapieprozess auf einer solchen Grundlage.

In der klinischen Arbeit machen wir die Patienten mit dieser Vorgehensweise vertraut, damit sie sich selbst in ihrem Handeln wahrnehmen, erfassen, verstehen und erklären können gemäß der herakliteischen Spirale (s. Abb. 1-4).

Zunächst geht es um das **Wahrnehmen**: Was sehe ich, was erspüre ich, was höre ich, was fällt mir auf? In dieser Phase wird die wache Wahrnehmung geschult. Häufig werden hier schon entscheidende Erkenntnisse gewonnen.

Erfassen heißt, das Wahrgenommene mit den gespeicherten Erfahrungen des Leibgedächtnisses abzugleichen und Bekanntes wiederzuerkennen, Unbekanntes als fremd zu erfassen und das alles mit wertenden Gefühlen zu verbinden (*valuation*). Stimmungen, Gefühle und Atmosphären tauchen nun auf. Diese sollen frei geäußert und in ihren emotionalen Wertungen/Bewertungen erfasst werden.

Schließlich geht der Prozess weiter hinein in das **Verstehen**, d. h. dass die Dinge auf dem Hintergrund von Lebenserfahrungen und Lebenswissen, die im Leibgedächtnis gespeichert sind, präfrontal-kognitiv eingeschätzt (*appraisal*) und auch limbisch-emotional bewertet werden (*valuation*) und beides zusammen »Sinn« ergibt. Dieser Sinn ist ein *Synergem*, also nicht nur ein kognitiv verstehender Sinn, sondern mit den Informationen aus der Sinneswahrnehmung und aus dem emotionalen Erfassen ein »komplexer Sinn«, der sich in »dichten Beschreibungen«, wie sie in Erzählungen, narrativer Praxis geschehen (Orth u. Petzold 2008), hinlänglich prägnant fassen lässt. Daraus können dann **Erklärungen** gewonnen werden, die in eine »sinnliche Reflexivität« eingebettet sind.

In der stets gegebenen Vielfalt hat man beständig Differenzierungs- und Integrationsarbeit, *An*grenzungen und *Ab*grenzungen (nicht *Aus*grenzungen), Auswahl und Zupassung von Konzepten zu leisten, um von den erlebten **Phänomenen** des eigenleiblichen Spürens (Schmitz 1989) und der erfahrenen Lebenswelt zu den **Strukturen** zu finden, die sich im Bereich des Phänomenalen artikulieren. Damit kann man prospektiv zu **Entwürfen** für aufgeklärtes, sinngeleitetes und bedeutungshaltiges **Handeln** kommen, das auf die konkreten Menschen bezogen sein muss, mit denen man in der Therapie arbeitet, und die uns durch »dichte Beschreibungen« in ihrer Personalität mit ihren Problemen, Ressourcen und Potenzialen (vgl. Kap. 4) zugänglich werden können.

Das letztendliche Ziel dabei ist immer, dass der Patient über einen solchen Zugang sich selbst vertieft erlebt, sich umfassender erkennt und sich nicht von unverständlichen Deutungen und vereinfachenden Interpretationen bestimmen lässt, weil er in der Therapie von Anfang an lernt, mit wohlwollend-kritischer Wachheit mitzudenken – er behält Selbstwirksamkeit und Situationskontrolle (*locus of control*), soweit ihm das möglich ist (bei Schwersterkrankungen

ist das zuweilen nicht möglich). Er wird als mündiger Partner ernst genommen und erhält ein *empowerment*, sich selbst, das Therapiegeschehen und auch den Therapeuten zu befragen und so *Souveränität* zu gewinnen.
Dadurch kann insgesamt aus den dabei verwandten »dichten Beschreibungen« mit einer bildreichen, emotional fülligen Sprache eine metareflexive Betrachtung entstehen, die neben der *Metakognitivität* (das Überdenken des Denkens) und einer *Metaemotionalität* (ein Verstehen und Steuern-Können der eigenen Gefühlswelt) auch einen *Metawillen* (ein Wissen um das Wollen, Kontrolle des Willens) ermöglicht als »Erleben aus dem Abstand«, geklärt durch Reflexion, Ko-Reflexion, Diskurs (Petzold u. Sieper 2007d). Jede »dichte Beschreibung« erlebter Welt, gelebten Lebens, vertieft das Selbstverstehen und Weltverstehen, die Selbstentwicklung und die Selbstgestaltung (Orth u. Petzold 2008).

1.14 Lernen

Wie kann man therapeutische Veränderungen anstreben und auf den Weg bringen? Durch Lernen. Ohne eine konsistente Lerntheorie hat ein therapeutisches Verfahren keinen soliden Boden.
Wir unterscheiden drei Formen des Lernens:

1.14.1 Prozessuales Lernen

Mit Bezug auf die moderne Neurobiologie des Lernens haben Sieper und Petzold (2002) deutlich gemacht: Es geht um die Förderung und Hemmung neuronaler Bahnungen, um die Ermöglichung von Bereitschaftspotenzialen und die Entwicklung mentaler Landkarten. »Mental« umfasst kognitive, emotionale und volitive Musterbildung. Es geht also um neurophysiologische Lernprozesse (Spitzer 2006) und ihre psychologischen Korrelate, wie sie z.T. in den traditionellen psychologischen Lerntheorien beschrieben wurden: Signallernen, klassisches und operantes Konditionieren, Lernen am Modell, Problemlösungslernen, szenisches und atmosphärisches Lernen (Petzold 1974j, 307 ff.).
Beim **szenisch-atmosphärischen Lernen** werden immer die Außenszenen und -atmosphären zusammen mit ihren inneren, leiblichen und eigenleiblich gespürten Resonanzen mnestisch archiviert, sodass »Innen und Außen« verschränkt sind. In diesen Prozessen wächst die »Sinnwahrnehmungs-, Sinnerfassungs-, Sinnverarbeitungs- und Sinnschöpfungskapazität« des Leibsubjekts in der Bezogenheit zur erlebten Welt und zu den Mitmenschen beständig.
Diese Lernprinzipien werden systematisch eingesetzt und kommen in unterschiedlichen Therapiesettings zum Tragen.

1.14.2 Personales Lernen

Dieses ist »persönlich bedeutsames« Lernen, lebensalterspezifisch, über die Lebensspanne hin. Es erfolgt durch differenzielle Selbsterfahrung (Petzold, Orth, Sieper 2006)

- **persönliche Selbsterfahrung** als Entwicklung der Person zielt auf komplexe Bewusstheit für die eigenen biografischen Entwicklungsprozesse und die dort erworbenen Regulationspotenziale;
- **alltagspraktische Selbsterfahrung** als Prozess persönlicher und gemeinschaftlicher Lebensführung und Lebensbewältigung;
- **methodische Selbsterfahrung,** die auf Methoden einer sinnvollen, gesundheitsfördernden Lebensführung gerichtet ist. Viele Menschen müssen lernen, wie man ein gesundes und glückliches Leben führt (Ernährung, Schlaf, Bewegung, Freundschaften, Kultur, Naturerleben, ästhetische Erfahrungen), müssen eine »Lebenskunst« und eine »Poiesis«, eine gezielte Lebensgestaltung (vgl. Kap. 6)

erlernen und einen gesundheitsbewussten Lebensstil entwickeln. Durch Lernen wird der Umgang mit sich selbst, den Mitmenschen und der Welt in den konkreten Lebensvollzügen ermöglicht.

1.14.3 Therapeutische Didaktik persönlicher Lernprozesse

Lernen heißt immer auch Veränderung auf vielfältigen Ebenen. Lernen geschieht differenziell und ganzheitlich und ist persönlich bedeutsam. Sieper und Petzold (1993, 2002) haben eine Theorie des *komplexen Lernens* entwickelt, die betont, dass Lernen als *Mentalisierung* auf der Ebene kognitiver, emotionaler, volitiver und sozialkommunikativer Prozesse differenziell, also je spezifisch erfolgen muss und auf der Ebene grundsätzlicher, neurobiologischer Musterbildung zu betrachten ist (Kandel 2006; Spitzer 2006), aber auch auf der Ebene der Lebensgestaltung, der Ausbildung eines funktionalen Lebensstils. Lernen führt auf einer Mikroebene zur Ausprägung vielfältiger Muster, Narrative, Schemata, die sich auf einer Mesoebene zu komplexeren Einheiten, Stile genannt, zusammenschließen und die sich dann in Lebensstilen ausbilden. Lernen wird in hohem Maße veränderungswirksam, wenn sich in ihm

- körperliches Erleben,
- emotionale Erfahrungen und
- kognitive Einsicht in
- zwischenmenschlicher Bezogenheit

zu Ereignissen von »vitaler Evidenz« (Petzold 2003a, S. 633) verbinden, die ein anderes Wollen und Handeln, neue Mentalisierungen (Petzold 2008b; Petzold u. Sieper 2007) ermöglichen.

In der Therapie sollten Möglichkeiten vitalen Evidenzerlebens, neue Mentalisierungen bereitgestellt werden, weil diese leiblich einprägsame Einsichten vermitteln, die nicht nur als verstandesmäßig »richtig« erkannt werden (»ich verstehe, das ist richtig«), sondern begleitet sind von tiefem körperlichen Erleben (»ich spüre, das ist richtig«) und emotionaler Übereinstimmung (»wenn ich das so mache, habe ich ein gutes Gefühl«).

Körperliches Erleben zeigt sich etwa in Spannung, Entspannung, Engung, Weitung, Erregung, Erleichterung, in der Mimik, Gestik, Haltung und Bewegung. Veränderungen kann das gut geschulte Auge des Therapeuten wahrnehmen. Körperliche Verhaltens- und Haltungsmuster können durch *Bottom-up-Approaches* verändert werden (z. B. Umstimmungen über eine aufrechte Haltung). Die leibphänomenologischen Konzepte der *Verleiblichung* (*embodiment*) von Merleau-Ponty (1945/66) oder der *Einleibung* (Hermann Schmitz 1965, 2000), der *Inkarnation*, d. h. der leibhaftigen Subjekt- und Personwerdung (Petzold 1993a/2003a, 854 ff.), bzw. der *Dekarnation* (Orth 1994), d. h. der Beschädigung des Leib-Subjektes durch Entfremdung von der Leiblichkeit etwa durch trauma- oder deprivationsbedingte Selbstanästhesierung (*numbing*), wurden vom Integrativen Ansatz lange vor der »neurobiologischen Wende« in der Psychotherapie mit der Entwicklungsneurobiologie (Petzold, van Beek, van der Hoek 1994) und den Neurowissenschaften (Petzold 2002j) zusammengeführt.

Emotionale Erfahrungen sind damit eng verbunden, da durch »*movement produced information*« – z. B. informiert Lächelmimik das Gehirn und evoziert *bottom-up* freundliche Stimmung – physiologische und emotionale Prozesse verschränkt werden. Die Modulation von Gefühlen und Stimmungen verändert »emotionale Ereignisbewertungen« (*valuations*). Neue Möglichkeiten des »*emotings*«, des Aufrufens oder der Regulation von Gefühlen sind (z. B. bei schweren Störungen wie der Borderline-Persönlichkeitsstörung oder bei aggressivem und autoaggressivem Verhalten) unerlässlich für Veränderungsprozesse, die als Veränderung »emotionaler Stile« gesehen werden können.

Kognitive Einsicht heißt, dass ein anderer kognitiver Bezugsrahmen z. B. durch eine systematische Analyse der bisherigen Gedankengänge und eine neue kognitive Einschätzung (*appraisal*) durch neues *Mentalisieren*, d. h. Entwicklung neuer individueller, persönlicher Repräsentationen ggf. durch Übernahme funktioneller bzw. benigner kollektiver mentaler Repräsentationen (etwa in einer Gruppentherapie), gefunden werden. Beim Lernen werden neue Wege beschritten, neue Inhalte und Bedeutungen aufgenommen und andere Bezüge hergestellt.

Soziale Bezogenheit macht Lernen besonders produktiv, wie Vygotskij (1978, 1992) mit seinem Konzept der proximalen Entwicklung gezeigt hat, die sich in Zonen optimaler Bezogenheit in Polyaden, d. h. in *interpersonalen Systemen*, in affiliativen, zwischenmenschlichen Beziehungen realisiert (Petzold u. Müller 2007), so auch in der therapeutischen Beziehung zwischen Therapeut und Patient oder in den interpersonalen Beziehungen einer therapeutischen Gruppe oder Gemeinschaft.

Ein kleines Beispiel aus der Praxis soll dies kurz veranschaulichen:

Ein Patient berichtet in der Gruppe, dass er seit zwei Jahren zwischen seiner Ehefrau und seiner Geliebten stehe. Nun habe er sich entschieden. Er werde ein neues Leben beginnen. Er wisse jetzt endlich, wie falsch er gelebt habe. Er werde zu seiner Geliebten ziehen. Die Gruppe indes zweifelt seine Entscheidung an: man könne das nicht so recht spüren, er wirke nicht zufrieden, er sei eher angespannt, das sei eine reine Kopfentscheidung ..., sind einige der Rückmeldungen der Gruppenmitglieder (komplexe Bewusstheit durch leibliche Resonanz). Der Therapeut macht dem Patienten einen Vorschlag. Er solle zwei Gymnastikreifen nehmen, einen für den aktuellen Platz seiner Ehefrau und einen für seine Geliebte. Der Patient macht dies nur sehr zögerlich und hat große Schwierigkeiten, sowohl einen Platz für die Ehefrau als auch für die Geliebte zu finden. Schließlich legt er die Reifen im Gruppenraum 1 m auseinander. Nun solle er sich positionieren, wo er denn jetzt stehe. Jeder in der Gruppe erwartet – das stellt sich später heraus –, dass er sich nun in den Kreis oder neben den Kreis der Geliebten stelle. Das geschieht jedoch nicht. Der Patient kann keinen Platz für sich finden. Der Therapeut fordert daraufhin den Patienten auf, sich einmal in den Kreis der Geliebten zu stellen. Er weigert sich zunächst, tut es dann doch und hat heftige körperliche Reaktionen (es wird ihm schlecht, er muss kurzzeitig den Gruppenraum verlassen, wird dabei natürlich begleitet). Im Bemühen ihn zu verstehen, spricht die Gruppe dann mit ihm das ganze Geschehen durch. Es wird deutlich, dass er im Vertrauensraum der Gruppe und durch ihre wohlwollende Herausforderung sich eingestehen konnte: Keine Entscheidung ist im Moment die richtige.

In diesem Prozess zeigt sich eine typische Vorgehensweise der IBT, nämlich die Möglichkeit, eine kognitive Überzeugung mit emotionaler Stimmung und körperlicher Befindlichkeit im Kontext therapeutisch-zwischenmenschlicher Beziehungen zu prüfen. Der Patient konnte durch diese Erfahrung von vitaler Evidenz erkennen, dass seine rational getroffene Entscheidung für ihn nicht passend war. In der IBT werden u. a. Bewegungsräume, -szenen und -kreationen im sozialen Raum für die Patienten bereitgestellt, um Wege der inneren Übereinstimmung zwischen Körper, Seele und Geist zu finden.

Lernen hat jedoch auch viel mit **Veränderungswillen** zu tun. Nicht selten müssen bei Patienten »volitionale Stile« des Entscheidens und des Durchtragens selbst verändert werden, so z. B. bei schweren Erkrankungen, bei Rentenbegehren bzw. Begehren nach regressiver Versorgung, weil diese in der Lebensgeschichte zu defizitär war und nun nachgelebt werden will. Diese Aspekte gehören zu den schwierigsten Fragen der Psychotherapie und in der Therapie mit Abhängigkeitserkrankungen. Das Willensthema ist in der Psychotherapie bislang zu kurz gekommen. Der Integrative Ansatz hat hier Pionierarbeit geleistet (Petzold 2001i; Petzold u. Sieper 2004, 2007a). Wir verweisen in diesem Zusammenhang auf das Kapitel 18, in dem die Bedeutung der »Arbeit an sich Selbst«, am eigenen Willen in übungszentrierter Form vorgestellt wird.

1.15 Weiterführende Literatur

Viele Praxisartikel sind zu finden in den Fachzeitschriften *Integrative Therapie*, Krammer Verlag Wien, und *Integrative Bewegungstherapie* unter: www.dgib.net; zahlreiche Artikel und wichtige Textbeiträge zur Theorie, Methodik und verschiedenen Themen der Integrativen Therapie findet man in der Internetzeitschrift *Polyloge* unter: http://www.fpi-publikationen.de.

Höhmann-Kost, A. Bewegung ist Leben. Integrative Leib- und Bewegungstherapie – eine Einführung. Bern: Hans Huber 2002.

Neddermeyer R, Hausmann B. Bewegt Sein. Integrative Leib- und Bewegungstherapie in der Praxis. Paderborn: Junfermann 1995.

Petzold HG. Integrative Bewegungs- und Leibtherapie. 2 Bde. Paderborn: Junfermann 1996a.

Petzold HG. Integrative Therapie. 3 Bde. Paderborn: Junfermann 2003a.

Petzold HG. Zentrale Modelle und Kernkonzepte der Integrativen Therapie. Düsseldorf/Hückeswagen. Bei www.fpi-publikationen.de/materialien.htm – Polyloge. Materialien aus der Europäischen Akademie für psychosoziale Gesundheit, 03/2002b. Überarbeitete Version, Kernkonzepte II, 2006.

Sieper J, Orth I, Schuch HW (Hrsg). Neue Wege Integrativer Therapie. Klinische Wissenschaft, Humantherapie, Kulturarbeit – Polyloge – 40 Jahre Integrative Therapie, 25 Jahre EAG – Festschrift für Hilarion G. Petzold. Bielefeld: Aisthesis Verlag 2007.

2 Der komplexe Bewegungsbegriff

Annette Höhmann-Kost

Inhalt

! »Das einzig Stabile, das ist immer und überall die Bewegung. Das Definitive ist das Provisorische« (Jean Tinguely 2006).

2.1 Bewegung als Lebensphänomen

Durch die Zeiten der Menschheitsgeschichte waren die Menschen beständig miteinander in Bewegung. Leben ist Bewegung und Bewegung ist Leben! In der Integrativen Leib- und Bewegungstherapie (IBT) sprechen wir vom »Leben als Wegerfahrung« und sie ist ein Angebot für »einen Weg zu sich selbst mit einem Anderen«. Therapeutin und Patient gehen gemeinsam ein »Stück des Wegs« und in der Bewegung ereignen sich in gelingenden Prozessen Sinnerfahrungen und Heilung (Petzold 2005t). Eines der wesentlichen Charakteristika Integrativer Bewegungstherapie ist das einer *systematischen methodischen Suchbewegung*. Erkenntnisse stehen immer in der Bewegung der Erkenntnisse. Sie sind beeinflusst von der jeweiligen Zeit und Kultur, von den Menschen die sich damit auseinandersetzen und den aktuellen Themen in Forschung und Lehre. Erkenntnisse stehen – wenn sie nicht zu Dogmen gerinnen – in einem korespondierenden, fortlaufenden Prozess. Phänomenbeobachtungen und wissenschaftliche Ergebnisse werden abgeglichen mit vorhandenen theoretischen Konzepten. Neu gewonnene Theorien werden kritisch in der Praxis überprüft, eventuell korrigiert und so ergibt sich eine lebendige, kreative Bewegtheit: Theorie-Praxis-Bewegung als gemeinsame Such- und Gedankenbewegung – *geistige Beweglichkeit*.

Geistige Bewegungen sind immer verknüpft mit Gefühlen, und die Arbeit an und mit Gefühlen ist in der Therapie zentral: E-motion, die innere Bewegung des berührten Menschen, eine *gefühlsmäßige Bewegung*.

Bewegungen finden nicht nur *im* Individuum statt, sondern auch *zwischen* Menschen, im sozialen Miteinander. Dies findet sinnfälligen Ausdruck und wird konkret erlebbar in der Zu- und Ab-neigung, der Hin- und Weg-wendung, im Auf-einander-zu-Gehen oder dem Sich-aus-dem-Weg-Gehen. All dies sind *Bewegungen im sozialen Raum*.

Unter einer weitgefassten Perspektive finden wir das Phänomen der sozialen Bewegung auch als *historische Bewegung*, wie z.B. die Ächtung und die Beendigung der Sklaverei als Menschenrechtsbewegung, die Gymnastikbewegung Anfang des 20. Jahrhunderts oder die Anti-Atomkraft-Bewegung. Hier haben sich Menschen zusammengetan, sich gegenseitig inspiriert und sind gemeinsam auf ein bestimmtes Ziel hin in Bewegung gekommen.

Eine weitere Perspektive ist die *Bewegung im Ablauf der Zeit*, als ein Auf-dem-Weg-Sein im Sinne eines gemeinschaftlichen und persönlichen Entwicklungs- und Reifungsprozesses über die gesamte Evolution bzw. die persönliche Lebensspanne hinweg. Vergangenheit – Gegenwart – Zukunft. Hier wird Bewegung als grundsätzliches Lebensphänomen gesehen. Der Mensch als »bewegter Leib« bewegt sich »mit der Welt«, mit ihren Gegebenheiten, richtet sich an den Bewegungen Anderer aus, er reagiert, synchronisiert sich in der Situation, ist als Einzelner und gemeinsam unlösbar vernetzt mit Anderen – in Bewegung. Als persönlicher Prozess beginnt diese Bewegung intrauterin im vorgeburtlichen Miteinander von Fötus und Mutter und endet mit dem Tod. Sein ist Mit-Sein in einem physikalischen, biologischen, sozialen Raum-Zeit-Kontinuum.

Diese allgemeine Lebensperspektive ist eng verbunden mit der Perspektive des Einfluss-Habens-auf-die-Welt. Dieses geschieht unvermeidbar durch die Tatsache des Da-Seins. Dies geschieht aber auch als bewusste und gezielte Willensentscheidung. Man setzt etwas in Bewegung, engagiert sich für konkrete Ziele, gibt Anstöße für Neues, arbeitet an sich selbst, an einem Projekt, einer Idee. In der IBT findet dies insbesondere auf dem »Vierten Weg der Heilung und Förderung« Beachtung (Petzold 1996).

Bewegung als Entschluss- und Willenskraft ist ein Sich-Ent-Schließen und bedeutet Sich-Öffnen. Das Wollen ist ein Entscheiden *für* etwas und damit auch ein Zwischen, zwischen dem, was jetzt ist, hin zu dem, was sein soll bzw. hin zu etwas, dem ein Wert beigemessen wird, etwas Neuem und vielleicht Gesünderem, z. B. einem gesünderen Lebensstil. Einen Ausdruck findet die Willenskraft im Sprung. Ein Sprung vom Boden hoch oder von einem Platz zum anderen erfordert geballte Tat-Kraft, ist nur möglich, wenn der Wille dazu da ist und ist etwas anderes als sich treiben lassen.

Grundlage aller Dimensionen von Bewegung ist die *Mit-Bewegung – Kommotilität*. Kommotilität ist das Grundphänomen alles Lebendigen und aller Interaktion zwischen Menschen. Mit-Bewegung vollzieht sich als beständiger Prozess von wechselseitiger Beeinflussung, nonverbal und verbal, im Denken, Fühlen, Wollen und Handeln, bis hin zur körperlich-motorischen Mitbewegung und Synchronisierung. Ohne sie ist Empathie nicht möglich. Kommotilität ist damit auch ein Basisprinzip therapeutischen Handelns und die Integrative Leib- und Bewegungstherapie wird grundsätzlich als gemeinsame Bewegung, als ein gemeinschaftlich beschrittener Weg verstanden.

2.2 Die individuelle menschliche Bewegung

Die beschriebenen eher philosophisch und entwicklungspsychologisch ausgelegten Überlegungen sind der Hintergrund für den methodenspezifischen Zugang zum Menschen in der Bewegungstherapie. Er schließt Körpertherapie, Psychotherapie, Noo-Therapie (Therapie des Geistes) sowie soziale und ökologische Interventionen ein.

Die menschliche Bewegung ist hier zentral und Ausgangspunkt der therapeutischen Arbeit. Sie wird gesehen als die *individuelle Lebens- und Ausdrucksform* eines konkreten Subjekts, die sich durch den Aufforderungscharakter (*affordance*) eines gegebenen Kontextes/Kontinuums in jeweils einzigartiger Weise aktualisiert. In der Bewegung zeigt sich auch die biografisch gewordene Persönlichkeit eines Menschen, so wie sie sich durch das Zusammenspiel mit den Gegebenheiten seiner Situationen entwickeln konnte, indem er sich an die Situationen anpasste, in die er sich einpasste und die er in kooperativer Weise mit verändert hat. Die menschliche Bewegung wird als *Verlaufsgestalt* gesehen, als ein Prozess, in dem Formgebung aus allen Bereichen des Lebens geschieht. Der funktionale anatomisch-physiologische Bereich des Menschen ist dabei nur ein Teilaspekt. Aus dieser Teilperspektive erledigt Bewegung psychomotorische Arbeit von Muskeln, Sehnen, Bändern etc. und führt zu Lageveränderungen und Bewegungen im Raum: *körperliche Motilität.*

Dieses umfassende Verständnis schließt eine festgelegte idealtypische menschliche Bewegung als Ziel therapeutischer Arbeit aus. Um es noch einmal zu betonen:

> »Menschliche Bewegung ist subjektiver Handlungsvollzug in einer gegebenen lebensweltlichen Realität« (Petzold 2003). In der IBT gibt es keine idealtypische menschliche Bewegung.

Das bedeutet nicht, dass nicht bestimmte Bewegungsabläufe oder Körperhaltungen systematisch geübt werden sollten (s. Kap. 1.11, S. 11). Natürlich gibt es unter einer anatomisch-physiologischen Perspektive sinnvolle Bewegungen und gute körperliche Haltungen und diese müssen auch geübt werden. Oft sind dies sogar notwendige Voraussetzungen für weitergehende Arbeit. Aber letztendlich geht es *nie* darum, dass sich der Patient einer bestimmten, von der Therapeutin vorgegebenen Form unterzuordnen hat. Es gibt nicht *die* »normale« Bewegung. Vielmehr stehen alle Maßnahmen im Dienste des Menschen und seiner selbstbestimmten Lebensweise und dürfen nicht »als solche« losgelöst vom einzelnen Subjekt, seiner Biografie und seiner soziokulturellen Situation betrachtet werden (Buytendijk 1956). In Zusammenarbeit von Therapeutin und Patient werden Bewegungen immer auch auf ihren *individuellen Sinn* und ihre *Bedeutung* hin ausgewertet. Nur dann greifen übungszentriert-funktionale Interventionen – die mehr als Bewegungs- und Haltungskorrekturen sind – wirklich. Patienten können das »Lebensphänomen Bewegung« begreifen und sehen, dass *ihre* Bewegungsform und *ihr* Bewegungsstil Ausdruck *ihrer* Lebensform und *ihres* Lebensstils sind. Erst *nach* dem Verstehen von solchen Sinnstrukturen von Bewegung kann es zu einer bewussten und gezielten Willensentscheidung kommen, die auch eine neue und gesündere Bewegungsqualität beinhalten kann. Bewegungsübungen wirken erst dann tief greifend, wenn sie emotional und kognitiv verbunden sind mit persönlichem Sinnverständnis und mit persönlich sinnvollen Zielen.

Ein 35-jähriger Mann geht oft und gerne auf den Zehenspitzen. Seine Fersen berühren den Boden nicht. Sein Gang wird dadurch federnd und aufrecht, die Arme pendeln. Aus einer rein funktionalen Betrachtungsweise wäre hier eindeutig eine pathologische Diagnose zu stellen. Aus Sicht der IBT sind aber die zentralen Fragen: Welche Not und welche Bewältigungsleistung drückt sich in diesem Bewegungsmuster aus? Was ist sein persönlicher Sinn und welche persönliche Bedeutung liegt in diesem Bewegungsausdruck? – Er fühlt sich so wohl, weil er sich aufrecht und in einer guten Körperspannung erlebt. – Erst mit der Zeit kann er auch spüren, dass diese Spannung seinen Atem flach hält und auf den oberen Brustbereich begrenzt. Ein tiefes Durchatmen gelingt nicht. Nach und nach erkennt er die Verbindung zwischen erheblichen Schmerzen und der erhöhten Muskelspannung bei seinem ungewöhnlichen Gang. Noch später wird ihm bewusst, dass er sich auf diese Weise vor einem tiefen Durchatmen »schützt«, was ihn mit schmerzhaften, verzweifelten Gefühlen konfrontieren würde. Wenn er sich mit dem ganzen Fuß auf dem Boden (der Realität) niederlässt, wenn er loslässt und sich entspannt, *erlebt* er die ganze Härte seines an vielen Stellen gescheiterten Lebens. Er war und ist überfordert. Er strengt sich an, geht sehr bewusst und aufrecht und sein Leben missglückt doch oft. Ein behutsames, funktionales Üben (seine Achillessehne hatte sich schon verkürzt und schmerzte beim Auftreten mit dem ganzen Fuß), parallel mit tiefenpsychologisch biografischer Arbeit und Strukturierungshilfen im Alltag, brachten mit der Zeit körperlich-seelische Linderung und eine größere Stabilität, sowohl körperlich in einer entspannten aufrechten Haltung mit gutem Bodenkontakt als auch im Lebensalltag.

2.3 IBT als Humantherapie – Therapie des »ganzen« Menschen

Integrative Leib- und Bewegungstherapie will dazu beitragen, dass körperliche, emotionale, geistige und soziale Beweglichkeit wiedergewonnen werden kann, vorhandenes Potenzial erhalten bleibt und sich entfalten kann. Sie versteht sich als »ganzheitliche und differenzielle Therapie«. Die große Spannbreite und Komplexität des Bewegungsverständnisses entspricht dem, was wir heute auch Humantherapie nennen, Therapie des »ganzen Menschen«. Den Anspruch Ganzheitlichkeit einzulösen ist schwierig. »Ganzheitlichkeit ist ein Ideal, das es anzustreben gilt – theoretisch wie praktisch« (Petzold 1996, S. 180). Man kann sich dem Ganzen mit unterschiedlicher Intensität und aus verschiedenen Perspektiven nähern, gemeinsam, ohne es je vollständig zu erreichen. In dieser Mehrperspektivität liegt die Chance, sich der Vielschichtigkeit bedrängender menschlicher Probleme in einem umfassenden Maße anzunähern. Dabei wandert das Ziel mit dem Horizont weiter. Jedes Erreichen eines Teilzieles ist eine Bewegung in die richtige Richtung. Ganzheitlichkeit erfordert die Wertschätzung des Fragments und des Teilziels. Damit erfordert Ganzheitlichkeit auch den Mut der Begrenzung, der eigenen und der des Patienten. Oft sind die kleinen Schritte das einzig Mögliche und somit das Heilsamste. Ganzheitlichkeit heißt auch: Loslassen von Vollkommenheitsphantasien.

2.4 IBT als psychotherapeutische Methode und klinisch-psychomotorische Bewegungstherapie

Das »komplexe Bewegungsverständnis« begründet u. a., warum IBT als psychotherapeutische Methode und als klinisch-psychomotorische Bewegungstherapie durchgeführt werden kann und warum Ausbildungskandidaten aus ganz unterschiedlichen Arbeitsfeldern kommen. Es gibt Oberärztinnen, Leiter von Kliniken und Universitäten, Lehrerinnen und Pfarrer mit einer IBT-Ausbildung, neben denjenigen, die vom Grundberuf her körperorientiert arbeiten, wie z. B. Physiotherapeutinnen oder Sportlehrer. Es muss und kann nicht jeder alles selbst ausüben. Es muss auch nicht in jeder Therapiestunde eine Übung gemacht werden. Aus Sicht der IBT ist entscheidend, in welcher Situation man sich befindet und welches die Ziele in der jeweiligen Situation sind. Daraus ergibt sich die Wegrichtung, und welche Perspektive von Bewegung im Fokus ist und gefördert werden sollte. Wichtig ist, dass alle Teilaspekte des Menschen im Bewusstsein vorhanden sind und als gleichwertige Bereiche wertgeschätzt werden. Nur dann können entsprechende Fragen gestellt und spezifische Empfehlungen ausgesprochen werden. So kann auch eine Pfarrerin, in ihrer seelsorgerischen Tätigkeit, im Sinne von Integrativer Leib- und Bewegungstherapie arbeiten und eine klinische Bewegungstherapeutin wird auch die sozial notwendigen Bewegungen thematisieren. Entscheidend ist eine Vorgehensweise, die den Menschen als »Ganzes«, als Individuum in einer sozialen und ökologischen Lebenswelt, im Blick hat und die mit der notwendigen Beweglichkeit durchgeführt wird.

2.5 Weiterführende Literatur

Buytendijk FJJ. Das Menschliche der menschlichen Bewegung. In: Buytendijk FJJ. Das Menschliche. Wege zu seinem Verständnis. Stuttgart: Koehler 1958; 170–88.

Petzold HG. Einige Überlegungen zu einem differentiellen und integrativen Bewegungskonzept. Integrative Bewegungstherapie. Zeitschrift für Integrative Leib- und Bewegungstherapie in Deutschland, Österreich und der Schweiz 1992; 2: 27–34.

Petzold HG. »Leben ist Bewegung« – Überlegungen zu einem komplexen Bewegungsbegriff und zum Konzept der Kommotilität. In: Petzold HG. Integrative Therapie. Modelle, Theorien und Methoden für eine schulenübergreifende Psychotherapie. Bd. 2, 3; Paderborn: Junfermann 2003; 977–1050.

3 Der »Informierte Leib«

Hilarion G. Petzold

Inhalt

»Das Konzept der **Leiblichkeit** verbindet die Welt der Dinge, des Physikalisch-Materiellen, mit der Welt des Lebendigen, des Biologisch-Organischen und – in diesen gegründet – mit der Welt des Geistigen, des Kulturell-Transmateriellen. In dieser Synergie gründet das Wesen des Menschen als personales Subjekt« (Petzold 1971).

Menschen als *multiperzeptive* und *multiexpressive* Wesen brauchen *multiple Stimulierung* in der Zwischenleiblichkeit interpersonaler Beziehung, um sich in Prozessen »dynamischer Regulation« steuern zu können, um Gesundheit zu erhalten oder wiederzugewinnen und um Entwicklungspotenziale kreativ nutzen zu können. Das Körper-Seele-Geist-Problem (*body mind problem*) wird hier im Sinne eines emergenten materiellen Monismus formuliert (Petzold u. Orth 2007; Egger 2008).

3.1 Geschichte

Als ich 1974 das Buch »Psychotherapie und Körperdynamik« herausgab, war es das erste deutschsprachige Buch im Feld der Körpertherapie. 1977 folgte der Band »Die neuen Körpertherapien«, deren Wegbereiter und Protagonist ich in der klinischen Praxis, der Forschung und Lehre, der Ausbildung und Verbreitung im europäischen Bereich wurde, allerdings immer im Kontext eines Integrationsmodells, das auf eine »Integrative Humantherapie« (Petzold 1974j, 1982; Sieper et al. 2007) zielte mit der ethischen Ausrichtung der Förderung von Humanität und Hominität[1]

[1] »**Hominität** bezeichnet die Menschennatur auf der individuellen und kollektiven Ebene in ihrer biopsychosozialen Verfasstheit und ihrer ökologischen, aber auch kulturellen Eingebundenheit mit ihrer Potenzialität zur Destruktivität/Inhumanität und zur Dignität/Humanität. Das Hominitätskonzept sieht den Menschen als Natur- und Kulturwesen in permanenter Entwicklung durch Selbstüberschreitung, sodass Hominität eine Aufgabe ist und bleibt, eine permanente Realisierung mit offenem Ende – ein *Weg*, der nur über die Kultivierung und Durchsetzung von **Humanität** führen kann« (Petzold 2003a, 2003e; Petzold, Orth, Sieper 2008).

(Lachner 2007; Petzold 2008b) als »kritische Kulturarbeit«.

Die Körpertherapien sind inzwischen »in die Jahre gekommen«, aber viele körpertherapeutische Ansätze schreiben alte Positionen fort, sogar längst von der Forschung überholte. Das liegt zum Teil an der Dominanz tiefenpsychologischer Konzepte. Innovation ist erforderlich.

Die körperorientierten Formen der Psychotherapie haben sich in eine Vielfalt von Methoden differenziert, die in ihrer Zahl inzwischen denen der Psychotherapie kaum nachstehen. Aber auch bei ihnen lassen sich Mainstreams ausmachen, und man kann sechs Herkunftsrichtungen aufzeigen (Petzold 2005m):

1. *Künstlerische Bewegungsansätze* (z. B. Tanz und Theater): Die Arbeiten von F. M. Alexander, I. Duncan, R. von Laban, T. Schoop führten zu Formen der Bewegungs- und Tanztherapie (Steinmüller et al. 2001; Willke et al. 1991);
2. *Gymnastik und Bewegungspädagogik bzw. Leibeserziehung*: Die Arbeiten von G. Alexander, E. Gindler, D. Jacobs, H. Medau, M. Feldenkrais u. a. führten zu Formen der (teils phänomenologisch, teils tiefenpsychologisch orientierten) klinischen Bewegungspsychotherapie wie der Konzentrativen Bewegungstherapie (vgl. Stolze 1984) oder teilweise der Integrativen Bewegungstherapie (vgl. Petzold 1974k);
3. *psychoanalytische/tiefenpsychologische Körpertraditionen*: G. Groddeck, S. Ferenczi, W. Reich (letzterer war Patient Elsa Gindlers, bei der er den therapeutischen Zugang über den Körper erfuhr) führten zu Formen der reichianischen, neoreichianischen, bioenergetischen, d. h. psychoanalytisch ausgerichteten Körpertherapie (A. Lowen, G. Downing, P. Geißler, G. Heisterkamp, T. Moser) und der gestalttherapeutischen Körpertherapie (Kepner 1988; Stevens 1977);
4. *psychomotorische Ansätze aus den psychologischen und physiologischen Bewegungswissenschaften*, z. B. der Entwicklungspsychologie der Motorik (J. de Ajuriaguerra 1962; P. Janet 1924, 1929; H. Wallon 1942);
5. *neuromotorische Ansätze aus der physiologischen und neurowissenschaftlichen Bewegungsforschung* der sowjetischen Psychologie (Cole u. Maltzman 1969; Lurija 1979) aus dem Umkreis von P. Anokhin, L. S. Vygotskij, N. A. Bernštejn und A. A. Ukhtomskij (vgl. Petzold u. Michailowa 2008; Petzold u. Sieper 2007d); Impulse aus diesen beiden Quellen (4 u. 5) führten zu Formen der Psychomotorik (Calza 1994), Neuromotorik (Berthoz 2000) und zu Verfahren wie der Integrativen Leib- und Bewegungstherapie (Petzold 1974j, 2001c), die in ihren Quellen der russischen Psychologie und Physiologie und den genannten französischen phänomenologischen und entwicklungspsycho- und neuromotorischen Autoren sehr verpflichtet ist (Orth u. Petzold 1998; Petzold u. Orth 2007; Petzold u. Sieper 2007d; Sieper u. Petzold 2002);
6. *psychiatrische Bewegungstherapieansätze* schöpfend aus der Leibphilosophie (G. Marcel, H. Schmitz, M. Merleau-Ponty, M. Foucault), der phänomenologisch-psychologischen Wahrnehmungs- und Bewegungslehre (J. F. F. Buytendyjk; M. Merleau-Ponty) und phänomenologischen Psychiatrie, wie sie in den Arbeiten von W. Blankenburg (1989), C. Scharfetter (1989) und neuerlich T. Fuchs auch klinisch relevanten Niederschag gefunden hat und auch für den Integrativen Ansatz fruchtbar wurde (Petzold 1985g).

3.2 Der wissensstrukturelle Kontext

Den meisten dieser Verfahren und Methoden ist – bei all ihren Divergenzen – gemeinsam, dass sie den biologischen Organismus des Menschen als Grundlage aller Lebensprozesse, auch der psychischen und geistigen, ansehen. Dennoch sind die Organismus-, Bewegungs-, Körper- und Leibbegriffe dieser Ansätze, ihre Positionen zum »Leib-Seele-Problem«, ihre klinischen Konzepte durchaus different und bedürfen jeweils einer Rekonstruktion ihres epistemologischen, anthropologischen und klinischen Hintergrundes und Gehalts und eine Klärung ihres wissensstrukturellen Kontexts (Orth u. Petzold 1998a; Petzold u. Orth 2007; Petzold u. Sieper 2007a).

Moderne *körperorientierte (Psycho-)Therapie* – besser wohl *psychophysiologische Leib- und Bewegungstherapie* genannt – hat für ein ganzheitliches und differenzielles Selbstverständnis des Menschen und damit für Methoden zur Förderung seiner Gesundheit und Entwicklungspotenziale (Salutogeneseperspektive) einerseits und zur Behandlung seiner Störungen und Erkrankungen (Pathogeneseorientierung) andererseits eine immense Bedeutung. Sie stellt eine der Möglichkeiten dar, die Mensch-Welt-Polarisierung und den Körper-Seele-Dualismus des traditionellen abendländischen Denkens (Bunge 1984; Metzinger 2007; Schmitz 1989, 1990; Stoerig 1985) und der modernen westlichen Orientierung an Hightech-Intelligenz (Arkin 1998) zu überwinden (Núñez u. Freeman 1999) und Positionen zu den Herausforderungen der modernen Biologie (Kandel 2006) und einer heraufziehenden »posthumanen Epoche« der Cyberpunks, Klone, Replikanten, Cyborgs zu entwickeln (Streb-Lieder 2004). Die beiden großen dualistischen Denker der Moderne – René Descartes und Sigmund Freud – haben durch ihre epistemologischen Irrtümer zu nachwirkenden *dualistischen* Konzeptualisierungen in den Humanwissenschaften und in der Kultur der Neuzeit und Moderne beigetragen. Freud hatte in seiner Psychoanalyse auf derartige Polarisierungen zentriert. Viele dieser Dualismen oder Antagonisierungen finden sich teilweise bis heute noch in Psychologie und Psychiatrie, vor allen Dingen aber in der Psychoanalyse und tiefenpsychologischen Psychotherapie (und den vor ihr beeinflussten humanistisch-psychologischen Therapieverfahren), da diese Ansätze der kryptoreligiösen Tradition Freuds verhaftet sind (Leitner, Petzold 2008). Was ist das – »Psyche«? Die sogenannten »Körpertherapien« stehen im gleichen Dualismus – nur in einer *anderen* Vereinseitigung – und haben Mühe, den Anschluss an die Bio-, Neuro- und Kognitionswissenschaften zu finden und an die von diesen bestimmten aktuellen Entwicklungen in der *life span developmental psychology*, der *developmental psychobiology* und *klinischen Entwicklungspsychologie*, aber auch der *cognitive neurosciences* und der *emotional neurosciences* (Panksepp, Davidson u.a.). Diese Disziplinen stellen nämlich Grundannahmen des tiefenpsychologischen Paradigmas – etwa die duale Triebtheorie, das Instanzenmodell der Persönlichkeit, die psychoanalytische Entwicklungstheorie, das linearkausale Pathogenesemodell, die seminaive Theorie des Bewussten/Unbewussten (Annerl 2008) – sehr grundsätzlich in Frage (Leitner u. Petzold 2008).

Hinter den aufgezeigten Problemen der traditionellen Körpertherapie- und Psychotherapieverfahren stehen sehr grundsätzliche Fragestellungen der Erkenntnistheorie, Anthropologie, Gesellschaftstheorie (Fuchs 2000a, 2008; Petzold 2008a u. b), die für die Persönlichkeitstheorie und Krankheitslehre weitreichende Auswirkungen haben. Diese Situation ist neben der der Positionierung der Körpertherapien im gesellschaftlichen Zusammenhang der Modernisierungsprozesse im gegenwärtigen Raum einer »transversalen Moderne« (Morris 2000; Petzold 2003e; Petzold u. Sieper 2007a; Welsch 1996) ein wichtiger wissensstruktureller Kontext für die Auseinandersetzung mit dem Konzept des »Informierten Leibes« (Petzold 2003a) und für die Verortung der Integrativen Therapie mit ihren leib- und bewegungstherapeutischen Methoden und ihrem Selbstverständnis als »Kulturarbeit«, die gegen die »multiplen

Entfremdungen« in der Gesellschaft in der Spätmoderne gerichtet ist (Petzold 1985m; 1994c, 2008b, e; Petzold u. Schuch 1991).

3.3 Leib- und Bewegungstherapien als methodenbegründete Praxeologien

Die Mehrzahl der Formen der körperorientierten Psychotherapie und klinischen Bewegungspsychotherapie haben weitgehend noch den Status von »methodenbegründeten Praxeologien«. Dies sind Formen systematischen Praxishandelns (Bourdieu 1976; Orth u. Petzold 2004), die aus reflektierter Praxis hervorgegangen sind, oft ohne spezifischen Anschluss an die Grundlagenforschung, z.T. auch ohne Anschluss an die klinisch-psychologische und die empirische Psychotherapieforschung. Darin liegen ihre schwerwiegenden Begrenzungen, aber auch Chancen. Aus »Praktikererfahrungen« und »Praktikerwissen«, ihrer »clinical wisdom« hervorgegangen, bieten sie nämlich ein Reservoir von Methoden, Techniken und Konzepten, die im lebendigen Kontakt mit Patienten gewonnen wurden: aus Phänomenbeobachtungen, Beobachtungen von evidenten Wirkungen (Steinmüller et al. 2001).

»*Methodengegründete Praxeologien sind durch Erfahrung, systematische Beobachtung und methodisches Erproben erarbeitete, in sich hinlänglich konsistente Formen und Wege praktischen Handelns. Durch Methoden, die als solche reflektiert wurden, sind Wissensbestände entstanden, ein Praxiswissen. Aus diesem können im Prozess seiner Elaboration theoretische Konzepte und Konstrukte generiert werden, die sich zu Theorien von zunehmender Komplexität entwickeln können, welche wiederum in die Praxis zurückwirken und diese zu verändern vermögen. Gleichzeitig werden auf der Grundlage elaborierter und damit konsistenter Praxis erst Forschung und Maßnahmen der Qualitätssicherung bzw. -entwicklung möglich, die für die Entwicklung einer differenziellen und integrativen Disziplin und Professionalität grundlegend sind*« (Petzold 2000h, 2001c; Sieper 2007/2008)[2].

Damit liegt in diesen methodenbegründeten Praxeologien der Körper- und Bewegungstherapien ein Fundus an behandlungstechnischen Erfahrungen vor, der der wissenschaftlichen Exploration durch empirische Forschung harrt. Für die Verfahren der Psychotherapie und der Körper- bzw. Leib- und Bewegungstherapie gilt – wie für die Mehrzahl der Wissenschaften –, dass sie in einer »Protodisziplin« wurzeln (Janich 1980), in Vorannahmen und Erfahrungen des Alltagswissens, aus deren Ausarbeitung und Vertiefung wissenschaftliche Fragestellungen und Forschungsvorhaben erwachsen – die etwa das Verhältnis von Wahrnehmung und Handlung, Sensorik und Motorik, Kognition, Emotion und Volition, Bewegung und Gedächtnis, Mikroökologie (Umwelt/Gelände/Gegenstände) und Handlungspotenziale (Kraft/Ausdauer/Beweglichkeit), Kompetenz/Fähigkeiten und Performanz/Fertigkeiten betreffen. Die Entwicklungen haben inzwischen einen Stand erreicht, dass man nicht mehr in den Leib- und Bewegungstherapien nur von der »Tradierung bewährter Praxeologien« ausgehen kann. Viel-

[2] Neben dieser *Bottom-up*-Definition des Theorie-Praxis-Verhältnisses in der »methodengegründeten Praxeologie« findet man auch *top-down* entwickelte »theoriegegründete Praxeologien« (z.B. die klinisch angewandte Psychoanalyse oder das psychodramatische Rollenspiel des komplexen psychosozialen Interventionsverfahrens von J.L. Moreno). Hier lässt sich »theoriegegründete Praxeologie« bestimmen »als eine theoriegeleitete, systematische Praxis in angewandten Humanwissenschaften, in welchen Praxis und Theorie sich in reflektierter Weise forschungsgestützt durchdringen«. Zwischenformen und Übergänge sind in unterschiedlichen Entwicklungsstadien von Methoden und Verfahren möglich.

mehr muss einerseits Anschluss an die klinischen Wissenschaften – z. B. die Psychotherapieforschung, die Pathophysiologie – gefunden werden und andererseits an die Grundlagenwissenschaften – z. B. die empirischen *human movement sciences*, die Physiologie, Biomechanik, Neurowissenschaften. Immer wichtiger werden aber auch inter- und transdisziplinäre Zugänge und Projekte wie Untersuchungen unter einer psychoneuroimmunologischen, einer biopsychologischen, ökosoziopsychosomatischen oder »biopsychosozialen Perspektive« (Egger 2008; Lurija 1992, 2007; Petzold 2001a; Petzold u. Michailowa 2008; Petzold u. Sieper 2007a) – Begriffe aus unterschiedlichen Orientierungen, die die Notwendigkeit bereichsübergreifender, integrativer Sichtweisen erkennen lassen. Der interdisziplinäre Diskurs wird notwendig, wenn *Leiblichkeit* und *Sozialität*, *Natur* und *Kultur*, *Körper* und *Umwelt* in ihrer Verschränkung und vielfältigen Vernetztheit und Verwobenheit, ihren »multiplen Konnektivierungen« ins Spiel kommen.

3.4 Leib- und Bewegungstherapien im Licht moderner Neuro- und Biowissenschaften

In Psychotherapie und Körpertherapie ist das linearkausale Muster – gewisse systemische und integrative Ansätze ausgenommen – immer noch dominierend, weil auf dem ursprünglich psychoanalytischen Hintergrund der reichianischen und neoreichianischen Verfahren und ihrer weitgehenden theoretischen Stagnation leider eine erneute Hinwendung vieler Körpertherapeuten zu »modernen« Ansätzen der Psychoanalyse (Leitner u. Petzold 2008) erfolgte, in Sonderheit zur Objekt-Beziehungstheorie und zur sogenannten psychoanalytischen »neuen Säuglingsforschung« (z. B. M. Dornes, J. D. Lichtenberg, D. Stern). Zur psychobiologischen Babyforschung (z. B. G. Butterworth, M. Lewis, H. und M. Papoušek), die sich für das Abgleiten in mythologisierende Konzepte weniger eignet (weder im Bereich der Psycho- und Neuromotorik noch in dem der »embodied cognitive science« oder der »Philosophie der Leiblichkeit und Körperverhältnisse«) findet sich leider keine Hinwendung, was zu einer erheblichen Vereinseitigung in vielen der »neuen Körpertherapien« geführt hat.

Heute werden für körperorientierte Psychotherapien und die Integrative Bewegungs- und Leibtherapie wichtige Diskurse in den klinisch relevanten Neuro- und Biowissenschaften geführt. Die Fragen, die anzugehen sind, sind umfangreich. Einige seien kurz angerissen:

Über der gesamten Thematik liegt immer wieder die Frage nach dem sogenannten »Leib-Seele-Problem«, dem »Gehirn-Geist-Problem«, dem »Körper-Seele-Geist-Problem« (Egger 2008; Metzinger 2007; Petzold 2007m), dem Kognitions-Emotions-Problem, dem Organismus-Umwelt-Problem, der Subjekt-Objekt-Polarisierung. All diesen Fragestellungen ist gemeinsam, dass sie antagonisieren, dualistisch konzeptualisieren, und das hat bislang nicht weitergeführt. In einer Welt der *Komplexität*, der nichtlinearen Vernetzungen, sind andere, »komplexe« Modelle gefragt, etwa solche, wie sie Manfred Eigen für die Biologie, Hermann Haken für die Physik, Gerald Edelmann für die Neurobiologie, Ilya Prigogine für die Chemie, Niklas Luhmann für die Soziologie entwickelt haben. Die Werke von Gilles Deleuze/Felix Guattari, Jacques Derrida und Michel Foucault stehen für das Komplexitätsparadigma in der Philosophie, meine eigenen Arbeiten vertreten dieses Paradigma dezidiert in der Psychotherapie (Petzold 1974j; 1991a/2003a, 1998a/2007a; Petzold u. Sieper 2007a). Diese Ansätze sind keineswegs Ausdruck postmoderner Beliebigkeit, eklektizistischer Unbestimmtheit, sondern theoretisch höchst anspruchsvoll. Sie alle haben das Anliegen, komplexe Wirklichkeit zu vernetzen, die *Beziehungen* zwischen Bereichen bzw.

Gegenständen der Realität aufzuzeigen – das ist das eigentliche Anliegen von Wissenschaft. In diesem Zusammenhang von Vernetzungen stellt sich auch die Frage nach dem »Leibsubjekt in der Welt«.

Die »kognitive Revolution« der Moderne, deren Anfänge sich weit in die Geschichte zurückverfolgen lassen, führte zu einer einseitigen Betonung der Rationalität, einer mathematisierten Vernunft (Whitehead, Russel u. a.), deren Kulminationspunkt die Computerwissenschaften, die Forschungen zur »artificial intelligence« wurde. Der Körper ist der Mensch, eine sich selbst steuernde, denkende Maschine (»L'homme machine«, 1748), wie Julien Offray de La Mettrie (1709–1751) konzeptualisierte. Diese Idee erhielt durch den Ansatz, den Menschen als einen Computer zu betrachten, futuristisch cyborgisiert als einen biopositronischen Rechner mit Schnittstellen zu Großcomputern, eine neue, unsere Zeit vielfach bestimmende, aber nicht unproblematische Wende.

Cognitive Sciences, Bioinformatik, *neurocomputation* nähren – zumal noch in ihren popularisierten Formen oder in der Science Fiction Literatur – die Idee, dass der Körper und sein Gehirn so etwas wie die Hardware oder Festplatte seien, auf die dann die Software, die Programme, aufgespielt würden: Informationen, abgespeichert in den Dateien des Cerebrums, die als »Repräsentanzen« eine Innenwelt konstituieren (so die psychoanalytische und jetzt die objektbeziehungstheoretische »Repräsentanzenlehre«), die gleichsam per Mausklick aufgerufen werden können. Ryle (1949) aus epistemologischen, Schmitz (1990) aus philosophiegeschichtlichen und neophänomenologischen Gründen, Fuchs (2008) und Petzold (et al. 1994) aus neurowissenschaftlichen und wissenschaftsphilosophischen Gründen haben eine solche Sicht »verinnerlichter Repräsentationen« mit guten Argumenten abgewiesen. Bewusstsein und Intentionalität sind in dieser Weise nicht zu erklären, sondern es wird nur Kategorienfehlern (Freeman 1997) Vorschub geleistet, wie sie sich im tiefenpsychologischen Paradigma (Annerl 2008) oder in humanistisch-psychologischen Verfahren immer wieder finden – und damit auch in den diesen Ansätzen zuzuordnenden Formen der *Körper*therapie.

Die Welt ist nicht in einem inneren Bildarchiv »abgebildet«. Sie »durchzieht« vielmehr den mit seiner Umwelt verschränkten »Leib« in Form von »materiellen« biochemischen und bioelektrischen *Informations*strömen, die zugleich »transmaterielle« Informationen (Emergenzen) umfassen, *Informationen*, die von Eiweißmolekülen, Botenstoffen transportiert werden, welche aufgrund äußerer und/oder innerer auslösender bzw. auffordernder Reizkonstellationen produziert wurden und an ihren vielfältigen Empfängerorten neurophysiologische bzw. -humorale Phänomene auslösen, die wiederum transmaterielle Emergenzen, »Qualia« (subjektive Gefühle, Gedanken; vgl. Beckermann 2001; Metzinger 1995, 2003), produzieren und durch ihre *Synergie* »ganzleibliche Zustände-mit-der-Welt« (vgl. das *être-au-monde* von Merleau-Ponty 1945/66) bewirken. Der »Leib« (im Unterschied zum biophysikalischen Körper) ist damit ein »Synergem« von *materiellen* und *transmateriellen* (nicht immateriellen!) Informationsströmen, wobei ein differenzieller, kritisch reflektierter Informationsbegriff zugrunde gelegt werden muss (Janich 2006), der naturalistische und kulturalistische Perspektiven einander annähert. Weil Transmaterielles (z. B. ein Gedanke) nie ohne materielle Grundlage sein kann, sehen wir die Idee des »Informierten Leibes« als *monistischen* Ansatz (vgl. Petzold u. Sieper 2007a; Walde 2006).

Durch multiple Rückkoppelungen im Sinne von Edelmans (2004) »Reentry-Modell« als »rekursivem Signalaustausch mittels großer Stränge reziproker Fasern, die in großem Umfang parallel geschaltet sind und Karten miteinander verknüpfen« (ibid. 164), werden biochemische

Muster auf der Ebene molekularer Feinstrukturen mit kognitiv gehaltvollen Informationsladungen synchronisiert. In diese fließen natürlich auch mnestisch archivierte und im Prozess der Aufnahme externaler Information *aktualisierte* Gedächtnisinformationen ein. Ich spreche hier von »informationalen *Hologrammen*«, die sich als *aktuelle*/aktualisierte Szenen und Szenenfolgen (auf der Basis biochemischer Information) inszenieren und dabei transmaterielle Informationen generieren und umfassen: also »*mentale Ereignisse*«, »Qualia«, wie *Sinnstrukturen, geistige Inhalte* (Bedeutungen, Symbole, Werte etc.). Diese Position vertritt eine »Biologie des Geistes«, wie wir sie mit jeweils unterschiedlicher Akzentsetzung schon bei Lurija und Merleau-Ponty, bei Damasio, Freeman, Varela und Kandel (2006) finden und die keineswegs als dualistisch einzustufen ist (Petzold 2007m; Petzold et al. 1994; Petzold u. Sieper 2007a), denn transmateriell Emergentes oder Supervenientes bleibt auf der Ebene des Gehirns materiell (der Gedanke eines »immateriellen« Gottes ist ein materiell-transmaterielles Phänomen, da die Annahme solcher Immaterialität aus dem wissenschaftlichen Weltbild herausfällt und damit eine Sache des persönlichen Glaubens wird). In »kulturellen Konserven« (Moreno), z. B. in Büchern als kulturellen Dokumenten, festgehalten, bildet »transmaterielle Information« durchaus als »Geist einer Kultur« eine eigene Phänomenklasse, die aber immer, wenn sie für Menschen relevant werden soll, durch die Materialität menschlicher Gehirne hindurch muss, um sie mithilfe ihrer Informations-/Sinn-Bewusstseinskapazität, d. h. ihrer Sinnerfassungs-, Sinnverbreitungs- und Sinnschöpfungskapazität auch wieder ins Transmaterielle zu überschreiten. Es entstehen dann Qualia bzw. Qualia-Räume: Sie werden dem Leibsubjekt in unterschiedlichen Intensitäten, Wahrnehmungsqualitäten und Bewusstheitsgraden im *leibhaftigen* Erleben »Seiner-Selbst-in-der-Welt« zugänglich.

Wenn in der Integrativen Therapie von »Repräsentationen« gesprochen wird (Petzold et al. 1994), dann im Sinne solcher »informationaler Hologramme bzw. Hologrammsequenzen«, die der lebende/erlebende »Leib-in-Situationen« konstelliert. In dieser Arbeit wird deshalb auch sehr bewusst vom »Informierten *Leib*«, das ist »brain *and* body subject«, und *nicht* vom »informierten *Körper* oder *Gehirn*« gesprochen. Denn es ist das »Leibsubjekt als Ganzes«, eingebettet in seine spatiotemporale Lebenswelt, verschränkt mit »Kontext und Kontinuum«, das wahrnimmt und nicht ein Perzeptor, ein Neuron, ein Gehirn als biologisches Organ. Das Leibsubjekt sieht mit »sonnenhaftem Auge« (Goethe) auf Menschenweise in »seiner« erlebten ökologischen und sozialen Welt, die ihm Wahrnehmungs-Handlungs-Möglichkeiten (*affordances*, Gibson 1979) bzw. Wahrnehmungs-Verarbeitungs-Handlungs-Möglichkeiten (Petzold et al. 1994) bietet, zu denen in Prozessen evolutionären, phylogenetischen Lernens im Raum des Mesokosmos (Vollmer 1975, 2003) – und natürlich auf dieser Basis auch in ontogenetischem Lernen – sich Muster, Schemata, Stile, »*Narrative des Interagierens mit der Welt und den Menschen*« ausgebildet haben und weiter ausbilden können (Petzold 2003e; Freeman 1995). Der Mensch hat die Erfahrungen mit der Welt, deren Teil er ist, und sein Erleben von und mit sich »in-Formen« gebracht: *In-formation* (Petzold 1990b), die er prozessual nutzen kann als lebendiges Wissen eines lebendigen Leibsubjektes. Denn das Genie Einsteins, das »die Welt« mit allen seinen leiblichen Möglichkeiten beobachtete und das Beobachtete vermittels aller Möglichkeiten seines Gehirns, ja seines gesamten leiblichen Wesens durchdachte, hatte in seinem »*mind*« als *transmaterieller* Wirklichkeit das Wissen um das Beobachtete aufgenommen. Sein Gehirn, das *materielle* Substrat dieses Wissens – nach seinem Tode der Wissenschaft zur Verfügung gestellt und anatomisch untersucht – enthielt weder »Repräsentationen« noch

Niederschläge dieser Welterfahrung: »*[N]umbers (and mathematical formulae) exist in the mind of observers, and not as representations in the brains being observed*« (vgl. Lakoff u. Núñez 2000; von anderer Seite auch Fuchs 2008).

Der »Informierte Leib« ist ein Leib, der sich in der Welt und mit ihr bewegt, ein »*être-au-monde*«, wie Merleau-Ponty (1945/66, 1964/69, 1969/83) aufzeigte – und moderne Vertreter der biologischen Kognitionswissenschaften haben die Wahrheit dieser seiner Erkenntnis für die Konzeptualisierung einer »embodied cognitive science« (Varela et al. 1991) entdeckt. Wir hatten sie nie verloren, sondern stets aus dieser Quelle, die wir in unseren Pariser Studientagen kennen gelernt hatten (Petzold 2002h), geschöpft. Vor diesem Hintergrund muss ein rein kognitiver Ansatz mit einer Einsichtszentrierung und Repräsentanzenorientierung genauso überwunden werden, wie ein rein neurobiologischer, physiologistischer mit einer allein funktionalen oder bioenergetischen Körperorientierung. Die Grundlagen für solche Ansätze sind in Entwicklung. Die Praktiken (Höhmann-Kost 2002 und auch dieses Buch; Orth u. Petzold 1998; Petzold u. Orth 1997c, 2007), die auf diesem Paradigma gründen (Petzold 2007m; Petzold et al. 1994), erhalten damit eine vertiefte Fundierung. Voraussetzung dieses Paradigmas ist: »*One needs to understand cognition and the mind as* fully embodied *phenomena*« (Núñez 1999, S. 58), denn »*all cognition grows from perception and action and remains tied to it, body, world and mind are always united by these common dynamics*« (Iverson u. Thelen 1999, S. 37). Das war schon die Erkenntnis von Alexander Lurija (1932, 1978, 1992; Petzold u. Michailowa 2008). Wir formulieren:

> **!** Der Mensch ist materiell-transmaterielles Leib-Subjekt als Mitsubjekt in seiner je gegebenen Lebenswelt.

Die Idee, die nicht den »mind« in das Zentrum stellt, sondern das »*human subject embodied and embedded*« als Ko-Subjekt fokussiert und die auf das »*sujet incarné*«, als »*être-au-monde*« zentriert, das immer auch ein »Sein-zum-Anderen« (Levinas) ist – diese Idee greift breiter als ein »Segeln unter der Flagge des Kognitivismus« (den wir indes gerne mit »an Bord« haben).

Mit diesem leib- und lebensweltbezogenen, konzeptuellen Hintergrund bleibt der ganze Reichtum des Leib- und Lebensweltbegriffes mit seiner evolutionsgeschichtlichen Tiefe erhalten, werden Bewegung, Sprache, Emotionen an ihren phylogentischen Grund rückgebunden und kommt damit eine Dimension in den Vordergrund, die bei Merleau-Ponty und im Integrativen Ansatz immer eine zentrale Bedeutung hatte, die Dimension des »*Sinnes*« (Petzold 1978c, Petzold u. Orth 2005a; Richir 1986).

Menschen generieren in den Prozessen ihres Lebens im Erleben der Welt »Sinn« oder besser und in einer Pluralisierung gefasst, »Sinn*e*«: perzeptiv und interpretativ, abhängig von der Entwicklung der zerebralen Processingkapazität und der kognitiv-emotionalen Verknüpfungs- und Bewertungsarbeit (ihren *appraisals* und *valuations*), abhängig auch von ihrer Fähigkeit zu *Exzentrizität* und *Mehrperspektivität* und natürlich abhängig von den Situationen in Kontext und Kontinuum, in die ein Mensch eingebunden ist. Wenn *Sinn* auch zu einem Teil in den »Sinnen«, ihren Perzeptionen, gründet, so ist im Blick zu behalten, dass diese sinnesgegründeten Erfahrungen *verleiblicht*, aufgenommen und »eingeleibt« (H. Schmitz) werden.

3.5 Der konzeptuelle Rahmen Integrativer Leib- und Bewegungstherapie

Ich war bemüht, meine leib- und bewegungstherapeutische Arbeit durch Forschung und klinische Praxis weiterzuentwickeln, und meine

Situation als Ordinarius für »Psychologie, klinische Bewegungstherapie und Psychomotorik« mit einer dezidierten Orientierung am »*life span developmental approach*« (Petzold 1992a/2003a; Rutter u. Hay 1994; Turner u. Helms 1994) hat mir und meinen Mitarbeitern und Mitarbeiterinnen an der FU Amsterdam und ihrer psychiatrischen Klinik dazu einige Möglichkeiten geboten. Die bewegungs- und leiborientierten Therapien haben für die Behandlung eines breiten Spektrums von Störungen mit Krankheitswert ein hohes, bislang noch völlig unterschätztes Potenzial, wenn sie klinisch fundiert, forschungsorientiert, mit Blick auf Schäden und Nebenwirkungen (Märtens u. Petzold 2002; Petzold 1977l) risikobewusst und sorgfältig eingesetzt werden und ideologiekritisch den Zielsetzungen von »*informed consent, patient security, patient wellbeing* und *patient dignity*« verpflichtet sind (ibid., Petzold u. Orth 1999). Im Zentrum des Integrativen Ansatzes steht der altertümlich wirkende Begriff »Leib«. Es wird von »Leibtherapie« gesprochen (idem 1974j). Der Term wurde aus vielfältigen Gründen gewählt und beibehalten und spielt eine grundlegende Rolle, weil er für das Verstehen des Menschen in seinem Lebenszusammenhang einen breiten und Erkenntnis stiftenden Rahmen bietet, und ohne einen solchen hat Therapie – ganz gleich welcher Orientierung – keinen soliden Boden. Über den Menschen nachdenken heißt: ein Vernetzen von Perspektiven, ein sich Vernetzen-Lassen, Konnektivierungen ohne Ende, Bewegungen in alle Richtungen der Welt.

»*Der in Kontext und Kontinuum wahrnehmende und handelnde, bewegte und bewegende ›Leib als Subjekt‹ ist Teil seiner Lebenswelt. In diese eingebettet gehört er einer ›Welt der Zwischenleiblichkeit‹ zu, einer Sozialwelt, deren Qualitäten er aufnimmt und verleiblicht und zu deren Möglichkeiten er zugleich kokreativ beiträgt, die aber immer auch von einer spezifischen Ökologie – des Zimmers, Hauses, der Landschaft, Region umfangen ist, die – Stadt oder Dorf – spezifisch prägend wirksam wird*« (Petzold 1969c).

> »Der Mensch ist Leib-Subjekt in der Lebenswelt, das bedeutet, er ist ein Körper[1]-Seele[2]-Geist[3]-Subjekt in Kontext[4] und Kontinuum[5] und steht in der lebenslangen Entwicklung einer souveränen und schöpferischen Persönlichkeit« (Petzold 1970c).

In dieser »anthropologischen Grundformel« werden fünf konstituierende Dimensionen des einen, mit der Welt verbundenen Leibsubjekts herausgestellt, die stets in der praktischen Arbeit mit Menschen berücksichtigt werden müssen.

3.5.1 Integrative Leib- und Bewegungstherapie als biopsychosoziales Modell

Diese frühe anthropologische Formulierung in der Integrativen Therapie, das »*biopsychosoziale* bzw. *biopsychosozialökologische* Modell« (Petzold 2001a), ist ein Konzept *sensumotorischer* Eingebettetheit des *ganzen Menschen* in sein Kontext/Kontinuum, welches derzeit in den modernen Kognitions- und Neurowissenschaften als höchst aktuelles Thema diskutiert wird: die Verbindung von Kognitionen, Leiblichkeit und Situation, von Leiblichkeit und sozialökologischer Entwicklungstheorie. Konzepte wie »*embodied cognitive science*«, »*situatedness*«, »*mind embodied and embedded*« (so Petzold, Varela, Haugeland, Clark, Gallagher, Lakoff u.a.) stehen gegenwärtig im Brennpunkt des Interesses und schließen an Überlegungen an von Merleau-Ponty oder Buytendijk – wichtige Referenzautoren der IBT – zum Leib- und Lebensweltkonzept des »biopsychosozialen Modells« (Petzold 2001a). Die auch in dieses Paradigma gehörende »russische Schule« (Anokhin,

Bernštejn, Lurija; vgl. Sieper u. Petzold 2002; Petzold u. Sieper 2007d; Petzold u. Michailowa 2008) wurde leider aufgrund der Sprachbarriere lange Zeit nicht zur Kenntnis genommen. Die im Integrativen Ansatz seit dessen Anfängen in Theorie und Praxis entwickelten Positionen sind darauf gerichtet, die Erträge der »phänomenologischen Leibtheorie« aufzugreifen: die Arbeiten von G. Marcel, M. Merleau-Ponty, H. Schmitz, die Analysen kritischer Leibphilosophen F. W. Nietzsches und M. Foucaults, weiterhin die Erträge der »klinischen Bewegungstheorie« (F. F. J. Buytendijk, H. Wallon).

Ganz zentral sind wie gesagt auch die Grundlagenarbeiten der russischen neurophysiologischen Schule, der »Väter« biologischer nonlinearer, »dynamischer Systemtheorien«:

- A. A. Ukhtomskij (1978; vgl. Dyamond 1992) befasste sich mit der Frage der dominanten Themen (*dominata*) in der zerebralen Verarbeitung komplexer Information.
- P. K. Anokhin (1935, 1967) entdeckte das Konzept »funktioneller Systeme« und des Feedback.
- N. A. Bernštejn (1967, 1988; vgl. Bongaardt 1996) arbeitete über die neuromotorische Steuerung komplexer Bewegungen und dem damit verbundenen Problem der Freiheitsgrade.
- A. R. Lurija, Schüler und Mitarbeiter von L. S. Vygotsky ist einer der Begründer der modernen Neuropsychologie. Seine Theorie zentraler Verarbeitung von Information bietet eine ganzheitliche Sichtweise, die einzelne Hirnstrukturen in ihren Zusammenhängen darzustellen vermag, indem er mit Vygotskys interaktionistischer Sicht zeigt, dass psychische Prozesse (Wahrnehmung, Bewegung, Sprache, Denken etc.) in komplexen funktionellen Systemen operieren, die sich keinen eng umschriebenen Hirnregionen zuordnen lassen (Lurija 1998; vgl. Jantzen 1994; Petzold u. Michailowa 2008).

Die Erkenntnisse dieser Männer, mit denen ich mich in meinem Studium der russischen Psychologie und Psychophysiologie bei V. N. Iljine u. a. auseinandersetzte, haben die Konzeption Integrativer Leibtherapie, ihre Theorie des leibhaftigen »komplexen Lernens« beeinflusst (Sieper u. Petzold 2002). Sie werden von den aktuellen Entwicklungen in den Neurowissenschaften (wie z. B. Damasio, Edelman, LeDoux, Kandel) und – für Leib- und Bewegungstherapien besonders relevant – durch die vielfältigen Ergebnisse der Neuromotorik gestützt, die insbesondere die Ansätze von N. Bernštejn weiterentwickelt haben. Moderne Autoren dieser spezifischen »dynamischen« systemischen Richtungen des Konzeptualisierens beziehen sich auf diese Quellen (Berthoz 2000; Haken u. Haken-Krell 1997, S. 94; Kelso 1995; Thelen u. Smith 1994), so auch die Forschergruppen an meiner Abteilung, der Fakultät der Bewegungswissenschaften an der Freien Universität Amsterdam. Sie erforschen die Koordination von Bewegung in der Perspektive dynamischer Systemtheorie (Beek et al. 1995) und die Verbindung von mentaler und motorischer Aktivität (Petzold, van Beek, van der Hoek 1994). Diese Erkenntnisse werden in Interventionen praktisch umgesetzt.

Ein Beispiel solcher Interventionen ist die Lauftherapie, die ich Ende der sechziger Jahre in die Behandlung Drogenabhängiger und dann Anfang der siebziger Jahre in die Therapie psychiatrischer Patienten einführte (Petzold 1969c, 1974j, 349) und dann mit meinen Mitarbeitern und Mitarbeiterinnen bei »major depressions beforschte« (van der Mei, Petzold, Bosscher 1997). Therapeutisches Laufen wird bekanntlich in der Depressionsbehandlung mehr und mehr eingesetzt (Lawler u. Hopker 2001, s. Kap. 6) und auch in der Therapie mit Suchtkranken (Schay et al. 2003). Aber auch die theoretische Modellbildung – etwa zu dynamischen Modellen der Bewegungskoordination (Beek et al. 1995) oder über Musterbildung und Hirnaktivität (Frank et al. 2000) – wird an dieser Abteilung vorangetrieben.

3.5.2 Lern- und Verhaltenskonzepte als Ereignisse von Musterbildungen

Die Lern- und Verhaltenskonzepte dieser Richtung der Forschung und Modellbildung mit ihrer integrativen, synergetischen Sichtweise unter dem Paradigma einer *non-linear dynamic systems theory* und der Selbstorganisation teilen mit den russischen Pionieren der Neurowissenschaft die Position, dass *Lernen in komplexen Systemen* erfolgt. Maßgeblich ist ihre Fähigkeit, mit verteilter Information in parallelen und sequenziellen Prozessen umgehen zu können, die Informationsfülle selbst zu strukturieren und »funktionelle Systeme« (Anokhin, Bernštejn, Lurija) ausbilden zu können, die »dynamische Regulationsprozesse« ermöglichen (Petzold u. Sieper 2007d). In einem synergetischen Ansatz, wie er von H. Haken, S. Kelso, P. Beek, A. Berthoz, M. Turvey u. a. entwickelt wurde und weiterentwickelt wird, »*sind menschliches und tierisches Verhalten (Perzeption, Kognition, motorische Funktionen) Ereignisse von Musterbildung (instances of pattern formation), die aus der wechselseitigen Interaktion einer großen Zahl von Subsystemen wie Muskeln und Neuronen entstehen und die dabei Ordnungsparameter hervorbringen, welche wiederum die Entwicklung von Subsystemen hervorbringen*« (Frank et al. 2000). Derartige Entwicklungen von Mustern sind bei uns auch auf der neuronalen Ebene beobachtet worden (Daffertshofer et al. 2000).

Auf diesem Hintergrund wurde eine informations- und stimulierungstheoretische begründete Form nicht-reichianischer Körpertherapie entwickelt, die »Integrative Leib- und Bewegungstherapie« (IBT) – ursprünglich auch »Thymopraktik« genannt (Petzold 1970c, 1975e). Sie ist zentriert auf

- die praktische Arbeit mit dem Thymos, d. h. auf
- leiblich-emotionale Regungen,
- sensomotorische Koordination, weiterhin auf
- komplexes Lernen und damit auf
- das »Leibgedächtnis«: auf *leiblich gegründete Emotionalität* (1995g), *Volitionalität* (Petzold u. Sieper 2004, 2007) und *sozioökologische Einbindung* (Petzold 2006p) sowie *interpersonale, zwischenleibliche, Interaktion* – erlebniskonkret und zugleich reflektiert/koreflektiert (idem 1974j, 2003a).

In diesem Integrativen Ansatz wurden weiterhin Entwicklungen unternommen, die den erlebnisaktivierenden Fundus von Gestalttherapie, Psychodrama, Therapeutischem Theater aufgreifen (Petzold 1973a), behaviorale Kognitions- und Handlungsorientierung einbeziehen (Petzold u. Osterhues 1972), auf eine Verschränkung von Kompetenz und Performanz zentrieren (Petzold et al. 1994; Petzold, Engemann, Zachert 2003) und eine integrative Praxeologie begründen. In der Integrativen Leib- und Bewegungstherapie wurde auf die Energiemetaphorik dezidiert verzichtet, sodass hier einer der wenigen Ansätze der psychotherapeutisch ausgerichteten Körper- bzw. Leibtherapie vorliegt, der nicht in der Tradition von Wilhelm Reich konzeptualisiert.

Weil die Körpertherapien an einer Schnittstelle von körperlichem und mentalem Lernen stehen, von leiblichen und seelischen Entwicklungsprozessen, von gesundheitsfördernden und therapeutischen Vorgehensweisen, ist natürlich auch der Bezug zur allgemeinen, biologischen und klinischen Psychologie (Birbaumer u. Schmidt 1999) und zur aktuellen Psychotherapieforschung, zu den »Health Sciences« mit dem reichen konzeptuellen Fundus der Gesundheitspsychologie und ihren Forschungsergebnissen unumgänglich, wenn sie eine moderne wissenschaftliche Orientierung nehmen wollen.

3.6 Der komplexe Leibbegriff in der Integrativen Leib- und Bewegungstherapie

Mit der Formel vom »*Leib in der Lebenswelt*« wird für das Therapieverständnis eine wichtige anthropologische Vorentscheidung (Fuchs 2000a u. b, 2008; Petzold 2003e, 2008a) getroffen. Der *Körper*, der biologische Organismus, ist zwar materielle Grundlage aller Lebensprozesse, aber »fasst man einen Körper an, fasst man einen Menschen an«, wie der Leibtherapeut Karlfried Graf Dürckheim (1974) zu sagen pflegte. Der Mensch mit seinen Gedanken, Gefühlen, Willensakten, seinen psychischen und geistigen Prozessen, seiner Personalität ist nicht nur auf einer *materiellen* Ebene zu erfassen, sondern all diese Begriffe bezeichnen Phänomene, die als *transmaterielle* Emergenzen des Organismus/Körpers oder als Supervenienzverhältnisse (Chalmer 1997; Kim 2002) gesehen werden können.

3.6.1 Leib – »embodied and embedded«: anthropologische Perspektiven

Leib ist im Sinne eines »differenziellen, interaktionalen Monismus« bzw. einer »psychophysischen Supervenienz« (Petzold 2007m) das Zusammenspiel von *materieller* Wirklichkeit (der Arm ist sichtbar und greifbar, d.h. materiell da) und *transmaterieller* Wirklichkeit (Beispiele: Der Arm wurde amputiert, dennoch werden Phantomglied und Phantomschmerz konkret als »Qualia« erlebt. »Erinnern Sie sich, wie Sie mit dem Schienbein seinerzeit an die scharfe Kante der Parkbank gestoßen sind! Sie spüren *jetzt* Schmerzen oder Schmerznachhall an der Stelle!« Kapillare Kontraktionen sind feststellbar, obgleich das Ereignis weit zurückliegt und keine Parkbank da ist – transmaterielle Phänomene des Leibgedächtnisses!). Änderungen im Bewusstsein gehen mit Änderungen im neurophysiologischen Geschehen einher wie bildgebende Verfahren zeigen. Kompakte Definitionen mögen die Integrative Position des »biopsychosozialen Modells« (Petzold 2001a) verdeutlichen:

Körper/Soma/Organismus wird definiert als die Gesamtheit aller aktualen *physiologischen* (biologischen, biochemischen, bioelektrischen) Prozesse des Organismus nebst der im genetischen und physiologischen (immunologischen) Körpergedächtnis als differenzielle Informationen festgehaltenen Lernprozesse und Lernergebnisse/Erfahrungen, die zur Ausbildung kulturspezifischer *somatomotorischer Stile* führen.

Seele/Psyche wird definiert als die in körperlichen Prozessen gründende Gesamtheit aller aktualen Gefühle, Motive/Motivationen, Willensakte und schöpferischen Impulse, nebst den durch sie bewirkten und im Leibgedächtnis (neokortikal, limbisch, retikulär, low-level-neuronal) archivierten Lernprozessen und Erfahrungen und den auf dieser Grundlage möglichen emotionalen Antizipationen (Hoffnungen, Wünsche, Befürchtungen). All dieses ermöglicht als *Synergem* das Erleben von Selbstempfinden, Selbstgefühl und Identitätsgefühl und führt zur Ausbildung kulturspezifischer *emotionaler Stile*.

Geist/Nous wird definiert als die Gesamtheit aller *aktualen* neurophysiologisch gegründeten kognitiven bzw. mentalen Prozesse mit ihren personspezifischen, aber auch kulturspezifischen kognitiven bzw. mentalen Stilen *und* den durch sie hervorgebrachten Inhalten: *individuelle* (z.B. persönliche Überzeugungen, Glaubenshaltungen, Werte) und *kollektive* (Güter der Kultur, Wertesysteme, Weltanschauungen, Religionen, Staatsformen, Strömungen der Kunst und Ästhetik, der Wissenschaft und Technik), nebst der im individuellen zerebralen Gedächtnis und der im kollektiven, kulturellen Gedächtnis (Bibliotheken, Monumenten, Bildungsinstitutionen) archivierten gemeinschaftlichen Lernprozesse, Erfahrungen und Wissensbestände sowie der auf dieser Grundlage möglichen antizipatorischen Leistungen und Perspektiven (Ziele, Pläne, Entwürfe, Visionen). All dieses ermöglicht im *synergetischen* Zusammenwirken Selbstbewusstheit, persönliche Identitätsgewissheit, d.h. »persönliche Souveränität«, und das individuelle Humanbewusstsein, als Mitglied der menschlichen Gemeinschaft an Kulturen zu partizipieren: der Kultur eines Volkes, einer Region, aber auch der mundanen Kultur und ihren »sozial repräsentierten Wissensständen« sowie an einem »übergeordneten Milieu generalisierter Humanität« teilzuhaben. Geist wird als *bewusst,* also reflektierend/interpretierend und reflexionsfähig/sinnschöpfend gesehen, als *kausal,* also begründetes Handeln ermöglichend und dieses *evaluierend* und wertend, sowie als *regulativ fungierend,* z.B. Bedürfnisse steuernd und soziale/politische Erfordernisse entscheidend.

Leib – im Kontext/Kontinuum eingebettet (embedded) – wird definiert als die Gesamtheit aller sensorischen, motorischen, emotionalen, volitiven, kognitiven und sozial-kommunikativen *Schemata* bzw. *Stile* in ihrer aktualen, intentionalen (d.h. bewussten) und subliminal-unbewussten Relationalität mit dem Umfeld und dem verleiblichten (*embodied*), als *differenzielle Information* mnestisch archivierten Niederschlag ihrer Inszenierungen, die in ihrem Zusammenwirken als »*Informierter Leib*« das personale »Leibsubjekt« als *Synergem* konstituieren (vgl. Petzold 1996a, S.283).

Das alles sei nochmals zusammengefasst in einer anthropologischen Definition:

> Der Mensch als **Leibsubjekt** ist durch ein differenzielles und integriertes »Wahrnehmen-Verarbeiten-Handeln« unlösbar mit der **Lebenswelt** verflochten – mit den Menschen in Zwischenleiblichkeit, mit den Dingen durch Gebrauch und Handhabung. Er wird von den Gegebenheiten der Lebenswelt bewegt, beeinflusst, gestaltet, und er wiederum bewegt, bearbeitet, beeinflusst sie kokreativ durch sein Tun und Wirken – in konstruktiver und auch in destruktiver Weise.

3.6.2 Verschiedene Leibperspektiven

Diese Sicht hat für die Praxis der Behandlung große Bedeutung und bildet die Grundlage für die *ökopsychosomatische* Perspektive (Petzold 2002r, 2006j) des Integrativen Ansatzes und seines Selbstverständnisses als *biopsychosoziales* Verfahren (Petzold 2001a), welches diese modernen wissenschaftlichen Erkenntnisse in ihrer Konzeptbildung und Methodenentwicklung vorweggenommen hat bzw. im Strom dieser aktuellen Erkenntnisprozesse und mitten in den laufenden Diskussionen steht und zu ihnen beiträgt. Der Begriff des *bewegten und bewegenden Leibes* nimmt dabei eine herausragenden Stellung ein und fokussiert folgende Perspektiven:

- »Leib« ist in ganz wesentlicher Weise mit der Idee der **Lebendigkeit** konnotiert, die immer eine bewegte ist: *Leben ist Bewegung, Bewegung ist Leben* – das Klopfen des Pulses, jeder Atemzug, jeder Lidschlag, jeder Schritt, den ein Mensch tut, machen das deutlich. Die Bewegtheit des Leibes verbindet ihn in unlösbarer Weise mit der Welt, in der er sich bewegt, der Lebens- und Sozialwelt, in der der Mensch leibhaftig Erfahrungen sammelt.
- Der Begriff »Leib« ist mit dem der **Zeit** verbunden: *Leiblichkeit ist Zeitlichkeit.* »Der Leib, der ich bin« (Gabriel Marcel), ist als wachsender, sich entwickelnder, aber auch als abnehmender, sterblicher, »Anfang und Ende meiner Existenz« (Vladimir N. Iljine). Er ist *Zeitleib.* Die Zeit als erlebter Fluss, als erfahrenes biografisches Entwicklungsgeschehen ist *Leibzeit* – eine *Lebensspanne* lang.

Und alles, was auf der »Lebensstraszen« *erfahren* wurde, findet im Leibgedächtnis, den immunologischen, neuronalen und zerebralen Speichern, als leibgegründete somatisch-seelisch-geistige Lebenserfahrung Niederschlag. Der Integrative Ansatz ist deshalb einer »Entwicklungspsychologie der Lebensspanne« verpflichtet (Petzold 1994j; Sieper 2007) und sieht den Menschen als ein Wesen, das in lebenslanger Entwicklung mit anderen Menschen steht.

- »Leib« ist mit dem **Sozialen** verbunden, ist *social body*, der auf Interaktion/Kommunikation/Intersubkjektivität mit mehreren Personen in »Polyaden«, »sozialen Netzwerken«, »Konvois« ausgelegt ist (Hass u. Petzold 1999), in denen die Dyade als Sonderkonstellation in der Polyade gesehen und »Bindung« als multiple Bindung betrachtet wird – Hominisation geschah in Polyladen, Sprache entstand in Polylogen (idem 2002c, 2005t), hier muss das dyadische und dialogische Paradigma überstiegen werden und die Bindungsforschung zur Erforschung familialer Netzwerkbeziehungen und -bindungen erweitert werden (Petzold 2006v). Der vielfach vernetzte Mensch hat Entwicklungsaufgaben (Havighurst) zu bewältigen und vermag Entwicklungschancen kreativ aufzugreifen und salutogene, »protektive Faktoren« zur Resilienzbildung zu nutzen (Petzold, Goffin, Oudhof 1993; Müller u. Petzold 2003) sowie »Ressourcen« in seinem »Konvoi« effizient zu aktivieren (Hass u. Petzold 1999; Petzold 1997p).
- Der Begriff »Leib« wurde weiterhin gewählt, weil er mit der Vorstellung von **Subjekthaftigkeit** und **Personalität** verbunden ist. Jede Lach- und Gramfalte, die Charakteristik von Mimik, Gestik, Haltung, Bewegung zeigen das »Wesen eines Menschen« (Gahleitner u. Ossola 2007; Petzold u. Sieper 1998). Kulturspezifische Köpersprachen, genderspezifischer leiblicher Habitus, eingefleischte Gewohnheiten, soziale Rollen, die Menschen »in Fleisch und Blut« übergegangen sind, weil sie ihnen in Sozialisationsprozessen »auf den Leib geschrieben« wurden, machen deutlich, dass Leiblichkeit und Persönlichkeit, Zwischenleiblichkeit und Sozialität aufs engste verschränkt sind.

> Das Leibsubjekt lebt in intersubjektiver Zwischenleiblichkeit.

Aufgrund all dieser Überlegungen geht der Integrative Ansatz der Therapie »vom Leibe« aus. Die Ausgrenzung des Themas Leiblichkeit durch die traditionellen Psychotherapieformen – die sprachzentrierte Psychoanalyse (Freud, Lacan), die wissenschaftliche Gesprächspsychotherapie (Rogers, Tausch), die Kognitive Verhaltenstherapie (Beck, Meichenbaum), Neuropsychotherapie (Grawe 2004) usw. – zeigt, dass diese Verfahren in den anthropologischen Schwierigkeiten der abendländischen »Körper-Seele-Dichotomie« gefangen sind. Die Integrative Leib- und Bewegungstherapie kann hier wesentliche Ergänzungen bringen, ja könnte längst überfällige Neuorientierungen anregen, denn sie macht deutlich, dass die psychische – kognitive, emotionale volitive (willensgerichtete) – Dimension des Menschen nicht von seiner körperlichen Basis abgelöst werden kann, ja genau diese Verbindung *personale Leiblichkeit* ausmacht, denn es geht um den *embodied mind*, den verkörperten, leibgewordenen Geist der Person, des Subjektes, des *Leibsubjekts*. Es macht klar, dass der *Leib* als durch Lebens- und Welterfahrung »beseelter und gedankenerfüllter« *Körper-in-Beziehungen* gesehen werden muss, der in die Lebenswelt eingebunden ist – »*the embedded body-mind of a human subject*« (Bolhaar u. Petzold 2008; Petzold 2003a).

Dieser »komplexe Leibbegriff« des Integrativen Ansatzes, der Ding-/Raumkörper, Zeitleib, biologischen Organismus, Sozialleib, Sprachleib, Traumleib, Arbeitsleib unterscheidet (ebd. 1988n), ermöglicht die Konnektivierung von philosophisch-phänomenologischer Leibtheorie, sozialwissenschaftlichen und biologischen bzw. neurowissenschaftlichen Perspektiven. Zentral ist hier der Begriff der »Information« (idem 1990b; Oyama 1985), wobei ein kritisch reflektierter differenzieller Informationsbegriff (Janich 2006) erforderlich wird, um das Konzept der »Leiblichkeit«, des »Informierten Leibes« und des »Leibgedächtnisses« (Fuchs 2000b; Petzold 1985g, 1988n) zu fundieren.

3.6.3 Komplexes Lernen und Leibgedächtnis

Grundlage jeder Entwicklung und Veränderung – sei es in den Lebensvollzügen des Alltags, sei es in der Therapie – ist der *lernfähige* Organismus, der durch das Lernen auf der biologischen Ebene zum *informed organism* wird, auf dessen Basis sich das lernfähige Subjekt (anthropologische Sicht) durch sozialisatorisches Lernen als Person mit einer spezifischen Identität (persönlichkeitstheoretische Sicht, Petzold 2001p) ausbildet. *Informed body* ist dann ein wissendes, selbstreflexives, informiertes Leib-Subjekt mit einer differenzierten Persönlichkeit, vielleicht ... ein *weiser Mensch*.

Der *Organismus* ist das materielle Substrat, der *Leib* ist der Ort, das Medium und das Subjekt des Lernens. Gedächtnis ist letztendlich *Leibgedächtnis* auf der Grundlage des biologischen Organismus und personaler Subjektivität, ein Prozess in dem Informationen aus der Außenwelt (von Menschen, Tieren, Dingen) und der Innenwelt (aus den Organen, Muskeln, Nerven und ihren Aktivitäten) aufgehoben, bearbeitet und als persönlich bedeutungsvolle Erfahrungen des Subjekts archiviert werden. Es geht dabei um *komplexe Informationsverarbeitung komplexer Informationen* auf unterschiedlichen Niveaus, von denen die durch Prozesse der *Mentalisierung*[3] in persönlicher und gemeinschaftlicher Hermeneutik gewonnenen und in sinnhaltige *Sprache* gefassten Bedeutungszusammenhänge ein besonderes Gewicht haben (Orth u. Petzold 2008; Petzold 2007n, 2008b). Insgesamt geht es bei Gedächtnisprozessen um »komplexes Lernen/Verhalten« (Sieper u. Petzold 2002) von Menschen aller Altersstufen – vom Fötus bis zum Hochbetagten in ihrer Interaktion mit ihrem *environment*, um eine Verarbeitung von Umwelt-Input, von Stimulierungskonstellationen und die damit im Verarbeitungsprozess verbundenen zerebralen Aktivitäten (= physiologische Lernprozesse) *und* sinn-vollen interpersonalen Mitteilungen (= mentale Lernprozesse). Beide generieren durch die mitlaufenden Prozesse auf der Verhaltensebene beständig neue *Information*: »*movement produced information*« und »*mentalization produced information*« (Petzold 2000h, 2008b; Sieper et al. 2007, S. 134). Das geschieht auf einer konkret leiblichen Ebene in der Synergie von externalen Informationen aus Kontext/Kontinuum und internalen Informationen aus der Leibsphäre: a) den Informationen aus den neuronalen/zerebralen und physiologischen/immunologischen Systemen und b) mit ihnen verschränkt aus den Informationen der zum Leiblichen gehörigen mentalen Systeme (kognitiven, emotionalen, volitionalen).

In der *Konnektivierung* der Informationsflüsse kommt es zu Neuorganisationen, und in diesen selbstorganisationalen Prozessen »emergieren« neue Muster (Krohn u. Küppers 1992), die Information auf höherer Ebene »formatieren« (Petzold et al. 1994) und komplexe Wirklichkeit besser wahrzunehmen, zu verarbeiten und in Handlungen zu strukturieren erlauben (ibid.).

[3] Der hier verwandte Begriff Mentalisierung orientiert sich nicht primär an dem psychoanalytischen Konstrukt von Fonagy et al. (2004), sondern an den von Fonagy ausgeblendeten Theorien von Vygotskij (1972), Lurija (1970) und Moscovici (2001).

In der Synergie von externalen und internalen Informationen aus und in unterschiedlichsten Ebenen steht das Leibsubjekt/der Mensch in einem ununterbrochenen Strom von bewusstem/*supraliminalem* und (in unendlich umfassenderer Weise) nichtbewusstem/*subliminalem* informationalen Inputs, die in seinen Gedächtnisarchiven ein »processing« durchlaufen (Perrig et al. 1993) und festgehalten, »archiviert« werden (Tulving u. Craig 2000), den lebensalterspezifischen mnestischen Kapazitäten entsprechend. Diese sind bei älteren Kindern, Jugendlichen und Erwachsenen andere als bei Kleinkindern, die z. B. mit sechs Monaten Ereignisse nur 24 Stunden, mit neun Monaten schon 30 Tage behalten können und erst mit der Ausreifung des Frontallappens im Verlauf des zweiten Lebensjahres langzeitiger erinnern können. Er wird mit diesen sich stets überschreitenden Informationszuflüssen *transversal* »*Informierter Leib*« (Petzold 1988n, S. 192), dessen vielschichtiges Funktionieren von der Transmitteraktivität bis zur Grobmotorik, von der Wahrnehmung bis zur endokrinen Sekretion – den Molekülen also bis zum subtilen Gedanken im reflexiven Bewusstsein (Petzold 1988a; Rose 1992) – im Leibgedächtnis festgehalten wird, ein Kernkonzept, das nachstehend kurz präzisiert werden soll.

Unter dem Begriff **Leibgedächtnis** (Petzold 1970c; 1981h), der im Integrativen Ansatz ursprünglich phänomenologisch-hermeneutisch konstituiert worden war, werden folgende Gedächtnissysteme gefasst:

1. *Die neuronalen Speichersysteme* umfassen das kurzzeitig modalitätsspezifisch speichernde sensorische Gedächtnis (Cowan 1995), das Kurzzeitgedächtnis (Mayes 2000), das Langzeitgedächtnis – als deklaratives Gedächtnis den Assoziationskortizes (Bailey u. Kandel 1993, 1995) zugeordnet – oder als prozedurales Gedächtnis mit den Regionen Kleinhirn, Basalganglien, Parietallappen, somatosensorischer, motorischer Kortex, teilweise Präfrontalkortex verbunden (Pascual-Leone et al. 1995);
2. *die immunologischen Speichersysteme,* z. B. die langlebigen Lymphozyten;
3. *das genetische Gedächtnis* (ursprünglich Feld der Vererbungslehre, Vogt 1969) wurde mit der Kartierung des menschlichen Genoms ein Zentrum öffentlicher Beachtung (Macilwain 2000) und bietet mit der behavioralen Genetik bzw. developmental genetics auch für den therapeutischen Bereich Perspektiven (Plomin 1994, 2000), wobei das »*Lernen des Genoms*« kaum ein Feld psychotherapeutischer Intervention werden wird (Petzold 2002b).

Im Leibgedächtnis kommen all diese Bereiche des Gedächtnisses »synergetisch« zum Tragen. Das genetische Gedächtnis (3) stellt die Basisstrukturen bereit, in denen sich die Prozesse der neuronalen und immunologischen Gedächtnissysteme vollziehen können. »Aufgerufen« und aktiviert werden können durch *events* die Systeme 1 und 2, mittelbar auch das 3. System. Bewusstseinsfähig werden können nur *Inhalte* von System 1 und auch das nur zu einem sehr geringen Teil (Perrig et al. 1993), weil die Mehrzahl der Prozesse als »fungierende Neurophysiologie« abläuft (Eichenbaum 1996, 1999), durch nichts dem Bewusstsein zugänglich zu machen! Hier ist die Grenze jeder »aufdeckenden« psychoanalytischen Arbeit (Leitner u. Petzold 2008).

Das, was aber zugänglich ist und werden kann, ist immer mit der Gesamtreaktion des Leibes verbunden: Eine böse Erinnerung lässt Menschen erschaudern, eine gute kann sie wohlig erschauern lassen – die »Gänsehaut« ist beide Male einbezogen, ein Amygdala-Arousal desgleichen. Der *Informierte Leib* setzt seine Informationen frei, und je vielfältiger er sensorisch stimuliert wird – visuell, olfaktorisch, taktil etc. –, desto mehr Material wird in den Leibarchiven aktiviert, was akkumulativ zu Prozessen der *innersektoriellen Konnektivierung* zerebraler Modalitäten führt (Lurija 1992): Das

»Bild der Erinnerung« wird komplexer, schärfer. Deshalb wird in der Integrativen Leib- und Bewegungstherapie bei vorliegender Indikation »*Erlebnisaktivierung* durch *multiple Stimulierung*« (Petzold 1988f, 2005r) eingesetzt, die unendlich mehr an Gedächtnisaktivierung bewirkt als in assoziationsgegründeter psychoanalytischer Arbeit – nicht nur auf der Inhaltsebene des Verbalen, sondern auch auf der Ebene emotionalen, volitiven und propriozeptiven Erlebens, des *gesamtleiblichen Erlebens.*

Obwohl das »erlebte Leibgedächtnis« dem Bewusstsein nur einen geringen Ausschnitt des vorhandenen, ja des aktivierten Materials zugänglich macht (als »subjektives Leibgedächtnis«, gesättigt mit *autobiografischen Memorationen;* Conway 1990; Markowitsch u. Welzer 2005), wird sich der erinnernde Mensch dessen »inne«. Für das Selbst- und Identitätserleben des Subjekts ist das erlebte Leibgedächtnis von herausragender Bedeutung, eben weil es mit seinen vielfältigen Informationsebenen *kognitives, emotionales, volitives, somatomotorisches* und *perzeptives* Geschehen mit einbezieht, das Subjekt in seiner Personalität »als Ganzes« involviert und damit subjektiv bedeutsame Erfahrungen und das Erleben von persönlichem Sinn und eine persönliche *Poiesis*, eine gestaltende Lebenskunst ermöglicht – wiederum *leibhaftig* (Orth u. Petzold 2008; Petzold 1999q, Petzold u. Orth 2005a). Im Leibsubjekt als »Synergem« wirken die neurowissenschaftliche Dimension und die phänomenologisch-hermeneutische zusammen: denn ohne persönliche Sinnsysteme (die von der Psychologie gut erforscht sind, vgl. Dittman-Kohli 1995) bleibt für das Subjekt, sein Erleben und Leben, bleibt damit auch für die subjektzentrierte, die »intersubjektive« Psychotherapie das neurophysiologische Fundament ohne Bedeutung.

Bedeutsam wird es aber, wenn Therapeuten und Klienten darum wissen, dass der Mensch als ein *multisensorisches bzw. multiperzeptives und multiexpressives Wesen in Prozessen multipler Stimulierung* (Petzold u. Sieper 2007d) und durch die dabei bewirkten Zustände »transversaler Aktiviertheit« *korrigierende* und *alternative* Erfahrungen (sie werden differenziert, Petzold 1992a, S. 917 f.) machen kann. Sie können aufgenommen und internalisiert werden, wenn sie in der Therapie mit richtiger »Passung« und in einer Qualität eines »multiplen sensorisch-stimulierenden Angebots« bereitgestellt werden, sodass sie von Patienten angenommen werden. Diese Verankerung neuer, alternativer Inhalte zu schon vorhandenen dysfunktionalen Gedächtnisinhalten stellt einen Fundus bereit, auf den – unsere Neuroplastizität nutzendes, performatives Üben vorausgesetzt – im Lebensvollzug zurückgegriffen werden kann: für Veränderungen des Lebensstils, für das Meistern von Entwicklungsaufgaben, für den Gewinn von Souveränität, für eine Gestaltung seiner selbst (um solche *Poiesis* geht es zumeist in Therapien, vgl. Orth u. Petzold 2008). Das korrektive bzw. alternative Erleben in der Beziehungserfahrung mit der Therapeutin oder in der Therapiegruppe (*Aktionsphase* des »Tetradischen Systems«, Petzold 1974j, S. 313) muss durch übende Sequenzen und Transferarbeit und -begleitung (*Neuorientierungsphase*, ibid. S. 333) verankert werden. Durch die Konzepte »Informierter Leib« und »Leibgedächtnis« werden so in organischer Weise das *psychodynamische* (Janet, Ferenczi), das *humanistisch-experientielle* (Moreno, Perls) und das *behaviorale* Paradigma verbunden, wie schon von Petzold 1974 aufgezeigt (1974j, S. 302 und im Tetradischen System, ibid. S. 313, 1970c, S. 29). Darin liegt ein besonderer Verdienst des Integrativen Ansatzes, der diese Verbindung über die Integratoren »Leib und Lernen« ermöglicht hat (Sieper et al. 2007, S. 140 ff.).

In all den angesprochenen Bereichen kommt also leiblich-konkretes »komplexes Lernen/Verhalten« zum Tragen, Bereiche, die die interdisziplinäre Arbeit vielfältiger Forschungsrichtungen bedürfen, um – in der Zukunft – zu hinlänglich konsistenten, breit akzeptierten, übergreifenden, d.h. »*transdisziplinären*« (*Petzold* 1998a, 27) Lerntheorien zu gelangen.

Das Gehirn lernt (und das gesamte neuronale System und die mit ihm verbundenen somatischen Systeme, z. B. die Hypothalamus-Hypophysen-Nebennierenrindenachse). Es lernt in der Auseinandersetzung mit der wahrnehmend und handelnd erfahrenen Welt, hat es sich doch über die Evolution in dieser Auseinandersetzung mit all seinen Möglichkeiten und Grenzen ausgebildet und durch Lernen ausbilden können. Es ist dafür mit einer erheblichen Neuroplastizität ausgestattet – über das gesamte Leben hin bis ins Alter (Müller u. Petzold 2002b). Das heißt, dass Menschen bis ins Alter lernfähig bleiben und ihre Sinnerfassungs-, Sinnverarbeitungs- und Sinnschöpfungskapazität erhalten, ja ausdehnen können, wenn die richtigen »auffordernden Situationen« (Lewin, Gibson) ihnen die entsprechende Handlungs-/Lernmöglichkeiten in »Zonen proximaler Entwicklung und optimaler Proximität« (Vygotsky) bieten, wenn solche Angebote zum Erproben von Performanzen vorhanden sind oder zur Verfügung gestellt werden und wahrgenommen werden können, Performanzen anregen. Das kann mit einem Zuwachs von synaptischen Verbindungen und Neuronen in den stimulierten und für entsprechende performatorische Handlungsvollzüge aktivierten Hirnregionen verbunden sein – wiederum bis in hohe Alter. Die »affordances« der Umwelt, in die der Mensch eingebettet ist (embedded), die quer durch alle Erfahrungsbereiche bereitgestellten transversalen Informationen kommen im »komplexen Lernen« zum Tragen. Informationen von der ökologischen und sozialen Umwelt und aus allen Bereichen der somatischen Innenwelt als physiologische Stimulierungen werden wahr- und aufgenommen und verleiblicht (embodied) und das auf ganz konkrete Weise: Einerseits erfolgt Verleiblichung auf der neurophysiologischen Ebene – mit der sich die Neurowissenschaften befassen – durch Auslösung spezifischer »Physiologien« (Aktivität von Substanzen, die die Genregulation beeinflussen bzw. die als Neurotransmitter und Neuromodulatoren fungieren), durch neue Transmitterkonfigurationen, neue Bahnungen, durch Zuwachs von Neuronen (new sprouting). Andererseits erfolgt sie auf der personologischen Ebene – mit der sich Subjekttheorien und Persönlichkeitspsychologie befassen – durch Mentalisierungen als Entwicklung neuer Kompetenzen und Performanzen, Weisen des Wahrnehmens, Fühlens, Wollens, Denkens und Handelns, d. h. in komplexem Verhalten des »personalen Subjekts als Ganzem« durch Informationen als Sinn- und Bedeutungssysteme (es geht bei Mentalisierungen ja nicht nur um »bits«).
So kann das Leibsubjekt begriffen werden als der transversal Informierte Leib (Petzold 1988n, S. 192, 297, 351) – ein Kernkonzept der Integrativen Therapie und Agogik. Menschliches Lernen ist damit mehr als das Zusammenspiel neurophysiologischer Prozesse, ausgeschöpfter Neuroplastizität (Ratey 2001, S. 201 ff.; Spitzer 2000, S. 148 ff.). Es ist eine ultrakomplexe Syntheseleistung von unterschiedlichsten, hoch vernetzten Prozessen des Leibsubjektes und seiner wahrgenommenen relevanten Umwelt, bei der die faktische Wahrnehmung und ihre Bewertung (kognitves appraisal, emotionale valuation, vgl. Petzold 2002a, S. 432), der subjektive Faktor also, größte Bedeutung hat – ein Mensch gestaltet die Bedingungen seines Lernens mit. Aber es wirken auch unabdingbar soziale und ökologische, kollektive Faktoren: Kultur und Sozioökologie beeinflussen die Konditionen des Lernens, der Mentalisierungen nachhaltig, binden im Enkulturations- und Sozialisationsgeschehen individuelles und kollektives Lernen zusammen (Petzold 2002b).

Eine solche komprimierte Zusammenfassung bedarf natürlich der konkretisierenden praxeologischen Entfaltung, die sich in Petzold (2003a), Petzold und Sieper (2007a) und natürlich in den weiteren Texten des vorliegenden Buches finden.

4 Diagnostik, Behandlungsplanung und Dokumentation

Martin J. Waibel und Cornelia Jakob-Krieger

Inhalt

Als Grundlage für ein effektives und effizientes leib- und bewegungstherapeutisches Handeln wird die Integrative Diagnostik vorgestellt: Psychosoziale Anamnese, Klassifikation, Ätiologie, Persönlichkeitsdiagnostik, Ressourcenanalyse und Behandlungsplanung sind hierbei die sechs zentralen Säulen. Aus diesen Erkenntnissen entwickelt sich der therapeutische Prozess, der je nach Setting in Akutklinik, Rehaklinik oder Praxis unterschiedliche Formen der Anamnese, des Befundes, der Therapieplanung und der Dokumentation erfordert. Dieses Kapitel vermittelt hierzu eine erste Übersicht aus biopsychosozialer Sicht.

> Diagnostik, Behandlungsplanung und Dokumentation in der IBT: prozessual, ressourcenorientiert und störungsspezifisch

4.1 Einführung

In jeder Diagnostik findet sich die komplexe phänomenale Wirklichkeit eines Menschen nur teilweise wieder. Das macht die Diagnostik letztendlich für Leib- und Bewegungstherapeuten wie für alle anderen Berufsgruppen nicht unbedingt zufriedenstellend. Dahinter steht jedoch der klinische Zwang, die vielfältigen Biografien von Menschen auf zentrale Aspekte zu komprimieren, Menschen zu klassifizieren, Ursachen für ihre Erkrankungen festzulegen und im Weiteren daraus Ressourcen zu erkennen für eine vernünftige Behandlungsplanung. Zuletzt muss dies alles vernünftig und übersichtlich sowie klar, prägnant und logisch dokumentiert werden. Kein leichtes Unterfangen! Jeder differenziert arbeitende Leib- und Bewegungstherapeut ist schließlich dazu angehalten, Diagnostik, Behandlungsplanung und Dokumentation individuell dem jeweiligen Setting einer Klinik oder eigener Praxis anzupassen. In diesem Beitrag soll versucht werden, den schmalen Grad des zu vertretenden Aufwands zwischen einer patientenadäquaten Diagnostik und Therapieplanung und deren realistischen Umsetzung in der Alltagsarbeit zu gehen.

Je nach Grundberuf und Arbeitsplatz in einer Institution gehören jeweils nur Teilbereiche der in diesem Kapitel aufgeführten Strukturen zu den Tätigkeitsbereichen von Integrativen Bewegungstherapeuten. Der Bewegungstherapeut begegnet seinen Patienten aber im Wissen um diese Aspekte und wird sie in seine Arbeit mit einbeziehen.

4.2 Die Grundlagen der prozessualen Diagnostik der IBT

Bereits 1974 formulierte Petzold den Begriff der »prozessualen Diagnostik«. Diagnostik ist im integrativen leib- und bewegungstherapeutischen Verständnis das Gewinnen von Informationen, Erkenntnissen und Zusammenhängen

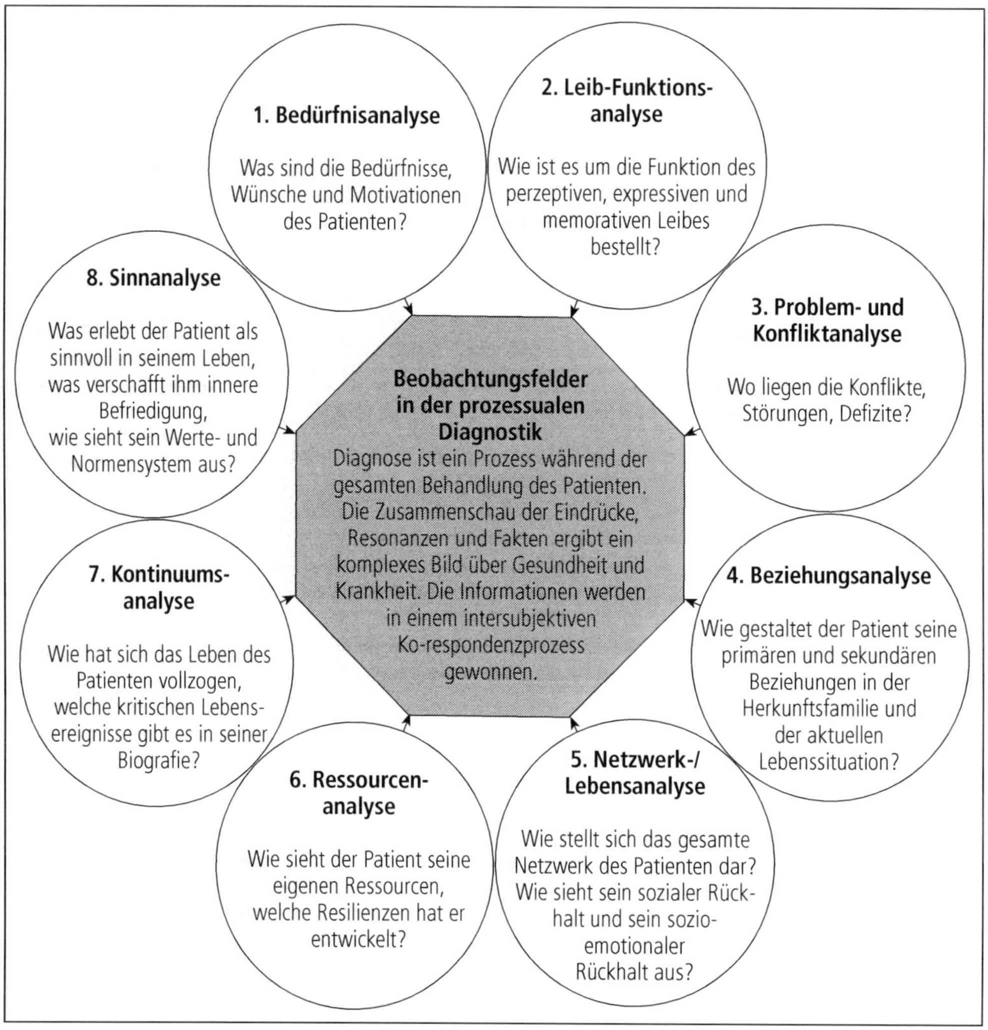

Abb. 4-1 Beobachtungsfelder in der prozessualen Diagnostik

über den Patienten im fortlaufenden therapeutischen Prozess. Wir sprechen hierbei von einer »Theragnostik« (Petzold 1974j). Unsere Arbeit ist grundsätzlich phänomenologisch-hermeneutisch ausgerichtet. Daraus entsteht der Leitsatz:

> Von den Phänomenen zu den Strukturen zu den Entwürfen.

Unsere Sinnesorgane sind dabei auf die Phänomene gerichtet: was ist sichtbar, hörbar, spürbar usw. Weitere wichtige Fragen sind: Welche Atmosphären (Schmitz 1989) entstehen im intersubjektiven Kontakt? Welche Resonanz nehme ich als Therapeut sowohl bei mir als auch beim Patienten wahr? Von dieser phänomenalen Ebene der subjektiven Wahrnehmung folgt in einem hermeneutischen Schritt das Erfassen und Verstehen der hinter den Phänomenen liegenden Strukturen. Die Kenntnis der Strukturen führt antizipatorisch in die Entwürfe der aktuellen Lebensgestaltung. Zentrale Frage ist hierbei: Was nehme ich an diesem Menschen wahr und welche strukturelle Verhaltensweisen zeigt er in seinen Beziehungen und seinem Lebensstil? Dies soll nachstehend in einer sehr verkürzten Form knapp und übersichtlich dargestellt werden. Der Leser sei vorab auf die ausführlicheren Darstellungen insbesondere bei Osten (2000, 2004) und Petzold (1996a, 2003) verwiesen. Die Abbildung 4-1 veranschaulicht in einem Oktogon (Seifert u. Waibel 2007) die Beobachtungsfelder prozessualer Diagnostik, beginnend bei der Bedürfnisanalyse über Leib-Funktionsanalyse bis hin zur Sinnanalyse. Diese Reihenfolge ist in der Praxis sinnvoll, jedoch in ihrem Ablauf nicht statisch. Daraus leitet sich später die Behandlungsplanung (s. Kap. 4.5.2, S. 60) aufbauend aus den Erkenntnissen gemäß Abbildung 4-1 ab.

Die Diagnostik in der IBT umfasst sechs Module:

1. Psychosoziale Anamnese: phänomenologisch-deskriptiv oder standardisiert verfasst (z. B. die Biografie)
2. Klassifikation nach ICD-10, im Weiteren wenn erforderlich nach DSM-IV
3. Ätiologie aus biopsychosozialer Sicht im Entwicklungskontinuum der Lebensspanne
4. Persönlichkeitsdiagnostik mit den Dimensionen Selbst, Ich und Identität
5. Ressourcendiagnostik: longitudinal, querschnittlich und prognostisch angelegt (Beispiel in Kap. 9) inkl. protektiver Faktoren und Resilienzen
6. Behandlungsplanung, Motivation und Volition zur Prognose und Indikationsstellung für die Störung bzw. das jeweilige Verfahren, zur Ziel- und Kontrakterstellung sowie den Entwurf eines Behandlungscurriculums

Abbildung 4-2 zeigt einen entsprechenden Überblick. Die prozessuale Diagnostik (Theragnostik) ist somit als Stufenprozess zu sehen, der die Tür zur Therapie öffnet.

4.2.1 Die psychosoziale Anamnese

Beginnen wir zunächst mit der psychosozialen Anamnese (Biografie, Persönlichkeit, soziales Netz, Konvoi etc.), die in vier Schritte eingeteilt wird:

Vorfeld

Im Vorfeld der psychosozialen Anamnese spielen prozessbestimmende Faktoren, die zur Aufnahme einer Therapie führen eine große Rolle: Was ist der Anlass und die Motivation zur Aufnahme einer Therapie in der Akut-, Rehaklinik bzw. in der ambulanten Praxis. Wie kommt der Patient zur Therapie? Warum kommt er gerade jetzt? Was sind die Wege, die den Patienten jetzt gerade dorthin führen?

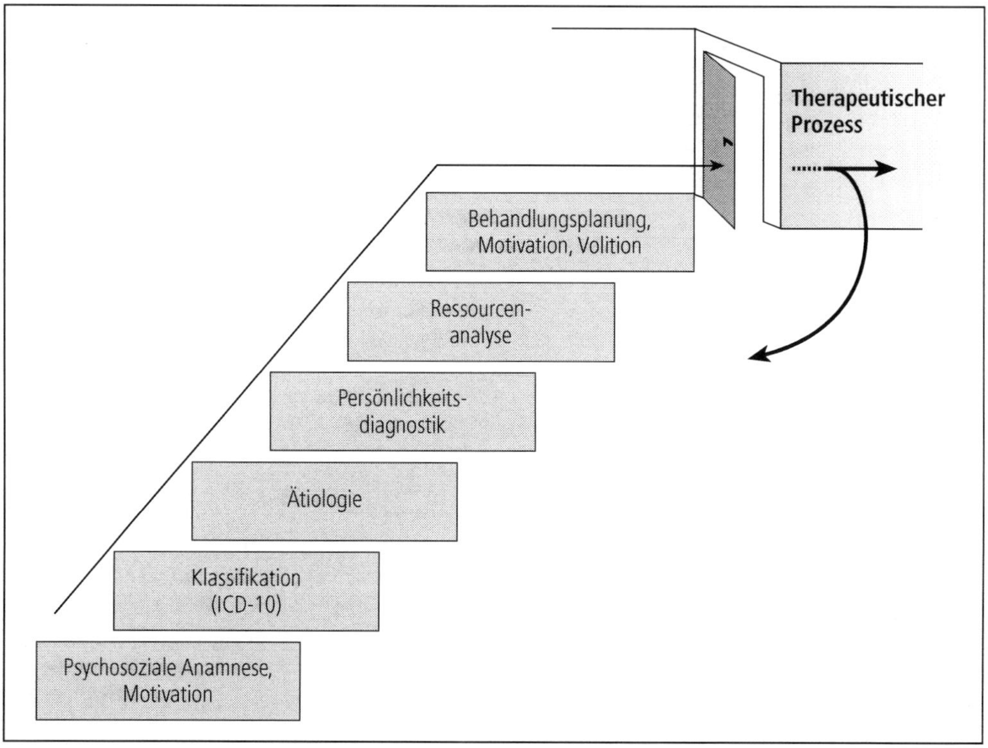

Abb. 4-2 Prozessuale Diagnostik in der IBT als Stufenprozess (Theragnostik)

Im klinischen Feld hat sich das Bild in den letzten Jahren erheblich gewandelt. In die **Akutklinik** wird der Patient aufgrund unterschiedlicher Faktoren eingewiesen, beispielweise zur

- Verhinderung- von Selbst und Fremdgefährdung,
- Erarbeitung eines Arbeitsbündnisses als Vorbereitung zur ambulanten Therapie,
- Förderung des Krankheitsverständnisses (Einsicht),
- Verbesserung der Selbststeuerung (Affektlabilität oder -minderung, Impulsdurchbrüche),
- Ressourcenaktivierung und Stabilisierung des Selbstwertgefühls,
- Symptomreduktion.

In der **Rehaklinik** erfolgt die Einweisung durch den Rentenversicherungsträger. Hier geht es nach Paar (vgl. 2001, S. 187) um Störungen und Einschränkungen der körperlichen Integrität, der seelischen Integrität und der leistungsbezogenen Integrität (Alltag und Beruf). Die Rehabilitation strebt insbesondere die soziale und leistungsbezogene (Wieder-)Eingliederung des Rehabilitanden mit Herstellung weitgehender Selbstständigkeit bei Sicherung von Selbstbestimmung und Möglichkeiten der Partizipation am gesellschaftlichen Leben an. Vorrangig ist somit die Wiederherstellung bzw. der Erhalt der Arbeitsfähigkeit. Die Motive des Klienten in der **ambulanten Therapie** können sehr unterschiedlich sein wie z. B. Probleme, die aus Störungen und Konflikten in der Familie, Arbeit und Beruf herrühren, unklare Befindlichkeitsstörungen, traumatische Erfahrungen, schambesetzte Themen, Sinnfragen usw.

Erstkontakt

Der Erstkontakt stellt eine faktische kurze Kontaktaufnahme per Telefon, auf der Station, im Vorfeld einer bewegungstherapeutischen Gruppe, z. B. in Form eines Infogesprächs, dar. Hier geht es um Information und Verarbeitung erster Eindrücke.

Erstinterview

Das Erstinterview hat die Funktion, dass Patient und Therapeut sich sehen, kennen lernen und überprüfen, ob es zu einem Behandlungsbündnis kommt. Im klinischen Kontext hingegen wird das Erstinterview u. a. dazu benötigt, um mit dem Patienten einen Behandlungskontrakt zu erarbeiten. Auf die Struktur soll hier nicht weiter eingegangen werden, da gute Publikationen (Argelander 1999; Osten 2000) vorliegen.

Aus phänomenologisch-hermeneutischer Sicht sind beim Erstinterview die Leib- und Bewegungsphänomenologie, die narrative Phänomenologie, die intersubjektive Phänomenologie, das hermeneutische Verstehen der Phänomene und die klinische Heuristik von besonderem Interesse. Wir möchten hier insbesondere auf die Phänomene des Leibes und der Intersubjektivität eingehen, da diese für den Leib- und Bewegungstherapeuten von besonderem Interesse sind. Die weiteren Phänomenologien sind bei Osten (2000, 2004) und bei Petzold und Orth (1994a) sehr genau beschrieben.

Zwölf ausgewählte, besonders bedeutsame Fokuse in der Leib- und Bewegungsphänomenologie sollen kurz vorgestellt werden:

- **Äußere Erscheinung und Gestalt:** Wie sieht der Körperbau aus, z. B. schlank, muskulös, stämmig, untersetzt? Gibt es muskuläre Verspannungen und Erschlaffungen, blockierte, eingeschränkte und verzerrte Bewegungen? Wie ist die Haltung, z. B. aufgerichtet oder gebeugt? Gibt es Störungen im Atemmuster? Frisur? Kleidung? Gepflegtheit? Hände? Geruch?
- **Eigenleibliche Wahrnehmung:** Ist ein Mangel oder eine Verzerrung von Wahrnehmung oder Sensibilität vorhanden? Berichtet der Patient von Schmerzen und Misssensationen, für die eine somatische Ursache nicht gefunden werden kann? Sind Verspannungen aufgrund gegengerichteter muskulärer Impulse von Bedeutung? Gibt es Abspaltungen im Erleben des Leibes oder von Leibregionen, sogenannte dissoziative Phänomene?
- **Emotionale Beziehung zum eigenen Leib:** Wird der eigene Körper angenommen oder abgelehnt? Ist eine distanzierte, annehmende oder ablehnende Haltung zum eigenen Körper vorhanden?
- **Symbolisierung:** Wie ist der periverbale und nonverbale Ausdruck in Gestik, Mimik, Blickverhalten, Gebärden, Stimm- und Atemmuster?
- **Kontakt- und Beziehungsverhalten:** Welche Formen und Qualitäten von Kontakt, Begegnung, Beziehung zeigt der Patient, z. B. welche Qualität hat der Händedruck bei der Kontaktaufnahme? Wie ist das Blickverhalten, die Mimik und die Körperhaltung?
- **Nähe-Distanz Regulation:** Wie reguliert der Patient die Nähe bzw. die Distanz zum Therapeuten (Sitzhaltung, Abstand, Zu-/Abwendung, Blickkontakt etc.)?
- **Blick- und Bewegungsdialoge:** Schaut der Patient den Therapeuten an? Hält er den Blickkontakt? Wie ist der Ausdruck seiner Blicke? Wie reagiert der Patient auf die Bewegungen des Therapeuten? Was passiert in der Zwischenleiblichkeit?
- **Territorialverhalten:** Wie ist die Bewegung im und zum Raum, insbesondere der Raumnahme und die Art der Grenzziehung mit Bezug auf Assertivität (nicht-verletzende Geltendmachung des eigenen Standpunktes), Aggressivität resp. Defensivität?

- **Bewegungsabläufe:** Wie wirken die Bewegungsabläufe bezogen auf Ausdruck von Vitalität, Antrieb, Affekt, Bewegungshemmung oder -fluss und Kongruenz?
- **Geschlechtsidentität:** Wie zeigt sich der Bezug zum eigenen Geschlecht im leiblichen Ausdruck?
- **Resonanzen:** Wie zeigen sich die Übertragung des Patienten sowie die Gegenübertragungsreaktionen des Therapeuten auf den Ebenen der Empfindungen, der Gefühle, der Gedanken, des Willens und der Phantasien?
- **Aktivitätsverhalten:** Wie ist der Eigenantrieb des Patienten und seine Motivation? Muss der Therapeut den Patienten begrenzen oder aktivieren?

Diese Beobachtungen, das sei besonders betont, werden in einem intersubjektiven Beziehungsprozess gewonnen und ihre Bedeutung in gemeinsamen Explorationen herausgearbeitet. Bewegungsanalysen (wie z. B. bei der Laban Movement Analysis, und Körpercharakterisierungen wie z. B. in der Bioenergetik) finden in der IBT keine Anwendung, da sie einer strikt phänomenologisch-hermeneutischen Leibdiagnostik widersprechen.

Psychosoziale Anamnese

Schließlich dient die psychosoziale Exploration der Gewinnung ätiologisch bedeutsamer Faktoren aus Familie, Arbeit und sozialem Umfeld. Im klinischen Bereich liegt in aller Regel eine Familienanamnese und eine Sozialanamnese bereits vor. In der ambulanten Arbeit muss diese gesondert erhoben werden. Diese setzt sich aus folgenden Faktoren – querschnittlich gesehen – zusammen (vgl. Osten 2000, S. 466 ff.):

- **Fokalthematik:** Anlass der Aufnahme der Therapie, Einbettung und Bedeutung der aktuellen Probleme und Fragestellungen im Alltag, Gegenwartskonflikte im Umfeld der Thematik, Wünsche und Bedürfnisse hierzu
- **Familie:** Beziehungsgestaltung/Lebensform in der aktuellen Familie oder Partnerschaft sowie in der Herkunftsfamilie
- **Beruf und Arbeit:** Tagesstruktur, biografischer Abriss der Ausbildung und der Abschlüsse, Zufriedenheitsniveau im Beruf, Zeit- und Bedürfnismanagement, Arbeitslosigkeit etc.
- **Existenzsicherung:** Wohnsituation, finanzielle und materielle Sicherheiten, Sicherung von Ansprüchen gegen andere Personen, sozialrechtliche Ansprüche, administrative Fragen, juristische Probleme
- **Soziales Feld, Netzwerk/Konvoi:** Aktuelles Umfeld von Partnerschaft, Aktualfamilie, Freunden und »Begleitern«; Qualität und Intensität von Bindungen zur Herkunftsfamilie; Interessen und Freizeitverhalten
- **Prospektion:** Wünsche, Hoffnungen, Bedürfnisse, Ziele, Pläne, Befürchtungen, Therapieziele, subjektive Theorien der Lösung der Fokalthematik.

Längsschnittlich sind als besonders hervorzuheben:

- Leibgeschichte (Wahrnehmungs- und Bewegungsentwicklung, Erkrankungen, Gesundheit, Sexualität etc.)
- Biografische Daten aus der Familie
- Biografische Daten zur sozialen Entwicklung (Kindergarten, Schule, Ausbildung und Beruf)
- Entwicklung des sozialen Netzwerks/Konvois

Ergänzend zu diesen Informationen, die in einem narrativen Interview gewonnen werden, haben sich in der leib- und bewegungstherapeutischen Arbeit projektive Verfahren (Lebenspanorama, Body Charts etc.) bewährt, auf die in der Persönlichkeitsdiagnostik hingewiesen wird. Ein Beispiel für die spezifische Ana-

mnese in der Arbeit mit Patienten, die unter chronischen Wirbelsäulenschmerzen leiden, findet sich in Kapitel 13.4.1, S. 210.
Aus den o.g. Erkenntnissen erfolgt eine störungsspezifische Exploration mit einer entsprechenden ICD-Klassifikation.

4.2.2 Klassifikation (ICD-10, DSM-IV)

In die Akutklinik bzw. in die Rehaklinik erfolgt die Einweisung in aller Regel mit einer ICD-10-Ziffer. Die Einweisungsdiagnosen sind Grundlage der oftmals sofort beginnenden Akut- und Rehabehandlung. Die ICD-Diagnosen werden in der klinischen Arbeit bestätigt, relativiert, ergänzt, erweitert oder aber im Extremfall sogar abgeändert. Hierzu sind die leib- und bewegungstherapeutischen Erkenntnisse im therapeutischen Prozess von größter Bedeutung um klinische Phänomene besser einschätzen zu können. In einigen Fällen werden solche Erkenntnisse neben der systematischen phänomenologischen Arbeit, wie oben beschrieben, auch durch anerkannte Testverfahren (z. B. EBK 20) gewonnen.
Der Leib- und Bewegungstherapeut muss für eine differenzierte klinische Arbeit den ICD-10 kennen ohne sich auf dessen in einigen Krankheitsbildern doch eingeschränkte oder fehlende Deskription zu beschränken. Ergänzend kann der DSM-IV herangezogen werden. Noch wenig in Anwendung ist bislang die ICF (International Classification of Facilities). Sie wird jedoch in Zukunft eine verstärkte Rolle bei den Rentenversicherungsträgern spielen.
Nach der Klassifikation wenden wir uns den Ursachen seelischer Erkrankungen zu.

4.2.3 Ätiologie

Der Integrativen Leib- und Bewegungstherapie liegt ein biopsychosoziales Gesundheits- und Krankheitsverständnis zugrunde. Krankheit und Gesundheit werden aus einer entwicklungsorientierten Sicht (Lebenslaufforschung) gesehen unter den Perspektiven der Salutogenese, Pathogenese, Defizitgenese und Ressourcengenese.
Wir unterscheiden zwischen der *anthropologischen* und der *klinischen* Krankheitslehre (Petzold 2003, S. 447 ff.). Erstere geht vom Konzept der multiplen Entfremdung und Verdinglichung aus, d.h. der Entfremdung vom eigenen Leibe, von den Mitmenschen, von der Lebenswelt, von der Arbeit und von der Zeit. Verdinglichung geht in unserem Ansatz zumeist mit Destruktion und Desintegration, mit der Beschädigung der Integrität des personalen Leib-Subjektes, des sozialen Kontextes, und des ökologischen Lebensraumes einher, der zum Verlust der Hominität (Menschlichkeit) und der Zerstörung der Lebenswelt führen kann. In diesem Buch sind die Folgen multipler Entfremdung besonders in Kapitel 8 (Mobbing) sowie den Kapiteln 15 und 16 (Trauma bei Flüchtlingen) dargestellt.
Auf die gesellschaftlichen Rahmenbedingungen bezogen (z. B. Arbeitslosigkeit, Asyl, Billiglohnarbeit, Prekariat etc.) würde es zu kurz greifen, seelische Erkrankungen durch eine rein »klinische individualisierte Brille« zu betrachten. Multipler Entfremdung muss schon allein aus ethischen Grundsätzen engagiert und kooperativ entgegengetreten werden.
In der klinischen Krankheitslehre sprechen wir bei der Entstehung von Krankheit von einer multifaktoriellen Genese: biologische, psychologische und ökosoziale Faktoren können in unterschiedlicher Form Krankheit hervorrufen und beeinflussen. Für die Praxis in der Klinik ist ein solches biopsychosoziales Krankheitsverständnis (Egger 2008, vgl. 515 ff.; Petzold 2003, S. 447 ff.) sinnvoll, da wir hier in der Regel über ein multiprofessionelles diagnostisch-therapeutisches Team verfügen, das die Sichtweisen seelischer Erkrankungen aus biologischer Perspektive (z. B. Arzt, Pflegekraft, Physiotherapeut),

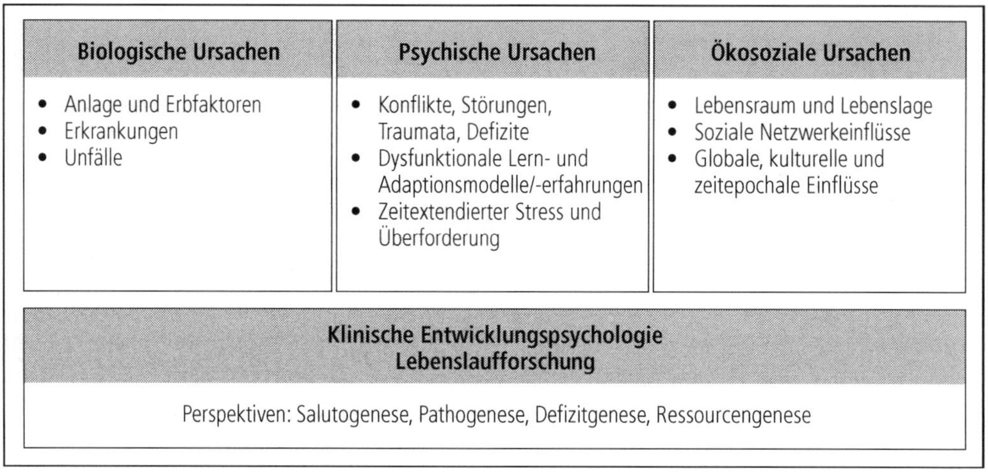
Biologische Ursachen
• Anlage und Erbfaktoren
• Erkrankungen
• Unfälle
Psychische Ursachen
• Konflikte, Störungen, Traumata, Defizite
• Dysfunktionale Lern- und Adaptionsmodelle/-erfahrungen
• Zeitextendierter Stress und Überforderung
Ökosoziale Ursachen
• Lebensraum und Lebenslage
• Soziale Netzwerkeinflüsse
• Globale, kulturelle und zeitepochale Einflüsse
Klinische Entwicklungspsychologie
Lebenslaufforschung
Perspektiven: Salutogenese, Pathogenese, Defizitgenese, Ressourcengenese

Abb. 4-3 Ätiologisches biopsychosoziales Modell in der Lebensspanne

psychologischer Perspektive (z. B. Psychotherapeut, Spezialtherapeuten) und ökosozialer Perspektive (Sozialarbeiter, Sozialtherapeuten) verbindet. Krankheit muss also differenziert als somatische Störung (bio), als Störung des Erlebens und Verhaltens (psycho) und als Ergebnis einer pathogenen Mensch-Umwelt Passform (ökosozial) in Zusammenschau gesehen werden. Eine zunächst trennende Sichtweise der einzelnen Berufsgruppen schafft zwar sofort auch wieder eine gewisse Dichotomie, doch ist es weder wissenschaftslogisch/erkenntnistheoretisch noch praxeologisch möglich, das »Ganze« zu erfassen. Wir benötigen daher für unsere Arbeit sowohl für die Hypothesenbildung von Erkrankungen als auch zur Zusammensetzung unserer Ergebnisse (wie es Egger, ebd. S. 515 formuliert), eine »hinausreichende synoptische Kreativität«. Diese wird im integrativen Ansatz geleitet durch die Erkenntnisse des »Informierten Leibes« (Kap. 3, S. 38) und das Konzept der »intersubjektiven Ko-respondenz« (Kap. 1, S. 5).

In der ambulanten bewegungstherapeutischen Praxis sollte der Therapeut selbst in seinem ätiologischen Befund diese verschiedenen Sichtweisen einbeziehen und gegebenenfalls zur Behandlung Fachleute aus anderen Disziplinen heranziehen, wenn er nicht ohnehin schon ein Teil eines Therapeutennetzwerkes ist, wie beispielsweise in den Kapiteln 11–14 beschrieben wird.

In der Abbildung 4-3 sind die Ursachen für Krankheit aus einem integrativ biopsychosozialen Verständnis bewusst vereinfacht skizziert, um in der Praxis hieraus Erkenntnisse in einem »theragnostischen« Prozess zu gewinnen, d. h. möglichst umfassende Informationen und Erkenntnisse sowohl in diagnostischer Hinsicht als auch für die Therapie. Dies kann nur eine grobe Übersicht für den Praktiker darstellen, der interessierte Leser wird auf die weiterführende Literatur verwiesen, in der spezifisch der Krankheits- aber auch besonders der Gesundheitsbegriff detailliert erläutert wird.

Biologische Ursachen

Bestimmte Prädispositionen führen alleine oder im Zusammenwirken mit der Umwelt zu seelischen Erkrankungen. Genetische Erkrankungen wie vererbte neurologische Krankheiten (z. B. Morbus Friedreich) können seelische Erkrankungen begünstigen. Genetische Dispositionen wie z. B. bei Angst (S. Kap. 8) sind bedeutsam, da sie im Behandlungsprozess in Bezug auf Krankheitsverständnis und Krankheitseinsicht mit dem Patienten besprochen und mit seinen »subjektiven Theorien« abgeglichen werden müssen. Genetische Dispositionen im Zusammenwirken mit den Umweltbedingungen in den ersten zwei bis drei Lebensjahren werden in der modernen Säuglingsforschung als bedeutsam erachtet (Petzold 1993c). Neurobiologische Forscher (vgl. Hüther u. Sachsse 2007) weisen darauf hin, dass mütterliche Hormone während der Schwangerschaft die Genexpression im fetalen Gehirn regulieren. Störungen dieser Regulation seien bis ins Erwachsenenalter nachweisbar.

Rüegg (2006) beschreibt eine ganze Reihe neurobiologischer Faktoren, die bedeutende Einflüsse auf das Krankheitsgeschehen bei seelischen Erkrankungen haben. Genetische Veränderungen und genetische Defekte (ebd., S. 6) spielen bei der Entstehung von Angstneurosen und Verhaltensstörungen (z. B. gesteigerte Aggressivität) eine erhebliche Rolle.

Erkrankungen und Unfälle im lebensgeschichtlichen Kontext können schließlich seelische Erkrankungen auslösen (z. B. bei Komorbidität) und mitbedingen (pathogene somatopsychische Entwicklungen).

Psychische Ursachen

Bei den psychischen Ursachen sind zunächst Konflikte, Störungen, Traumata und Defizite im lebensgeschichtlichen Kontext zu beachten.

Konflikte sind gegenläufige, widerstreitende Stimulierungen. Sie hinterlassen, wenn sie nicht gelöst oder ausgeglichen werden, Spannungszustände im Leibselbst, Widersprüchlichkeiten und Zerrissenheiten im Ich sowie Unvereinbarkeiten und Widersprüchlichkeiten in der Identität (vgl. Petzold 2003, S. 465).

Störungen entstehen durch inkonstante und uneindeutige Stimulierungen (z. B. doublebinds, unklares mehrdeutiges Gegenüber). Sie können psychosomatische Reaktionen, Instabilititäten im Ich-Erleben und eine schwankende, labile Identität entstehen lassen.

Defizite sind Unterstimulierungen bzw. fehlende Stimulierungen in der Lebensgeschichte. Wir sprechen auch von prolongierten Mangelerfahrungen. Jeder Mensch benötigt zur Entwicklung seiner perzeptiven, emotionalen, volitiven, kognitiven und sozialen Fähigkeiten eine entsprechend gute Stimulierung aus seiner Umwelt. Frühe Deprivationen, wie z. B. fehlende Bezugspersonen, schwere Vernachlässigung, sind besonders zu bewerten, wenn diese in der frühen und späteren Kindheit stattfinden, da hier Entwicklungen in sensiblen Phasen keine Umweltantworten mit guter »Passung« erhalten und so wichtige Entwicklungsschritte behindert werden. Diese frühen Mangelerfahrungen können eine fatale Langzeitwirkung für das psychophysische Funktionieren, die Sprachkompetenz oder die zukünftigen Beziehungsgestaltungen von Menschen haben, besonders wenn es zu negativen Ereignisketten kommt ohne kompensierende protektive Faktoren, die Resilienzbildungen ermöglichen. Da die Einflüsse höchst komplex sind, muss man gegenüber linearkausalen Zuschreibungen (früh gestört = beziehungsunfähig) äußerst kritisch sein, da der Mensch Defizite im Kontext/Kontinuum seines Lebens durch protektive Erfahrungen (z. B. durch gute Lehrer, Verwandte) durchaus abzumildern und auszugleichen vermag. Ebenso spielen die Plastizität des Gehirns und das Kompensationsvermögen in der frühkindlichen Entwicklung sowie genetische Vulnerabilitäten bzw. Vitalitätsfaktoren eine wichtige ätiologische Valenz bei Defiziten.

Unter **Trauma** verstehen wir eine extreme Stimulierungssituation (massive Unter- bzw.

Überstimulierung), die für die Person eine existenzbedrohende, ohnmächtig machende, überwältigende Wirkung hat, z. B. akute Deprivation, Misshandlung, sexuelle Übergriffe, Unfälle etc. (vgl. Petzold, Schay, Ebert 2004, vgl. auch Kap. 14–16 in diesem Band).

Die vielfältigen Publikationen zu den Langzeitfolgen von Trauma haben neben der entsprechenden klassifikatorischen Kategorie des »Posttraumatischen Stresssyndroms« (PTBS) auch die sichere diagnostische Einschätzung anderer psychopathologischer Syndrome (Ängste, Depressionen, Verhaltensauffälligkeiten, Persönlichkeitsstörungen) ins Wanken gebracht. Heutzutage sollte bei den verschiedensten Syndromen immer auch ein möglicher traumatischer Hintergrund als Ursache in Betracht gezogen werden. Andererseits ist PTBS auch zur modischen Generalerklärung geworden und »overdiagnosed«. Neben den bekannten diagnostischen Kriterien (ICD-10, DSM-IV) sind für Leib- und Bewegungstherapeuten in der Diagnostik besonders folgende Phänomene signifikant:

- Körperlicher Anspannungs- bzw. Überregtheitszustand: »hyperarousal state«
- Herabgesetzte psychische Reagibilität (z. B. emotionale Resonanzlosigkeit): »numbing state«
- Intrusionen, z. B. wiederkehrende Träume (Albträume), Schlafstörungen
- Flashbacks und seltsame Reaktionen auf Außenreize
- Inadäquate (z. B. übertriebene Vermeidung, Flucht), aggressive und dissoziative Reaktionen bei Nähe und Berührung
- Gefühle der Entfremdung, Abspaltung und Abgestumpftheit auf der leiblichen Ebene
- Multiple Schmerzsymptomatik

Dysfunktionale Lern- und Adaptionsmodelle/-erfahrungen

Menschen leben in Gruppenkontexten von Beginn an über die gesamte Lebensspanne hinweg. Wir werden von Anderen berührt, gehalten, angeschaut – es finden leibliche Begegnungen in vielfältigster Form statt. Hier entwickeln sich Interaktionsmuster, Kommunikationsmuster und Austauschprozesse in einem komplexen Modell von Lernen.

Dysfunktionales Lernen kann sich dabei in allen Bereiche menschlichen Verhaltens äußern. Familienspezifische Bewegungs-, Haltungs- und Verhaltensmuster werden in Imitationsprozessen eingeleibt, in den aktuellen Beziehungen gelebt und so generationenübergreifend weitergegeben wie z. B. bei Kreuzschmerzen (»lass Dir nichts anmerken«), schmerzhaften Körperhaltungen (»man muss durchhalten/aushalten«). Sie sind das Ergebnis chronifiziert eingeleibter Lernprozesse (s. hierzu Kap. 13).

Solche sozialisatorischen Prozesse in der Primärgruppe werden in der Regel unbewusst internalisiert, implizit gespeichert und sind oft hinlänglich kompensiert. Bei Stressbelastungen z. B. in schwierigen konflikthaften Beziehungskonstellationen kommen sie dann Jahre oder Jahrzehnte später deutlicher zum Tragen.

Zeitextendierter Stress und Überforderung

Stresstheorien, z. B. der kognitive Ansatz von Lazarus (1984) oder die sozialökologische Stresstheorie von Hobfol (1988) betrachten vor allem kritische Lebensereignisse als ätiologische Faktoren für die Entstehung von Krankheit. Auch in den anderen hier genannten ätiologischen Faktoren spielt Stress eine erhebliche Rolle.

Formen von dysfunktionalem Stress (*hyperstress, strain, daily hassles*) kann als die bestgesicherte Krankheitsursache angesehen werden. Das ist auch die Position der IBT (eine kalte Bezugsperson ist ein Stressfaktor, Deprivation ist Stress etc.). Stress in der Familie durch eine desolate Ehe mit den Folgen einer Trennung oder eines chronischen Nicht-trennen-Könnens kann für die Kinder vielfältige Stressauslöser und daraus folgend *zeitextendierte Stressmuster* erzeugen z. B.: Involvierung in die elterlichen Konflikte, Parental Alienation Syndrome (PAS),

Geschwisterkonflikte, Verlust der gewohnten sozialen Umgebung, Vereinnahmung, neue schwierige Rollen in problematischen Familienkonstellationen.
Leistungsstress in der Schule kann z. B. bei entsprechenden strukturellen Leistungsstörungen (Legasthenie, ADHS etc.) oft Ketten weiterer negativer Ereignisse nach sich ziehen.
Überforderungen können schon früh entstehen (Beispiel: Die älteste Tochter muss mit neun Jahren nach dem Tod der Mutter den Haushalt führen und die Geschwister erziehen). Menschen mit ansonsten unauffälligen Lebensläufen können in problematischen Peergruppen (Beispiel: »Nur wer Drogen nimmt ist in«; »Saufen verbindet«), die für die Pubertät und Adoleszenz äußerst ausschlaggebend sind, geistig und seelisch völlig überfordert sein, insbesondere wenn die Eltern rigide, verschlossen oder ständig abwesend sind durch berufliche, familiäre oder persönliche Verpflichtungen. Traumatische Stressereignisse wie Suizid in der Familie können für die Betroffenen zu einer völligen sozialen Überforderung führen, weil niemand darüber spricht bzw. das Thema schamhaft vermieden wird. Unter dem aktuellen Thema Mobbing (Kap. 9) haben wir in diesem Buch die Ursachen, Folgen und Auswirkungen von zeitextendiertem Stress, den Überforderungen und traumatischen Erfahrungen insbesondere als aktuelles soziales Phänomen beschrieben.

Soziale Ursachen

Bei den sozialen Ursachen stehen schwerpunktmäßig drei Betrachtungsfelder im Vordergrund.

Lebensraum und Lebenslage

Das Leben eines Menschen in seiner Lebenswelt ist durch die Bewegtheit seines Leibes in seinem Lebensraum und in seiner Lebenslage durch sein leibhaftiges Wahrnehmen, Erleben und Handeln geprägt (Lebenserfahrungen). Diese Drehbücher, Skripts oder Erzählfolien sind Muster bzw. Schemata seiner Lebensbewältigung und werden zu Narrationen als erlernte Lebensgeschichten, bzw. zu Narrativen, wenn Erlebnisse und Erfahrungen des Lebens starr und fixiert sind, nicht gelöst werden konnten und so einer beständigen Reinszenierung unterworfen sind.
Die Problematik von *Lebensräumen* zeigt sich dann in der praktischen Arbeit in bewegten kreativen Inszenierungen wie der Darstellung des eigenen Lebensraumes mit kreativen Medien wie Seilen, Stäben, Decken usw., die sich durch Unsicherheit, geringen Halt, mangelnde Einbindung und schwache Grenzen darstellen. Oftmals sind Patienten (z. B. Flüchtlinge, Aussiedler, Einwanderer, bei häufigem Wohnungswechsel) durch ein solches Bewegungsangebot überfordert, weil die sichere Anbindung an einen Ort schlichtweg gefehlt hat. Die Globalisierung und die geforderte Mobilität von Menschen hinterlässt hier auch immer mehr ihre Spuren. Ökologische Faktoren spielen dabei ebenso eine große Rolle. Die methodisch-praktische Vorgehensweise mit dem Lebensraum wird bei Genton-Keller (1992) beschrieben.
Das Erfassen von *Lebenslagen* hat im integrativen Verständnis im Sinne der anthropologischen Krankheitslehre eine wichtige Bedeutung. Im klinischen Setting nehmen Menschen mit schwierigen Lebenslagen (Hartz IV, Armut im Alter, Vereinsamung, Langzeitarbeitslosigkeit, chronische psychiatrische Erkrankungen, Flucht etc.) zu. Diese prekären Lebenslagen gefährden das Ich (s. u. 4.4, S. 56), sodass es in seinen primären und sekundären Funktionen gestört und desorientiert wird. Wir verweisen in diesem Zusammenhang auf die Kapitel 15 und 16. Soziotherapeutische Maßnahmen sind hier besonders bedeutsam. Sehr bekannt wurde in diesem Zusammenhang für die Diagnostik das Lebenspanorama, zu finden bei Petzold und Sieper (1993a, S. 125 ff.).

Soziale Netzwerkeinflüsse

Im integrativen Verständnis wird unter evolutionsbiologischer Perspektive der Mensch als eine in Gruppen lebende und durch wechselseitige Unterstützung überlebende Spezies gesehen. Der Mensch ist zeitlebens von sozialen Netzwerkeinflüssen abhängig. Ein soziales Netzwerk ist ein Geflecht von Beziehungen, das sich durch unterschiedliche Kontakte und Verbindungen eines Menschen auszeichnet. Hierbei zeigt sich insbesondere die Quantität, also die Größe des Netzwerks, und die Qualität, d.h. die soziale und sozioemotionale Einbindung im entsprechenden Rückhalt (*social support*).

Soziale Netzwerke haben herausragende gesundheitsfördernde und -erhaltende Effekte (vgl. Siegrist 2005, 66ff.). Ebenso finden sich in ihnen jedoch belastende Aspekte, autoritäre, repressive Familienstrukturen wie z.B. Geschwisterrivalitäten, Ungerechtigkeiten im Familiensystem, schwierige familiäre Veränderungen nach Trennung oder Neubildung (Hass u. Petzold 1999).

Netzwerke sind ständigen Veränderungen im menschlichen Lebensverlauf unterworfen. Zur Netzwerkdiagnostik mit Netzwerkdiagrammen verweisen wir auf vorangehende Autoren (ebd., Waibel 2004). Praktische Angebote zur Netzwerkarbeit finden sich in Kapitel 10 und (ebd.)

Globale, kulturelle und zeitepochale Einflüsse

Diese sind für die Krankheitsentstehung oftmals sehr zentral, wurden jedoch in Psychotherapie und Forschung lange vernachlässigt. Interkulturelle Forschung (z.B. Rösing 2003) zu psychischen Erkrankungen und ihren Ursachen findet bislang nur in kleinen Teilbereichen statt. Themen wie z.B. Sexualität, Liebe, Ehe/Partnerschaft, Familie und die zugehörigen Wertvorstellungen können bei Menschen mit Migrationshintergrund, z.B. muslimischen Glaubens, eine andere Bedeutung haben. Die innerfamiliären Beziehungsmuster sind oft von denen einer mitteleuropäischen Familie sehr verschieden. Noch schwieriger dabei ist, dass sich innerhalb der einzelnen Familien mit Migrationshintergrund zwischen der ersten, zweiten und inzwischen dritten Generation völlig unterschiedliche Sozialisationsmuster, im Sinne »Herkunftsland vs. Aufenthaltsland«, herausgebildet haben (Schmalz-Jacobsen u. Hansen 1995).

In der Therapie mit älteren Menschen (Kap. 10) zeigt sich inzwischen als sehr bedeutsam, in welcher Alterskohorte der Patient zentrale Erfahrungen der Enkulturation gemacht hat: z.B. in den 1920er Jahren, in der Nazizeit, Kriegs- und Nachkriegszeit, Rock'n-Roll-Ära, 68-er Generation.

Für die Entwicklung von Krankheit und Gesundheit sind globale und zeitepochale Einflüsse nicht zu unterschätzen: Ob der Vater Kommunist in den 1920er Jahren war, der Patient Nazi, eifriger Aufbauer eines zerstörten Landes in der Nachkriegszeit, Kämpfer gegen bürgerliche Traditionen (linker Student oder Hippie) oder Bewahrer einer spätkapitalistischen Demokratie, hat oft entscheidenden Einfluss auf die Entstehung und den Verlauf von Erkrankungen. In der Alterspsychotherapie (Knight 2002) wird auf die Bedeutung dieser Kohortenunterschiede verwiesen, die erheblichen Einfluss auf den psychotherapeutischen Prozess haben können.

4.3 Persönlichkeitsdiagnostik

Das Modell der Persönlichkeit in der IBT umfasst die Dimensionen Selbst, Ich und Identität.

Das **Selbst** ist unter anthropologischer Perspektive das reflexive, in gesellschaftliche Prozesse eingebundene Subjekt. Es ruht in kollektiver Leiblichkeit als Einzelnes und Allgemeines zugleich: »Selbst für sich mit Anderen.«

Das **Ich** ist das »Selbst in Actu«: Wahrnehmend, erkennend, verarbeitend und handelnd. Das reife Ich ist gekennzeichnet durch Reife und Flexibilität mit primären und sekundären Ich-Funktionen.

Die **Identität** konstituiert sich im Zusammenwirken von Leib und Kontext im Zeitkontinuum. Identität erwächst aus dem Miteinander im sozialen Netzwerk in sich gegenseitig beeinflussenden Prozessen. Die Identität ruht auf den fünf Säulen *Leiblichkeit, soziales Netzwerk, Arbeit/Leistung und Freizeit, materielle Sicherheiten* sowie *Werte und Normen.* Eine sehr schöne Darstellung der komplexen Persönlichkeitstheorie findet sich bei Höhmann-Kost und Siegele (2004a) und bei Petzold (2003, S. 430 ff.).

Gerade um den Menschen umfassend in seiner Persönlichkeit zu verstehen, benötigen wir eine kreative Persönlichkeitsdiagnostik: Selbstbilder, Ich-Funktionsanalysen und Identitätssäulen sind kreative Zugangsformen zur Persönlichkeit unseres Patienten, die eine umfassendere Aussagekraft als rein verbale Verfahren besitzen. Hierzu sei auf die kreative Persönlichkeitsdiagnostik nach Petzold und Orth (1994a) verwiesen. Selbstbilder, Ich-Funktionsanalysen und Identitätssäulen können auch in bewegungstherapeutischen Stunden in einfacher Form mit den vorhandenen Materialien wie Tüchern, Ringen, Steinen, Naturmaterialien gestaltet werden.

Zur Vorgehensweise mit den fünf Säulen der Identität (s. Abb. 4-4) verweisen wir auf die grundlegende Erörterung mit vielen Praxisbeispielen aus der Integrativen fokalen Kurzzeittherapie bei Petzold (2003, S. 985). Ebenso können von hier aus ressourcenzentrierte Ansätze, wie nachfolgend beschrieben, für die therapeutische Arbeit gewonnen werden.

4.4 Ressourcenanalyse

Nach einer langen Zeit überwiegend defizit- und problemorientierter Betrachtungen finden im klinischen Bereich in den verschiedensten psychosozialen Ansätzen vermehrt ressourcentheoretische Überlegungen Beachtung. Eine biopsychosoziale Sichtweise von Gesundheit und Krankheit – von Vygotskij (1930) und Lurija (1978) begründet und im Westen von Petzold (2001), Engel (1997), Egger (2008), von Uexküll und Wesiack (1995) vertreten, ergänzt allmählich das klassisch pathologie- und defizitorientierte medizinische Modell (Dubos 1959). Es geht also nicht nur um Krankheit, sondern vor allem auch um die Frage, was Gesundheit erhält und wie der Mensch im Umgang mit Problemen, Belastungen, schädigenden Ereignissen ein stabiles Gleichgewicht finden kann.

> Menschliches Verhalten wird von Problemen, Ressourcen und Potenzialen (PRP) bestimmt.

Diese drei Möglichkeiten stehen zumeist auch hinter den Zielsetzungen, mit denen man zur Therapie kommt:

- Probleme sind Aufgaben, Herausforderungen, Belastungen und Bewältigungsaufgaben.
- Ressourcen sind Quellen des Lebens wie Stärken, Eigenarten, Gewohnheiten, Fähigkeiten, Einstellungen und Ziele.
- Potenziale sind Möglichkeitsräume, in denen Chancen des *creating*, der schöpferischen Gestaltungsmöglichkeiten zum Tragen kommen, eine persönliche Lebenskunst entwickelt werden kann (Petzold 2003, Kap. 6).

Lazarus (1966, 1984) und Antonovsky (1979) zeigten in ihren Beiträgen zur Stressforschung auf, dass neben der kognitiven Bewertung von Stress, Ressourcen eine erhebliche Rolle im Krankheitsgeschehen spielen.

Diese Erkenntnis erfordert eine am Patienten ausgerichtete Ressourcendiagnostik. Je mehr ein Patient im Zuge einer gelungenen Ressourcenaktivierung neben der Problembearbeitung und der Erschließung von Potenzialen auch in seinen positiven Seiten bekräftigt wird, um-

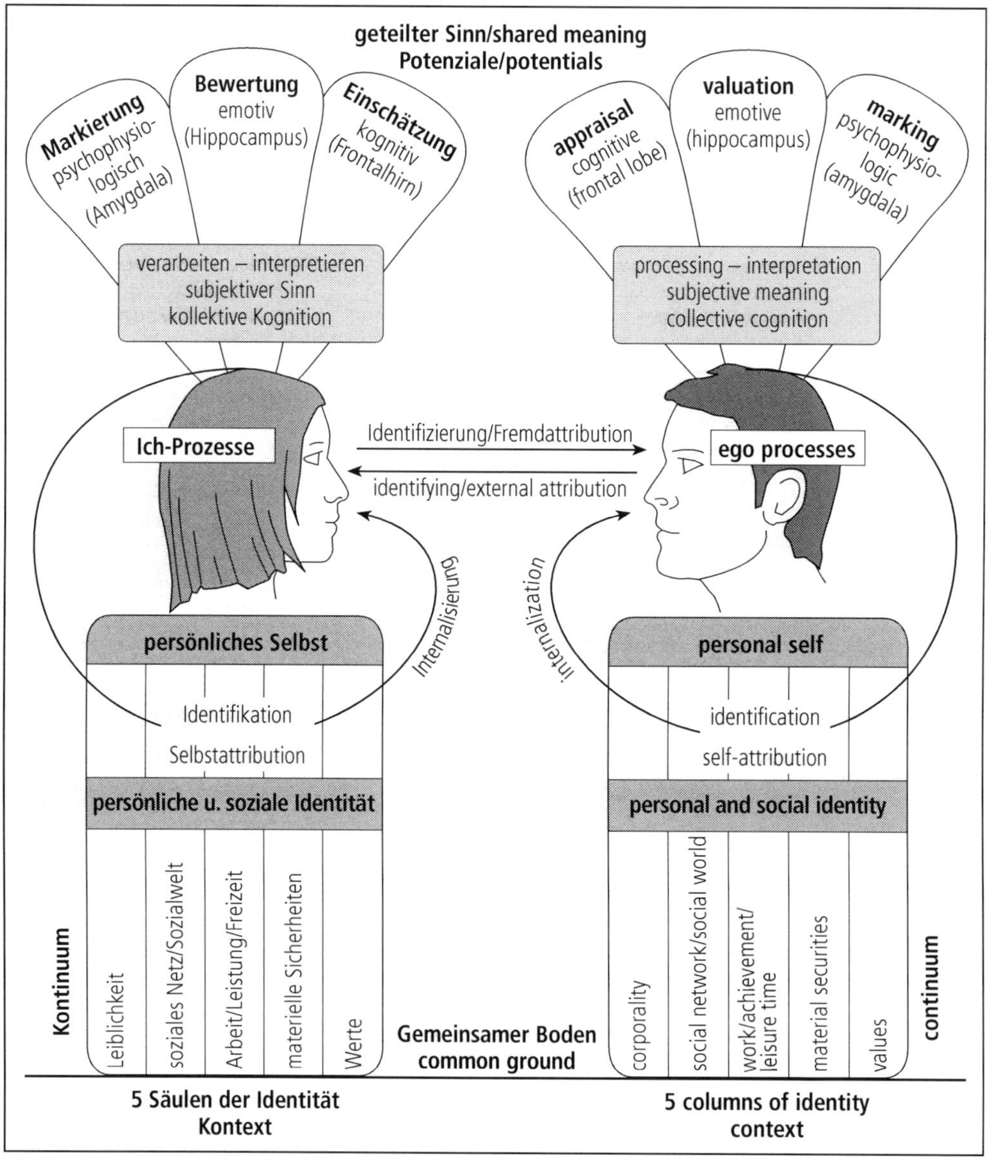

Abb. 4-4 Die »Fünf Säulen der Identität« als Ressourcen im Prozess von Identifikation und Identifizierung (nach Petzold 2003, S. 73)

so mehr schärft das seinen Blick auf eigene wichtige Bedürfnisse. Eine gezielte Exploration von Ressourcen als »gute Quellen« und Resilienzen als »Widerstandsfähigkeit oder Fehlerfreundlichkeit« liegt dem Integrativen Ressourcen modell zugrunde. Wir wollen hier kurz verschiedene Möglichkeiten der Ressourcendiagnostik und -analyse im Rahmen der Integrativen Leib- und Bewegungstherapie erwähnen.

Ressourcendiagnostik ist auf vier Ebenen angelegt:

- *Longitudinal*: Über welche Ressourcen verfügte der Patient in seiner Vergangenheit? Welche sind ihm nicht mehr bewusst? Wie bewertet er vergangene Ressourcen? An welche sollte er wieder herangeführt werden?
- *Querschnittlich*: Welche Ressourcen sind aktuell vorhanden? Welche sind vorhanden, werden aber nicht genutzt?
- *Evolutiv und Substitutiv*: Welche Ressourcen fehlen und sollten entwickelt werden? Welche Ressourcen sollten aufgrund verlorener Quellen ergänzt bzw. erschlossen werden?
- *Prognostisch*: Welche Ressourcen sind für eine erfolgreiche Lebensbewältigung und Lebensführung notwendig?

Das Modell der »Fünf Säulen der Identität« (Petzold 2003, S. 985) bietet sich hervorragend an, um mit dem Patienten dessen Ressourcen in den Bereichen

- Leiblichkeit,
- soziales Netzwerk,
- Arbeit, Leistung und Freizeit,
- materielle Sicherheiten sowie
- Werte und Normen

zu explorieren (Abb. 4-4).

Jeder Mensch verfügt über Ressourcen wie z. B. Temperament, Begabung, Leiblichkeit, Beziehungsfähigkeit usw. Aus diesen Ressourcen entwickelt der Mensch in seinem Lebensverlauf über die Wahrnehmung der eigenen Ressourcen in Form der Identifikation (z. B. »ich kann schnell laufen«) und die Zuschreibung der Ressourcen von den Mitmenschen (z. B. »du bist ein hübsches Kind«) allmählich ein hochkomplexes Bild von Identität. Identität entwickelt sich aus wechselseitigen Attributionsprozessen, ihren kognitiven Einschätzungen (*appraisal*) und emotionalen Bewertungen (*valuation*) in den Bereichen der fünf Säulen des Supports und wird ebenso von ihnen gestützt.

In der systematischen Analyse mit dem Integrativen Ressourcenmodell entsteht das Bild des *Ressourcenreservoirs,* d. h. der Ressourcen, die einem Patienten an Eigen- und Fremdressourcen zur Verfügung stehen. In einem weiteren Schritt wird nun herausgefunden, welche Ressourcen der Patient tatsächlich einsetzt (*Ressourcengebrauch*). Hieraus ist sein individuelles *Ressourcenpotenzial* zu ersehen. Häufig zeigt sich an dieser Stelle der Ressourcenanalyse deutlich, dass ein Patient nur wenige der vorhandenen Ressourcen nutzt, d. h. sein Ressourcenpotenzial ist erheblich geringer als sein Ressourcenreservoir. Das *Ressourcing* ist das Bewusstmachen vorhandener Ressourcen, die Mobilisierung derselben sowie die Fähigkeiten des Patienten zu stärken, diese auch einzusetzen und gegebenenfalls zu erweitern.

Die Anwendung des Ressourcenmodells in der Therapie ist in diesem Buch eingehender im Kapitel 8 beschrieben. Eine weitere gute Möglichkeit zur Exploration von Ressourcen und Resilienzen findet sich bei Müller und Petzold (2003, S. 21 ff.) in Form eines ausführlichen Fragebogens.

Nun sind die Voraussetzungen für gezielte therapeutische Interventionen geschaffen; diese können aber erst nach einer erfolgreichen Abstimmung der Therapieziele mit dem Patienten schrittweise über die Behandlungsplanung vorgenommen werden.

4.5 Therapieziele und Behandlungsplanung

4.5.1 Therapieziele

Klassische Ziele der Therapie in der Akutklinik sind das Arbeitsbündnis, Krankheitseinsicht und -verständnis, die Restitution der Selbststeuerung, die soziale Reintegration und die Symptombeseitigung bzw. -reduktion. In der Rehaklinik hingegen steht das Ziel »Wieder-

herstellung der Arbeitsfähigkeit« im Vordergrund.
Therapieziele orientieren sich demnach nicht ausschließlich an den Bedürfnissen des Patienten oder an vorhandenen therapeutisch sinnvollen Interventionsmöglichkeiten der Therapeuten, sondern werden zunehmend institutionell (Rentenversicherungsträger, Krankenkassen) reglementiert.
Für die Behandlungsplanung sind Erarbeitung und Abstimmung der Therapieziele zwischen Patient und Therapeut und deren Festlegung sehr bedeutsam. Motivation und Volition (Jäckel 2001) müssen auf eine realistische Zielbestimmung hin geprüft werden. Probleme im Therapieprozess treten häufig dann auf, wenn diese gemeinsame Zielsetzung eine ungenügende Kongruenz aufweist. Die Ziele und Motivationen des Patienten können vielfältigster Form sein und sollten möglichst früh exploriert werden (s. Kap. 4.2, S. 46). Rentenbegehren (Motivation, Volition) und unbewusste Versorgungswünsche können eine erfolgreiche Therapie bisweilen erheblich erschweren und gegebenenfalls zunichte machen.
Eine umfangreiche Zusammenstellung der unterschiedlichen Zielbestimmungen nach den Kategorien Metaziele, Grobziele und Feinziele findet sich in Petzold, Leuenberger, Steffan 1998, S. 142; Petzold 2001, S. 215 ff. und in Petzold 2006c, S. 51 ff.).

4.5.2 Behandlungsplanung

Aus der Therapiezielfindung heraus ergibt sich die Behandlungsplanung in einem halbstrukturierten therapeutischen Curriculum, die heutzutage im klinischen Rahmen immer weniger individualisiert vorgenommen wird, sondern in der Regel in einem multiprofessionellen Mehrpersonensetting (Arzt, Psychotherapeut, Krankenschwester, Spezialtherapeuten wie Leib- und Bewegungstherapeuten, Kunsttherapeuten und Musiktherapeuten, Sozialarbeiter sowie Physiotherapeuten) mit einem spezifischen multimodalen therapeutischen Angebot (Psychotherapie, Pflegeplanung, Spezialtherapie, Sozialtherapie, Sport- und physiotherapeutische/physikalische Therapien) stattfindet. Dieses ist häufig von vorneherein festgelegt, lässt nur wenig therapeutische »Spielräume« offen und ist aufgrund der immer geringer werdenden Aufenthaltsdauer ein »notwendiges Übel«.
Der Leib- und Bewegungstherapeut kommt nicht umhin, sich mit dem Spannungsfeld der Institution (vorgegebene Behandlungssettings), den Wünschen des Patienten und den begrenzten zeitlichen und personellen Möglichkeiten auseinanderzusetzen. In der ambulanten Praxis sind größere Spielräume vorhanden. Die Vernetzung von Akutklinik, Rehaklinik, ambulanter Therapie (Praxis, Tagesklinik etc.) und freien Angeboten der Beratung (Beratungsstellen) wird in Zukunft ein zentraler Faktor erfolgreicher Behandlungen sein und ist ein guter Meilenstein auf dem Weg zu einer biopsychosozialen Therapie. Interventionen sind in diesem Verständnis nicht nur als biologisch oder psychologisch oder ökosozial noch als Wechselwirkung (Lurija 1978) zu verstehen. Vielmehr bilden diese drei Systeme eine Einheit, in der sowohl physiologische, psychologische als auch ökosoziale Interventionen in der Lage sind, Änderungen im Organismus zu erzeugen (Kandel 2006, S. 112). Wir beschreiben dies im Kapitel 6 mit der Ausdauertherapie bei depressiven Erkrankungen, wo eine zunächst physiologische Intervention auf allen Ebenen wirksam wird.
Wenn wir somit in der Behandlungsplanung auf die eingangs in Kapitel 4.2 genannten Beobachtungsfelder (Abb. 4-5) fokussieren, so stellen diese Perspektiven eine Möglichkeit dar, ausgehend von der prozessualen Diagnostik den Menschen in seiner biopsychosozialen Komplexität und Vielfalt zu behandeln.

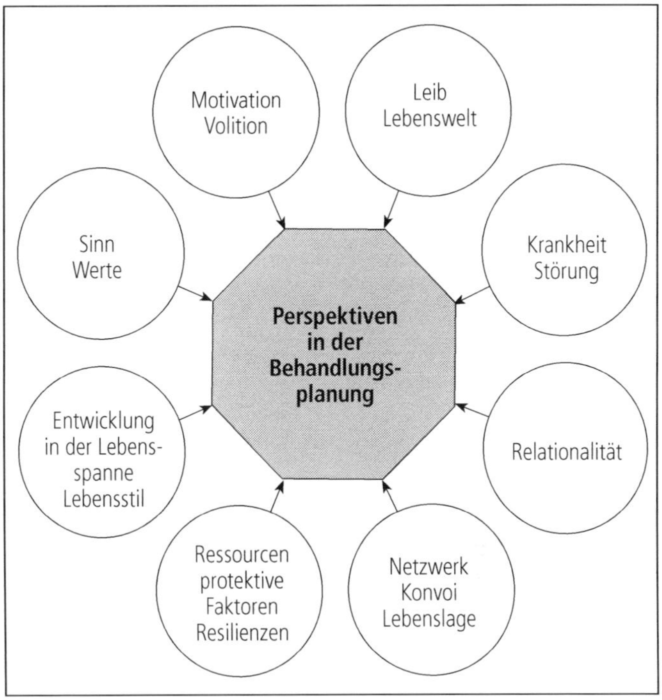

Abb. 4-5 Perspektiven in der Behandlungsplanung

Motivation, Volition

Die motivationale Klärung geschieht zumeist im Kontext der Initialdiagnostik bzw. der Anamneseerhebung. Sie muss immer am Anfang jeder Therapie stehen. Die Motive des Patienten sind für eine gute Behandlungsplanung entscheidend (Jäkel 2001). Man kann nicht grundsätzlich von motivierten Patienten ausgehen. Vielmehr ist die Erarbeitung der Motivation Teil des Behandlungsprozesses. Eine falsche motivationale Einschätzung kann jede Therapie von vorneherein zunichte machen. Bewegungstherapeutische Angebote mit entsprechendem Aufforderungscharakter wie z. B. spielerische Vorgehensweisen können die motivationalen Einstellungen des Patienten positiv verändern. Angebote wie Ausdauertherapie (s. Kap. 6 in diesem Band) sind für viele Patienten wenig angstbesetzt und logisch nachvollziehbar. Damit kann die Bereitschaft des Patienten sich auf eine Psychotherapie einzulassen erheblich gesteigert werden. Zur vertieften Arbeit mit Volitionen verweisen wir auf Petzold und Orth 2007.

Leib

Alle Prozesse des Wahrnehmens und Erfahrens, jede »Selbsterfahrung« und alle »dynamischen Regulationsprozesse« (Selbstorganisationsprozesse s. Kap. 3) menschlicher Subjekte sind in der Leiblichkeit des Menschen verankert. Die leib- und bewegungstherapeutische Behandlung nutzt multiple Stimulierungen über den *perzeptiven* (Wahrnehmungsangebote), *expressiven* (Ausdrucksmöglichkeiten), *memorativen* (biografische Arbeit) und *reflexiven* (Selbstbewusstheit) Leib.

Störung/Problem

Die Störungs- und Problemperspektive ergibt sich aus der Klassifikation, Ätiologie und Persönlichkeitsdiagnostik. Störungsspezifisches Vorgehen bedeutet, dass die im theragnostischen Prozess gewonnene Einschätzung der Verursachung von Krankheit nun in ein differenziertes Vorgehen in der Therapie mündet. Die multimodalen Interventionen werden mit dem Patienten individuell abgestimmt. Hier hat sich die IBT in der Vergangenheit als besonders flexibel erwiesen, da sie über ein praxeologisch äußerst differenziertes, modalitätsspezifisches und methodenreiches Vorgehensrepertoire verfügt (vgl. Galuska u. Galuska 2006, S. 596 ff.).

Relationalität

Die phänomenologische Betrachtung der menschlichen Relationalität lässt uns Konfluenz, Kontakt, Begegnung, Beziehung, Bindung, Abhängigkeit (*naturwüchsig* z.B. beim Kind oder *pathologisch* z.B. in Partnerkollusionen), Hörigkeit differenzieren (Petzold 2003, 781 ff.). Relationalität wird in der Intersubjektivität gelebt, die sich in den Bezugsformen zu Mensch und Umwelt zeigt. Hier liegt der Schwerpunkt zunächst bei den aktuellen Beziehungen. Über vielfältige Beziehungsangebote (Beziehung zu Raum, Grenze und Mitmensch; Zugehen/Weggehen, In-Kontakt-Treten; Abneigung/Zuneigung) können Störungen, Konflikte, Defizite und Traumata in Beziehungsstrukturen bewusst werden.

Netzwerk

Diese Perspektive beleuchtet die Einbindung des Patienten in sein soziales Netzwerk, d.h. seinen sozialen und sozioemotionalen Rückhalt. Hier geht es um die Erfahrung des Eingebunden-Seins in ein Netz sozialer Beziehungen sowie die Fähigkeit zum Aufbau neuer Beziehungen, die in der Zeit stehen und dann als *Konvois*, als Weggeleit bezeichnet werden (Hass u. Petzold 1999). Das kann geschehen über die symbolische Arbeit mit Seilen, Stäben oder Straßen, im Siedlerspiel usw. (s. Kap. 10).

Ressourcen

Hier fokussieren wir die Quellen des eigenen Lebens, die es zu entdecken, wiederzuentdecken und schätzen zu lernen gilt. Beispiele für die Arbeit mit Naturmaterialien, Gegenständen, Plakaten, der »Ressourcenbadewanne« finden sich insbesondere in Kapitel 8.

Entwicklung in der Lebensspanne

Sie berücksichtigt die vielfältigen Erfahrungen (Probleme, Ressourcen und Potenziale) des Menschen in seinem Kontext/Kontinuum in der horizontalen Dimension unter entwicklungstheoretischen Gesichtspunkten. Mithilfe von kreativen Medien, Skulpturarbeit, Rollenspielen etc. wird dem Patienten ermöglicht, das eigene Leben als sinnvolle Folge von Höhen und Tiefen zu verstehen und zu integrieren (Sieper 2007b).

Sinnperspektive

Diese beleuchtet die Werte und Normen des Patienten wie religiöse, politische und gesellschaftliche Überzeugungen, seinen Glauben an Werte wie Gerechtigkeit, Liebe, Mitmenschlichkeit etc. (Petzold u. Orth 2005a).

4.6 Dokumentation

Die differenzierte Behandlungsdokumentation stellt große Herausforderungen an die behandelnden Leib- und Bewegungstherapeuten. Kaum ein anderer Bereich wird im Therapiealltag von vielen Therapeuten als vergleichbar schwierig empfunden. Verschiedene Fragestellungen ergeben sich:

- Werde ich mit meinen Dokumentationen dem Patienten wirklich gerecht?
- Wo ist der Schwerpunkt meiner Dokumentation?
- Welche Menge an Dokumentation ist sinnvoll?
- Was muss wirklich beachtet werden, was kann weggelassen werden?

Nachfolgende und mitbehandelnde Therapeuten (Hausarzt, Facharzt, Psychotherapeut) sollten sich ein Bild über den Therapieverlauf des Patienten machen können. Die datenschutzrechtlichen Bestimmungen sind zu beachten (Eichert u. Petzold 2003). Eine Dokumentation sollte daher weder zu knapp noch zu ausführlich und vor allem nicht zu schulenspezifisch (unverständliche Fachsprache) sein. Viele Begrifflichkeiten aus dem integrativen Ansatz oder aus körpertherapeutischen Verfahren (Awareness, Grounding, Zentrierung etc.) werden in anderen Bereichen schlichtweg nicht verstanden, vergleichbar einer spezifischen psychoanalytischen, verhaltenstherapeutischen oder systemischen Fachsprache. Eine verständliche Sprache steht daher im Vordergrund einer guten Dokumentation. Der Leib- und Bewegungstherapeut muss sich darüber hinaus im Klaren sein, an welchen Adressaten sich sein Bericht wendet. Dementsprechend wird auch seine Dokumentation abgefasst werden. Im klinischen Setting empfiehlt sich daher immer eine Rücksprache mit dem zuständigen Psychotherapeuten/Arzt etc., der den Gesamtbericht verfasst.

Zusammengefasst kann gesagt werden, dass eine gute Dokumentation einen verständlichen Bericht über den Verlauf der Therapie mit den Schwerpunkten

- Art der Maßnahmen (Therapiemittel wie IBT, Atemtherapie, Ausdauertherapie),
- Motivation des Patienten,
- evtl. ätiopathogenetische Überlegungen und Einschätzungen bzgl. der Klassifikation,
- erzielte Ergebnisse evtl. erreichte Therapieziele,
- Interventionen sowie
- weitere therapeutische Empfehlungen

in einer einfachen, klaren und prägnanten Sprache umfasst.

Man kann drei Formen von Dokumentation unterscheiden:

- Verlaufsdokumentation oder Prozessdokumentation (Aufzeichnung jeder Therapieeinheit)
- Dokumentation unter spezifisch leib- und bewegungstherapeutisch-diagnostischen Gesichtspunkten (Tests, Beschreibung störungsspezifischer Leibphänomene)
- Abschlussdokumentationen bzw. Zusammenfassungen der Therapieeinheiten und -ergebnisse mitunter in spezifische leib- und bewegungstherapeutische Kategorien

4.6.1 Verlaufsdokumentation

Die von jeder Therapieeinheit erstellte Verlaufsdokumentation hat den Vorteil, dass der Prozess einer Therapie gut sichtbar wird. Bei der Dokumentation selbst kommt es auch zu Reflexionen über die vorangegangene Therapiestunde und das therapeutische Vorgehen. Im Lauf der Dokumentation wird die Entwicklung des Patienten prägnant sichtbar. Sich wiederholende Phänomene bzw. Phänomene, die sich in unterschiedlichen Situationen und vorgegebenen Übungsangeboten zeigen, weisen auf die

Konflikte bzw. die Struktur des Patienten hin. Es ist somit ein systematisches Sammeln unbewusster Informationen vom Patienten, die oft erst in der Folge einen Sinn ergeben. Die Verlaufsdokumentation sollte das therapeutische Angebot, das Verhalten des Patienten, besondere Ereignisse (z. B. Übelkeit, Verlassen der Gruppe, starker Ärger etc.) stichwortartig zusammenfassen.

Vorteile in der Akutklinik sind, dass die auftretenden Symptome des Patienten immer aktuell beschrieben werden. In der Rehaklinik werden die allmähliche Verbesserung der Leistungsfähigkeit oder aber auch die Stagnation sichtbar.

In der ambulanten Therapie ist eine sorgfältige Dokumentation aus folgenden Gesichtpunkten notwendig:

- **Für den Patienten:** als Grundlage für die gemeinsame Reflexion des Behandlungs- und Entwicklungsprozesses (Entwicklung der Selbstwahrnehmung, des Selbst-Bewusstseins)
- **Für den Therapeuten:** als qualitätssicherndes Instrument (Selbstreflexion des eigenen Tuns); als Grundlage für eine fachlich fundierte Kommunikation mit an der Behandlung des Patienten beteiligten Berufsgruppen und Institutionen (Netzwerkarbeit); zur juristischen Absicherung im Konfliktfall (Therapiezwischenfall, entgleiste Übertragung etc.)

4.6.2 Dokumentation unter leib- und bewegungstherapeutischen Gesichtspunkten

Diese wird mittels systematischer Befragung (strukturierter und halbstrukturierter Interviews z. B. zum Körpererleben, Körpereinstellung etc.) oder über Tests (EBK-20 etc.) sowie über projektive Verfahren (Petzold u. Sieper 1993a) durchgeführt. Am bekanntesten geworden sind die integrativen Techniken der Body Charts, das 5-Säulen-Modell sowie das Lebenspanorama (ebd.). Sie können erheblich zum Verständnis des Ausmaßes und der Schwere des Störungsbildes beitragen, müssen aber nicht nur krankheitsspezifisch und pathogeneseorientiert ausgerichtet sein, sondern gleichfalls ressourcen-, potenzial- und salutogeneseorientiert.

4.6.3 Abschlussdokumentation

Mit der Abschlussdokumentation wird inzwischen fast jeder klinisch tätige Leib- und Bewegungstherapeut konfrontiert sein, sei es in einem kurzen Bericht über die Therapie oder in einer systematischen Zusammenfassung. Die oben genannten Ausführungen können hierzu eine Hilfestellung sein. Spezifische Dokumentationsmöglichkeiten durch das Anlegen eines strukturierten bzw. manualisierten Behandlungsjournals können beispielhaft als Patienten-Journale im Internet eingesehen werden (s. dazu FPI-Publikationen 2008, www.fpi-publikationen.de/behandlungsjournale).

4.7 Weiterführende Literatur

Ebert D. Psychiatrie systematisch. Bremen: Uni-Med 1997.

Egger JW. Theorie der Körper-Seele-Einheit. Das erweiterte bisopsychosoziale Krankheitsmodell. Integrative Therapie 2008; 33 (4): 497–520.

Osten P. Die Anamnese in der Psychotherapie – Klinische Entwicklungspsychologie in der Praxis. Stuttgart: UTB 2000.

Von Uexküll T. Psychosomatische Medizin. München-Wien-Baltimore: Urban & Schwarzenberg 1996.

Wöller W, Kruse J. Tiefenpsychologisch fundierte Psychotherapie. Stuttgart: Schattauer 2007.

5 Die »Vier Wege der Heilung und Förderung« bei Depression

Ingrid Braunbarth

Inhalt

Depression wird als biopsychosoziale Entwicklung beschrieben, die für die Betroffenen eine Einengung ihrer körperlichen, geistigen, emotionalen und sozialen Beweglichkeit mit sich bringt. Bewegungstherapeutische Interventionen können dazu beitragen, Bewegungsspielräume zu erschließen und eine Umstimmung der deprimierten Verfassung zu fördern. Ziele wie Aktivierung und körperliche Selbstwirksamkeitserfahrung können übungszentriert erreicht werden (s.a. Kap. 6), weitere Ziele wie Wahrnehmungslenkung, Aufbau einer achtsamen und wohlwollenden Beziehung zum eigenen Körper und Erkundung zwischenleiblicher Kontakt- und Abgrenzungsformen werden im erlebnis- und im konfliktzentrierten Modus erreicht. Die jeweiligen Therapiestrategien werden am Modell der »Vier Wege der Heilung und Förderung« nach Petzold 1996a und mithilfe von Anwendungsbeispielen aus der Praxis der Autorin erläutert.

5.1 Einführung

Wege sehen, sich für einen Weg entscheiden und ihn gehen, sich be-weg-en – das erscheint in einer depressiven Verfassung schwer bis unmöglich!

> Eine depressive Patientin: »Ich fühle mich wie in einem *schwarzen Loch.*«

Depressives Erleben wird auch oft beschrieben als Gefühl, in einem »*Tunnel*«, also in Bewegung und Sicht sehr eingeschränkt zu sein. Wenn »Licht am Ende des Tunnels« nicht in Sicht ist, wenn man sich in dem schwarzen Loch gefangen fühlt, droht Resignation. Den Weg durch den Tunnel weiterzugehen wird dann immer schwieriger. Man fühlt sich in einer Sackgasse. Der Antrieb erlahmt. Gefühle von Hilflosigkeit breiten sich aus. Es scheint nur diesen einen dunklen, engen Weg zu geben und der erscheint ausweglos und sinnlos. Suizid kann dann als einziger Ausweg aus der Qual erscheinen.

Um einen Ausweg daraus zu finden, benötigt man Orientierung, Ermutigung und Unterstützung durch Wegbegleiter, die sich in dem depressiven Tunnel auskennen, die wissen, dass der depressive Mensch zur Zeit nicht anders kann und die ihn nicht unter Druck setzen. (Druck macht er sich selbst genug, dieser löst bei ihm noch mehr Schuld- und Versagensgefühle aus.) Die aber auch nicht lockerlassen im Bemühen, ihm Anstöße zum Gehen zu geben – bis er selbst wieder in Gang kommt und in aufgehellter Stimmung und mit gestärktem Selbstvertrauen eigene Ziele verfolgt. Dies können professionelle Therapeuten, aber auch möglichst gut aufgeklärte Angehörige und Freunde sein (die selbst dazu oft Unterstützung brauchen). Antidepressive Medikamente sind häufig hilfreich, da sie das neuronale Geschehen positiv beeinflussen. (Die Wirksamkeit von Antidepressiva wird allerdings diskutiert: Sie sind eventuell nur bei sehr schweren Depressionen wirksamer als Placebos; Wichmann 2008)

5.1.1 Diagnose und Epidemiologie der Depression

Die Depression wird als *affektive Störung* definiert, deren Hauptsymptom eine krankhafte Veränderung der Stimmungslage ist. Das eine Extrem ist die übermäßige Niedergeschlagenheit bei der Depression, das andere die übermäßige Euphorie bei der Manie. Depressive und manische Episoden wechseln sich bei der bipolaren Störung ab; am häufigsten ist aber die unipolare Depression. Die Übergänge zwischen klinischer Depression und subklinisch depressiven Syndromen sind fließend, Kriterien sind Dauer und Schwere der Symptomatik. Unterschiede in der Verlaufsform gibt es nach ICD-10 zwischen *Depressiven Episoden* (im Durchschnitt 6 Monate dauernd, oft rezidivierend, Schweregrade leicht, mittelgradig, schwer) und *Dysthymie* (weniger schwer, chronisch). Es wird geschätzt, dass etwa 20–25 % der Frauen und 7–12 % der Männer irgendwann in ihrem Leben an einer Depression erkranken. Bis zu 75 % der depressiven Patienten erleiden innerhalb von drei bis vier Jahren einen Rückfall, unabhängig vom Therapieverfahren (Fiedler 2007). 10–15 % der Patienten mit schweren Depressionen sterben an einem Suizid. Die häufigsten *komorbiden Störungen* sind Angststörungen (v.a. bei Frauen) und Alkoholabhängigkeit (v.a. bei Männern).

Im Vergleich verschiedener Länder und Kulturen variieren die Erkrankungsraten deutlich (zwischen 1,5 % und 19 %), was für psychosoziale und kulturelle Einflüsse spricht. Die Geschlechtsunterschiede scheinen universell zu sein.

Neuere epidemiologische Studien stellen einen Trend zur Zunahme unipolarer Depressionen und eine Vorverlagerung des Krankheitsbeginns fest. Als mögliche Ursache werden gesellschaftliche Veränderungen diskutiert (s. Kap. 5.4.4, S. 73; Kühner 2001).

5.2 Depressive Muster des Erlebens und Handelns

Depressive Verhaltensweisen wie Rückzug, Passivität, Motivationsverlust könnten als »seelisches Energiesparprogramm« gesehen werden, als Anpassung an Scheitern, Verlust oder Enttäuschung und andere Situationen, die vorübergehend von Pessimismus und Selbstzweifel gekennzeichnet sind. So gesehen wäre Depression ein Signal, das von vergeblichen Anstrengungen abhält, z. B. dem Versuch, perfekt zu sein, es allen immer recht zu machen, unlösbare Probleme zu lösen.

»*Die Depression zeigt die Grenzen der Belastbarkeit auf und zwingt zum Innehalten*« (Hell 2006).

Eine depressive Erkrankung kann sich entwickeln, wenn die Bewältigungsmöglichkeiten für solche kritischen Phasen fehlen und die »Depressionsspirale« (Hautzinger) einsetzt, z. B. wenn der Rückzug dazu führt, dass positive Anregungen und Erlebnisse verloren gehen und dadurch die Stimmung weiter sinkt bis zur Isolation und Resignation. In der Depression gehen die Freude am Handeln und die Willenskraft verloren, Anhedonie herrscht vor (Krause u. Merten 2007) – eine Folge fehlender Funktionslust bei »erlernter Hilflosigkeit« (Seligman 1986)?
Ein Mensch, der akut von depressiver Symptomatik betroffen ist, erlebt sich als deren Opfer. Er hat erfahren, dass er mit seiner Willenskraft nicht gegen das »Unwillkürliche« ankommt. Er ahnt nicht, dass er selbst ungewollt – aufgrund unbewusster Muster von Denken, Imaginieren, Wahrnehmen, Fühlen, von Körperhaltung, Atmung und Bewegung – die depressiven Symptome in einer Art Selbstsuggestion erzeugt (Schmidt 2001).

Aspekte des depressiven Musters:

- Der Wahrnehmungsfokus ist auf negative Erfahrungen der Vergangenheit eingeengt, woraus generalisierte negative Bewertungen von Gegenwart und Zukunft abgeleitet werden (»negative Triade«, Beck 1986).
- Positive Erlebnisse verstärken das Negative: Der Kontrast macht das Negative noch schmerzhafter; das Vorübergehen des Positiven schmerzt zusätzlich.
- Fokussierung nach innen: Statt das Außen wahrzunehmen, kreist das Denken um Negatives (Grübeln).
- Sozialer Rückzug: Andere Menschen werden abgewertet oder idealisiert (Schwarz-weiß-Denken, Entweder-oder-Denken).
- Selbstabwertung, Selbstablehnung; Selbstüberforderung durch perfektionistische Ansprüche an sich; Ausblendung eigener Bedürfnisse und tabuisierter Gefühle (z. B. Wut, Traurigkeit).
- Selbst-Einengung in Körperhaltung, Atmung und Bewegung; Einsinken, Erschwerung, Verlangsamung oder Unruhe; Anästhesierung des perzeptiven Leibs (Petzold 1996a): Empfindungslosigkeit; Erstarrung des expressiven Leibs; Ablehnung und Missachtung des eigenen Körpers (Röhricht et al. 2002; zu den Symptomen s. Kap. 6).

5.3 Ziele der Depressionsbehandlung

Ziele gemeinsam zu entwerfen, kann für Menschen in einer akuten depressiven Verfassung eine Überforderung bedeuten. Dann geht es darum, zunächst durch kleine Erfolgserlebnisse, durch stimmungsaufhellende Interventionen (3. Weg, S. 72) das »Annäherungssystem« (Grawe 2004) zu aktivieren. Im »Annäherungsmodus« wird es möglich, sich auf etwas Positives auszurichten und hoffnungsvolle Perspektiven zu entwickeln, statt sich wie im »Vermeidungsmodus« ängstlich zurückzuziehen.
Je nach Persönlichkeit werden die allgemeinen Ziele gewichtet und individuell formuliert:

- Beachtung kleiner Unterschiede in den Wahrnehmungen (»jetzt gerade ein bisschen weniger unangenehm« statt »immer alles gleich schlecht« – Skalierungen)
- Wahrnehmungslenkung weg von negativem Gedankenkreisen hin zu Körperwahrnehmung und Wahrnehmung der Situation
- Aufmerksamkeitslenkung in Richtung Ressourcen und Selbstwirksamkeit, Bewusstwerden der eigenen Einflussmöglichkeiten (Transparenz und Gleichberechtigung in der Therapiegestaltung)

- Beeinflussung des eigenen Befindens in Richtung Wohlgefühl und Genuss bei gleichzeitigem Akzeptieren negativer Gefühle (»sowohl als auch«)
- Aufbau einer achtsamen und wohlwollenden Beziehung zum eigenen Körper
- Förderung konstruktiver Kommunikation in der Therapiebeziehung und mit anderen, Erprobung von sozial verträglichen Selbstbehauptungsmustern (»Ich *und* Du« statt »Ich *oder* Du«)
- Überdenken eigener Maßstäbe, Bewertungsmuster, Verbote (»es darf mir gut gehen«)
- Selbstverständnis statt Selbstabwertung
- Selbstfürsorge statt Selbstüberforderung (Abbau belastender Aktivitäten, Aufbau wohltuender Aktivitäten)
- Verständnis der depressiven Mechanismen, Lernen des Umgang damit

Die therapeutische Wegbegleitung hin zu diesen Zielen sollte Folgendes beachten:

- Eigene aufkommende Gefühle von Ungeduld und Ärger, Hilflosigkeit und Resignation – angesichts der zunächst ausbleibenden Resonanz und der Negativität aufseiten des Patienten – beachten und nutzen, für die Empathie und für die Selbstentlastung (sich z. B. nicht mehr anstrengen als die Patienten, sich nicht unter Erfolgsdruck setzen)
- Der Entwertung entgegentreten durch Würdigung kleiner Fortschritte
- Eher bremsen, nicht antreiben, um den Druck zu mildern
- Bei Fortschritten davor warnen, in die gewohnten Überforderungsmuster zurückzufallen
- Mitgehen, wenn es mal wieder bergab geht, um dann zügig wieder einen Weg bergauf zu finden
- Möglichst viele Wiederholungen ressourcenorientierter Interventionen, um die damit verbundenen neuen neuronalen Bahnungen zu festigen
- Möglichst viele übende Elemente wie z. B. »Hausaufgaben« einbauen, um die Selbstständigkeit zu fördern

5.4 Vier Wege der Heilung und Förderung

Psychotherapeutische Wegbegleitung bedeutet – mit störungsspezifischem Wissen, mit Theorie und evidenzbasierter Empirie (s. Kap. 20) im Gepäck – eine Wanderung durch unbekanntes Gelände:

> **!** Wege müssen gemeinsam mit dem depressiv Belasteten und ganz *individuell* für ihn gefunden werden!

Mithilfe »prozessualer Diagnostik« (s. Kap. 4) werden Streckenführungen entwickelt. Unterwegs werden manchmal Umwege, Irrwege und Sackgassen beschritten. Phasenmodelle versprechen dann Orientierung, starr angewendet erschweren sie aber die prozessuale Anpassung an die Möglichkeiten des Patienten. Nützlicher kann ein flexibles Modell von möglichen Wegen sein, wie das der »Vier Wege der Heilung und Förderung« (Petzold 1996a). Petzold hat diese bereits 1988 in den ersten beiden Grundlagenbänden zur Integrativen Bewegungstherapie beschrieben:

1. Weg: Bewusstseinsarbeit, Sinnfindung
2. Weg: Nachsozialisation, Grundvertrauen
3. Weg: Erlebnisaktivierung, Persönlichkeitsentfaltung
4. Weg: Solidarität, Metaperspektive, Engagement

Diese »vier Wege« können als Hauptwege mit vielen Nebenwegen und Querverbindungen gesehen werden.

Der therapeutische Wegbegleiter holt den Patienten auf seinen Wegen ab, geht in dessen

Tempo mit ihm und entwickelt daran angepasst seine Streckenführung, macht therapeutische Angebote. Ob und wie der Patient mitgehen kann, bestimmt den Therapieverlauf. Dies erfordert flexible Interventionsstrategien und ihre transparente gemeinsame Erarbeitung.

Die »vier Wege« sind *typisierte Makro-Streckenführungen*. Bei den praktischen Schritten in der Therapie kommen sie nicht nacheinander (zuerst der erste, dann der zweite …), sondern sie können aus einander hervorgehen, sich überschneiden, parallel laufen. Sie werden erprobt, sie müssen zu der Persönlichkeit der »Pfadfinder« (Patient und Therapeut), zu den Zielen und zu den Möglichkeiten des Settings passen. Der Therapieverlauf ist nicht nur durch die Diagnose, die Theorie und Erfahrung des Therapeuten sowie evidenzbasierte Leitlinien bestimmt, sondern vor allem durch die beteiligten Personen. Wichtig sind dabei auch die Personen aus dem sozialen Umfeld des Patienten, die vom Therapieverlauf betroffen sind und auf diesen zurückwirken. Auch diese sollten einbezogen werden.

Problem- und Ressourcenanalyse, Zielfindung und Schritte auf dem Weg zum Ziel geschehen in der Interaktion. Es zeigen sich unterwegs Konflikte, Defizite und Traumata (s. Kap. 4.2.3, S. 51) des Patienten *und* des Therapeuten. Beide bringen ihre Erfahrungen und Ressourcen ein, erarbeiten neue Schritte auf Lösungen hin.

Im Folgenden werden die »vier Wege« im Zusammenhang mit der Depressionsbehandlung kurz erläutert.

5.4.1 Erster Weg: Einsicht, Bewusstseinsarbeit, Sinnfindung

Kognitive Regulation: sich selbst verstehen, die Menschen, die Welt, das Leben verstehen lernen

Petzold führt hierzu aus: »*Bei diesem Weg geht es um … den Gewinn ›komplexen Bewusstseins‹ und um Konstituierung von Sinn durch Bewusstseinsarbeit*«, d.h. durch mehrperspektivische Einsicht, durch Erfahrungen von »vitaler Evidenz«, durch intersubjektive Ko-respondenz. Neue Perspektiven sind zu entdecken: durch Perspektivwechsel, durch den Austausch mit anderen und durch Erfahrungen, die eigene Muster des Denkens und Fühlens bewusst machen können. Im Überblick über die eigenen Entwicklungspfade können Probleme, Ressourcen und Potenziale analysiert und existenzielle Fragen nach Sinn und Zielen überdacht werden (s. Petzold 1996a, S. 218; Petzold, Schay, Scheiblich 2006, S. 698).

Dieser Weg ermöglicht Selbsterkenntnis und Selbstverständnis. Er erfordert – um voll zur Geltung zu kommen – eine gewisse Distanz zum depressiven Erleben, eine Erweiterung des in der Depression verengten Blickfelds und steht deshalb oft nicht am Anfang des therapeutischen Prozesses.

Wenn mit dem zweiten und dritten Weg Antriebssteigerung und Stimmungsaufhellung gefördert wurden, kann der erste Weg leichter beschritten werden. Neurobiologisch gesehen muss dafür erst der Hippocampus, der für die Bildung neuer Gedächtnisinhalte und das Erkennen von Zusammenhängen wichtig ist, der aber hier wegen des hohen Kortisolspiegels möglicherweise geschädigt ist, sich erholen. Dies gilt auch für den anterioren zingulären Kortex (ACC), der für das bewusste Erleben von Gefühlen wichtig ist (siehe hierzu das Beispiel einer neuropsychotherapeutischen Depressionsbehandlung bei Grawe 2004, S. 29–38). Dazu müssen trotz des depressiven Zustands mithilfe von Ressourcenaktivierung möglichst viele positive Wahrnehmungen gemacht werden, über einen Zeitraum von mehreren Wochen.

Im Prinzip beginnt man mit dem dritten Weg. Aber natürlich laufen Schritte des ersten Weges immer mit: wenn z.B. das Wahrnehmen angesprochen wird. Angenehme Empfindungen können oft erst durch Nachfragen: »Was nehmen Sie wahr, wie fühlt sich das an?« wahrgenommen und dadurch *bewusst* werden. In der depressiven Verfassung ist der Fokus auf Negatives verengt und muss durch diesen wichtigen Schritt des ersten Weges, das Wahrnehmen, erweitert werden. Hier gehen wir parallel auf dem ersten und dritten Weg.

Und wenn bei depressiv Erkrankten – wenn sie z. B. gerade nicht in einer akut depressiven Phase sind – die Reflexionsfähigkeit als Ressource verfügbar ist, kann und sollte diese von Anfang an genutzt werden.

Die **hermeneutische Spirale** (s. Kap. 1.10, S. 9 und Kap. 1.13, S. 15) verdeutlicht den Prozess der Bewusstseinsarbeit:

- *Wahrnehmen:* Einer Patientin wird ihr eigenes Bewegungsmuster durch Rückmeldungen aus der Gruppe bewusst: »Ich wollte mit dir Kontakt haben, aber du schaust zum Boden und hältst dich fern!«
- *Erfassen:* Sie erfasst, dass sie durch ihre Körperhaltung ihr Blickfeld einschränkt.
- *Verstehen:* Sie versteht und gibt den anderen zu verstehen, dass sie dadurch Kontakt vermeidet.
- *Erklären:* Ihr wird klar, dass sie Angst hat, sich auf andere einzulassen und dadurch verletzbar zu werden, da sie viele Verluste und Enttäuschungen erlebt hat; dies erklärt sie der Gruppe und kommt dadurch in Kontakt.

Das Wahrgenommene »macht *Sinn*«, ermöglicht die Einsicht in eigene Muster: »Das kenne ich! Das ist ja wie im wahren Leben! Das habe ich damals so gelernt!« Erlebnisse von »vitaler Evidenz« (s. Kap. 1.14.3, S. 18) machen (lebensgeschichtliche) Zusammenhänge *bewusst*, haben eine hohe Veränderungswirkung und Fördern das Um- und Neulernen. Ähnlichkeiten mit anderen Gruppenmitgliedern zu sehen erleichtert es, sich selbst so zu akzeptieren, Scham und Schuldgefühle über die depressive Erkrankung werden gemildert. Unterschiede zu anderen erweitern die Perspektive: »Das geht auch anders! Das lässt sich überwinden!«

Die *Mehrperspektivität* (s. Kap. 19) ist ein wichtiger Wirkfaktor der Gruppe, lässt sich aber auch im Einzelkontakt nutzen. Neue Perspektiven fördern die geistige Beweglichkeit, neue Wege werden denkbar: sich aus Verstrickungen hinaus bewegen, sich anders auf andere Menschen zu bewegen. Auf dem »ersten Weg« gewinnt man Abstand zu den eigenen gewohnten Denk- und Bewegungsmustern und kann neue Muster entwerfen. Perzeptiver und expressiver Leib, die durch negative Fokussierungen des memorativen Leibs eingeschränkt waren, erweitern so ihren Spielraum.

Die Arbeitsweise ist hier vor allem *konfliktzentriert* (s. Kap. 1.11.3, S. 13). Die verwendeten Techniken und Methoden sind körpersprachliche Darstellungen (Skulpturierung) und Experimente, Imagination und Rollenspiele.

Vergleichbar mit diesem ersten Weg der Heilung ist das am besten erforschte psychotherapeutische Verfahren bei Depressionen, die Kognitive Verhaltenstherapie (Hautzinger 1998; Hautzinger et al. 2000), die in einem ihrer Schwerpunkte *dysfunktionale Denkmuster* bewusst machen und verändern will.

5.4.2 Zweiter Weg: Nach- und Neusozialisation, Grundvertrauen, Selbstwert

Emotionale Regulation: zugehörig sein, beziehungsfähig werden, Liebe spüren und geben, sich zum Freund werden

Beim zweiten Weg geht es darum, beeinträchtigtes Grundvertrauen durch korrigierende emotionale Erfahrungen zu stärken. Durch das Erleben neuer, unterstützender Szenen und Atmosphären können eigene emotionale Stile wahrgenommen und erweitert werden. Emotionale Neubewertungen fördern Selbstwert,

Coping und Resilienz (Petzold 1996a, S. 236; Petzold et al. 2006, S. 701).

Defizite und Traumata, Erfahrungen von Verlassenheit und Misshandlung können die Persönlichkeitsentwicklung schädigen. Durch die Präsenz des Therapeuten und der Gruppe können bisher unbewusste Gefühle und Atmosphären aus solchen negativen Erfahrungen gespürt und benannt werden. Dann kann sich die Verlassenheitsszene in eine Unterstützungsszene verwandeln. Neue Erfahrungen von Respekt, Akzeptanz, leiblicher Achtsamkeit und Fürsorge können in gewissem Maße »nachnährend« wirken. Dieses Neue kann erlebt werden, da es an ein Grundvertrauen (pränatale Sicherheit, Gewissheit leiblichen Funktionierens) anknüpft. Das Neue kann einen »Neubeginn« anstoßen. Neue Bewältigungsstrategien werden entdeckt. Beispielsweise kann mit mehr Selbstvertrauen der eigene Weg gegangen werden, mit mehr Vertrauen in andere können gemeinsame Wege gefunden werden.

Dieser Weg nutzt eine gute Zwischenleiblichkeit, Körperdialoge, Blickkontakt. Das passende Setting ist eine längerfristige Einzeltherapie oder Gruppentherapie (als Beispiel für eine körpertherapeutische Depressionsbehandlung s. Gräff 2006, ein Fallbericht aus Sicht der KBT-Therapeutin und der Patientin.) Möglich sind auch intermittierende Fokalkurztherapien oder stationäre Intervallbehandlungen. In jedem Fall sollte diese Beziehungsarbeit in den *Alltag* übertragen werden, damit sich die neuen Erfahrungen festigen können – z. B. durch Netzwerkarbeit (Petzold, Schay, Scheiblich 2006, S. 703).

Empathie und Fürsorge vonseiten der Therapeutin und/oder der Gruppe erlauben **korrigierende emotionale Erfahrungen**, z. B.:

- Ich darf hier zeigen, wie es mir geht.
- Ich kann anderen etwas zumuten, die anderen können mit meinen Gefühlen, Bedürfnissen, Grenzen umgehen.
- Ich kann es anders machen als die anderen und gehöre trotzdem dazu.

> Ein Patient hält sich beim gemeinsamen Ballspiel heraus. Auf Nachfrage sagt er, er fühle sich schlecht, er erinnere sich an früher, als er auf dem Schulhof nicht mitspielen durfte, er sei so ungeschickt ... Die Gruppe ermutigt ihn, mitzumachen, er traut sich und macht eine positive Erfahrung – Selbstvertrauen und Vertrauen in die anderen wachsen.

> Eine bisher sehr zurückgezogene Patientin, die in ihrer Lebensgeschichte distanzierte, kühle Beziehungen kannte, wirkt verzweifelt. Von mir darauf angesprochen, wehrt sie ab. Die Frage, was ihr gut täte, kann sie nicht beantworten. Sie wirkt »zusammengezogen«, als ob sie frieren würde. Jemand bietet ihr eine Decke an, sie lehnt ab, ist peinlich berührt, kann dies benennen: »Es ist so ungewohnt!« Ich ermutige sie, es mal zu probieren. Zögernd nimmt sie die Fürsorge an, setzt sich auf die angebotenen Kissen, lässt sich zudecken, dann will sie in Ruhe gelassen werden. Sie entspannt sich langsam und verbringt den Rest der Stunde so. Am Ende wirkt sie weicher, offener und zufriedener. Sie wundert sich!

Die Entwicklung von Selbstvertrauen und Vertrauen in andere setzt eine akzeptierende und wertschätzende Atmosphäre voraus. In einer Gruppe muss die Therapeutin mit dafür sorgen, z. B. auf respektvollen Umgang miteinander achten, die entsprechenden Gruppenregeln »überwachen«, Grenzen wahren.

Die depressive Verfassung erschwert es allerdings, aus dem Rückzug herauszukommen und sich einer neuen, korrigierenden Erfahrung auszusetzen – überwiegen doch die negativen Sichtweisen und Erwartungen (chronische Alarmierung der Amygdala und Überwiegen des rechten präfrontalen Kortex), was eine vermeidende Einstellung mit sich bringt! Diese Einstellung führt zu einem Verhalten, das anderen die Kontaktaufnahme erschwert oder verleidet.

Auf diese Weise entstehen »Self-fulfilling prophecies«: die Überzeugung, für andere eine Belastung zu sein oder abgelehnt zu werden, bestätigt sich. In Einzelsitzungen kann es zu Blockierungen kommen. Wenn überwiegend depressive Patienten in einer Gruppe zusammenkommen, kann ein ängstliches Gruppenklima entstehen, niemand traut sich, Kontakt aufzunehmen, sich zu äußern. Dann ist zunächst der dritte Weg angesagt:

5.4.3 Dritter Weg: Erlebnis- und Ressourcenaktivierung

Persönlichkeitsentfaltung: Neugierde auf sich selbst und andere, sich selbst zum Projekt machen, sich in Begegnungen und Beziehungen entfalten

Beim dritten Weg geht es um die Förderung der Erlebens- und Ausdrucksmöglichkeiten und um die Nutzung und Weiterentwicklung von Ressourcen und protektiven Faktoren. Das gezielte Einbeziehen des Alltagslebens als Experimentier- und Übungsfeld soll die Entwicklung neuer, funktionaler Lebensstile fördern (Petzold 1996a, S. 250; Petzold et al. 2006, S. 705).

Der dritte Weg erweist sich in der praktischen Arbeit mit von Depression Betroffenen oft zunächst als gangbarster Weg. Er erleichtert es allen Beteiligten, miteinander in Kontakt zu kommen und bewirkt erste kleine Aufhellungen der Stimmungslage, wenn auch erst mal nur kurzfristig. Die spielerischen und übenden Elemente der IBT wirken, ähnlich wie die Ausdauertherapie (s. Kap. 6), aktivierend. Sie laden Menschen, deren eigener Antrieb im Gefolge der depressiven Entwicklung zum Erliegen gekommen ist, auf sanfte Weise zur Bewegung ein. Die Fähigkeit zur Synchronisierung kommt auch hier zum Tragen. Gemeinsames Spielen hebt die Stimmung, Leichtigkeit und Freude kommen auf und wirken ansteckend.

Der Wirkfaktor *Ressourcenaktivierung* kann sich entfalten. Lustvolle Bewegungen steigern den Muskeltonus, fördern die Aufrichtung, machen wach und bekräftigen. »Depressive« Bewegungs- und Haltungsmuster werden gelockert und erweitert: die Bewegungen werden raumgreifender, kraftvoller, flexibler, vielfältiger (Lausberg 2007).

Alle **Leibebenen** (s. Kap. 1.9, S. 8) werden angeregt:

- **Perzeptiv:** Erfahrungen mit allen Sinnen, Genuss (s. Genusstherapie, Euthyme Therapie, z. B. Lutz 1999, 2007), wobei Endorphine ausgeschüttet werden und die Stimmung sich aufhellt – die für Depression typische Anhedonie wird allmählich ergänzt durch euthyme Erlebnisse; das Gefühl der Gefühllosigkeit, der Leere kann sich mithilfe der Sensibilisierung zu einem prägnanteren Selbsterleben entwickeln.
- **Memorativ:** Beim genussvollen Wahrnehmen werden angenehme Erfahrungen im Leibgedächtnis aktiviert, die von negativen Erinnerungen überlagert sind, z. B. erinnert ein Zimtduft an das Plätzchenbacken in der Kindheit.
- **Expressiv:** Aus sich heraus zu gehen statt in sich zu versinken oder in Verkrampfung zu erstarren; sich ausprobieren, sich zeigen, die eigene Identität prägnanter erleben.
- **Reflexiv:** Das Bewusstmachen und Benennen von Empfindungen, der verbale Austausch über das »eigenleibliche Spüren« lenkt die Aufmerksamkeit weg von grüblerischen Gedanken hin zum Hier und Jetzt. Angenehme Empfindungen drängen sich in der Depression nicht auf, sie müssen bewusst fokussiert werden!

Eine depressive Patientin: »Wenn nichts mehr geht: Das Besinnen auf meine Sinnesorgane, deren konzentrierte und aufmerksame Nutzung zum Aufnehmen und Genießen ist für mich eine gute, vielleicht sogar *die* Möglichkeit, meine Depression zu stoppen und langsam zu bearbeiten.«

Auf diesem Weg werden protektive Faktoren (Ressourcen) aktiviert. Defizite werden kompensiert, ohne dass die Ursachen thematisiert werden (als Beispiel für eine Depressionsbehandlung überwiegend auf dem dritten und vierten Weg s. Fallbeispiel Verena, Petzold 1996a, S. 254–67).

Wichtig auch für diesen Weg ist, dass er im *Alltag* weitergegangen wird! Machbare kleine Schritte stehen an, die alltägliche Erfolge ermöglichen.

Erfolgserlebnisse ermutigen, angenehme Überraschungen (»besser als erwartet«) fördern die Dopaminausschüttung, die Motivation, das Wollen (Grawe 2004, S. 294).

Durch *wiederholte* positive Erfahrungen werden Bereiche im linken Präfrontalen Kortex, die für angenehme emotionale Zustände und für Annäherungsbereitschaft zuständig sind, wieder aufgebaut. Da diese Gehirnregionen verbunden sind mit den Regionen, die Bewegungen, Tonus, Mimik usw. steuern, kann ein positiver Verstärkungsprozess entstehen, sodass es immer leichter fällt, von sich aus in Gang zu kommen, sich aufzuraffen.

5.4.4 Vierter Weg: Solidaritätserfahrung, Metaperspektive

Engagement: nicht alleine gehen, füreinander einstehen, gemeinsam Zukunft gewinnen

Der vierte Weg will die sozialen Kompetenzen fördern und helfen, die in der Therapie erlebten Solidaritätserfahrungen im alltagspraktischen Empowerment durch andere und für andere zu erweitern. Dies ermöglicht Abbau der Hilflosigkeit und Gewinn von Kontrolle und Selbstwirksamkeit (Petzold 1996a, S. 260; Petzold et al. 2006, S. 707). In gelingenden psychotherapeutischen Beziehungen kann ein von Depression Betroffener sich allmählich für gute Erfahrungen öffnen, er fühlt sich ernst genommen, spürt das Interesse der anderen an seinem Leben, seinem Wohlergehen. In einer Gruppe erlebt er, dass dies mit unterschiedlichen Menschen geht, nicht nur mit Professionellen. Was in der therapeutischen Gruppe hilft, könnte auch in alltäglichen sozialen Netzwerken aufgebaut werden.

Soziale Kompetenzen wie Interesse an anderen, Empathie, Wahrnehmung und Äußerung eigener Bedürfnisse, Bereitschaft zur Auseinandersetzung und Aushandeln von Lösungen müssen sich im Alltag bewähren! Sonst besteht die Gefahr, im Alltag in alte Muster zurückzufallen oder sich von therapeutischen Beziehungen abhängig zu machen.

Hier werden familiäre, berufliche und andere gesellschaftliche Systeme zum Thema. Da Einzelne häufig damit überfordert sind, sich in diesen Systemen zu behaupten, kann es wichtig sein, Unterstützung zu organisieren, sich zu engagieren (Soziotherapie, Selbsthilfegruppen). Alltagsprobleme bzgl. Familie, Arbeit, Geld, Zeit usw. müssen ernst genommen werden! Umgekehrt sind Familien und Freundeskreise von depressiv Erkrankten oft stark gefordert bis überfordert, deshalb müssen diese ihrerseits einbezogen und unterstützt werden. Dies geschieht zunehmend, u. a. auch im Zusammenhang mit dem »Kompetenznetz Depression« (www.kompetenznetz-depression.de), das in vielen Regionen im Aufbau ist. Manchmal ist auch eine Paartherapie indiziert, wenn die Partnerschaft, auch aufgrund der Depression, blockiert ist (Hell 2007; Schramm 2003).

Zum vierten Weg gehört auch der Blick auf gesellschaftliche Bedingungen, die zu depressiven Mustern beitragen können, wie z. B. *Geschlechtsrollen*. Die traditionelle Frauenrolle mit der Vorgabe, sich selbst zurückzustellen und sich um andere zu kümmern sowie spezifisch weibliche Fühl- und Denkstile machen Frauen womöglich vulnerabler für Depressionen (Kühner 2001). Auch soziale Benachteiligung, zunehmende Flexibilisierung der Lebensverhältnisse und damit einhergehender Verlust von Netzwerken, Verunsicherung spielen wohl eine Rolle. Nicht zuletzt trägt auch Unwissenheit bzgl. psychischer Erkrankungen zur Stigmatisierung der Depression und zum falschen Umgang damit bei.

5.5 Bewegungstherapeutische Schritte auf den vier Wegen

Der eigene Körper wird im depressiven Erleben negativ bewertet. Der Schweregrad der Depression korreliert mit dem Ausmaß der Körperablehnung (Röhricht et al. 2002). Dies kann zunächst eine Hürde für eine bewegungstherapeutische Behandlung sein. Wenn es aber gelingt, kleine wohltuende Erfahrungen »am eigenen Leib« zu ermöglichen, kann unmittelbar erlebt werden: »Ich bin lebendig! Ich fühle mich! Ich spüre, was ich brauche! Ich kann etwas für mich tun!« (Frank 2007). Langsam und langfristig können sich Wertschätzung und Freundschaft mit dem eigenen Körper, mit sich selbst entwickeln. Wenn man lernt, den eigenen Körper mehr zu mögen, geht man fürsorglicher mit ihm um. So kann eine basale Form der Selbstfürsorge entstehen!

5.5.1 Erster Weg: sich klar werden

Ziel: Bewusstsein und Handlungsfähigkeit

- Auf eigene Empfindungen achten, Körpersignale als Hinweis auf Bedürfnisse verstehen lernen
- Eigene Wünsche oder Ziele verkörpern oder mit Gegenständen symbolisieren
- Weg zum Ziel darstellen (z. B. mit Seilen) und gehen – ausprobieren: mit kleinen oder großen Schritten, Sprüngen, mit Rückschritten und Rückfällen
- Unterstützendes und Hinderliches auf dem Weg (Symbole)
- Lebensweg mit seinem Auf und Ab darstellen und ihn gehen, Stationen markieren
- Im Grübelkreis gehen, sich im Kreis um etwas (Symbol für Problem) drehen, aussteigen, Abstand nehmen, neue Blickwinkel ausprobieren
- Schweres, Belastendes tragen, abstellen, sich damit befassen, anderen zeigen
- Sich von etwas (Symbol) verabschieden, etwas loslassen, hinter sich lassen (Beispiele für Abschiedsrituale Hart 1982)
- Druck, Umgang damit (Partnerübung)
- Den »Berg« von Aufgaben vor sich stellen und damit umgehen
- Zwei Seiten von sich verkörpern: klein, bedürftig, traurig/groß, streng, unerbittlich
- Zwei Seiten von sich symbolisieren: traurig/tröstend, schützend
- Samenkorn im Winter verkörpern
- Wertschätzung sich selbst und anderen gegenüber verkörpern und ausdrücken
- Eigene Schwächen zeigen, »sich blamieren«
- Zu eigenen Stärken stehen, eigene Ressourcen symbolisieren

Schweres, Belastendes

Nehmen Sie einen schweren Gegenstand, z. B. einen Sandsack oder einen großen Stein. Probieren Sie aus, wie Sie ihn so bequem wie möglich tragen können – in den Händen, auf den Schultern, auf der Hüfte? Achten Sie darauf, wie beschwerend das wirkt, ob Sie sich unter der Last beugen oder aufrichten. Möchten Sie die Last mal abstellen oder abwerfen, loslassen? Wie reagiert Ihr Körper

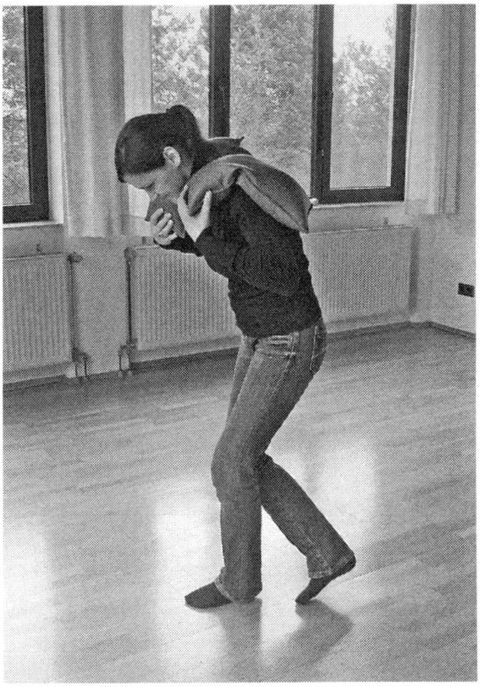

Abb. 5-1 Schweres tragen

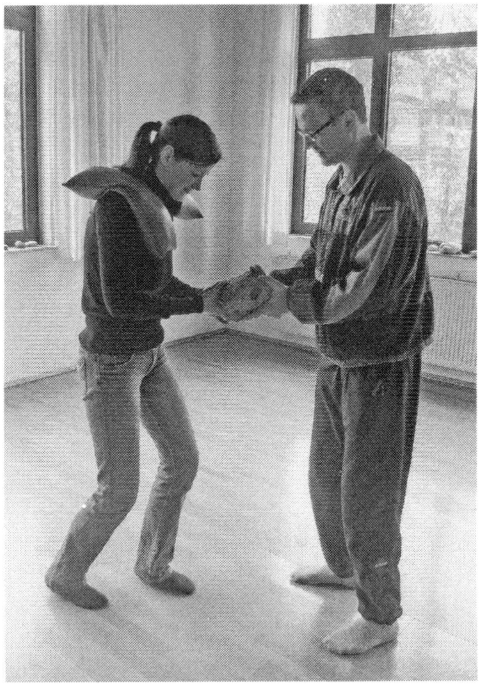

Abb. 5-2 Schweres mitteilen

darauf, was möchte er tun, wenn er die Last los ist? Wie ist es, die Last dort liegen zu sehen? Möchten Sie das Schwere wieder auf sich nehmen? Wenn ja: Wie können Sie mit der Last weiter umgehen? Jemandem zeigen oder lieber verstecken? Jemandem geben, damit er fühlt, wie schwer das ist? Möchten Sie die Last an den Anderen abgeben? Ein Stück gemeinsam tragen? Wenn Sie das Schwere nicht loswerden, können Sie sich Pausen beim Tragen gönnen? Oder können Sie das Schwere hinter sich lassen, sich davon verabschieden und unbeschwerter nach vorne gehen?

5.5.2 Zweiter Weg: sich anvertrauen

Ziel: Erfahrungen unterstützender Zwischenleiblichkeit

- Sich begleiten lassen
- Sich aneinander anlehnen
- Andere um etwas bitten
- Sich gegenseitig etwas Gutes tun
- Sich fallen- und von anderen auffangen lassen
- In einer Decke getragen werden
- Sich verwöhnen lassen
- Vertrauensspaziergang (s. Kap. 7)
- Sich in ein Rundseil hinein hängen

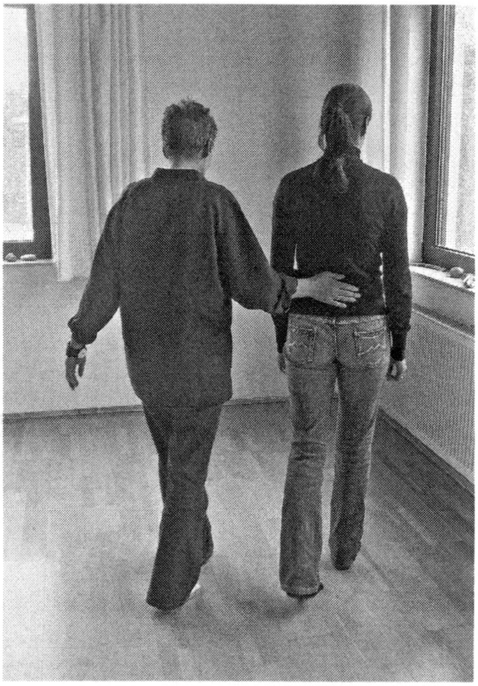

Abb. 5-3 Sich begleiten lassen

Sich begleiten lassen

Probieren Sie aus, wie Sie begleitet werden möchten: unterstützt durch die Hand des anderen, ganz leicht aufgelegt oder mit etwas Nachdruck? Oder ohne Berührung neben sich gehend? Gehen Sie in Ihrem Tempo Ihren Weg, spüren Sie, wie sich die Begleitung anfühlt! Möchten Sie dann wieder alleine gehen? Wie lange möchte die begleitende Person mit Ihnen gehen? Wenn Sie sich verabschiedet haben und wieder alleine gehen, spüren Sie nach, erinnern Sie sich!

5.5.3 Dritter Weg: sich entfalten

Ziel: Erfahrungen von Bewegungsfreiheit, Vitalität, Emotionalität

- Sinne, Achtsamkeit
- Spielen, Tanzen, Kämpfen
- Gefühle in Körperhaltung und Bewegung ausdrücken
- Gefühle spielen

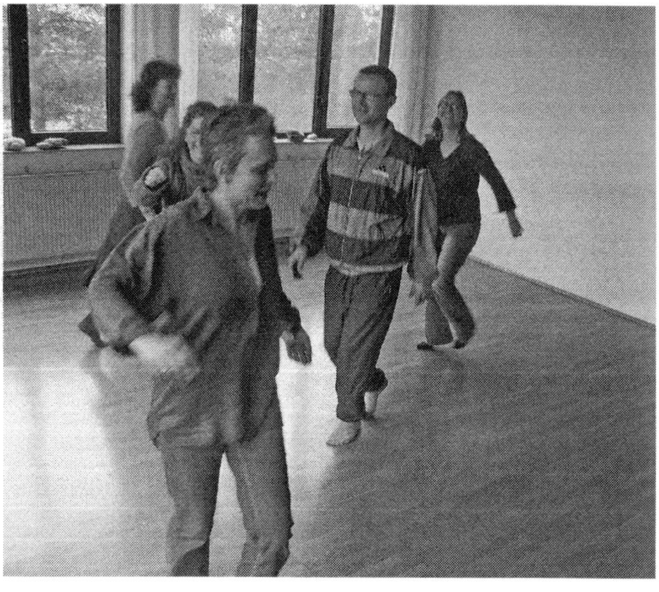

Abb. 5-4 Leicht gehen

- Themen wie Schwere/Leichtigkeit, Beugung/Aufrichtung, Verschließen/Öffnen, Starre/Beweglichkeit usw. in Bewegung umsetzen, zwischen den Extremen pendeln
- Selbstfürsorge, sich selbst verwöhnen (»Wohlfühlort« einrichten)

Zwischen den Extremen pendeln

Schwere/Leichtigkeit

Schwere: Spüren Sie beim Gehen Ihr Gewicht, betonen Sie das Zurückkommen des Fußes zum Boden bei jedem Schritt, folgen Sie dabei der Schwerkraft, die sie nach unten zieht, gehen Sie schwerfällig, stellen Sie sich dabei vor: der Boden nimmt mich auf, trägt mich.
Leichtigkeit: Betonen Sie allmählich bei jedem Schritt etwas mehr das Hochkommen des Fußes, der sich vom Boden abdrückt und Sie hebt, folgen Sie dabei dem Auftrieb, dem Schwung nach oben, gehen Sie leichtfüßiger, stellen Sie sich vor: der Boden unterstützt mich, hoch zu kommen und vorwärts zu kommen. Lassen Sie dabei die Arme mitschwingen. Steigern Sie dies bis zum Hüpfen. Pendeln Sie einige Male hin und her, indem Sie sich langsam in die eine oder andere Richtung steigern und wieder nachlassen. Achten Sie auf die Übergänge und finden Sie heraus, was Ihnen im Moment passt (s. Abb. 5-4 u. 5-5).

Verschließen/Öffnen

Verschließen: verkriechen Sie sich in sich, rollen Sie ihren Körper zusammen, finden Sie für den Kopf eine geschützte und bequeme Haltung, schließen Sie die Augen und stellen Sie sich vor: ich ziehe meine Antennen ein und wende mich nach innen, kümmere mich um mich, erhole mich. Achten sie auf das Kommen und Gehen der Atmung, spüren Sie den Puls. »Ich erlaube mir, mich zurückzuziehen.«
Öffnen: Räkeln Sie sich, breiten Sie sich langsam wieder aus, richten Sie sich auf, öffnen

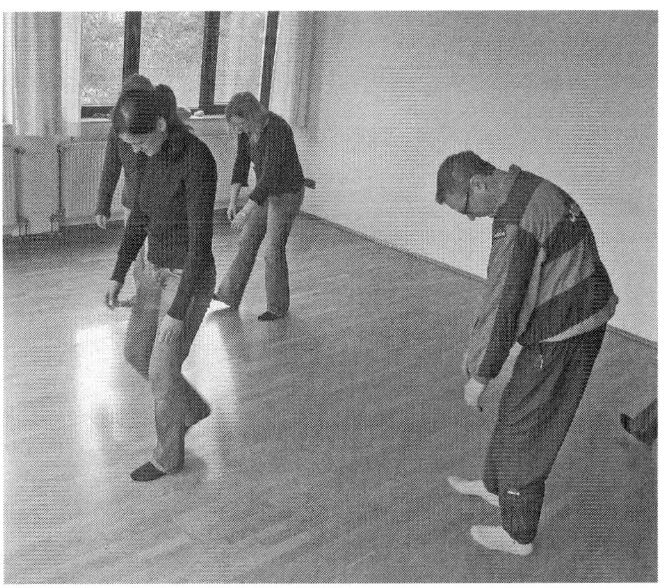

Abb. 5-5 Schwer gehen

Sie die Augen, stellen Sie sich vor: ich strecke meine Antennen aus und wende mich nach außen, um in Bewegung zu kommen und Kontakt mit der Umgebung aufzunehmen. »Ich erlaube mir, mich zu entfalten und meine Aufmerksamkeit auf etwas Angenehmes zu richten, mit allen Sinnen.« Pendeln Sie mehrmals hin und her, achten Sie auf die Übergänge. Stellen Sie sich vor: »Ich kann mich zurückziehen und aus mir herausgehen – je nach meinen Möglichkeiten und Bedürfnissen.«

Beugung/Aufrichtung

Zusammenhang von Körperhaltung und Einstellung erproben

Beugung: Lassen Sie im Sitzen den Kopf hängen, die Schultern sinken und folgen Sie der Schwerkraft nach vorne unten. Probieren Sie in dieser Körperhaltung aus, sich diese innere Haltung vorzustellen: »Ich stelle mich den Anforderungen, ich traue mir was zu!«

Aufrichtung: Kommen Sie langsam wieder hoch, heben Sie den Kopf, nehmen sie sanft die Schultern nach hinten unten, wachsen Sie etwas in die Höhe und schauen Sie nach vorne. Probieren Sie in dieser Körperhaltung aus, sich vorzustellen: »Ich zieh mich zurück, ich trau mir nichts zu, ich kann nichts!«

Pendeln: Stellen Sie sich vor: »Ich kann mich hängen lassen, beugen, klein machen und ich kann wieder wachsen und mich aufrichten – alles zu seiner Zeit! Wenn ich runtergehe, kann ich wieder hochkommen und umgekehrt.« (Zu diesem Angebot s. Lausberg 2007; Storch et al. 2006, S. 35–72)

5.5.4 Vierter Weg: sich verbinden, sich auseinandersetzen

Ziel: Erfahrungen aktiver Mitgestaltung von Zwischenleiblichkeit

- Arbeit mit Seilen, Verbindungen aufbauen, Kontakte knüpfen, ebenso mit Bällen, also mit allen Intermediärgegenständen
- Wege zum anderen finden und über kreative Gegenstände gestalten
- Abgrenzung (eigenen Raum bauen) und Öffnung (sich gegenseitig besuchen, einladen)
- Gemeinsam einen »Wohlfühlort« bauen und nutzen

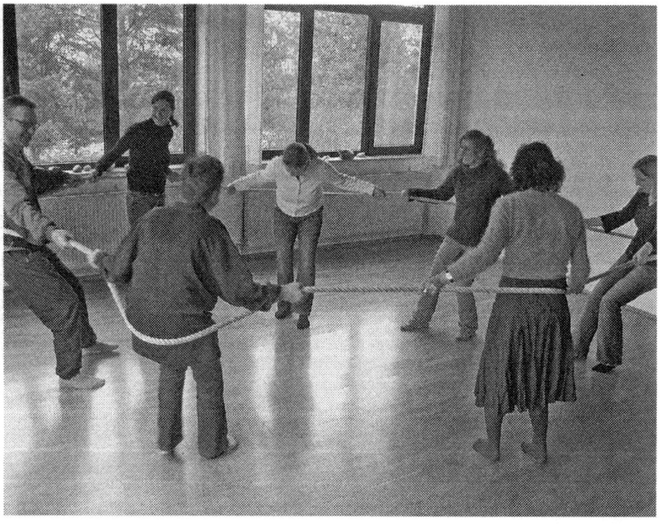

Abb. 5-6 Rundseil: Kräftemessen

- Interessengruppen, Gruppen mit ähnlicher Bewegung bilden
- Eigenen Standpunkt beziehen, Standpunkte anderer einnehmen (Ich *und* Du statt Ich *oder* Du)
- Soziales Atom in der Gruppe aufstellen
- Sich von der ganzen Gruppe etwas wünschen
- Rundseil (sich gegenseitig herausfordern, sich gemeinsam hineinhängen)
- Tauziehen, gemeinsam an einem Strang ziehen

Rundseil

Sich gegenseitig herausfordern

Stellen Sie sich ins Seil, fassen Sie es an, achten Sie auf guten Bodenkontakt, seien Sie in den Beinen reaktionsbereit, spüren sie Ihre Kraft, durch eigene Impulse das Seil und damit die Gruppe zu bewegen. Achten Sie dabei auf Ihre eigenen Grenzen und die Grenzen der anderen! Und muten Sie den anderen Ihre Kraft zu, gleichen Sie nicht aus, mischen Sie mit oder lassen Sie sich auch mal hin und her ziehen! (s. Abb. 5-6)

Sich gemeinsam hineinhängen

Wenn Sie eine Pause brauchen, sagen Sie es. Wenn die anderen dies mitmachen, erholen Sie sich gemeinsam, indem sich alle bequem (!) ins Seil hängen, ihr Gewicht dem Seil überlassen. So kann ein Gleichgewicht entstehen, in dem Sie sich gegenseitig halten ohne sich anzustrengen, allein durch das Vertrauen in die Seilverbindung (s. Abb. 5-7).

Sich abseilen

Wenn Sie genug haben und die anderen weitermachen wollen, probieren Sie aus, wie Sie sich aus der Verbindung lösen können. Können Sie sich dies erlauben? Welche Bewegungen ermöglichen das Wegkommen, welche Signale können Sie den anderen geben? Wie ist es zu sehen, dass die anderen ohne Sie ein neues Gleichgewicht finden?
Dieses Angebot kann auch zu zweit gemacht werden, indem z. B. zwei Gymnastikseile verknüpft werden. So ist es auch in der Einzeltherapie anwendbar.

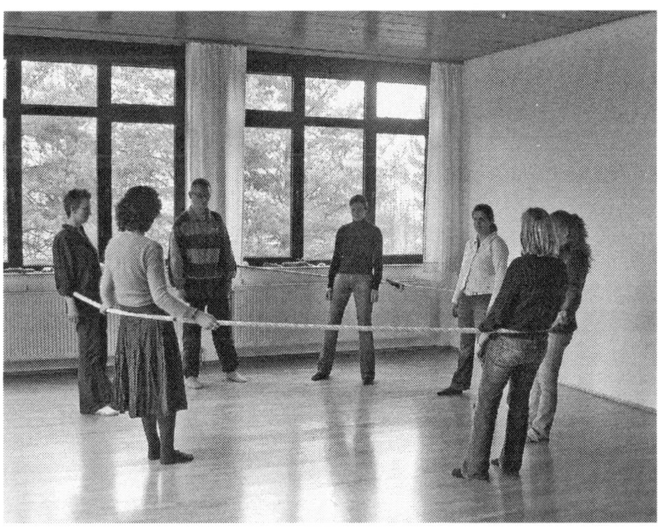

Abb. 5-7 Rundseil: Vertrauen

Diese Angebote sind ein kleiner Ausschnitt aus einer Vielzahl von möglichen Schritten. Sie werden auf den gemeinsamen Wegen angepasst – und es entstehen immer wieder neue Angebote im Therapieprozess, orientiert am gemeinsamen Ziel! Angebote spezifisch für verschiedene Ausprägungen von Depression zu entwickeln empfiehlt Röhricht (2000). Ein Entwurf für ein depressionsspezifisches bewegungstherapeutisches Modulsystem findet man bei Heimbeck (2008), störungsspezifische Hinweise bei Höhmann-Kost (2002).

5.6 Evidenzbasierung

Interessant ist die Studie von Heimbeck 2008, in der die Wirksamkeit von Ausdauertherapie und Bewegungspsychotherapie bei der Behandlung von Depressionen verglichen wird. Beide bewegungstherapeutischen Ansätze erwiesen sich – auch katamnestisch – als wirksam (s. a. Kap. 6 u. 20 in diesem Band).

Auch bei den seit einiger Zeit anlaufenden Studien zu achtsamkeitsbasierten Therapieansätzen u. a. in der Depressionsbehandlung und der Depressions-Rückfallprophylaxe (Heidenreich et al. 2007; Michalak u. Heidenreich 2005) stehen bewegungstherapeutisch wichtige Aspekte wie Körperwahrnehmung und Atembewusstheit im Zentrum. Bei diesem Ansatz, der etwa vor 30 Jahren durch die buddhistische Meditation angeregt wurde, dient die Wahrnehmung von Körperempfindungen (*body scan*), Atmung und Gefühlen dazu, eine achtsame und gelassene Einstellung zu sich selbst zu entwickeln und Gefühle eher zu regulieren als zu kontrollieren. Die Aufmerksamkeit wird auf das momentane Erleben gerichtet, das akzeptiert, statt bewertet und gleich verändert werden soll.

5.7 Weiterführende Literatur

Gräff C, Maria L. Aus dem Tunnel der Depression. Gießen: Psychosozialverlag 2005.

Hell D. Welchen Sinn macht Depression? Ein integrativer Ansatz. Reinbek: Rowohlt 2007.

Psychotherapie im Dialog (PiD) 2. Themenheft Depression. Stuttgart: Thieme 2001.

6 Integrative Ausdauertherapie bei depressiven Erkrankungen

Martin J. Waibel und Hilarion G. Petzold

Inhalt

Der Beitrag gibt eine Übersicht über den störungsspezifischen Einsatz von Ausdauertherapie bei depressiven Erkrankungen in einem klinisch-multimodalen Behandlungssetting. Auf der Grundlage von 20 Forschungsjahren zu dieser Behandlungsmodalität und praxeologischen Erkenntnissen aus über vier Jahren klinischer Praxiserfahrung werden spezifisch die therapeutischen Vorgehensweisen der Ausdauertherapie bei regelmäßig 70–90 Patienten mit mittelgradigen bis schweren (auch rezidivierenden) depressiven Episoden beschrieben. Ein sporttherapeutisches Ausdauertraining ist aufgrund der derzeitigen wissenschaftlichen Studienlage ein evident wirksames Mittel zur Therapie von Depressionen. Neurobiologische, psychologische und soziale Wirkfaktoren werden erörtert.

6.1 Einführung

Die Patientengruppe mit mittelgradigen bis schweren depressiven Episoden stellt im klinischen Alltag der Akut- und Rehaversorgung im Bereich der Psychotherapie/Psychosomatik die größte Gruppe bei den psychischen Erkrankungen dar (nach ICD-10: F31.3–F31.6, F32, F33, F34). Gemäß der Krankenhaus-Diagnosestatistik des Statistischen Bundesamtes (2005) werden in Deutschland jährlich rund 150 000 Patienten wegen einer Depression in Akutkrankenhäusern stationär behandelt (2002: 150 718 Patienten) und nochmals ca. 60 000 Fälle nach der Statistik der Deutschen Rentenversicherung in Rehabilitationskliniken (VDR 2004).

Für die klinische Bewegungstherapie stellt sich die Frage, welchen evidenten Beitrag sie mit einem spezifisch aktivierenden Bewegungsangebot bei depressiven Erkrankungen neben den anderen Therapieformen in einem multimodalen Therapiesetting leisten kann. Bei Durchsicht der nationalen und vor allem internationalen wissenschaftlichen Literatur der letzten zehn Jahre fällt deutlich auf, dass Ausdauer und Sport bei verschiedenen depressiven Erkrankungen eine positive Wirkung in der Primär- und Sekundärprävention aufweisen (Bauer 2008; Knubben 2004; Samitz 2002; van der Mei et al. 1997; s. a. Kap. 6.4, S. 91). Hierbei kann man im Bereich der Bewegungsaktivitäten und des Sports eine eindeutige Präferenz für die Therapie mit Ausdauer (aerobes Training), dicht gefolgt von Trainingstherapie an Geräten (MTT, MAT) feststellen.

Petzold (1969c) führte als erster im psychotherapeutischen Kontext therapeutisches Laufen und Gehen bereits Ende der 1960er Jahre in die Arbeit mit Suchtkranken und Anfang der 1970er Jahre in die Arbeit mit psychiatrischen Patienten ein (Petzold 1974j, S. 347–9) und zwar als ein »kreatives Laufen«, das die ökopsychosomatischen Effekte der Landschaft (Petzold 2006p), Atmung und Entspannungseffekte (Knetgering 2008) und die soziale Gemeinschaft der Läufer als Heilfaktoren einbezieht (Petzold 1996m). Dabei verweist er darauf, dass den griechischen Tempelkrankenhäusern in Kos, Eipidauros, Pergamon stets ein Stadion zur körperlichen Ertüchtigung der Kranken angegliedert war (Petzold u. Sieper 1990b) und in der Mitte des 5. Jahrhunderts BCE der Arzt und Sportlehrer Herodicus, ein Lehrer des Hippokrates, seinen Patienten Gehen, Laufen, Massage und Diäten verordnete und damit als Begründer der Sportmedizin und medizinischen Diäthetik zu sehen ist. Auch Reil (1803), einer der Begründer moderner Psychiatrie (er führte diesen Begriff 1808 ein), habe schon gymnastisches Bewegungstraining mit Verweis auf Herodicus in der Behandlung eingesetzt. Die Integrative Therapie hat diese Traditionen bewusst aufgenommen, und so ist sporttherapeutisches Ausdauertraining ein methodischer Ansatz (s. Abb. 1-2, S. 4) Integrativer Bewegungstherapie (Burtscher-Wäger 2005; Schay et al. 2006). Petzold und seine Mitarbeiter brachten an der psycho- und neuromotorischen Abteilung an der FU Amsterdam, Faculty for Human Movement Sciences, in den »Amsterdamer Laufstudien« wichtige Untersuchungen zur Lauftherapie mit depressiven Patienten (Bosscher 1993, 1995; Damen et al. 1984) auf den Weg, womit sich dieser sporttherapeutisch-psychomotorische Weg auch in der niederländischen Psychiatrie verbreitete. Über diese Studien berichten van der Mei, Petzold und Bosscher (1997) in einen Grundlagenartikel zu »Runningtherapie, Stress und Depression«, in dem sich zentrale Aspekte eines modernen klinischen Ansatzes zur Therapie von Depressionen mittels integrativer leib- und bewegungsorientierter Psychotherapie finden, und der in der Folge dann auch neuromotorische Momente, z. B. Synchronisationen in Laufgruppen über Spiegelneuroneneffekte (Rizzolatti et al. 2001), zu nutzen sucht (Petzold u. Sieper 2007d; Schay et al. 2006).

Wenngleich bei den zahlreichen Studien über Laufen bzw. über kardiovasculopulmonäres Ausdauertraining und Depression (Bosscher u. Petzold 1997; Heinrichs 2004; Huber 1990) nicht alle eine forschungsmethodisch gute Qualität haben (Lawler u. Hopker 2001), ist doch eine hinreichende Evidenz für die Wirksamkeit dieser sporttherapeutischen Maßnahmen gegeben und zeigen gerade neuere, neurobiologisch ansetzende Untersuchungen vielversprechende Ergebnisse (Neumann u. Frasch 2008).

In die nachfolgenden Ausführungen gehen sowohl die o. g. Erkenntnisse aus unseren Amsterdamer Forschungen als auch praxeologische Erfahrungen von über vier Jahren der Anwendung von Ausdauertherapie im akutklinischen und rehaklinischen Bereich ein mit in der Regel

70–90 Patienten, aufgeteilt in unterschiedlichste Leistungs- und Indikationsgruppen. Die daraus resultierenden praxeologischen, mittelfristigen Erkenntnisse sollen neben den wissenschaftlichen Grundlagen sowie den Wirkfaktoren von Ausdauertherapie erörtert werden. Sie zeigen, dass der im Rahmen der IBT entwickelte Ansatz der Ausdauertherapie etwas sehr Spezifisches ist:

- Er stärkt die »dynamische Regulationsfähigkeit« im Sinne Lurijas und Bernštejns (s. Kap. 3).
- Er nutzt die kreative Volitionspsychologie und mentales Training (Boschker et al. 2000; Petzold u. Sieper 2007d).
- Er fördert soziale Partizipation (Bosscher 1993; Petzold 1996m).

6.2 Methodische Vorgehensweise und spezifische Techniken der IBT

6.2.1 Ausdauer*therapie* statt Ausdauer*training*

Es hat sich in der Praxis der klinischen Arbeit bewährt, anstelle der Begriffe Ausdauertraining, Lauftherapie o. Ä. den Terminus »Ausdauertherapie« (Namensschöpfung in einer Arbeitsgruppe mit leitendem Arzt und Bewegungstherapeuten in einem Brain-Storming-Prozess mit D. Rahm und anderen im Jahre 2004) zu verwenden. Für den Patienten sind Begriffe wie »Training« und »Laufen« unserer Erfahrung nach mit zum Teil negativen Assoziationen (anstrengender Sport, Schweiß, nicht durchhalten zu können) bzw. negativen lebensgeschichtlichen Erfahrungen (z. B. Beschämung) besetzt, sodass wir uns für einen neutralen Terminus entschieden haben. So können auch Patienten zu einer Ausdauertherapie motiviert werden, die zunächst sehr immobil sind oder ein hohes Vermeidungsverhalten aufweisen (Angstpatienten, Patienten mit schweren depressiven Störungen, Patienten mit sozialen Phobien).

Ausdauertraining ist das systematische Üben von Bewegungsaktivitäten im aeroben Bereich vorwiegend unter trainingsphysiologischen Gesichtspunkten (Herzfrequenzmessung etc.). Eine *integrative Ausdauertherapie* umfasst dagegen mehr:

> **!** In der Ausdauertherapie werden neben den trainingsphysiologischen Aspekten Erkenntnisse aus der neurobiologischen Forschung, der Sozialpsychologie, der Motivationsforschung sowie psychodynamische, kognitions- und lerntheoretische Aspekte integriert. Sie stehen unter dem Integrationsparadigma Integrativer Therapie (Petzold 2003a) und dem praxeologischen Verständnis Integrativer Leib- und Bewegungstherapie (Petzold 1988n).

Ausdauertherapie bedeutet im klinischen Setting vor allem Nordic Walking, auch Walking und in sehr geringem Umfang Jogging, aufgrund der in der Regel begrenzten körperlichen Belastbarkeit der Patienten. Des Weiteren empfiehlt es sich, dem Patienten auch einfache Alltagsbewegungen wie schnelleres Gehen, Fahrradfahren, Wandern, Schwimmen zu empfehlen und dabei insbesondere die »Lieblings-Bewegungsaktivitäten« des Patienten zu fördern.

Aus motivationaler Sicht und Gründen der Durchführbarkeit sind besonders Bewegungsaktivitäten geeignet, die ohne großen Aufwand durchführbar sind. Bewegungsaktivitäten, die einen größeren Aufwand benötigen (z. B. spezifische Sportbekleidung), senken von vorneherein die Wahrscheinlichkeit einer mittel- bis langfristigen Ausübung.

6.2.2 Ausdauertherapie als Teil eines multimodalen Behandlungskonzeptes

Um mit der Ausdauertherapie den überwiegenden Teil der Patienten in ein evidenzbasiertes Konzept von körperlicher Aktivität einzubinden, benötigt man die Unterstützung des gesamten therapeutischen Personals. Ausdauertherapie muss Teil eines multimodalen Konzeptes sein, in dem verschiedene Fachleute (Ärzte, Psychotherapeuten, Krankenschwestern, Pflegefachkräfte, Sozialarbeiter, Spezialtherapeuten, Physiotherapeuten) eng zusammenarbeiten. Die notwendige Motivationsarbeit bei depressiven Patienten ist beträchtlich und kann schnell durch Sätze wie »na, dann gehen Sie heute mal in Ruhe frühstücken und lassen den Sport ausfallen ...« oder »wenn es Ihnen nicht so gut geht, dann pausieren Sie halt mal ...« zunichte gemacht werden.

Die Grundsätze für ein strukturiertes Ausdauerprogramm (regelmäßige Teilnahme, persönliches Entschuldigen beim Therapeuten bei Nichtteilnahme etc.) müssen daher allen Verantwortlichen bekannt sein und eingehalten werden. Depressive Patienten haben aufgrund ihrer Symptomatik gerade in der Eingangsphase große Probleme mit Bewegung bzw. vermeiden körperliche Aktivität. Bis die Wirkung der Ausdauertherapie einsetzt, benötigt der Patient Fremdmotivation. In der Klinik wird dies durch Information und Teilnahmeverpflichtung aus guten neurobiologischen Gründen (s. Kap. 6.4.1, S. 95) zunächst vorgegeben. Wenn der Patient zur Selbstmotivation befähigt ist und die positiven körperlichen, emotionalen und sozialen Effekte eintreten, ist die wesentliche Grundlage für eine erfolgreiche Ausdauertherapie erarbeitet, und damit ein guter Prädiktor gegeben, dass der Patient die Ausdauertherapie langfristig in kurativer und präventiver Form nutzt.

6.2.3 Informationsschulung in »mini-lectures«

In der klinischen Arbeit ist der Anteil der Patienten, die über eine Ausdauererfahrung verfügen, sehr gering. Die Patienten sind in der Regel sehr selten über Sinn und Zweck von Ausdauertraining bei einer depressiven Erkrankung informiert. Wenn man Patienten vermittelt, dass schon ein zwei- bis dreimaliges moderates Bewegungsprogramm (schnelleres Gehen, Nordic Walking, Schwimmen etc.) für eine halbe Stunde pro Woche sehr effizient bei Depression helfen kann bzw. dass auch mannigfache andere gesundheitliche Wirkungen erzielt werden können, erlebt man häufig Erstaunen. Die meisten Patienten gehen bei Ausdauertraining vom schweißtreibenden Jogging mehrmals in der Woche aus. Diese Vorstellung hat sich regelrecht in den Köpfen der Patienten eingenistet. Und weil sie dieses hoch gesteckte Ziel ohnehin nicht erreichen können und Frustrationserlebnisse vermeiden wollen, fangen die meisten erst gar nicht an, sich zu bewegen. Hier ist wiederholte Aufklärung und psychoedukative Wissensbildung in kleinen Lektionen (»mini-lectures«) während der Therapie und bei Vorträgen äußerst wichtig.

6.2.4 Statt Joggen moderate Bewegungsaktivierung

Joggen hat im akutklinischen und auch im rehaklinischen Setting eine untergeordnete Bedeutung. Große Patientengruppen können aufgrund ihrer Immobilität hierfür nicht gewonnen werden. Auch durch die klimatischen Bedingungen (heiße Sommer, kalte Winter, Glatteis etc.) ist eine Ganzjahresaktivität nur schwer zu erreichen. Das bedeutet, mit möglichst moderaten Bewegungsaktivitäten zu arbeiten. Diese Möglichkeit bietet das Nordic Walking. Zudem zeigt die wissenschaftliche Datenlage klar, dass

schon mit moderaten Bewegungsaktivitäten gute Ergebnisse erreicht werden können (Mucha 1998; Muster 2006).
Das Sterblichkeitsrisiko sinkt statistisch beträchtlich mit nur moderater Bewegung (Blair et al. 1989). Weitere Steigerungen der Fitness haben bei Männern einen äußerst geringen Effekt, bei Frauen können hier noch Verbesserungen erzielt werden. Tatsächlich ist jedoch der Übergang von geringer Fitness zu moderater Bewegung beeindruckend. Studien bezüglich des Inzidenzrisikos bei kardiovaskulären Erkrankungen, Depressionen, Rezidiven nach Krebs und anderen Erkrankungen (Samitz 2002) verweisen auf diesbezügliche Erkenntnisse. Daher muss es nach dem heutigen Wissensstand das Ziel sein, Patienten zu moderater Bewegung zu aktivieren.
Eine moderne allgemeine Bewegungsphilosophie der motorischen Aktivität (Temboer 1994) ruht somit auf den vier Säulen Wissen, richtiger Anwendung, kognitiver und volitiver Hilfen sowie der leiblich lustvollen Erfahrung. Dies soll verkürzt in Patientensprache dargestellt werden:

- **Wissen:** »Schon wenig hilft viel – viel hilft dabei nicht besonders mehr.«
- **Richtige Anwendung:** »Von der Pulsuhr zum subjektiven Körpergefühl.«
- **Kognitive und volitive Hilfen:** »Wie kann ich den inneren Schweinehund überwinden?«
- **Leiblich lustvolle Erfahrung:** »Auch wenn ich mich zunächst zwingen muss – anschließend geht es mir richtig gut.«

6.3 Zehn Leitsätze für eine erfolgreiche Ausdauertherapie

Nachstehend sollen plakativ zehn Leitsätze zu einer erfolgreichen Durchführung von Integrativer Ausdauertherapie vorgestellt werden, die sich im Laufe der praxeologischen Erfahrungen und eines intensiven Fachaustausches unter Therapeuten herauskristallisiert haben.

6.3.1 Bewegungswellness

»Ich fühle mich wohl durch Bewegung.«

Das Ziel integrativer Ausdauertherapie könnte man mit dem Herodicus-Programm vergleichen. Dieser antike Arzt hat auf einen *gesundheitsbewussten* und *bewegungsaktiven Lebensstil* hingewiesen, durch das Zusammenwirken von gesundheitsfördernden Maßnahmen, wie richtige Ernährung und Stressregulation, Atemarbeit und Entspannung, soziale Kontakte und Gemeinschaftserleben, als Grundlagen für ein gelingendes, »glückliches Leben«. Körperliche Aktivität, die Herz, Kreislauf, Gefäße, Atmung einbezieht, hat einen kardiovasculopulmonären Trainingseffekt. Wenn dies in Sport und Spiel, in einem konvivialen, freundlichen Miteinander, umgesetzt wird, erreichen wir ein Ergebnis der Gesundheits-Vierheit: »health, wellness, fitness, happyness«. Die Hauptaufgabe der Ausdauertherapie ist es daher, dass der Patient über die trainingsphysiologischen Parameter zu einem optimalen Bewegungsgefühl mit Freude unter Belastung gelangt. Wir betonen daher zunächst nicht die Bewegungs*fitness*, sondern die Bewegungs*wellness* und sprechen primär nicht von Leistung oder Training. Natürlich kommt auch der Punkt, wo es – nicht nur bei jüngeren Patienten – auch um den Gewinn einer altersadäquaten *basic fitness* geht, denn nur wenn diese erreicht wird, kommt es zu nachhaltigen Effekten, ansonsten geht die Bewegungsaktivität im Lebensstil leicht wieder verloren. Dass sie aber auch bei älteren und alten Menschen erreicht werden kann, haben sporttherapeutisch arbeitende Forscher und Kliniker zeigen können (Liessen u. Hollmann 1976; Petzold u. Berger 1978). Dem Alter, Gesundheitsstatus, der Erkrankung, Bewegungsbiographie, ggf. den Genderaspekten (Burtscher-

Wäger 2005) angepasste Programme sind daher wesentlich.
Der Patient soll sich nach der Bewegung wohl, wach und ausgeglichen fühlen. Dieses subjektive Wohlgefühl ist die Belohnung für seine körperliche Aktivität. Dies führt mittelfristig zu einer positiven Konditionierung (Bartmann 2005, S. 69ff.) und hat physiologische und neurobiologische Veränderungen zur Folge (s. Kap. 6.4.1, S. 93). Im Alltag des Patienten benutzen wir daher den Begriff *Ausdauerbewegung*.

6.3.2 Nordic Walking

»Ich bewege mich zu jeder Jahreszeit.«

Ein Schwerpunkt in der Ausdauertherapie bildet das Nordic Walking, denn es hat gegenüber anderen Ausdauerbewegungsformen entscheidende Vorteile: Es werden sehr viele Muskeln (über 600) bewegt, was zu einem angenehmen leichten, beschwingten Gefühl führt. Die Nackenmuskeln und Schultergürtelmuskeln werden, so wie bei keiner anderen Ausdauerform spezifisch und sanft aktiviert. Bekannterweise klagen depressive Menschen häufig über Beschwerden in diesem muskulo-skelettalen Bereich.
Ein weiterer Vorteil ergibt sich dadurch, dass auch sehr bewegungsinaktive Menschen schon während der Technikphase (Einüben der fünf Grundtechniken: langer Arm, offene Hand, Schulterrotation, aufrechte Körperhaltung und Fußabdruck) mit einer sehr langsamen Einführung in die Ausdauerbewegung konfrontiert werden und diese noch nicht im Vordergrund steht.
Die u.a. beiläufige Aufrichtung der Wirbelsäule, der aktive Einsatz der Hände und Arme und der betonte Fußkontakt haben unter Gesichtspunkten der aktuellen Embodiment-Forschung (Storch et al. 2006) maßgebliche positive Wirkung auf die seelische Stimmung, Leistungsfähigkeit und kreativen Denkleistungen (s. Kap. 6.4.1, S. 93). Nordic Walking ist unter trainingsphysiologischen Gesichtspunkten sehr individuell einsetzbar. Es können mittels verschiedener Techniken bei gleicher Gehgeschwindigkeit unterschiedliche Belastungsniveaus erreicht werden. Das macht es besonders unter genderspezifischen Gesichtspunkten interessant: Männer gehen lieber schneller, Frauen gehen lieber langsamer. Bei Nordic Walking können z.B. Partner bzw. Freunde mit unterschiedlichen Belastungsbedürfnissen im gleichen Gehtempo gehen. Die Belastungsintensität kann durch den gezielten Stockeinsatz von 10–30 Pulsschlägen pro Minute gesteigert werden. Die Herzfrequenzkontrolle ist beim Nordic Walking sehr leicht durchführbar. Das wohl gewichtigste Argument für Nordic Walking ist: »Beim Nordic Walking gibt es kein schlechtes Wetter nur schlechte Kleidung.« Nordic Walking kann tatsächlich zu jeder Jahreszeit mit einfachsten Mitteln durchgeführt werden. In der klinischen Arbeit fallen so gut wie nie witterungsbedingt Gruppen aus! Der Patient kann zuhause diese Form der Ausdauerbewegung ganzjährig ohne großen Aufwand ausüben.

6.3.3 Herzfrequenzmessung

»Ich finde meinen guten Rhythmus wieder.«

Untersuchungen und Praxisberichte (Steffny 2008) zu Ausdauersportlern zeigen, dass ein nicht unerheblicher Anteil der Aktiven im anaeroben Bereich liegen. Die subjektive Selbsteinschätzung scheint zu trügen: Aktive Menschen belasten sich im Ausdauertraining häufig zu hoch. Mittels der Herzfrequenzmessung werden die Patienten an ihr individuelles Belastungsniveau herangeführt. Sie erlernen selbst die Herzfrequenzmessung, die mit einfachen Herzfrequenzuhren durchgeführt werden kann.
In der Einführung zur Ausdauertherapie erhält jeder Patient seinen spezifischen extensiven Ausdauer-Herzfrequenzbereich: in der Regel von

55 % (untere Pulsgrenze) bis 75 % (obere Pulsgrenze) der max. Herzfrequenz (Hfmax). Die Bestimmung erfolgt nach der bewährten Formel: Frauen: 226 – Lebensalter, davon 55–75 %; bei Männern: 220 – Lebensalter und davon 55–75 %. Für die praktische Durchführung mit größeren Patientengruppen sind Laktattests zu aufwendig.

Diese Formeln werden zum einen in der Literatur zwar kritisiert, zum anderen jedoch kann man davon ausgehen, dass bei einer extensiven 70 %-Belastung nach der oben angegebenen Formel die Patienten mit einer Wahrscheinlichkeit von 95 % im aeroben Bereich liegen (Bertschy et al. 2008a, S. 154). Die Kombination der Herzfrequenzmessung mit subjektiven Belastungsskalen (z. B. Borg-Skala, RPE-Skala) wie von Bertschy (2008b, S. 210) empfohlen, zeigt sich in der Arbeit mit psychosomatischen und psychischen Erkrankungen als sehr schwierig, weil häufig parallel eine Störung der Körperwahrnehmung bzw. Belastungseinschätzung vorliegt. Wir haben hier gute Erfahrungen mit anderen »subjektiven Parametern« zur Selbstorientierung gemacht, die im nachfolgenden Kapitel beschrieben sind.

In Fällen internistischer oder sonstiger Erkrankungen wird der Frequenzbereich mittels Fahrradergometer oder Vo2max. bestimmt. Die Patienten sollen in den Gruppen nun lernen, ihr subjektives Körpergefühl bzw. Belastungsgefühl mit den objektiven Werten der Herzfrequenzuhr zu vergleichen. Dies führt zu einer interessanten Korrektur der Selbsteinschätzung. Nicht selten überlasten sich Patienten bzw. können mit sogenannten Stressoren (z. B. Steigungen) nur schlecht umgehen. Hierzu wird ein gesondertes Pulstraining durchgeführt in Anlehnung an das Biofeedback, indem der Patient wichtige Informationen erhält und körperliche Erfahrungen zu Ruhepuls, Umgang mit Stressoren macht, den eigenen Geh-Rhythmus findet sowie Einflussfaktoren durch Mitmenschen und Gruppe erhält.

Vorteile der Herzfrequenzmessung:

- Verbesserte Körperwahrnehmung und Selbsteinschätzung durch Beobachtung der Herzfrequenz bei körperlicher Aktivität
- Verbesserte Körperwahrnehmung durch Vergleich der Herzfrequenz und des subjektiven Erlebens körperlicher Aktivität
- Einfache und klare Orientierung über die eigene »gute« Belastungsfähigkeit (Über- und Unterforderung)
- Motivationsverbesserung durch Beobachtung der individuellen Herzfrequenz und einer erkennbaren Verbesserung der körperlichen Ausdauer (Sinken von Belastungs- und Ruhepuls im Laufe der Therapie)
- Die Signale des Körpers »lesen lernen« und für den Alltag (z. B. Stress in der Beziehung oder Arbeit) nutzen können
- Einfaches Biofeedback
- Praktisches Lernen über Umgang mit Stress (z. B. wie muss ich eine Steigung angehen?, was muss ich tun unter Belastung?)
- Möglichkeit, durch objektive Parameter den eigenen inneren Anspruch an Leistung zu relativieren und zu modulieren (Transfer des veränderten Verhaltens in den Alltag)

Die Pulsuhr ist auf dem Weg zum eigenen Rhythmus zunächst ein treuer Begleiter, der über einen »sorgsam wacht« und möglicherweise über die gute Belastung den Weg zeigt. Dies führt zu einem »ausgeglichenen Gehen in der Mitte«; dieses Gehen wird nicht selten eine vertiefende Erfahrung für das Leben im Alltag: auch hier seinen guten Rhythmus in der Mitte zu finden.

6.3.4 Ausdauer nach individueller Leistungsfähigkeit

»Ich höre auf meinen Körper.«

Die Patienten sollen im Laufe der Therapie erlernen, mehr auf ihren Körper zu hören und weniger auf die Uhr zu schauen. Überlastungen sollen erspürt werden. Diese guten Belastungsintensitäten stehen, so berichten viele Patienten, krass ihrem »subjektiven (pathologischen) Körpergefühl« entgegen. Die Ausdaueransprüche sind in der Anfangsphase nicht selten geprägt von intensiver Leistungsanforderung, Hektik, Unruhe, schneller Überforderung und anschließender Erschöpfung.

»Sagen Sie mal, da brauch ich mich ja kaum bewegen und bin schon an meiner Obergrenze« (Aussage einer Patientin, die neben einer mittelgradigen Depression eine ausgeprägte Stresssymptomatik aufwies: u.a. hoher Ruhepuls von 110).
»Na ja, Ihr Ausdauertraining ist schon gut, aber die Uhren können Sie wegwerfen, die stimmen nicht, ich bin noch bei Puste und die Uhr zeigt schon über 30 Schläge über meinem Oberpuls an« (Aussage eines Patienten mit schwerer Depression und einem ausgeprägten überhöhten Leistungsanspruch an seinen Körper während einer Übungseinheit).

Allmählich erlernen die Patienten, was es heißt, einen guten eigenen inneren Rhythmus zu finden: ein Gehen in Wellness.
Für ein gutes subjektives Körpergefühl haben sich folgende Orientierungshilfen für den Patienten bewährt: Zeichen für eine Überforderung sind Erschöpfung, Müdigkeit, Lustlosigkeit, Gereiztheit, starkes Schwitzen und ein vermehrtes Hungerbedürfnis nach der Ausdaueraktivität. Deutliche Zeichen einer guten Ausdauerbewegung hingegen sind: allgemeines Gefühl von Wohlsein, Entspannungsgefühle, Wachheit, Ausgeglichenheit, geistige Klarheit und Transparenz, innere Zufriedenheit, verstärktes Selbstbewusstsein, Lust auf aktives Handeln, Affiliation (Lust mit anderen in Kontakt zu treten), Bedürfnis nach Unternehmungen und Kommunikation.
In der klinischen Arbeit müssen hierzu nun Gruppen mit unterschiedlichsten Belastungsanforderungen (Einsteiger, bewegungsinaktive Patienten, Patienten mit körperlichen Einschränkungen, störungsspezifische Indikationen wie Schmerz bis hin zu bewegungsaktiven Patienten) bereitgestellt werden. Der Patient kann hierbei unter den verschiedenen Gruppen je nach aktueller Befindlichkeit und Ausdauerleistung in Absprache mit dem Therapeuten die Gruppe wechseln. Für die klinische Arbeit bedeutet dies einen nicht unerheblichen Organisationsaufwand, damit die Patienten in der für sie »optimalen Gruppe« ihre Ausdauerbelastung durchführen können. Alle Patienten werden darüber hinaus angehalten, von Beginn an auch selbstständig sich mit der Ausdauerbewegung in verschiedenen Formen (Gehen, Walken, Schwimmen, Fahrrad fahren etc.) zu befassen, damit der Transfer in den heimischen Alltag möglichst früh gebahnt wird.

6.3.5 Konvivialität

»Ich fühle mich wohl in dieser Gruppe.«

Negative Emotionen gehen gerade bei depressiven Patienten mit starkem Vermeidungsverhalten einher. Grawe (s. Kap. 6.4.1, S. 95) hat hier einige wichtige Zusammenhänge zum Verständnis depressiver Erkrankungen beschrieben. Der Therapeut soll in der Gruppe für ein Klima sorgen, in dem der Patient überwiegend positive Emotionen erleben kann. Er muss in die Gruppe integriert werden, Angst- und Überforderungssituationen sollten vermieden, gut erreichbare Ziele in den Vordergrund gestellt werden. Die Gruppe kann diesbezüglich als gemeinsamer Katalysator zur Aktivierung des linksseitigen präfrontalen Kortex dienen, der bei depressiven Menschen unteraktiviert (ebd.) ist und zu einem Mangel an positiven Gefühlen führt (»wir schaffen das«, »von uns bleibt keiner auf der Strecke«).
In der Integrativen Bewegungstherapie versuchen wir, eine Atmosphäre der *Konvivialität*

herzustellen, d.h. ein Klima, das durch Offenheit, Freundschaftlichkeit, Halt, Sicherheit und Gastlichkeit geprägt ist. Die »Neuen in der Gruppe« sind willkommen, sie gehören schnell dazu. Aus dieser Gruppe, und das ist das Besondere gegenüber anderen sozialen Gruppen, fällt man nicht heraus. Dieser besondere Schutz muss im therapeutischen Setting zur Verfügung gestellt werden, um emotional korrigierende Erfahrungen zu ermöglichen (s. Kap. 5.4.2, S. 70).
Für den Therapeuten bedeutet dies Kommunikation in intersubjektiver Ko-respondenz, die durch eine empathische, helfende, warmherzige, extravertierte, aktivierende optimistische therapeutische Haltung geprägt ist.

6.3.6 Vitale Evidenzerfahrungen

»Wenn Körper, Seele und Geist sich finden.«

»Vitale Evidenz« ist nach der Theorie der Integrativen Bewegungstherapie der Moment, in dem positives Körpererleben, emotionale Zufriedenheit und kognitive Einsicht in sozialer Bezogenheit zusammenwirken. Vitales Evidenzerleben hat eine starke Veränderungswirkkraft bzw. birgt eine hohe Wahrscheinlichkeit, dass der Mensch versucht, diese erlebten Zustände immer wieder herzustellen. Es ist davon auszugehen, dass in solchen Zuständen das dopaminerge System aktiviert wird.
Die Aktivierung »vitaler Evidenz« (Petzold 2003a, S. 694) umfasst vier Komponenten: das Erreichen interessanter *kognitiver Einsichten* wie positiver Überzeugungen (»ich tue etwas für mich, das ist gesund, das fördert mein Gehirn«), *emotionale Erfahrungen* (»ich bin bei anderen, hier werde ich akzeptiert, hier ist ein Platz für mich, die mögen mich«) und positives *körperliches Erleben* (das Gefühl von Entspanntheit, Leichtigkeit, Lebendigkeit, Lust und Wachheit) in *sozialer*, zwischenmenschlicher Bezogenheit. Letzteres übrigens entsteht nicht nur durch Gehen. Durch Hüpfen und Springen während der Ausdauertherapie können lustvolle kindliche Bewegungsmuster aufgrund implizit gespeicherter positiver Bewegungserfahrungen (Leibgedächtnis) aktiviert werden (s. Kap. 5.4.3, S. 72). Positive Erinnerungen einer lustvollen »Bewegungszeit« werden wach.

6.3.7 Kognitive Überzeugungshilfen und volitive Beharrlichkeit

»Ich schaffe es!«

Kognitive Überzeugungshilfen für die Ausdauerbewegung sind nicht zu unterschätzen. Viele Menschen lassen sich zu Handlungen bewegen, um negative Konsequenzen (»wenn Du das nicht machst, schädigst du dich«) ihres Verhaltens zu vermeiden. In der Praxis setzen wir daher gezielt auf bewusste Informationen, die wir dem Patienten in »mini-lectures« und in Vorträgen vermitteln. Zum anderen werden systematisch auf bewusste und unbewusste Informationsverarbeitung abzielende Interventionen angeboten wie z.B. häufige Wiederholung von Inhalten (geistige Wachheit und Kreativität), positive Zuschreibungen, die als besonders attraktiv wahrgenommen werden (straffe Oberarme, attraktive Hüften, sanftes Abnehmen etc.). Von entscheidender Bedeutung sind willenspsychologische und willenstherapeutische Maßnahmen, wie Petzold und Sieper (2007d) für das Lauftraining hervorgehoben haben. Es muss zu einer Entscheidung (decision) kommen: »Ich will zu laufen beginnen!«, dann zu einer Umsetzung (conversion): »Heute hab ich begonnen, morgen gleich noch einmal!«, dann aber ist Beharrlichkeit, Ausdauer (persistence) erforderlich: »Es regnet zwar, aber ich bleib dran, auch heute!« Lauftherapie braucht den Willen, ist aber zugleich ein hervorragendes Mittel in der Willenstherapie. In unserer Praxis der Ausdauertherapie wird dies ergänzt durch einfache Artikel, Infos und Vorträge zu den positiven Wirkungen, die durch Ausdauertherapie erreicht werden können.

6.3.8 Imaginationstechniken und kreatives Laufen

»Der Wind trägt mich.«

Verschiedene Imaginationstechniken bzw. Methoden des »mentalen Trainings« können in die Ausdauerbewegung integriert werden (Boschker et al. 2000; Petzold u. Sieper 2007d):
Bilder und Vorstellungen wie »sich vom Wind tragen oder schieben zu lassen«, das »Aufgehen« in einer schönen Landschaft, Phantasiebilder sind u.a. wichtige *Top-down-Techniken* (Petzold 1996m; van der Mei et al. 1997).
Bottom-up-Approaches können durch »kreatives Laufen« wie Leichtigkeit im Gehen, Gehen wie eine Katze, Elefantengang oder beschwingtes Gehen, Gehen mit Lächeln, aber insbesondere durch implizite Geherinnerungen wie Hüpfen, Springen, Spurten erreicht werden.

»Gehüpft bin ich seit meinem sechsten Lebensjahr nicht mehr. Das war einfach das Schönste. Ich hatte in diesem Moment ein unglaubliches Glücksgefühl. Dabei hatte ich mich zunächst nicht getraut und fand den Bewegungsvorschlag vom Gruppenleiter blöd.« (Aussage einer 43-jährigen depressiven Patientin)

Ein schöne Zusammenstellung für den Praktiker von imaginativen bzw. meditativen Lauftechniken findet sich auch bei Bauer 2007, S. 95 ff.

6.3.9 Multiple Stimulierung und Synchronisation

»Die Weite in mir – das Gehen mit dem Anderen.«

Die Förderung der Wahrnehmungen in der ökologischen Umgebung, das Erleben von Weite und Wärme sowie von Ruhe als basale Wahrnehmungsqualitäten, die zu positiven Geherfahrungen und emotionalen Umstimmungen führen, das Erleben von Gerüchen und die multiple Aktivierung von Sinneserlebnissen sind nicht nur besondere Erfahrungseindrücke, sondern auch in der aktuellen neurobiologischen Diskussion (Blech 2006) und in unserem Ansatz der IT beim Konzept der »multiplen Stimulierung« (s. u. a. in Kap. 3, 5, 10 u. 12 in diesem Buch) von hohem Interesse. Wir nutzen in der Ausdauertherapie auch die erlebte und mitvollzogene Bewegung (s. Kap. 6.4.1, S. 97) in Kommunikationen und Interaktionen. Patienten stimmen sich ständig unbewusst aufeinander ab, was Tempo und Gehrhythmus anbelangt. Im gemeinsamen Gehen kommt es zu gemeinsamen Gesprächen und sozial leichten Interaktionsmöglichkeiten: man spricht kurz und geht weiter oder nimmt nur einfach an einem interessanten Gespräch teil. Auch treten dyssynchrone Muster auf (»mit dem konnte ich überhaupt nicht mitgehen«). Diese sind nicht nur motorisch gemeint, sondern auch kognitiv. Umgangssprachliche Redewendungen finden im gemeinsamen Gehen ihren tieferen Sinn (um-gehen, mit-gehen, hin-gehen, weg-gehen, begleitet werden usw.).
Dass Gehen und Laufen den Gedankenfluss anregen, ist eine alte Weisheit. Die Peripathetiker unter den Philosophen der Antike haben im Gehen philosophiert. Kreative Einfälle entstehen nicht selten im Gehen, beim gemeinsamen Gehen kann dann ein »Flow« (Csikszentmihalyi 1985), Zusammenfließen, ein »Konflux« (Petzold u. Orth 1998) entstehen.
Patienten, die vor einem schwierigen unlösbaren Problem, einer verfestigten Einstellung oder vor einer wichtigen Entscheidung stehen, werden in der Integrativen Bewegungstherapie aufgefordert, dieses Problem mitzunehmen und einfach mal alleine zu laufen oder zu gehen. Hier zeigen sich nicht selten durch die Bewegungsaktivierung erste Ansätze für Lösungen.

6.3.10 Ausdauer in einer Philosophie der Lebenskunst

»Die Wertschätzung meines Leibes ist eine Lebenskunst.«

Nietzsche hatte sich engagiert gegen die »Verächter des Leibes« gewandt:

»*Aber der Erwachte, der Wissende sagt:*
Leib bin ich ganz und gar, und Nichts außerdem;
und Seele ist nur ein Wort für ein Etwas am Leibe.
Der Leib ist eine große Vernunft,
eine Vielheit mit Einem Sinne …«
(Also sprach Zarathustra, 3. Teil I).

Heute hat die bei vielen Menschen denaturierte, sitzende, bewegungsarme Lebensform eine Leibverachtung hergestellt, die den Betroffenen oft gar nicht bewusst ist. Hier gilt es ein neues Bewusstsein zu schaffen.

Ausdauertherapie, richtig gelehrt, eröffnet dem Patienten einen Weg zum sorgsamen Umgang mit der eigenen Leiblichkeit, d.h. eine Wertschätzung des Leibes und seiner Gesundheit. Das lehrten schon die antiken Lebenslehrer Sokrates, Epikur, Seneca, Marc Aurel, Musonius, Epiktet u.a., auf die der Integrative Ansatz mit seiner »philosophischen Therapeutik« (Jung 2007; Petzold 1991a, 2001m) Bezug nimmt. Aus einer anfänglichen zumeist passiven, erlittenen und ängstlichen Sorge des Patienten um sich und seine Gesundheit erlebt er über das aktive Gehen – z.T. verbunden mit einer mentalen Weggestaltung – eine Veränderung, wie in den vorangegangenen Leitsätzen beschrieben, zu einer bewussteren und aktiveren Lebens- und Leibgestaltung. Das Gehen wird zu einer »Wegerfahrung« (Petzold u. Orth 2004b, 2008; Kap. 5): Der Weg führt weiter und es gilt dem depressiven Menschen hier wieder Horizonte zu eröffnen. Eine Anbindung an die »Philosophie des Weges« der Integrativen Therapie wird dabei möglich und nützlich, wenn sie den antiken Gedanken vom Lebensweg aufnimmt bzw. die asiatische Weisheit vom »Weg als Ziel« (Petzold 2004i, 2005t).

In dieser Arbeit mit dem Gehen, die noch durch Imaginationsübungen vertieft werden kann, können Bewusstwerdungsprozesse »in Gang« kommen, wie sie z.B. Seneca oder Marc Aurel beschreiben und wie sie von Hadot, Foucault, Petzold und Schmid mit ihrer Aktualisierung des antiken »Lebenskunst-Gedankens« für den Menschen von heute aufgegriffen wurden. »Denn wie das Material des Zimmermannes das Holz, des Bildhauers das Erz ist, so ist das Leben jedes einzelnen Menschen das Material seiner eigenen Lebenskunst (βίον ὑλή τέχνης)« (Epiktet, Diatriben I, 15 in: Nickel 1987). Ziel ist ein aufgeklärtes Interesse an sich selbst, das zu einer aktiven, vom Selbst initiierten klugen Sorge führt, die von aktivem Handeln und weniger von Angst und Hilflosigkeit geprägt ist (vgl. Foucault 1986; Schmid 1998, S. 245). Die »Sorge um sich« *(soucis de soi)* soll zu einer »Meisterschaft seiner selbst« (*maîtrise de soi*) führen, zu einer »Ästhetik der Existenz« (Foucault 2008), durch die das Leben ein »Meisterstück« werden kann, wie Montaigne es sah. Laufen in einem solchen gedanklichen Rahmen eingesetzt, ist dann nicht nur funktionales Training, sondern kann bei richtiger Anleitung, insbesondere für den depressiven Patienten im Verein mit anderen sinnstiftenden Angeboten, zum Gewinn einer Lebenskunst beitragen (Hadot 1991; Petzold 1999q; Schmid 1998). Denn: »Es ist niemals zu spät, sich mit der eigenen Seele zu beschäftigen« (Epikur 1968, S. 122).

6.4 Ist Ausdauertherapie evidenzbasiert?

Inzwischen liegt eine stattliche Anzahl von Forschungsarbeiten vor, die sich mit dem Zusammenhang von Ausdauertraining, Ausdauersport, Sport und Gymnastik bzw. körperlicher Aktivität im Bezug auf Depression befassen.

Auch eine kurze Darstellung der wichtigsten Studien würde jedoch den Rahmen dieser Arbeit sprengen. Daher sei auf die guten Übersichten bei Knubben (2004, S. 10 ff.), Lawler und Hopker (2001), Neumann und Frasch (2008), Samitz und Mensink (2002), Muster (2006, S. 113 ff.) und die populären Zusammenstellungen bei Bauer (2008, S. 16 ff.): verwiesen, in denen zahlreiche Studien seit den 1970er Jahren aufgeführt sind. Stellvertretend soll hier kurz auf vier Studien eingegangen werden, die in der Evidenzhierachie als besonders hoch eingestuft werden können (Evidenzgrad Ib-II).

Damen et al. (1984) kamen in einer ersten, explorativen Studie an der Fakultät der Bewegungswissenschaften der Freien Universität Amsterdam mit 18 depressiven Patienten zu dem Ergebnis, dass im Gegensatz zu einem einfachen Sport/Spiel- und Entspannungsprogramm die Lauftherapie zu einer signifikanten Reduktion der Depressionswerte und der körperlichen Beschwerden sowie zu einer Zunahme des allgemeinen Wohlbefindens und des Selbstwertgefühls führte.

Bosscher (1991) untersuchte an der gleichen Abteilung, ob ein strukturiertes Lauftherapieprogramm einen anti-depressiven Effekt bei poliklinischen depressiven Patienten hat. Nach 12 Wochen mit jeweils einer Therapieeinheit ergaben sich signifikante Verbesserungen in allen Bereichen bei den Patienten mit »Major Depression«. Die Kontrollgruppe mit den supportiven Psychotherapiegesprächen zeigten hingegen keine signifikanten Veränderungen. Diese Studie ergab, dass bei »Major Depression« die Lauftherapie eine geeignete Therapieform darstellt.

Bosscher (1995) sowie Van der Mei, Petzold und Bosscher (1997) verglichen Lauftherapie mit medikamentöser Behandlung bei Patienten mit der Diagnose »Major Depression«. 17 Patienten erhielten eine Lauftherapie, 12 Patienten erhielten eine medikamentöse Therapie mit einem potenten Antidepressivum. Beide Gruppen zeigten zwischen Vor- und Nachmessung signifikante Reduzierungen der Depressionswerte und der Beschwerden. Nach 6 Wochen war das Lauftraining der medikamentösen Therapie sogar überlegen. Hingegen fanden sich keine Verbesserungen der allgemeinen und der körperlichen Kompetenz. Lauftherapie erwies sich in diesen Untersuchungen als genauso wirksam wie die medikamentöse Therapie.

Knubben (2004) führte eine prospektive, randomisierte, kontrollierte Studie durch mit dem Ziel, die Effekte eines Ausdauertrainings auf die depressiven Symptome von stationären depressiven Patienten innerhalb eines kurzen Zeitraumes zu untersuchen. Insgesamt wurden 39 stationäre depressive Patienten in die Studie eingeschlossen. Von diesen wurden 20 Patienten in eine aerobe Trainingsgruppe randomisiert und erhielten ein 10-tägiges Intervalltraining über täglich 30 Minuten auf einem Laufband. 19 Patienten erhielten über denselben Zeitraum und dieselbe Dauer ein Placebotraining. Die Ergebnisse der Trainings- und Placebogruppe wurden mit einer Gruppe von 15 Patienten verglichen, die für eine Studie über die Effekte eines medikamentösen Stufenplans rekrutiert worden waren. Nach 10 Tagen waren die Depressionswerte für die Trainingsgruppe signifikant geringer als in der Placebogruppe und der Kontrollgruppe. Die Dauer des Klinikaufenthalts war signifikant kürzer für die Trainingsgruppe als für die Kontrollgruppe. Bereits ein 10-tägiges körperliches Ausdauertraining bei stationären depressiven Patienten führt zu einer signifikanten Abnahme der Beschwerden.

Betrachtet man zusammenfassend die Ergebnisse, die den derzeitigen Stand zu Lauftherapie, Sporttherapie unter aeroben Aspekten und vergleichbarer Anwendungen widerspiegeln, so kann man abschließend zu dem Schluss kommen, dass regelmäßige körperliche Aktivität unter Ausdauerbedingungen eine klinisch bedeutsame Wirkung hat. Einige Studien weisen jedoch auch erhebliche qualitative Mängel auf, daher ist weitere Forschung notwendig, insbesondere in störungsspezifischer Hinsicht. Letztendlich stellt eine klinische Ausdauertherapie ein sehr effektives und wenig aufwendiges Verfahren zur Therapie von Depressionen nebst den Säulen medikamentöse Therapie (1), Psychotherapie (2) und Sozio-/Familien-/Netzwerktherapie (3) dar. Betrachtet man die nachfolgenden Wirkfaktoren so wird diese These weiter gestützt.

6.4.1 Wirkfaktoren der Ausdauertherapie

Für die mögliche spezifische Wirkung des Ausdauertrainings bzw. körperlicher Aktivität bei Depression werden inzwischen folgende Wirkfaktoren diskutiert: Neurobiologische Wirkfaktoren, psychologische Wirkfaktoren und soziale Wirkfaktoren.

Neurobiologische Wirkfaktoren

Neurotransmitterregulierung

Es gilt inzwischen als gesichert, dass bei jeder bekannten Form der Depression das serotonerge und/oder noradrenale System gestört ist. Der Spiegel dieser Neurotransmitter ist zu hoch oder zu niedrig, oder die Resorption/Reizbarkeit der Synapsen ist verändert. Unklar bleibt noch, ob die Veränderung des Serotoninspiegels eine Ursache oder eine Folge der depressiven Erkrankung ist.

Es besteht eine positive Beziehung zwischen körperlicher Aktivität und der Konzentration von Neurotransmittern (van der Mei et al. 1997, S. 399 ff.). Die Konzentration dieser biogenen Amine wird durch Sport erhöht, und man ist der Meinung, dass die Depressionssymptome dadurch abgebaut werden. Diese Veränderungen finden sich sowohl bei depressiven wie bei nicht-depressiven Personen.

Mehrstündige körperliche Arbeit löst eine Zunahme der Serotoninproduktion im limbischen System (Löllgen u. Hollmann 2002) aus, wodurch ebenso wie mit einem Dopaminanstieg die Stimmung positiv beeinflusst werden kann.

Vermehrte Endorphinausschüttung

Löllgen und Hollmann (2002) berichten, dass bei Überschreitung einer kritischen Belastungsintensität von 60–70 % der persönlichen Höchstleistungsfähigkeit der Endorphinspiegel im Blut um das 3–4-fache ansteige. Hierdurch würde die Schmerzsensitivität in hohem Maße vermindert, das Wohlbefinden gesteigert. Eine zehnminütige Belastung mit 60 % der individuellen Leistungsfähigkeit bewirke signifikante Veränderungen im regionalen Glukosestoffwechsel des Gehirns. Hoch signifikante schmerzdämpfende Einflüsse von endogenen opioiden Peptiden, die jenseits einer aerob-anaeroben Schwelle von 4 mmol/l Laktat bis zum Dreifachen über den Ruheausgangswert ansteigen. Mit der Schmerzdämpfung ist eine signifikante Stimmungsveränderung in Richtung Euphorie verbunden. Bei Ergometerbelastung ist ein Anstieg von freiem Tryptophan im Blut zu beobachten bei gleichzeitigem Rückgang von verzweigt-kettigen Aminosäuren. Hierdurch wird Tryptophan der Eintritt in das Gehirn über die Blut-Hirn-Schranke erleichtert, wodurch im limbischen System vermehrt Serotonin gebildet wird. Auch hierdurch kann ein stimmungsaufhellender Effekt eintreten. Damit bewirke Ausdauertraining spezifische Veränderungen im serotonergen System (Hollmann u. Strüder 2003) in Abhängigkeit von der Belastungsintensität und der Leistungsfähigkeit des Sportlers. Die Endorphin- und Serotoninveränderungen machen den vielfach berichteten stimmungspositiven Einfluss von körperlicher Aktivität bei Patienten mit klinischer Depression verständlich. Die Kombination von Medikament mit aerober Arbeit dürfte laut Hollmann und Strüder (ebd.) für Patienten mit dieser Diagnose optimal sein.

Entspannungshypothese und Spannungsregulation

Angst und Depressionen verursachen ein erhöhtes Muskelaktionspotential, das die Symptome dieser Beschwerden noch erhöhen kann (van der Mei et al., S. 402). Bei körperlicher Aktivität nimmt die Spannung der Skelettmuskulatur ab. Selbst nach leichter körperlicher Aktivität ist ein vergleichbares Ergebnis zu beobachten (ebd.). Man geht davon aus, dass die Intensität der Aktivität eine gewisse Grenze überschreiten muss, um einen solchen Effekt zu erreichen. Es kann eine Stressadaptation erfolgen, durch die eine Stressresistenz aufgebaut werden kann (ebd.).

Verbesserung der regionalen Gehirndurchblutung

Hollmann und Strüder (2003) untersuchten mittels Positronen-Emissions-Tomographie (PET) und funktionaler Magnetresonanztomographie (fMRT) regionale hämodynamische und metabolische Gehirnreaktionen auf körperliche Belastung. Schon bei einer Belastungsstufe von 25 Watt ergeben sich signifikante Durchblutungssteigerungen von unterschiedlicher Größenordnung in verschiedenen Gehirnabschnitten, im Mittel um 20 %. Eine Belastungsintensität von 100 Watt ließ bei gesunden männlichen Probanden die mittlere Durchblutung auf ca. 30 % über den Ruheausgangswert zunehmen.

Eine höhere Belastungsintensität tendiert zu einer stärkeren Durchblutungszunahme regionaler Gehirnabschnitte. Die größte Differenz hierbei ist der Übergang vom Ruhewert zu einer leichten Belastungsstufe. Grawe (vgl. 2004, S. 144 ff.) weist im Zusammenhang mit der aktuellen Forschung der neuronalen Korrelate in Bezug auf Depression insbesondere auf vier wichtige Hirngebiete hin: präfrontaler Kortex (PFC), anteriorer Zingularkortex (ACC), Hippocampus und Amygdala.

Der linke PFC sei verantwortlich für positive Ziele, ebenso generiert er positive Emotionen, der rechte PFC Vermeidungsziele und negative Emotionen. Bei depressiven Menschen ist der linke PFC sowohl absolut als auch relativ zum rechten PFC unteraktiviert. Dies macht es für depressive Patienten schwer, ihre automatisierten negativen Emotionen und Verhaltensweisen wie negative Grübeleien durch eine positive zielorientierte Aktivität zu verdrängen.

Inwieweit durch Ausdauerbewegung der linke PFC aktiviert wird bzw. werden kann, darüber liegen bislang noch keine Untersuchungsergebnisse vor. Praxeologische Erkenntnisse zeigen, dass häufig depressive Patienten nach Ausdauerbewegungen von einer gehobenen Stimmung berichten, von Lust auf mehr Aktivität und über Klarheit im Denken. In Stichproben von unipolar und bipolar Depressiven, die in ihrer Verwandtschaft weitere Depressive hatten, wurden PFC-Volumenverringerungen zwischen 39 und 48 % gefunden. Dies macht deutlich, dass man schwer depressiven Personen in der Regel keine »normalen« Leistungen abverlangen kann, was absichtsvolles, aktives Handeln und Problemlösen angeht. Dafür fehlen die strukturellen Voraussetzungen (Grawe ebd.)

Der ACC ist aktiviert, wenn man mit uneindeutigen, ungewissen Situationen und konflikthaften oder mehrdeutigen Anforderungen konfrontiert wird. Bei depressiven Patienten ist der ACC unteraktiviert. Sie reagieren nicht mehr adäquat auf Situationen, in denen etwas nicht in Ordnung ist und mobilisieren nicht mehr vorhandene Ressourcen, um in schwierigen Situationen etwas verändern zu können.

Ob gezielte Körperaktivierung (z. B. Ausdauerbewegung) hier neurobiologische Veränderungen bewirken kann, ist bislang als hypothetisch anzunehmen. Praxeologische Erfahrungen wiesen darauf hin. Entscheidende Hinweise liefert eine wenig beachtete Studie von Kubesch et al. (2003), durchgeführt an der Universität Ulm. Hier wurden 24 Patienten mit der Diagnose »Major Depression« einem 30-minütigen Ausdauertraining unterzogen. Vorher und nachher wurden die Probanden kognitiven Tests unterzogen, die spezifisch auf den anterioren zingulären Kortex (Exekutivfunktionen) zugeschnitten sind. Es konnte nachgewiesen werden, dass akute Ausdauerbelastungen bei depressiven Patienten zur Verbesserung von Inhibitionsleistungen führen können, die über eine stärkere Aktivierung des ACC erklärt werden, der eine relativ hohe Dichte an serotonergen und dopaminergen Nervenzellen aufweist. Jeder dieser Neurotransmitter kann durch körperliche Belastung verändert werden. Diese Adaptionen können zur Besserung exekutiver Funktionen depressiver Patienten durch eine einmalige Ausdauerbelastung beitragen, da Depressionen häufig von reduzierten Neurotransmitterkonzentrationen vor allem des serotonergen Systems begleitet werden.

Praxeologischer Exkurs

Gerade die Mobilisierung schwer depressiver Patienten für Ausdauertherapie ist eine große Herausforderung für den klinischen Behandler. Der Patient sieht weder Notwendigkeit noch Sinn einer solchen Maßnahme und erlebt dies manchmal auch als Schikane. Dies erinnert sehr an den von Davidson in Grawe (2004, S. 150) beschriebenen ACC-Subtyp von Patienten, die keine Konflikte zwischen ihrem Zustand und den Anforderungen der Umwelt mehr wahrnehmen und bei denen kein Wille zur Veränderung feststellbar ist. Diese Patientengruppe bedarf einer sehr vorsichtigen und intersubjektiven Zugangsweise mit viel Geduld und Motivationsarbeit. Hingegen erlebt der PFC-Subtyp sehr wohl die Diskrepanz zwischen seinem Zustand und die an ihn gestellten Forderungen. Er leidet darunter, schafft es aber nicht. Dies sind Patienten, die in der Therapie häufig fehlen, Schuldgefühle haben und schließlich überhaupt nicht mehr kommen würden, wenn man nicht früh interveniert. Die Interventionen müssen hierbei einfühlsam, verständnisvoll und motivierend sein. Wir haben aus diesem Grund uns entschieden, die Ausdauertherapie zu einer Pflichtveranstaltung zu machen, denn wäre sie freiwillig, würden wir unseren eigenen Therapieansatz mit dem o.g. Wissen untergraben! Die Ausführungen von Grawe (2004, S. 144ff.) und die Untersuchung von Kubesch et al. (2003) stützen diese Vorgehensweise.

Verbesserung des Gehirnstoffwechsels – neuronale Plastizität

Nach der verbesserten Gehirndurchblutung kommt es zu einem verbesserten Gehirnstoffwechsel, der in Folge zu einer verbesserten synaptischen Funktion und neuronaler Neubildung führt (Hollmann 2003).

Beanspruchungen der allgemeinen aeroben dynamischen Ausdauer sowie der Koordination veranlassen eine hoch signifikante Zunahme der Produktion von neurotrophen Faktoren (BDNF) und die zugehörige mRNA speziell im Hippocampus, im Kortex und im Cerebellum. Die Langzeitpotenzierung (LTP), das synaptische Analogon zum Lernen und Gedächtnis, hängt von der Existenz einer genügenden Menge von BDNF ab. Die durch körperliche Aktivität ausgelöste zerebrale Aktivierung besitzt eine neuroprotektive Bedeutung für das Überleben der Neurone und bewirkt neben einem verbesserten Lernvermögen eine höhere Widerstandsfähigkeit gegenüber Durchblutungsstörungen. Vermehrte bewegungstypische Beanspruchung eines Körperteils bewirkt eine Expansion der zugehörigen Repräsentation in der Hirnrinde. LTP kann Spines innerhalb von Minuten bis Stunden morphologisch verändern und aufspalten. Körperliche Aktivität fördert diesen Prozess. Gleichzeitig findet eine Angiogenese statt, welche für eine verbesserte Blutversorgung bei gegebenen Gehirnbeanspruchungen sorgt. Selbst im Gehirn des Erwachsenen regt körperliche Bewegung die Bildung neuer Neurone an: Muskuläre Tätigkeit beeinflusst zerebrale Mikrostrukturen und -funktionen (vgl. ebd.).

Psychologische Wirkfaktoren

Ablenkung

Bewegungsaktivitäten können Patienten von ihren Sorgen ablenken. Bei depressiven Patienten ist das ständige Grübeln häufig ein dominanter dysfunktionaler Informationsstrom im Kurzzeitgedächtnis. Eine stärkere Informationsquelle wie z. B. Bewegungsaktivitäten wie beim Nordic Walking, die eine besondere Aufmerksamkeit erfordern, können als »Distractor« dienen, um die beim Grübeln aktivierten Ruminationsprozesse (Wyer 1996) zu hemmen und durch andere Aufmerksamkeitsfokussierungen und Gedankenmuster, die spezifisch anzubieten sind und geübt werden müssen, neue Mentalisierungen zu initiieren und zu bahnen. Hierbei kann gezielt die Aufmerksamkeit auf verschiedene körperliche Phänomene (Atmung, Schrittlänge, Haltung ...) oder Naturgegebenheiten gelenkt werden. Ebenso können Techniken der Gedankenverlagerung angeboten werden.

Verbesserung des Selbstbildes und der Selbstkompetenz

Negatives Selbstbild und vermindertes Selbstwertgefühl sind Symptome depressiver Erkrankungen. Ausdauertherapie sollte das Ziel haben, das Vertrauen in die eigenen Möglichkeiten und die Fähigkeiten, das eigene Leben zu meistern, wiederherzustellen.

Das Erleben der Selbstwirksamkeit (Flammer 1990) ist ein gutes Konzept, das die Erfahrung der eigenen Kontrolle (locus of control) komplementär zur Hilflosigkeit betont. Diese Erfahrungen sind ein basales Element zur Erreichung und Stabilisierung einer eigenverantwortlichen, sich selbst zufrieden stellenden Lebensgestaltung, also der selbst zu erbringenden Leistung in Ernstsituationen. Die Bedeutung von Macht und Ohmacht im Alltag betont Flammer (ebd.) in seiner Kurzformel:

> Menschen sind, was sie können.

Sie kommen sich aber wertlos vor, wenn sie ihren Einfluss auf die Erledigung ihrer Aufgaben verlieren. Für sinnvolles Leben benötigen sie eine subjektive Wirksamkeit (ebd.).

Ausdaueraktivitäten lassen eigene Wirksamkeiten in einfacher Form erleben (»ich schaffe diese Strecke«, »ich kann das«, »meine Leistungsfähigkeit nimmt zu, das sehe ich objektiv«).

Veränderung von erlernter Hilflosigkeit

In diesem Zusammenhang kann auch Seligmans Depressionsmodell (1979) gesehen werden, nach dem Depressionen durch die Gefühle von Hilflosigkeit bedingt sind, die auf unkontrollierbare aversive Ereignisse folgen. Die internalen, globalen und stabilen Faktoren (»ich kann nichts machen«), letztendlich »die Wege zu den Gefühlen der Hilflosigkeit« werden durch Bewegungsaktivitäten verändert oder sogar neu gebahnt (»ich schaffe das«, »ich kann es«, »ich bin nicht ausgeliefert«). Dies ist zunächst eine primär leibliche Erfahrung.

Weitere Faktoren

Bartmann (2005, S. 69 ff.) benennt aus verhaltenstherapeutischer Sicht weitere psychologische Wirkfaktoren wie kognitive Umstrukturierung, Imitationslernen, Techniken der Selbstkontrolle, Desensibilisierung, operante Verstärkung, Gedankenstopps, Biofeedback, Korrektur von Fehlattribuierungen, Entspannung und verbesserte Genussfähigkeit.

Soziale Wirkfaktoren

Das gemeinsame Gehen hat neben den biologischen und psychologischen Wirkfaktoren eine weitere sehr wichtige soziale Dimension: die Beziehung zur Gruppe. Das Zugehörigkeitsgefühl als auch das Wir-Gefühl in einer Gruppe wird aufgebaut. Patienten erlernen geradezu nebenbei, soziale Gegebenheiten adäquat zu erfassen und zu bewerten und lernen, dementsprechend zu handeln. Isolationstendenzen werden abgebaut, und es erfolgt in der Regel eine (Re-)Integration in die Gruppe. Nicht selten entstehen daraus neue soziale Netzwerke, z. B. in der Entwicklung von aktivem Freizeitverhalten (Hass u. Petzold 1999). Die Kommunikations- und Interaktionsfähigkeit wird gefördert. Lernen am Modell wird vielfach angeboten. Patienten lernen die eigenen Bedürfnisse wahrzunehmen, diese mitzuteilen oder im sozialen Kontext zu vertreten. In der Integrativen Bewegungstherapie sprechen wir von einer sozialen Synchronisation (Petzold 2003a).

Im gemeinsamen Gehen finden motorische Synchronisationsprozesse zwischen den Menschen statt (Schay et al. 2006), die durch die Aktivität der Spiegelneuronen (Rizzolatti et al. 1996, 2001; Stamenov u. Gallese 2002) gestützt werden und damit auch Empathieleistungen unterstützen.

Gemeinsames Gehen verbindet sich so zu einem »bewegungsaktiven Lebensstil« auf dem Hintergrund des »komplexen Bewegungsbegriffes« der IBT wie ihn Höhmann-Kost in Kapitel 2 beschreibt. Damit geht Ausdauertherapie in der oben beschriebenen Form über die Heilung von Krankheit und Beschädigungen, über die klinische Perspektive also, über eine Wiederherstellung von Gesundheit hinaus und gewinnt eine anthropologische Dimension:

»*... die des Menschen, der in einem Wachstumsprozess steht, der zu einer persönlichen Integrität (restitutio ad integrum) findet, der die ›Wandlung will‹ (Rilke), weil er wie Heraklit den Strom des Lebens erfahren hat und deshalb dem Strömen der eigenen Lebendigkeit Raum geben kann, das sich in der commotilité, der gemeinsamen Bewegung alles Lebenden einfügt*« (Petzold 1989h, S. 35).

In diesem Beitrag wurde spezifisch auf die Ausdauertherapie bei mittelgradigen und schweren depressiven Episoden eingegangen. Für weitere Einsatzbereiche von Ausdauertherapie wie z. B. bei Schmerzerkrankungen, Ängsten oder posttraumatischen Belastungsstörungen, für die sich die Ausdauertherapie als ressourcenzentrierte Methode im Rahmen eines multimodalen Therapiekonzeptes gerade im klinischen Setting sehr gut eignet, wird auf die weiteren Beiträge in diesem Buch, die untenstehende Literatur und die Bibliografie verwiesen. Die oben beschriebenen Leitsätze können bei entsprechenden Modifikationen auch auf andere Störungsbilder umgesetzt werden.

6.5 Weiterführende Literatur

Burtscher-Wäger M. Bewegen und Handeln in eigener Sache – Kreatives Laufen für Frauen vor dem Hintergrund ausgewählter Kernsätze der Integrativen Leib- und Bewegungstherapie. Abschlussarbeit zum Universitätslehrgang Bewegungstherapie. Krems: Donau Universität Krems 2005. http://www.donau-uni.ac.at/imperia/md/content/studium/umwelt_medizin/psymed/abschlussarb/burta2.pdf

Van der Mei S, Petzold HG, Bosscher RJ. Runningtherapie, Stress, Depression – ein übungszentrierter Ansatz in der Integrativen leib- und bewegungsorientierten Psychotherapie. Integrative Therapie 1997; 3: 374–429.

Weber A. Hilf dir selbst: Laufe! Das Paderborner Modell der Lauftherapie und andere Konzepte für langfristig gesundes und erfolgreiches Laufen. Paderborn: Junfermann 1999.

7 Angststörungen

Ingrid Braunbarth

Inhalt

Angst wird in ihren Funktionen und in ihren pathologischen Ausprägungen betrachtet. Das Konzept des »Informierten Leibes« (s. Kap. 3) wird als Metakonzept für den Entwurf leibtherapeutischer Angstbewältigung und ihrer Wirkfaktoren genutzt. Es wird beschrieben, wie der Körper, der im Angsterleben als *Problem*, als Ort der Bedrohung erscheint, in die Therapie als *Ressource* einbezogen werden kann. Wie in der Psychotherapie der Angststörungen generell gilt auch hier: sich mit dem Bedrohlichen befassen statt es zu vermeiden. Als Vorbereitung dafür, sich der Angst zu stellen (»Angstexposition«), wird der Aufbau von Vertrauen in den eigenen Körper und von Vertrauen in eine unterstützende Umgebung gefördert. Ausführliche Übungsbeispiele aus der klinischen Praxis werden mit leib- und bewegungstherapeutischen Interventionen geschildert.

7.1 Epidemiologie

Angststörungen verteilen sich gleichmäßig über alle sozialen Schichten und über viele verschiedene Länder und Kulturen. (Bandelow 2004). Sie scheinen also nicht nur durch Milieu- und Umweltbedingungen zu entstehen.

Sie entwickeln sich früh, die Hochrisikozeit für das **Erstauftreten** einer Angststörung liegt zwischen dem 10. und 15. Lebensjahr. Spezifische Phobien (v.a. Tierphobien) können schon im Kindesalter (5–6 Jahre) beginnen, die Sozialphobie im Durchschnitt ab dem 15. Lebensjahr. Die Panikstörung beginnt im Schnitt im 29. Lebensjahr, die Generalisierte Angststörung (GAS) ab dem 25 Lebensjahr. Nur 10–20 % der Angststörungen treten später, ab dem 35. Lebensjahr auf.

Der **Behandlungsbeginn** liegt durchschnittlich bei 36 Jahren, nach oft jahrelangen Beschwerden. Die Behandlungsquote ist zwar verglichen mit anderen psychischen Störungen relativ gut, aber nur höchstens die Hälfte der Betroffenen erhält irgendein Behandlungsangebot, von diesen werden nur 6,5 % verhaltenstherapeutisch (»State of the Art«) behandelt.

Angststörungen bedeuten für die Betroffenen erhebliche Einschränkungen im Berufs- und Privatleben. 60 % der mit einer Panikstörung Diagnostizierten, 36 % der mit einer Phobie Diagnostizierten sind arbeitslos, durchschnittlich 5,4 Tage/Monat besteht eingeschränkte Arbeitsproduktivität.
Bei Alleinlebenden, Geschiedenen und Verwitweten sind die Erkrankungsraten höher (zur Epidemiologie s. Lieb et al. 2003).

7.2 Formen und Funktionen der Angst

> **!** Biologisch gesehen gehört Angst zur Grundausstattung aller Säugetiere, die bei Geburt schon aktiv ist und erfahrungsbedingt reift. Dieser Reifungsprozess ist störanfällig. Durch Vernachlässigung oder Misshandlung kann eine inadäquate Stressregulierung entstehen (Hüther 2005).

Funktionen der Angst:

- Eine Funktion der sich aufdrängenden Körpersignale ist die **Alarmierung:** wir werden gewarnt, wachsam zu sein und alles andere zu vergessen. Unsere Wahrnehmung *verengt* sich auf die Angst und zwingt uns, auf eine Gefahr zu reagieren: anzuhalten, uns zurückzuziehen oder zu kämpfen. Sie dient unserem *Schutz.*
- Die starken Körperreaktionen dienen der **Mobilisierung** von Energiereserven, wenn wir in Bewegung kommen in Richtung Auseinandersetzung oder Flucht, Bewältigung oder Vermeidung.
- Aus neurobiologischer Sicht haben die mit Angst einhergehenden Stressreaktionen die Funktion, die zur Angstbewältigung gefundenen **Strategien** im Gehirn zu **speichern.** Die neuroendokrinen Prozesse stabilisieren neue Muster bzw. destabilisieren veraltete Muster der Angstbewältigung (s. u. 7.3).
- Angst hat auch eine **soziale Funktion.** Sie bewegt, wenn sie geäußert wird, andere Menschen dazu, den Geängstigten zu beruhigen, zu trösten. Angst bewegt den Geängstigten dazu, Schutz bei anderen zu suchen. Wenn jemand anderen Angst macht, dient die Angst der anderen seiner Macht über diese. Angst bewegt Menschen dazu, sich an gesellschaftliche Erwartungen, Normen, Gesetze anzupassen – um dazuzugehören.

Der Übergang zwischen »normalen« Ängsten und Angststörungen ist fließend. Es kommt auf die Angemessenheit, das Ausmaß, den Grad der Kontrollierbarkeit und darauf an, inwieweit die Angst das Leben einschränkt. Krankhafte Angst bringt eine sich ausbreitende Tendenz zur Vermeidung mit sich, da die Befürchtungen nicht überprüft werden.

7.3 Neurobiologische Modelle

Es werden zwei Arten von Stress- bzw. Angstreaktionen beschrieben (Hüther 2005):

7.3.1 Kontrollierbare und unkontrollierbare Stressreaktion

Bei der **kontrollierbaren Stressreaktion** wird der Angstauslöser als Herausforderung erlebt, es wird eine aktive Form der Bewältigung gefunden. Die Angst verwandelt sich dann in Mut, Zuversicht, Stolz. Das Selbstvertrauen wächst und man erlebt, wie Ohnmacht durch den eigenen Willen besiegt wird. Der befürchtete Kontrollverlust wird als kontrollierbar erfahren, erfolgreiche Problemlösungsmuster (Denken, Verhalten) werden gelernt. Der Angstbewältigung können sehr verschiedene Verhaltensweisen dienen, z. B. Aneignung von Können und Wissen, Anlehnung an andere, Unterordnung, Aggression, Verdrängung, Desensibilisierung. Die Fähigkeit zur Nichtwahrnehmung von Angst scheint v.a. bei Männern vorhanden. Haben Männer eher als Frauen die Kontrollüberzeugung, Angst beherrschen zu können, z. B. durch Machtstrategien? Dies würde zumindest dem männlichen Stereotyp entsprechen.

Bei der **unkontrollierbaren Stressreaktion** erscheint die Angst auslösende Situation ausweglos. Angst wird zu Verzweiflung, ohnmächtiger Wut, Hilflosigkeit, Unruhe bei gleichzeitiger Lähmung. Bei längerer Dauer kommt es zu Resignation, zunehmenden Selbstzweifeln, Verlust an Selbstvertrauen. Die tage- oder wochenlange Überschwemmung mit Stresshormonen führt im Gehirn zur Lockerung oder Auflösung neuronaler Strukturen: Dies kann, je nach Dosis und Dauer, regenerativ oder degenerativ wirken. Die Folge ist entweder die Löschung von Verhalten, das für die Angstbewältigung ungeeignet ist, was eine Veränderung des Denkens, Fühlens und Handelns ermöglicht, oder eine Labilisierung, die pathologische Folgen wie somatische und psychische Erkrankungen hat.

> **!** Die ständige Überaktivierung der Amygdala und des sympathischen Nervensystems bedeutet auf der körperlichen Ebene eine chronische Aktivierung der archaischen Notfallreaktionen bei Angst: Kampf, Flucht oder Erstarrung. Dies kann zu chronischen Verspannungen und Haltungsfixierungen nach dem Angstmuster führen.

7.3.2 Neuronale Schaltkreise

Panksepp (1998, nach Grawe 2004, S. 170 f.) beschreibt zwei verschiedene neuronale Schaltkreise bei Angst: Das **Furcht-Kognitions-System** und das **Panik-Bindungssystem**. Letzteres lässt sich durch Nähe, Körperkontakt, Verbundenheit, vertraute Umgebung usw. – also von außen – beruhigen, oder – von innen – über das Furcht-Kognitionssystem: Mithilfe von Kognitionen und der Motorik können Stressoren, die zunächst Panik auslösen und hilflos und kopflos machen, aktiv bewältigt werden (s. 7.3.1 kontrollierbare Stressreaktion). Dieses Umschalten vom Paniksystem zum Furcht-Kognitionssystem kann gelernt werden.

Unterbleibt eine Beruhigung, kann es zur Eskalation kommen, d.h. zu einer lähmenden Panikattacke oder »Freeze«, mit massiver Aktivierung der Stressachse (HPA), wobei das Stresshormon Kortisol ausgeschüttet wird (dies entspricht einer »unkontrollierbaren Stressreaktion« nach Hüther) und zur Dissoziation (Abschalten, Empfindungslosigkeit, »Totstellreflex«).

7.4 Das Konzept des »Informierten Leibes« in der Therapie der Angstbewältigung

Im Leibgedächtnis eines Angstpatienten sind wiederholte Erfahrungen misslungener Angstbewältigung gespeichert. Angstgefühle und Vermeidungstendenzen sind besonders gut gebahnt und daher leicht auszulösen. Die Angstreaktion läuft »ungehemmt«, unkontrollierbar ab. Starke emotionale Eindrücke wirken irritierend und werden vermieden. So kann nicht die Erfahrung gemacht werden, dass Ängste zu bewältigen sind.

Um neue Information zu speichern und das Leibgedächtnis zu erweitern, sind folgende **Informationswege** möglich:

- **Bottom-up, from muscle to mind, movement produced information (MPI):** dazu gehören differenzierte leibliche Selbstwahrnehmung, positiver Leibbezug, Selbstakzeptanz, leibliche Selbstwirksamkeitserlebnisse, Tonusregulierung, Konditionsverbesserung, sensumotorische Anregung, emotionale Modulierung durch leibliche Einstellung von emotionalen Mustern, »emoting«, Affekttraining usw.; freie Bewegung, lockere Haltung, Gestik und Mimik informieren das Gehirn über neue Möglichkeiten und stärken das Selbstbewusstsein

- **Top-down, from mind to muscle, mentally imagined motor actions (MIM):** mentales Training, Imaginationen zur Bekräftigung angstfreier Zustände und Bewegungsmöglichkeiten
- **Zwischenleiblichkeit, interactional movement coordination (IMC):** hier wirken das Modell-Lernen, die Empathiefähigkeit, Nähe und Geborgenheitsmuster, Nutzung der Synchronisationsfähkeit bei Mitbewegungen, z. B. für Beruhigung oder Ermutigung
- **Aktivierung innerer Beistände** oder stabiler, angstfreier Persönlichkeitsseiten, evoked internalised personalities (EVP)

Auf diesen Wegen kommen die Wirkfaktoren der Integrativen Leib- und Bewegungstherapie zur Geltung.

Der Fokus wird vom Problematischen auf das Neue, Fördernde gerichtet. Es sollen möglichst viele gut gebahnte angsthemmende Synapsen ausgebildet werden – dies erfordert eine *ressourcenorientierte Behandlung*. Diese ermöglicht durch bedürfnisbefriedigende Erfahrungen in und außerhalb der Therapie ein »motivationales Priming« (Grawe 2004): Gute Erfahrungen aktivieren das Annäherungssystem, wodurch die Neigung zu guten Erfahrungen und Annäherung verstärkt wird – das Gegenteil des Teufelskreises von Vermeidung und negativer Erfahrung kommt in Gang.

Ziele einer Angstbehandlung

- **Aufbau eines positiven Kontexts zur Hemmung des Angstmusters**, z. B. durch gute Bindungserfahrungen, durch positive Emotionen (Ausschüttung von Oxytocin und Endorphinen). Da starke Angst nicht willentlich kontrollierbar ist, müssen implizit gelernte Angstreaktionen *implizit »verlernt«* werden, über den »langsamen Weg« einer kortikalen Hemmung durch Wissen, Erfahrung (es passiert nichts!) und zunehmende Kompetenzerwartung. Zur Bahnung der Hemmung muss wiederholt – im positiven Kontext! – mit dem Vermiedenen konfrontiert werden, bis die Hemmung stärker wird als die Aktivierung. Die Aufmerksamkeit wird auf das Vermiedene gelenkt, was gegen die bestehenden motivationalen Tendenzen geht und wiederum das »Vermeidungssystem« (Grawe 2004) aktiviert – also muss gleichzeitig das »Annäherungssystem« gestärkt werden!
- **Stärkung des Annäherungssystems**, z. B. durch motiv-kongruente Ziele (was ich möchte und will statt was ich sollte und müsste!), die zum Erfolg und damit zur Zufriedenheit führen!

Für die Angstbehandlung heißt dies praktisch:

- Sichere Bindung zum Therapeuten und Einbindung in die Gruppe
- Positive Motivierung (Annäherungssystem!): Was will ich?
- Ressourcenorientierung: Was kann ich?
- Auslösung möglichst vieler angenehmer Emotionen
- Psychoedukation, Wissen über die Angststörung, z. B. über den »Teufelskreis der Angst«
- Steigerung der Kompetenzerwartung, z. B. durch kognitive Vorbereitung: Was kann passieren, was kann ich tun?
- Einüben angstbewältigender Gedanken
- Konfrontation mit dem Vermiedenen: reale Erfahrungen mit allen Sinnen

7.5 Spezifische Techniken und Übungen der Integrativen Bewegungstherapie

1. Differenzierung und Entkatastrophisierung der Körperselbstwahrnehmung (perzeptiver, reflexiver Leib)
2. Stärkung des Leibselbst, des Vertrauens in den eigenen Körper
3. Gefühlswahrnehmung, Gefühlsausdruck (expressiver Leib), Gefühlsregulation
4. Förderung der Zwischenleiblichkeit – kommunikative Übungen zur Stärkung des Vertrauens in andere und zur Abgrenzungsfähigkeit, Konfliktfähigkeit

7.5.1 Differenzierung und Entkatastrophisierung der Körperselbstwahrnehmung

Eine Panikpatientin fragte mich, ob es denn Sinn hätte, ihren Körper so aufmerksam zu beachten? Sie achte doch schon zuviel auf jede kleine Veränderung in ihrem Körper.
Sie fand dann aber zunehmend Gefallen daran, auch *angenehme* Empfindungen zu spüren, vor allem bei kraftvollen Bewegungen, da konnte sie sogar ihr Herzklopfen und Schwitzen akzeptieren. Weniger angenehm fand sie das »eigenleibliche Spüren« in Ruhe – Ruhe beunruhigte sie zunächst nur.

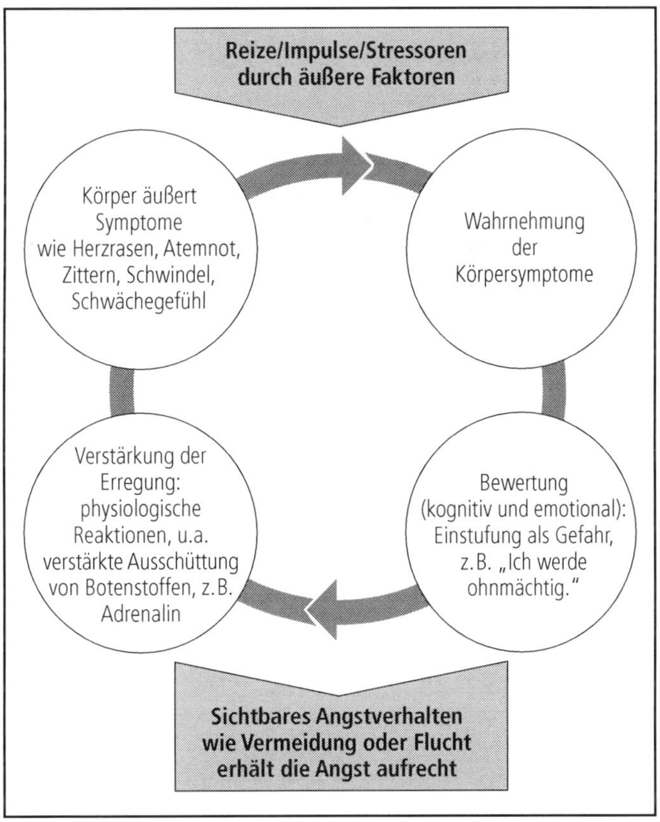

Abb. 7-1 Teufelskreis der Angst (nach Margraf u. Schneider 1989)

Entkatastrophisierung: Angstpatienten lenken ihre Aufmerksamkeit unwillkürlich auf Angstreize. Panikpatienten neigen dazu, Körperempfindungen eher mit Gefahr zu assoziieren, Angstanfälle beginnen oft mit der Wahrnehmung körperlicher Symptome. Vor allem Körpersignale, die mit Erregung einhergehen, werden als Gefahr interpretiert. Hier ist es wichtig, zunächst *psychoedukativ* vorzugehen und Informationen zum »*Teufelskreis der Angst*« zu geben (s. Abb. 7-1; Margraf u. Schneider 1989). Dann kann eine Panikattacke als Signal der Angstüberflutung statt als Signal einer bedrohlichen Erkrankung gedeutet werden. Dies kann eine Voraussetzung dafür schaffen, dass Betroffene sich den bedrohlichen Empfindungen stellen, sich auf Angst-Expositionen einlassen.
Differenzierung: Dadurch dass sie in der Gruppe immer wieder, in verschiedenen Situationen dazu angeleitet werden, Veränderungen im Körpergefühl zu spüren (Wird Ihnen wärmer/ kälter, steigt/ löst sich Spannung, wird der Atem tiefer/flacher usw.?) üben sie, ihren Fokus zu erweitern und feinere Unterschiede wahrzunehmen. Sie werden dabei unterstützt, Zusammenhänge zwischen Situationserleben und Körperreaktion zu erkennen (»somatische Marker« nach Damasio). Dabei können Gefühle bewusst werden. Könnte das Schwitzen bei Annäherung Angst bedeuten? Wovor? Ist da Mut zum Ausprobieren? Hier kann die Wahrnehmung in eine Ausdrucksübung (7.5.3) oder eine Kommunikationsübung (7.5.4) übergehen, falls erwünscht. Das Finden von Namen für Empfindungen fördert das Erfassen und Verstehen des eigenen Körpers, der für Angstpatienten oft zum Feind, zur Bedrohung geworden ist. Die Fokussierung neutraler und angenehmer Empfindungen hilft, sich mit ihm wieder anzufreunden. Die Neigung zum Katastrophisieren lässt nach.
Bei der Körperwahrnehmung in Ruhe kann Unangenehmes gespürt werden: sowohl unnötiges Anspannen, Festhalten und Aktionsbereitschaft als auch Unruhe, Weigerung, Vermeidung, Ausstieg, Aggression. In beidem kann sich eine Angst- und Panikbereitschaft zeigen. Überwiegt die Verspannung, kann durch dosiertes Loslassen der Spannung allmählich mehr Gelassenheit, Achtsamkeit entstehen. Überwiegt die Unruhe, kann es sinnvoller sein, zunächst dem Aktionsimpuls zu folgen (s. Fallbeispiel oben).

Körpergrenzen[1]

Körpergrenzen spüren durch Abklopfen oder Abrollen

Kommen Sie zur Ruhe, im Sitzen oder Stehen, schließen Sie die Augen wenn möglich, legen Sie Ihre Hände oben auf den Kopf und beginnen Sie, mit den Fingerspitzen leicht zu klopfen. Spüren Sie, wie es sich angenehm anfühlt: zart oder kräftig, mit den Fingerspitzen oder mit den Handflächen, schnell oder langsam. Behandeln Sie zunächst nur eine Seite, machen Sie dann eine kleine Pause: Fühlt sich die behandelte Seite anders an als die unbehandelte?
Wandern Sie mit Ihren Händen weiter über den ganzen Körper. Streichen Sie zum Abschluss vom Scheitel bis zu den Fußsohlen

[1] Zur Entstehung der Angebote (»Übungen«): Ich habe genutzt, was ich in meiner Weiterbildung zur Integrativen Bewegungstherapeutin »am eigenen Leib« erlebt habe, was ich in Büchern fand (z. B. Hausmann u. Neddermeier 1996; Höhmann-Kost 2002), was ich im Austausch mit meiner KBT-Kollegin hörte – und all das entwickelt sich in der Praxis weiter. Besonders anregend ist dabei die Zusammenarbeit mit den von Angststörungen Betroffenen! Aufgeschrieben habe ich einige der Übungen zunächst auf Anregung eines ehemaligen Patienten, der diese in der »Deutschen Angstzeitung« (daz) 2003–2005 veröffentlichte (www.angst-zeitschrift.de). Eine erweiterte Sammlung von Übungen wird demnächst als Buch erscheinen.

mit beiden Händen kräftig Ihre Körperkonturen entlang.
Nehmen Sie sich Zeit zum Nachspüren. Können Sie Ihre Körperkonturen fühlen? Wie fühlen sich Ihre Hände an? Wie ist Ihr Körpergefühl? Wie geht Ihre Atmung? Wie ist Ihre Stimmung?
Variation: Sie können Ihre Konturen auch mit einem Noppenball, einem Softball, einem Tennisball oder mit anderen Bällen abrollen.

Grenzerlebnisse suchen

Probieren Sie aus, wie Sie das Organ der Körpergrenze, die Haut, vielfältig anregen und mit angenehmen Eindrücken versorgen können – um sich möglichst wohl in Ihrer Haut zu fühlen! Beziehen Sie auf der Suche nach angenehmen Erlebnissen sowohl Ihre Umwelt als auch nahestehende Mitmenschen mit ein. Sie können bewusst Kontakt mit Boden, Wand, Sitzmöbeln aufnehmen. Probieren Sie aus, wie Unterschiedliches auf Sie wirkt: Hartes, Weiches, Rauhes, Glattes, Kaltes, Warmes …
Gehen Sie möglichst auch ins Freie und erkunden Sie die unterschiedlichsten Untergründe. Probieren Sie auch unterschiedliche Kleidungsstoffe sowie eng anliegende (in Richtung Neopren-Anzug) und lockere Kleidung aus. Wie fühlen sich kräftiges Duschen und sanftes Eincremen danach an? Welche Arten von Berührungen mögen sie von anderen Menschen, welche nicht? Laden Sie Ihnen Nahestehende dazu ein, mit Ihnen zu experimentieren! Soll es kraftvoll sein oder eher vorsichtig? Vielleicht entdecken Sie bei Ihren Experimenten das Genießen – und das ist nachweislich entängstigend und stimmungsaufhellend.

Mögliche Wirkfaktoren

In der Forschung wurde ein Zusammenhang zwischen Angstsymptomatik und »Körpergrenzverlust« gefunden (Röhricht 2000, 2002). Eine Belebung des Körpergrenzgefühls kann beruhigen und der Depersonalisation (der Körper fühlt sich fremd oder wie nicht vorhanden an) entgegenwirken. Unsere Haut ist das früheste Sinnesorgan. Wir haben die ersten Eindrücke über die Welt mit ihr gesammelt. Ausreichender, angenehmer Körperkontakt in den ersten Lebensmonaten fördert die gesunde Entwicklung von Babys – und auch Erwachsenen tut das gut! Auch in der Angsttherapie stärkt sinnliches Genießen das Vertrauen in den Körper und die Freude an ihm – wird er doch oft eher als lästig und bedrohlich erlebt.

Spielraum gewinnen

Es geht um Körperwahrnehmung unter dem Einfluss verschiedener »Räume« und Umgebungen wie Enge und Weite, Einschränkung und Spielraum sowie Schutz und Offenheit.

Enge im Innenraum

Wenn Sie dies lesen, wahrscheinlich im Sitzen, verändern Sie Ihre Körperhaltung so, dass Sie enger werden. Stellen Sie sich dabei vor: »Ich muss mich schützen! Ich mache mich unsichtbar. Mach dich hier nicht so breit!« Falten Sie sich zusammen, beugen Sie den Kopf nach unten, ziehen Sie Arme und Beine zu sich heran, verschränken Sie sie, ziehen Sie den Bauch ein, rollen Sie sich ein. Bleiben Sie einen Moment so, achten Sie darauf, wie sich diese Haltung auf Ihr Körpergefühl, Ihre Atmung und Ihre Stimmung auswirkt. Was ist daran angenehm, was ist unangenehm? Was ist daran vertraut, was ist ungewohnt? Lösen Sie dann die Einengungen wieder auf und achten Sie auf den Unterschied. Wiederholen Sie den Wechsel zwischen Einengung und Auflösung der Einengung. Machen Sie die Übung auch im Liegen, Stehen und Gehen.

Weite im Innenraum

Machen Sie sich etwas breiter und richten Sie sich auf, sodass Sie im Bauch und Brustraum Platz haben und Arme und Beine lockeren Bewegungsspielraum haben. Räkeln Sie sich ganz leicht. Geben Sie sich die Erlaubnis, sich Raum zu lassen, sich auszubreiten! Stellen Sie sich dabei vor: »Ich muss mich nicht schützen, ich bin hier sicher.«
Wie wirkt sich diese Haltung auf Körpergefühl, Atembewegungen (kleine Bewegungen beim Aus- und Einströmen der Luft) und Stimmung aus? Was ist daran angenehm, was ist unangenehm? Was ist vertraut, was ist ungewohnt? Machen Sie die Übung auch im Liegen, Stehen und Gehen, immer mal wieder zwischendurch.

Enge im Außenraum

Suchen Sie sich eine Ecke, in die Sie sich verkriechen können. Lehnen Sie sich dort an, spüren Sie die Berührung durch die Wände auf Ihrer Haut, fühlen Sie die äußeren Grenzen. Achten Sie aber darauf, dass Sie in Ihrem Innenraum weit bleiben. Spüren Sie Ihren inneren Spielraum, den Raum zum Atmen (so wie in der Übung: »Weite im Innenraum«). Stellen Sie sich vor: »Ich lasse mich von außen begrenzen, aber bleibe innen frei!« Merken Sie, dass Sie weiter frei atmen können?
Um Enge zu erzeugen, können Sie auch eine große, schwere Decke um sich legen, sich fest darin einwickeln. Probieren Sie aus, wie Sie sich von außen einengen können! Üben Sie zunächst allein, an ruhigen Plätzen. Später können Sie dies auch auf Situationen im Alltag übertragen, bei denen es im Außenraum eng wird, zum Beispiel Auto, Fahrstuhl, Kino usw. Steigern Sie allmählich Ihren Schwierigkeitsgrad!

Weite im Außenraum

Suchen Sie sich einen weiten Raum, in dem Sie sich ausdehnen und frei bewegen können. Im Sitzen oder Stehen – machen Sie sich so richtig breit, entfalten Sie sich! Sie können sich dabei dehnen, räkeln, sanft oder kraftvoll in alle Richtungen bewegen: nach links und rechts, nach vorne und hinten und oben. »Begreifen« Sie den Begriff »Bewegungsspielraum«!
Allmählich können Sie Ihren Platz verlassen und sich auch in den umliegenden Raum hineinbewegen. Füllen Sie die leere Weite mit Ihren eigenen Schwüngen, Sprüngen, Kreisen, Linien … Halten Sie sich nicht zurück, lassen Sie sich gehen, tanzen, toben, schlendern Sie nach Herzenslust.
Wenn Sie genug haben, kommen sie zur Ruhe, spüren Sie: Wie sind Körpergefühl und Stimmung? Sind Sie es gewohnt, weiten Raum so für sich zu nutzen?

Mögliche Wirkfaktoren

Enge, Beklemmung taucht oft bei Angst auf. Das Wort Angst ist verwandt mit dem Wort »angustus« (lat.: eng). Wir ducken uns bei Angst, kauern uns zusammen – eine automatische Reaktion zum passiven Selbstschutz.
Das bewusste, »freiwillige«, nicht automatische Erzeugen von Enge kann erfahrbar machen, dass man die Kontrolle darüber haben und damit umgehen kann. Durch den bewussten Wechsel zwischen Enge und Weite im Innenraum kann man leichter in Alltagssituationen erkennen, wenn man sich zusammenzieht, verkrampft, den Atem anhält. So kann man eher

gegensteuern, um gelassener und handlungsfähiger zu bleiben.

Weite kann auch bedrohlich wirken, wenn man sich verloren darin fühlt (Stolze 1984). In Bewegung zu kommen, die Weite für sich zu nutzen kann den Raum positiv erlebbar machen und das Vertrauen in die eigenen Bewegungsmöglichkeiten (= Handlungsmöglichkeiten) stärken.

7.5.2 Stärkung des Leib-Selbst, des Vertrauens in den eigenen Körper

Oft haben die Patienten das Gefühl, »den Boden unter den Füßen verloren« zu haben. Sogenannte »Grounding«-Übungen helfen, die Tragfähigkeit des Bodens und des eigenen Stützapparats zu spüren. Fallübungen, Spiel mit dem Gleichgewicht, Erproben der eigenen Standfestigkeit, Spiel mit der eigenen Unsicherheit beim »blinden« Gehen – vielfältige sensumotorische Anregungen und die Vorbilder in der Gruppe laden zum Ausprobieren ein. Dabei können anfängliche Ängste sich sogar in angenehme Erregungszustände umwandeln. Sich dem Ängstigenden zu stellen ermöglicht, zu *erleben*, dass die »Angst vor der Angst« oft schlimmer ist als die tatsächliche Angst, die allmählich nachlässt, wenn sie zugelassen und wahrgenommen wird. Sich dabei als *mutig* zu erfahren fördert das Selbstvertrauen.

> **!** Selbstvertrauen oder »Selbstwirksamkeitserwartung« ist eine erfahrungsbedingt gelernte Angst- und Stressbewältigungsreaktion! (Hüther u. Sachsse 2007)

Grounding, Fuß fassen

Stabil stehend schwanken

Stehen Sie aufrecht, schließen Sie die Augen (oder lassen sie auf einem Punkt zur Ruhe kommen), spüren Sie den Boden unter Ihren Füßen, klopfen, reiben, stampfen Sie dagegen und spüren Sie dann in Ruhe nach: können Sie den Boden deutlicher wahrnehmen? Finden Sie dann eine Fußstellung, die eine sichere Basis bietet (die Füße etwa in Schulterbreite). Verlagern Sie Ihr Gewicht hin und her: von vorne (Zehenballen) nach hinten (Fersen), von rechts nach links, dabei den Körper in allen Gelenken leicht kreisen lassen. Stellen Sie sich dabei vor, Sie seien eine Pflanze, die gut verwurzelt und oberirdisch biegsam ist, die sich von Wind oder Wasserwellen bewegen lässt. Achten Sie auf Lockerung in den Gelenken (Fuß, Knie, Hüfte, Wirbelsäule, Schulter, Nacken, Kiefer). Probieren Sie aus, wie weit Sie beim Schwanken das Umkippen riskieren möchten – dabei können Sie erleben, wie Ihre Arme unwillkürlich Ausgleichsbewegungen machen, um die Balance wiederzugewinnen.

Standfestigkeit (Partnerübung)

Als Vorbereitung hierzu können Sie die Übung »Stabil stehend schwanken« machen. Eine andere Person kann die Rolle eines Windes übernehmen und Sie zunächst leicht, dann stärker mit den Händen anstoßen, schubsen, während Sie als Baum Ihre Verwurzelung nutzen, sich nicht entwurzeln lassen. Sie können dem Wind mal etwas nachgeben, flexibel mitgehen, mal sich dagegenstemmen. Wenn es wild wird und Sie entwurzelt werden, verwurzeln Sie sich wieder neu. Wenn der Wind abgeflaut ist, spüren Sie in Ruhe nach.

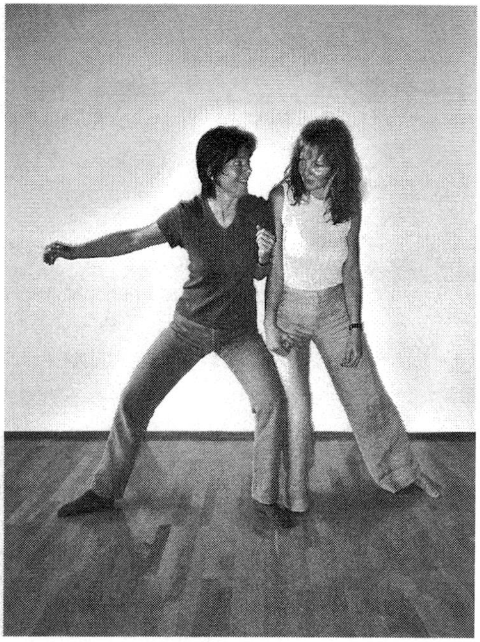

Abb. 7-2 Standfestigkeit

Besprechen Sie, was Sie dabei erlebt haben und wie Sie sich gegenseitig wahrgenommen haben. Wechseln Sie dann die Rollen. (s. Abb. 7-2)

Den Boden unter den Füßen verlieren, mit der Angst spielen

Stehen Sie und stellen Sie sich das vor, wovor Sie Angst haben, zum Beispiel, dass Sie sich unsicher und wackelig fühlen, weiche Knie haben, Sie sich nicht mehr aufrecht halten können, Ihre Füße Sie nicht mehr tragen können. Spielen Sie dies dann, wanken und schwanken Sie, sinken oder fallen Sie zu Boden (s. auch die Übung »Sich fallen lassen«, S. 112). Lassen Sie sich gehen, zu Boden gehen, und bleiben Sie am Boden.
Spüren Sie, wie es ist, wenn Sie sich nicht zusammenreißen, sondern Ihrer Schwäche nachgeben. Können Sie fühlen, wie der Boden da ist und Sie trägt, auch wenn Ihre Füße und Beine Sie nicht tragen? Stellen Sie sich vor, dass diese Schwäche auch zu Ihnen gehört und dass es »normal« ist, zeitweise den Boden unter den Füßen zu verlieren und »unten« zu landen. Lassen Sie sich ein bisschen Zeit dafür, bevor Sie dann allmählich wieder auf Ihre Füße kommen. Nutzen Sie beim Aufstehen die Unterstützung des Bodens.

Halt und Unterstützung

Halt in der Umgebung finden kann beruhigend, entlastend sein.

Halt in der Umgebung finden

Setzen und/oder legen Sie sich bequem hin. Lassen Sie sich stützen und tragen vom Boden. Gehen Sie Ihren Körper von Kopf bis Fuß durch und achten Sie darauf, dass Sie Ihr Gewicht der Umgebung überlassen. Nehmen Sie den Halt bewusst wahr. Sie können das Spüren des Halts verstärken,

- indem Sie gegen die tragenden Elemente (Boden, Stuhl, Wand) drücken, schlagen, reiben usw.
- indem Sie abwechselnd das Gewicht von Beinen, Armen, Kopf selbst hochhalten (vor allem im Liegen) und dann wieder ablegen und tragen lassen.

7.5.3 Wahrnehmung, Ausdruck und Regulation von Gefühlen

Es ist nicht selbstverständlich, dass die starken Körpersignale des Störungsbildes von den Betroffenen als »Angstgefühl« eingeordnet werden. Sie werden oft als Anzeichen einer somatischen Erkrankung gesehen und so wird mit

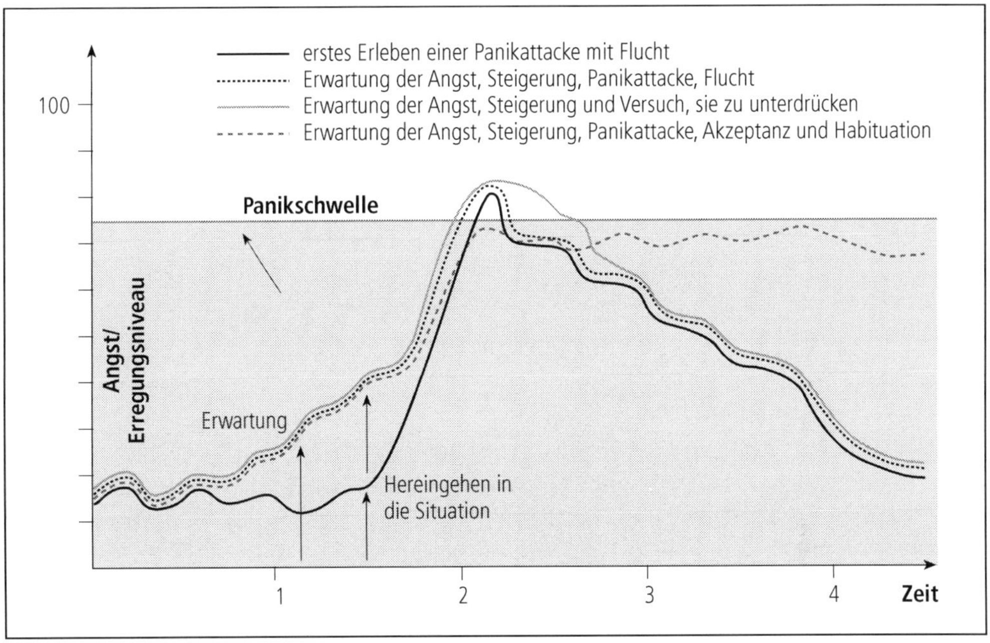

Abb. 7-3 Angstverläufe, »Gefühlskurven«

ihnen umgegangen. (Im Durchschnitt dauert es zehn Jahre, bis die Diagnose »Angststörung« zu einer psychotherapeutischen Behandlung führt.)

Die wiederholte Erfahrung, von starken, bedrohlich erlebten Angstgefühlen überrollt zu werden (= Kontrollverlust), kann das Bedürfnis nach Kontrolle und Vermeidung solcher Gefühle verstärken.

Bei der **Agoraphobie** bedeutet die Vermeidung bestimmter Situationen, in denen Panikattacken auftreten (können), im Grunde Gefühlsvermeidung. Die Angsterregung wahrzunehmen und auszuhalten bedeutet eine intensive Selbstwahrnehmung. Dabei kann die Erfahrung gemacht werden, dass man eine Panikattacke durchstehen kann und die Angst von selbst abklingt (s. Abb. 7-3).

Wenn z. B. von einer **Sozialen Phobie** Betroffene der Gruppe erzählen können, dass sie im Moment Angst erleben, machen sie die Erfahrung, dass dies akzeptiert wird und dass sie nicht die einzigen sind, die Angst haben. Ihre Schamgefühle können dabei stark ansteigen und wieder abklingen, oft gefolgt von starken Erleichterungs- und Zugehörigkeitsgefühlen.

Menschen mit der Diagnose **Generalisierte Angststörung** (GAS) sind oft so in ihre vielfältigen Ängste verstrickt, dass sie zunächst kaum ansprechbar wirken. Sie scheinen alles als nicht zu bewältigende Anforderung zu erleben. Dies z. B. in der Gruppe zu benennen kann ein erster Schritt sein, mit ihrer Umgebung in Kontakt zu kommen und sich mit ihr auseinander zusetzen. Erst dann können Befürchtungen überprüft und neue emotionale Erfahrungen gemacht werden.

Viele Angstpatienten sind so stark auf die Kontrolle der Angsterregung konzentriert, dass *andere Gefühle* wenig Beachtung finden.

Trauer: Angst vor Trennung kann z. B. die Trauer über erlebte Trennungen überlagern.

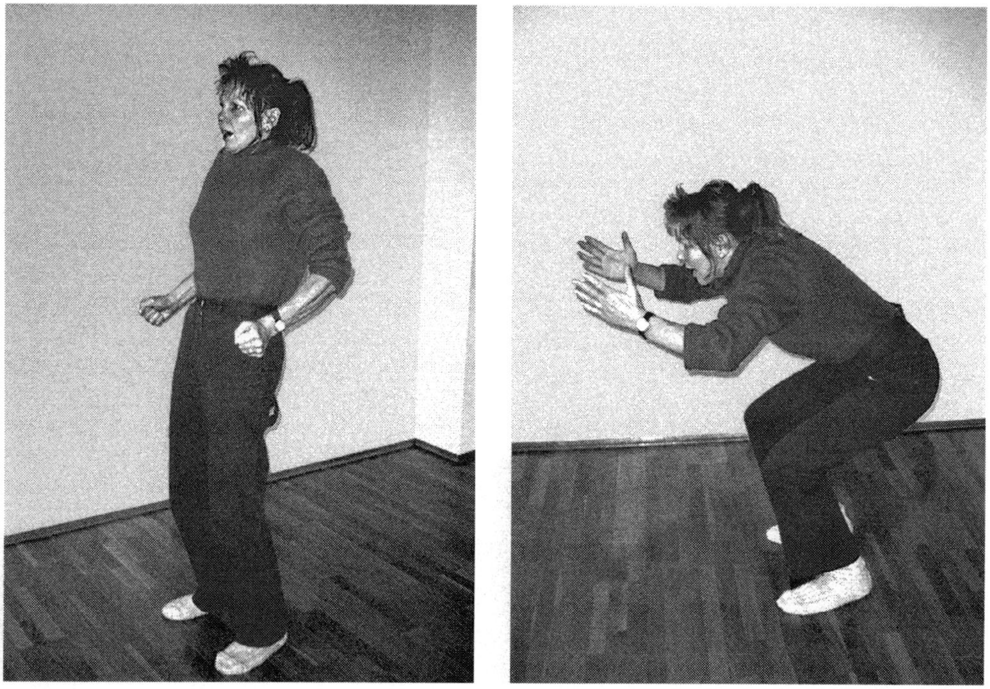

Abb. 7-4a u. b Furcht und Selbstbehauptung

Gefühle der Trauer wären oft auf dem Hintergrund der Biografie wohlbegründet. Trauer würde allerdings den inneren Vollzug von Abschied, Loslassen bedeuten. Wäre das noch schmerzhafter als die Einschränkung durch die Angststörung? Wenn der Abschied aus der Gruppe ansteht, ist es oft möglich, die Vermeidung des Abschieds (wegbleiben, unbemerkt verschwinden) zu überwinden und Trauer zuzulassen, falls das Einlassen auf die Gruppe möglich war. Dann kann auch thematisiert werden, was gut tat, was fehlen wird und wie es innerlich bewahrt und evtl. in den Alltagsbeziehungen belebt werden kann. Manchmal nennen Angstpatienten als Grund für ihre Angst vor dem Warmwerden mit der Gruppe ihre Angst vor dem Abschied.

Wut s. Kapitel 7.5.4 (S. 116)

Unangenehme, schmerzhafte Gefühle wahrzunehmen und mitzuteilen, im Umgang mit ihnen sicherer zu werden erfordert einen Lernprozess, der in der Therapie angestoßen werden kann. Angstbewältigung, die Arbeit am Symptom, ist ein Teil davon. Dies entspricht den Wirkfaktoren (nach Grawe) »Problemaktualisierung« und »Problembewältigung«. Gelingt dies, entstehen oft im Gefolge *angenehme* Gefühle wie Freude, Zufriedenheit, Wohlbehagen.

Angenehme Gefühle spielen auch unabhängig von der Problembewältigung im Therapieprozess eine wichtige Rolle: Die Anregung von Freude, Lust, Genuss, Neugier, Interesse wirkt stabilisierend (Wirkfaktor »Ressourcenaktivierung«). Es wurden Effekte auf die körperlichen Stressreaktionen nachgewiesen, z. B. eine Beruhigung des Herz-Kreislaufsystems. Es wurde experimentell festgestellt, dass sie *ressourcenaktivierend* wirken. Sie öffnen, flexibilisieren, erweitern, sie vergrößern das Gedanken- und Handlungsrepertoire, also sie wirken der Ver-

engung durch Angst entgegen. Sie helfen, mentale Ressourcen wie Hoffnung, Bindungsfähigkeit und Widerstandskraft aufzubauen (Fredrickson 2003).
In angenehmen Bereichen Verantwortung für Veränderung zu übernehmen fällt leichter als in aversiven Bereichen. Die Erfahrung, die eigene Stimmung selbst positiv beeinflussen zu können, macht unabhängiger. Die IBT kann hier ein reiches Repertoire an kreativen Medien und Spielen bieten. Dabei können Befangenheit und Hemmung überwunden werden, v.a. kann die Gruppe auch sehr zurückgezogene Mitglieder »anstecken« mit ihrer Ausgelassenheit – ein starker Wirkfaktor der Gruppe! Auch die ruhigere Variante des Genießens: mit allen Sinnen die Umgebung wahrzunehmen, kann stärken, aufhellen. Dafür ist eine anregende Umgebung (ein Therapieraum mit vielen Materialien, die Natur draußen, eine freundliche Gruppe) wichtig.

Furcht und Selbstbehauptung[2]

Furcht

Stellen Sie sich vor, etwas würde Sie erschrecken, bedrohen oder ängstigen: zucken Sie zusammen, versteifen Sie den ganzen Körper, ziehen Sie die Schultern hoch, atmen Sie heftig durch den Mund ein und geben Sie einen Schreckenslaut von sich.

Selbstbehauptung

Atmen Sie aus, lockern Sie sich in den Knien und machen Sie einen kleinen Sprung nach vorne, während Sie einatmen. Landen Sie leicht nach vorn geneigt auf beiden Füßen, atmen Sie dann kraftvoll aus und fauchen, grollen oder brummen Sie dabei, laut, mit offenem Mund – wie ein wildes Tier, das sich verteidigt. Lassen Sie alle Luft raus! Wiederholen Sie einige Male diese Abfolge.
Gehen Sie wieder in die Angst-Stellung, in der Sie Spannung aufbauen. Entladen Sie dann die Spannung, indem Sie dem fantasierten Angreifer Ihre Kraft und Kampfbereitschaft zeigen, auch mit Blick, Mimik und Stimme.
Spüren Sie dann in Ruhe nach, vielleicht auch mit geschlossenen Augen, beobachten Sie das Atemgeschehen. (s. Abb. 7-4a u. b)

Mögliche Wirkfaktoren

Schreck führt zum Erstarren, zur heftigen Kontraktion sämtlicher Beugermuskeln, zur Atemstockung, worauf dann die vasomotorischen Störungen folgen. Nach kurzem Innehalten erfolgt als Gegenreaktion ein Streckreflex in den Streckern, der Körper schnellt auf zur Aktivität, zur Flucht oder zum Kampf. Wenn die Bewegung nicht möglich ist (ausweglos, Gefahr zu nah oder zu heftig), bleibt der Körper in der Erstarrung, im »Totstellreflex«. Dauert dies an, entsteht chronische Verspannung.
Dieses Kontraktionsmuster findet man bei Neugeborenen als Reaktion aufs Fallen, eine angeborene *Fallangst.* Einrollen schützt beim Fallen. Einrollen vermittelt auch ein Sicherheitsgefühl, erinnert an das Gefühl der Geborgenheit im Mutterleib (»Embryohaltung«) und bewirkt Pulsberuhigung, Normalisierung der Atmung. Hierbei könnte man sich wieder entspannen, wenn die Gefahr vorbei ist – falls man dies mitbekommt. Ansonsten bleibt der Körper gespannt zwischen zwei *widersprüchlichen* Direktiven des Nervensystems: einerseits die reflektorische Aufrichtung und Aktionsbereitschaft, andererseits das Zusammenkauern, um Angst zu vermeiden.
Dieses Schema entspricht dem *passiven Selbstschutz.* Es geht einher mit einer partiellen Hemmung der Streck- oder Aufrichtemuskulatur, einem verringerten Streckertonus.

---

[2] angeregt durch Selby 1984

Aktiver Selbstschutz durch Bewegung bringt eine Normalisierung des Tonus und am Ende, wenn man die Gefahr bewältigen, sich ihr stellen, sie durchstehen oder vor ihr davon laufen konnte, eine Entspannung und Beruhigung (Feldenkrais 1981).

LeDoux erforscht, ob es möglich ist, die *aktive Angstreaktion* zu konditionieren, sodass sie reflexartig, spontan geschieht. Der Schreckimpuls würde dann nicht in *Erstarrung*, sondern in *Bewegung* umgewandelt. An Stelle der lähmenden Angst könnte dann eine befreiende Bewegung treten. Dieser Behandlungsansatz wird an der medizinischen Fakultät der New York University erprobt. Kinder mit PTSD trainieren, auf die Angst auslösenden Situationen oder Erinnerungen mit Bewegungen zu reagieren, den Schreckimpuls in kinetische Energie umzuwandeln (Breuer 2003).

Die (oft unbewusste) Schreckreaktion mit stockendem Atem kann *chronisch* werden und erzeugt das Gefühl: Mir bleibt die Luft weg! Um die Atemnot auszugleichen, beschleunigt sich die Atmung – dadurch können Symptome wie Schwindel, Unruhe, Beklemmung entstehen. Im Extremfall kommt es zu Hyperventilation mit ihren unangenehmen Folgen (Krampfzuständen), die die Angst weiter anheizen. (Im verhaltenstherapeutischen Angstbewältigungstraining ist das freiwillige Hyperventilieren eine wichtige Atemübung, um zu erfahren, wie man die Symptome selbst erzeugt.)

Im obigen Angebot wird die Schreckreaktion in Bewegung und Ausatmen gelöst.

Festhalten und Loslassen

Atem festhalten und loslassen

Sie können dies tun, während Sie dies hier lesen: Lassen Sie zunächst einmal alle Luft los, lassen Sie sie ausströmen, bis Sie »leer« sind und halten Sie dann den Lauf des Atems an. Warten Sie, bis der Impuls, einzuatmen, unwiderstehlich wird. Lassen Sie »es« einige Atemzüge lang wieder von selbst laufen. Wiederholen Sie einige Male das Festhalten der »Leere«.

Umgekehrt können Sie den Zustand der »Fülle« festhalten: Wenn Sie voll eingeatmet haben, halten Sie die Luft fest, bis Sie sie loslassen müssen. Wiederholen Sie dies mehrmals und lassen Sie zwischendurch dem Atem freien Lauf.

Sich an etwas festhalten, sich fallen lassen

Suchen Sie sich etwas, woran Sie sich festhalten können, zum Beispiel eine Stange, eine Sprosse, einen Ast, ein Seil, eine Türklinke, eine Hand von jemandem, und hängen Sie sich daran. Spüren Sie eine Weile Ihre Kraft beim Festhalten. Lassen Sie dann los, lassen Sie sich fallen – möglichst sanft und weich. Spüren Sie die Entspannung dabei. Spüren Sie den Boden, der sie auffängt, hält und trägt.

Sich selbst festhalten, Gefühle und Impulse zurückhalten – sich gehen lassen, sich äußern

Stellen Sie sich vor, verschiedene Gefühle würden in Ihnen auftauchen und spielen Sie verschiedene Arten durch, damit umzugehen. Da Gefühle oft den Körper stark erfassen, können Sie Gefühle auf der körperlichen Ebene »managen«.

Traurigkeit: Stellen Sie sich vor, Sie seien traurig und wollten dies nicht zeigen. Wie verbergen Sie es? Was machen Sie mit Ihrer Körperhaltung, Ihrer Mimik, Ihrer Atmung? Spüren Sie das Zurückhalten, das Gegenhalten in bestimmten Muskelbereichen? Merken Sie die Anstrengung? Dann lassen Sie los und geben sich dem Gefühl hin: Welche Körperhaltung, Mimik, Atmung, welche Töne entsprechen dem traurigen Gefühl? Zum

Beispiel den Kopf hängen lassen, sich anlehnen, seufzen? Wie empfinden Sie das Loslassen der Anstrengung? Wechseln Sie einige Male zwischen Festhalten und Loslassen.
Wut: Stellen Sie sich vor, Sie seien wütend und würden an sich halten, etwa, indem Sie die Zähne zusammenbeißen, eine Faust in der Tasche ballen, den Atem abflachen. Lassen Sie sich dann Wut äußern, z. B., indem Sie aufstampfen, einen Ball gegen Wand oder Boden pfeffern, ein Handtuch in den Händen wringen, schnauben, schimpfen, einen Schrei ausstoßen … Probieren Sie aus, was für Sie passt. Achten Sie darauf, wie Sie sich danach in Ihrem Körper fühlen.
Angst: Stellen Sie sich vor, Sie hätten Angst und würden sich zusammenreißen, sich nichts anmerken lassen. Dann spielen Sie verschiedene Wege durch, dem Angstgefühl seinen Lauf zu lassen: vor einer Gefahr wegrennen, sich einer Gefahr stellen und kämpfen, irgendwo Schutz suchen, sich verkriechen … Achten Sie dabei jeweils auf Ihr Körpergefühl bei den verschiedenen Aktionen!
Andere Gefühle zum Beispiel Neugier, Interesse, Freude, Ekel oder Abscheu: Vielleicht fallen Ihnen weitere Gefühle ein, die Sie durchspielen möchten? Zur Erleichterung können Sie zu den verschiedenen Gefühlen eine passende Musik auflegen, oder Sie können das Spiel gemeinsam mit anderen machen, um sich gegenseitig zu ermutigen und »anzustecken«.

Mögliche Wirkfaktoren

Ängstigende Gedanken, eine ängstliche Erwartungshaltung wirken alarmierend auf den Körper und können ein ständiges, unwillkürliches Festhalten der Muskulatur und der Atmung bewirken. Durch bewusstes, willkürliches Anspannen und Loslassen der Spannung wird die Körperwahrnehmung geschult, sodass vorher unbewusste Anspannung gespürt wird und bewusst losgelassen werden kann. Dieses Prinzip liegt der »Progressiven Muskelrelaxation« (PMR) zu Grunde, einem aktiven Entspannungsverfahren.

Die eigene Kraft zu spüren: Ich kann etwas »in die Hand nehmen«, etwas »in den Griff kriegen« und etwas behalten – dies kann das Gefühl der eigenen Wirksamkeit stärken. Etwas fest zu halten, sich an etwas festzuhalten kann beruhigen, Sicherheit geben. Damit dies nicht zu Verkrampfung führt, ist es nötig, auch wieder loszulassen. Dinge, Zustände, Gewohnheiten, Prinzipien, Wünsche, Ziele – was kann und will ich festhalten, was kann, will oder muss ich lockern oder loslassen? Loslassen erfordert und ermöglicht Vertrauen: Wenn ich etwas Vertrautes loslasse, hergebe, kann ich mich neu erleben. Es entsteht Platz für etwas Neues. Wenn ich mich fallen lasse, werde ich aufgefangen.

Angst vor Gefühlen kann dazu führen, Gefühle »einzufrieren«, zu vermeiden. Dies kann die Grundanspannung und damit die Stressanfälligkeit erhöhen. Gefühle zuzulassen kann die Erfahrung ermöglichen, dass Gefühle kommen und gehen, ansteigen und wieder nachlassen (vgl. »Gefühlskurve«).

Das motorische Muster der aktiven Angstbewältigung (s. o.) in Bewegung zu bringen kann zum Abklingen der Erregung führen.

Der Umgang mit Gefühlen kann »durchgespielt« werden. Dabei wird das Gespür für Zwischenschritte geweckt: Zwischen den Extremen: Gefühle ganz *zurückhalten* und sich in Gefühle *hineinsteigern* oder sich von ihnen *überrollen* zu lassen gibt es Möglichkeiten der Dosierung. Das Spielen der Gefühle kann die jeweiligen Erregungsmuster und die passende Körpersprache bewusst erzeugen und bewusster machen. Dies kann dabei helfen, Gefühle bei sich (und anderen) genauer zu erkennen und zu unterscheiden. Körpersignale wie etwa Pulsbeschleunigung müssen nicht immer Angst bedeuten, es könnte auch freudige Aufregung oder Wut oder eine Mischung verschiedener Gefühle sein.

Eine ängstliche Seite von sich unterstützen (Arbeit mit Symbolen)

Stellen Sie sich vor, Sie seien unsicher und ängstlich. Wie fühlt sich das an? Fühlen Sie sich dann eher klein oder groß, fest oder weich? Suchen Sie sich einen Gegenstand, der durch seine Eigenarten diese Gefühle symbolisieren kann. Nehmen Sie das Ding in Ihre Hände. Was möchten Sie damit machen? Möchten Sie Ihre »ängstliche Seite« bei sich haben oder lieber loswerden?
Probieren Sie verschiedene Möglichkeiten aus: wegwerfen, weglegen, verstecken, vor sich, neben sich, hinter sich legen, zu sich nehmen, unterschiedlich halten. Was passt im Moment am Besten?
Nun stellen Sie sich vor, Sie wollten diese Ihre ängstliche Seite annehmen und unterstützen. Wie können Sie das tun? Ruhig bei sich halten, drücken, streicheln, schützen, schaukeln ...? Nehmen Sie sich etwas Zeit, dies auszuprobieren. Finden Sie auch beruhigende Worte, zum Beispiel »ich bin bei dir« oder ähnliches.
Gehen Sie jetzt zu einem Bereich Ihres Körpers, den Sie als kraftvoll kennen. Mobilisieren Sie Ihre Kraft dazu, die ängstliche Seite anzunehmen und zu unterstützen. Wie fühlt es sich an, wenn beide beisammen sind, Ihre kraftvolle und Ihre ängstliche Seite?
Lassen Sie sich etwas Zeit, dies zu fühlen. Beenden Sie die Übung, indem Sie sich den Gegenstand noch mal anschauen und entscheiden, ob Sie ihn noch etwas bei sich tragen oder weglegen möchten.

Kennen Sie das?

Ich nehme mich selbst an und unterstütze mich, wenn ich Angst habe!

Mögliche Wirkfaktoren

Das Wahrnehmen und das bewusste Akzeptieren von Angst und Unsicherheit ist eine wichtige Voraussetzung, um damit umgehen zu können. Wenn man nicht häufig genug erlebt hat, bei Angst gehalten und unterstützt zu werden, fällt es schwerer, die eigene Angst zu bewältigen. Wenn man zu sehr ängstlich behütet wurde, fällt es schwerer, sich etwas zuzutrauen und sich auszuprobieren.

Eine mutige Seite von sich verkörpern

(Bottom-up-Technik, MPI)
Nehmen Sie eine aufrechte Körperhaltung ein, die Füße fest am Boden, auf beiden Beinen gut ausgewogen, die Schultern gehen nach unten hinten, Ihr Blick geht nach vorne.
Wie ist dabei Ihr Körpergefühl, Ihre Atmung, Ihre Stimmung, Ihr Gefühl, was denken Sie über sich?

Eine mutige Seite von sich erinnern

(Top-down-Technik, MIM)
Stellen Sie sich eine Situation vor, in der Sie Mut bewiesen haben/eine Angst überwunden haben/voller Selbstvertrauen waren. Schauen Sie, wie Ihre Körperhaltung war, wie Sie sich bewegt haben usw.
Wie wirkt dieses Bild auf Ihr momentanes Körpergefühl?

Ein mutiges Vorbild

(Modell-Lernen, s. Kapitel 7.4 interactional movement coordination, IMC)
Stellen Sie sich einen mutigen Menschen (oder ein Tier) vor und verkörpern Sie diesen (dieses): Wie wirkt sich dies auf Ihr Selbstgefühl aus?

Auf ein eigenes Ziel zugehen; mit der Angst umgehen (Arbeit mit Symbolen)

Was würden Sie gerne (wieder) erleben oder tun, wenn Sie sich von der Angst nicht abhalten ließen? Was ist Ihnen wirklich wichtig in Ihrem Leben (Sinnfragen)? Stellen Sie sich vor, wie sich das anfühlen würde. Suchen Sie sich einen Gegenstand als Symbol dafür! Greifen Sie zu! Wie ist es, dies in der Hand zu haben? Wie weit liegt es entfernt? Legen Sie es im Raum an eine entsprechende Stelle. Schauen Sie hin: Wie weit ist Ihr Weg dorthin? Legen Sie Ihren Weg mit einem Seil oder Faden.
Konzentrieren Sie sich auf Ihr Ziel, fassen Sie es ins Auge und stellen Sie sich vor: Ich lasse mich nicht abhalten, darauf zu zugehen. Tun Sie dies. Spüren Sie dabei den Boden, der Sie unterstützt, Ihre Schritte zu machen! Spüren Sie Ihre Willenskraft!
Finden Sie ein Symbol für Ihre Angst und legen Sie sich die Angst in den Weg! Stellen Sie sich vor: Ich kann mich durch die Angst abhalten lassen. Probieren Sie, was Sie sonst noch mit Ihrer Angst tun könnten: darüber gehen, darum herumgehen, mitnehmen …?

7.5.4 Kommunikative Übungen

> **!** Bindungssicherheit ist eine Ressource der Angst- und Stressbewältigung, eine durch emotionale Erfahrungen gelernte Bewältigungsreaktion! (Hüther u. Sachsse 2007)

Kommunikative Übungen stärken das Vertrauen in andere und haben einen positiven Einfluss auf die Abgrenzungs- und Konfliktfähigkeit. Beziehungsfragen in die Psychotherapie einzubringen, dazu sind Angstpatienten meist (zunächst) nicht motiviert, wenn sie mit sich und ihrer Symptomatik befasst sind. Es gibt keine empirischen Belege für die These, Entstehung und Aufrechterhaltung einer Agoraphobie hingen mit Beziehungskonflikten zusammen. Es gibt aber empirische Hinweise darauf, dass Selbstaussagen von Angstpatienten zu Beziehungsproblemen nicht als valide gelten können. Erst in späteren Therapiestadien werden Partnerkonflikte thematisiert – oft erst wenn aufgrund wachsender Angstbewältigung das Selbstvertrauen stabiler ist. Dies würde dafür sprechen, solchen Motivationsveränderungen mit mehrphasiger oder multimodaler Therapie entgegenzukommen. Dafür spricht auch, dass Patienten nach erfolgreichen stationären Angstbehandlungen oft Rückschritte machen, wenn sie das Erreichte in ihren Alltagsbeziehungen umsetzen müssen. Konflikte mit den Erwartungen von Bezugspersonen können Auslöser für Rückfälle sein (Butollo 2003; Frei et al. 2007).

In vielen Angstsituationen geht es um *Beziehungsthemen:* einerseits *Angst vor Trennung*, Verlassensein (alleine draußen unterwegs sein), andererseits *Angst vor Gefangensein*, Bedrängtsein, Angst vor Demütigung, Ohnmacht. Wünsche nach Geborgenheit und Sicherheit können in Konflikt kommen mit Autonomiewünschen. Bei entsprechender Vulnerabilität im Sinne unsicherer Bindungsstile (die generell ein sehr stark erhöhtes Risiko für psychopathologische Entwicklungen mit sich bringen) kann es schwierig sein, solche inneren Konflikte zu lösen. Die *Ambivalenz* zwischen beiden Bedürfnissen wird dann ausgeblendet und es wird jeweils nur *eine* Seite gelebt: entweder Nähe *oder* Distanz.

- Um die Nähe zu erhalten, müssen Abgrenzungswünsche zurückgenommen werden.
- Um die Unabhängigkeit zu wahren, müssen Bindungswünsche zurückstehen.
- Wenn der Bindungsstil sicherer wird, kann zwischen Nähe und Distanz gependelt werden.

Wenn in der IBT-Gruppe kleine »Bewegungsversuche« miteinander gemacht werden, können Beziehungsthemen durchgespielt werden, die mit elementaren Ängsten und Wünschen zu tun haben.

Lieber Angst als Wut?

Eine Hypothese (z. B. Butollo 2003) dazu meint: wenn man (implizit) davon ausgeht, dass Abgrenzungswünsche die Sicherheit in der Beziehung gefährden können, von der man sich abhängig fühlt, dann müssen eigene Bedürfnisse oft ausgeblendet oder zurückgestellt werden. Sie bleiben latent, können aber Zündstoff erzeugen, wenn sie missachtet werden. Das Vermeiden oder Verleugnen von Konflikten verhindert nicht, dass Selbstbehauptungsimpulse mit Ärger- oder Wuterregung entstehen. Mit der Wut wird dann auch ein Verbot, wütend zu werden, aktiviert. An die Stelle der Wut kann dann massive Angst (Angst vor der Wut) treten. Oder die mit Wut verbundene Erregung wird als Angst fehl wahrgenommen (Margraf 1989).
Menschen, die Erregung als Angst kennen, sind überrascht, wenn sie bei kraftvollen Ausdrucksbewegungen plötzlich Wut erleben. Im Spiel kann dies sehr befreiend und stärkend wirken.

Frau Z. (Diagnose Panik u. Agoraphobie) hatte beim Pfeffern von Bällen viel Spaß. Auch beim gemeinsamen Wutausdruck mit der Gruppe (Stampfen, Stimme) mischt sie kräftig mit. Sie sagt danach strahlend: »In mir steckt mehr Kraft, als ich für möglich hielt!« Bei einer Partnerübung zur Abgrenzung schwindet diese Kraft dahin, sie ist einer Panikattacke nahe. Sie erinnert sich daran, dass sie immer ein »braves Mädchen« war und ist. Sie kann sich gegen Übergriffe ihrer Mutter, mit der sie eine sehr enge und ambivalente Beziehung hat, nicht wehren. (Sie ist die älteste von mehreren Geschwistern, sie schützte als Kind ihre Mutter, der Vater war gewalttätig.) Wut und kritische Gedanken über ihre Mutter werden gefolgt von Schuldgefühlen und einem Wiederanstieg ihrer Symptomatik. Sie gewinnt aber etwas Distanz zu der Rolle des »braven Mädchens« und es gelingt ihr allmählich, bei Partnerübungen mehr für sich zu sorgen statt »auszuhalten«. Sie nimmt sich vor, am Arbeitsplatz mehr für sich einzutreten und sich nicht mehr alles aufzwingen zu lassen.

Standfestigkeit und Vertrauen zueinander
(Partnerübung)

Legen Sie Ihre Handflächen aneinander oder nehmen Sie einen Holzstab (Besenstiel) als Verbindung. Versuchen Sie, sich gegenseitig zu entwurzeln und wegzuschieben, indem Sie gegeneinander drücken. Dabei brauchen Sie eine gute Bodenhaftung. Fassen Sie immer wieder neu Fuß! Barfuß geht es am besten. Halten Sie nicht vor lauter Anstrengung den Atem an; probieren Sie, beim Ausatmen jeweils Ihre Kraft besonders nach außen zu bringen. Sie können mit dem Ausatmen einen Laut, zum Beispiel einen Kampfesruf, von sich geben. Steigern Sie Ihre Kraft, bis Sie eine Grenze erreichen, bis Sie zum Beispiel außer Atem sind und eine Atempause brauchen. Beim Ausruhen können Sie sich beide zurücklehnen, sich gegenseitig halten, indem sie sich an den Händen halten oder am Stab »abhängen«. Achten Sie auf Ihr Körpergefühl und auf Körpersignale. Bemerken Sie eine Veränderung Ihres Herzschlags? Wie ist Ihre Stimmung? Gehen Sie dann in eine neue Runde, solange Sie wollen und können.
Sprechen Sie danach miteinander: Wie haben Sie sich selbst und Ihren Partner erlebt? Haben Sie alles gegeben oder sich und den Partner geschont? (s. Abb. 7-5)

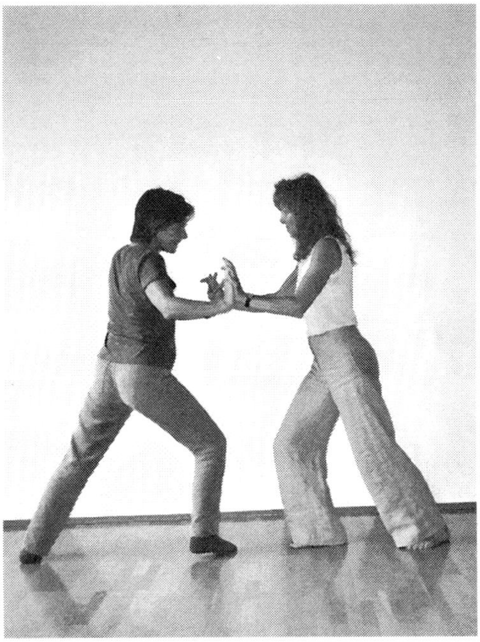

Abb. 7-5 Standfestigkeit und Vertrauen

Jemanden festhalten und loslassen, festgehalten und losgelassen werden

Wenn Sie einen Spielpartner finden, können sie diese Übung zu zweit machen. Ansonsten machen Sie es mithilfe Ihrer Vorstellungskraft.

In der Fantasie

Stellen Sie sich eine Person vor, die Sie gerne bei sich behalten wollen und malen Sie sich aus, wie Sie diese festhalten, körperlich und mit Worten, etwa: »Bleib' bei mir!« Spüren Sie Ihre Willenskraft und Anstrengung, diese Person bei sich zu halten?

Dann lassen Sie los, lassen die Person gehen. Spüren Sie dabei die Entspannung und Erleichterung? Stellen Sie sich dabei vor: Ein Mensch kann wie ein Bumerang sein. Lässt man ihn los, kann er zurückkommen. Ich kann einen Menschen loslassen und kann dabei erleben, wie er von sich aus wiederkommt. Oder: Wenn ich einen Menschen gehen lassen muss, kann ich doch das behalten, was ich mit ihm erlebt habe.

Stellen Sie sich dann vor: Sie werden festgehalten. Spüren Sie, wie behaglich und Halt gebend das sein kann? Sie überlassen sich diesem Festgehaltenwerden und entspannen sich dabei. Spüren Sie auch, wie einschränkend das auf Dauer sein kann? Stellen Sie sich vor: Bei Ihnen kommt ein Impuls auf, sich zu lösen und zu gehen. Sie werden losgelassen und haben Ihren Bewegungsspielraum, können Ihre eigenen Wege gehen und auch wieder zurückkommen. Wie fühlt sich das an? Spielen Sie auch die andere Vorstellung durch: Sie werden weiter festgehalten und müssen sich freikämpfen, mit aller Kraft. Sie schaffen es, sich zu befreien! Wie erleben Sie sich jetzt?

Partnerübung

Probieren Sie beide Rollen und beide Arten des Loslassens: mit und ohne Kämpfen und Kraftanstrengung. Es darf dabei auch wild werden, wenn beide dies mögen – das kann viel Spaß machen! Zum Festhalten können Sie auch Hilfsmittel wie Decken, Tücher, Seile, … benutzen.

Probieren Sie beide Rollen: festhalten und festgehalten werden. Tauschen Sie sich danach darüber aus und geben Sie sich auch gegenseitig Rückmeldung darüber, wie der andere auf Sie gewirkt hat. (s. Abb. 7-6)

Mögliche Wirkfaktoren

Psychotherapieforscher (Grawe 1998) haben in der Biografie von Agoraphobikern zwei Muster gefunden: Einschränkung durch besorgte Bezugspersonen und Erfahrungen von Alleingelassensein – entsprechend können Eingeengtsein und Alleinsein ängstigen und werden deshalb vermieden. Angst vor dem Alleinsein kann zum Anklammern an jemanden führen. Dies kann zunächst beruhigen, da so die Verlust-

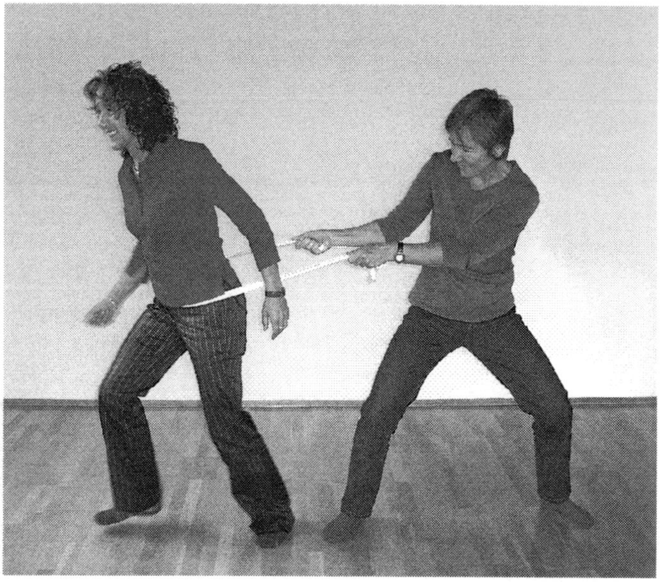

Abb. 7-6 Festhalten

angst vermieden wird. Auf Dauer kann auch hier ein »Teufelskreis der Angst« entstehen: Wenn die Kraft zu stark ins Festhalten geht, bleibt weniger Kraft und Selbstvertrauen für andere Aktivitäten; die Abhängigkeit von anderen kann wachsen. In der Übung wird das Vermiedene getan: Andere loslassen, sich selbst in Einengung begeben. In dieser »Angstexposition« kann spielerisch das Ängstigende erprobt werden. Dabei können verschiedene neue Handlungsmöglichkeiten erlebt werden. Spielen kann erleichtern.

Nähe – Distanz

Probieren Sie mit einem Partner aus, in welchem Abstand Sie sich beide möglichst wohl fühlen können. Oft sind die Bedürfnisse unterschiedlich. Meist bestimmt die Person den Abstand, die mehr Distanz braucht, da Beengung akut schwerer zu ertragen ist. Probieren Sie auch aus, wie Sie am liebsten zueinander stehen: gegenüber, nebeneinander oder …? Machen Sie diese Übung auch im Sitzen und im Gehen.

Achten Sie darauf, welche Körpersignale Ihnen helfen, den im Moment angenehmen Abstand zu finden: Spannungszustand, Atmung, Körpertemperatur … Erlauben Sie sich, einmal nur für sich zu sorgen, machen Sie sich keine Gedanken, wie es der/dem anderen damit geht.

Danach sprechen Sie darüber und geben sich gegenseitig Rückmeldungen. Beachten Sie, dass diese Übung eine Momentaufnahme ist, also keine allgemeinen Aussagen zulässt, da das Bedürfnis nach Nähe oder Distanz sehr stark wechseln kann.

Sie können diese Übung auch sehr gut im Alltag machen. Sie brauchen nur auf das zu achten, was Sie unwillkürlich sowieso ständig tun: sich anderen annähern und den richtigen Abstand zu anderen herstellen.

Mögliche Wirkfaktoren

Um sich im Kontakt mit anderen wohl zu fühlen, ist die Sicherheit hilfreich, über Nähe und Distanz mitbestimmen zu können. In der aktiven Rolle wird die eigene Einflussmöglichkeit erprobt. Man kann Grenzen ziehen, den Abstand vergrößern, man muss nichts Unbehagliches aushalten.

Abhängigkeit und Selbstständigkeit

Übung mit der Wand

Lehnen Sie sich an eine Wand an und spüren Sie, wie die Wand Sie hält. Lösen Sie sich dann von der Wand, gehen Sie einen kleinen Schritt weg und stehen Sie frei, »selbstständig«. Dabei balancieren Sie Ihr Gewicht selbst aus, kommen »ins Lot«. Lassen Sie sich dann zurückfallen an die Wand und lassen Sie sich von ihr unterstützen. Wechseln Sie hin und her. Was ist Ihnen im Moment angenehmer?

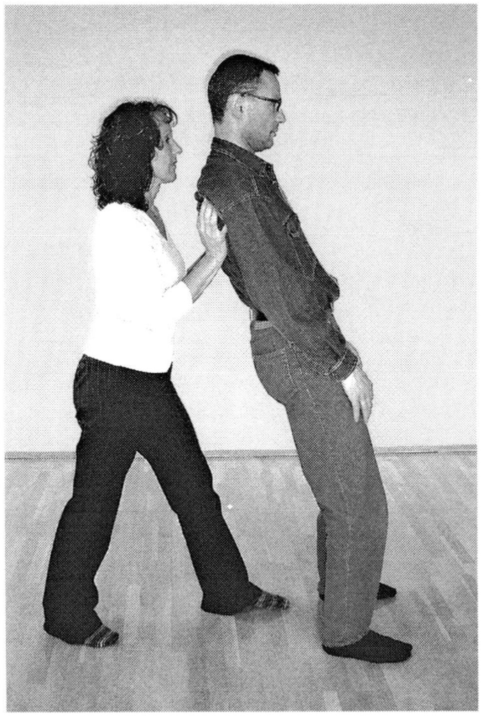

Abb. 7-7 Abhängigkeit und Selbstständigkeit

Kennen Sie das?

Ich stehe auf eigenen Füßen! Ich hole mir Halt von außen!

Partnerübung

Lassen Sie sich von einem anderen Menschen halten, machen Sie sich von seiner Unterstützung »abhängig«, indem Sie sich an ihn anlehnen. Lassen Sie sich Zeit, sich bequem darin einzurichten, sich daran zu gewöhnen und es auszukosten. Lösen Sie sich dann, machen Sie sich wieder »unabhängig«. Wechseln Sie einige Male, lassen Sie sich dem anderen entgegenfallen (da reichen oft nur wenige Zentimeter Fallstrecke!) und lassen Sie sich auffangen. Am Ende lassen Sie sich vom anderen wieder auf Ihre eigenen Füße zurückstellen. Wechseln Sie dann die Rollen. Wenn Sie in der tragenden Rolle sind, achten Sie auf Ihre Belastungsgrenzen! Übernehmen Sie sich nicht beim Stützen! (s. Abb. 7-7)

Kennen Sie das?

Ich lasse mich von jemandem halten und stützen! Ich halte und stütze jemanden und achte dabei auch auf mich selbst!

Rückenstärkung

Bitten Sie jemanden (eine oder mehrere Personen), ihnen den Rücken zu stärken (durch Handberührung).
Probieren Sie aus, an welcher Stelle Ihres Rückens die stärkenden Hände angenehm sind. Lassen Sie dies wirken.

Stellen Sie sich vor, Sie tanken auf für Ihren Weg, der vor Ihnen liegt.
Lösen Sie sich, indem Sie einen Schritt nach vorne machen.
Wenn Sie das Bedürfnis spüren, dass die stärkende Hand Sie noch ein Stück begleitet, bitten Sie darum.
Verabschieden Sie die wohlwollende Person und gehen Sie allein weiter, »er-innern« Sie die Stärkung.

Beistand oder Schutz

Bitten Sie jemanden (eine oder mehrere Personen), Ihnen beizustehen und probieren Sie aus, wie es sich gut anfühlt: seitlich rechts oder links, in welchem Abstand? Lassen Sie dies auf sich wirken!

> Kennen Sie das?
>
> Ich hole mir Beistand.

Probieren Sie aus, wie es sich anfühlt, wenn sich jemand vor Sie stellt, um Sie zu schützen!

> Kennen Sie das?
>
> Ich kann mir Schutz holen.

Sich jemandem anvertrauen und dem eigenen Körper vertrauen

Partnerübung »Vertrauensspaziergang«

Lassen Sie sich mit geschlossenen Augen von jemandem durch einen Raum oder im Freien durch eine ruhige Landschaft führen. Probieren Sie aus, welche Art von Kontakt Sie brauchen, um sich dabei wohl zu fühlen: an die Hand oder um die Schulter genommen werden, fest oder locker gehalten werden, selbst dem anderen die Hand auf dessen Schulter legen und ihm folgen, direkter Kontakt oder ein Medium (Seil, Ball) dazwischen? Probieren Sie aus, welches Tempo Ihnen behagt. Helfen Sie Ihrem Begleiter, Sie gut zu führen, indem Sie ihm Ihre Bedürfnisse mitteilen!
Achten Sie auch darauf, dass Sie ihre eigenen Bewegungsimpulse loslassen und sich den Impulsen des Partners überlassen – werden Sie etwas träge! Geben Sie die Kontrolle ab! Können Sie sich dabei entspannen, können Sie es genießen? Können Sie solche eventuell aufkommenden Gefühle von Angst oder Misstrauen aushalten, bis sie allmählich nachlassen?
Zum Abschluss soll Ihr Partner Sie an eine Stelle führen, wo es etwas zu ertasten gibt. Dort *lässt er Sie los.*
Jetzt können Sie auf eigene Faust die unsichtbare Welt um sich herum erkunden. Übernehmen Sie wieder selbst die Verantwortung für Ihre Bewegungen im Raum.
Wie können Sie mit dieser unsicheren Situation (nichts zu sehen) umgehen? Probieren Sie aus, wie Sie Ihren Tastsinn zu Hilfe nehmen können. Möchten Sie stehen bleiben, sich setzen oder im Raum umhergehen? Vertrauen Sie Ihrem Körper, das für Sie im Moment Passende zu finden, indem Sie ihn probieren lassen. Nehmen Sie sich Zeit dafür. Zwingen Sie sich zu nichts, aber trauen Sie sich Neues auszuprobieren und Ungewohntes zu erkunden.
Ihr Partner ist in Ihrer Nähe und lässt Sie machen. Er kann Ihnen Rückmeldungen geben, wie er sie erlebt hat. (s. Abb. 7-8)

> Kennen Sie das?
>
> Ich vertraue mich jemandem an? Ich traue mir zu, neue Situationen auszuprobieren!

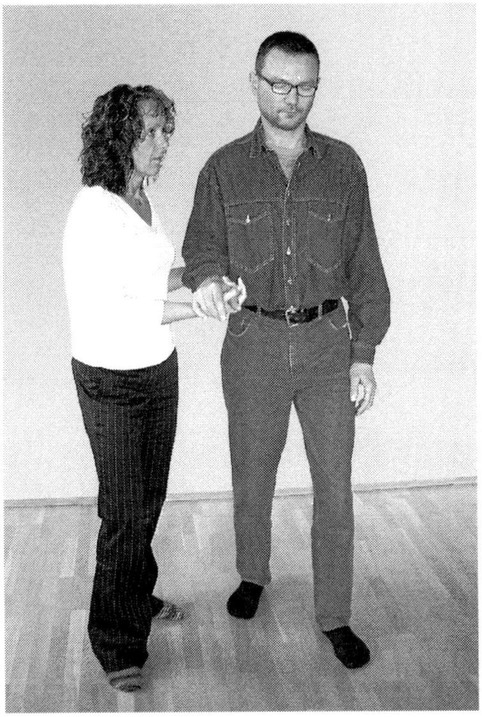

Abb. 7-8 Vertrauensspaziergang

7.5.5 Individuell entwickelte Expositionsübungen

Da es im Therapieprozess darauf ankommt, »maßgeschneiderte« Interventionen zu finden, werden auch in der Gruppe die Mitglieder aktiv einbezogen. Anfangs blockiert oft der hohe Angstpegel die Teilnahme an gemeinsamen Bewegungen, später werden »Mutproben« gesucht.

Beispiele:

- Sich in den Mittelpunkt stellen und die Blicke der anderen aushalten
- Auf andere zugehen
- Anderen Grenzen aufzeigen
- Sich von der ganzen Gruppe auffangen oder tragen lassen
- Sich mit geschlossenen Augen im Raum bewegen
- Sich ins Gedränge der Gruppe begeben
- Sich von der Gruppe draußen entfernen, eigene Wege im weiteren Umfeld der Klinik gehen
- Sich körperlich engagieren (z. B. beim Kräftemessen) und Pulsbeschleunigung und Schwitzen zulassen
- Eben das, was Angst macht, *freiwillig* aufzusuchen, selbstständig zu handeln und dabei von der Gruppe unterstützt werden

7.6 Weiterführende Literatur

Baer U, Frick-Baer G. Gefühlslandschaft Angst. Neukirchen-Vluyn: Affenkönig 2002.

Görlitz G. Körper und Gefühl in der Psychotherapie. München: Pfeffer 1998.

Schmidt-Traub S. Angst bewältigen. Selbsthilfe bei Panik und Agoraphobie. Berlin: Springer 2001.

8 Mobbing

Martin J. Waibel

Inhalt

Mobbing spielt in der klinischen Therapie sowie als Ursache oder Mitursache für verschiedenste Erkrankungen als auch im lebensgeschichtlichen Hintergrund von Patienten inzwischen eine erhebliche Rolle. Die Herkunft des Begriffs Mobbing und die Prävalenz in der europäischen und internationalen Literatur wird zunächst beschrieben. Mobbing findet sich weder als Störung noch als Krankheitsbild im ICD-10 oder DSM-IV. Jedoch benennen inzwischen im klinischen Alltag in der Reha- und akutpsychosomatischen Station eine nicht unerhebliche Anzahl von Patienten Mobbing als Grund für ihre Einweisung. Leider wird gerade aus therapeutischer Sicht zu sehr die betroffene Person in der Therapie individualisiert und verantwortlich für ihr Verhalten gemacht. Eine ressourcenzentrierte Integrative Bewegungstherapie ermöglicht einen modernen Ansatz klinischer Therapie bei Mobbing.

8.1 Herkunft und Definition des Begriffes

Die Herausgeber des Rechtschreib-Dudens nehmen den Begriff »mobben« 1996 in ihr Werk auf und definieren: *»Arbeitskollegen ständig schikanieren, mit der Absicht sie von ihrem Arbeitsplatz zu vertreiben.«*

Der Begriff des Mobbings wird häufig auf den Verhaltensforscher Konrad Lorenz zurückgeführt, der damit den Angriff einer Gruppe von Tieren auf einen Eindringling bezeichnete. Bereits in den 1960er Jahren wurde der Begriff auch in den Bereich des menschlichen Sozialverhaltens übernommen. Anfang der 1980er Jahre verwendete ihn der deutsche Arbeitsmediziner Heinz Leymann in seinen schwedischen Untersuchungen über die gezielte Benachteiligung und Schikanierung von einzelnen Beschäftigten am Arbeitsplatz.

Leymann (1995, S. 14) erwähnt hierbei, dass er den Begriff auf den Mediziner Peter-Paul Heinemann zurückführt, der diesen Begriff in seinen Studien in den 1960er und 1970er Jahren (Heinemann 1972) zur Beschreibung des Gruppenverhaltens von Kindern, »... das sehr rohe Züge trug und so weit ging, dass es ein betroffenes Kind in eine soziale Situation stürzen konnte, die zuweilen mit einem Selbstmord endete«, benutzt hat. An diese Tradition habe er angeknüpft zur Beschreibung ähnlicher Vorgänge in der Erwachsenenwelt.

Roth (2002) kommt in seinen Nachforschungen zu einem anderen Ergebnis und entgegnet, dass der Begriff von dem Mainzer Mediziner, Psychotherapeut und Paläo-Anthropologen Rudolf Bilz (1898–1976) in der heutigen Bedeutung bereits 1971 im Deutschen Ärzteblatt veröffentlicht worden sei.

Leymanns Mobbing-Definition ist zurzeit die gängigste:

»*Unter Mobbing wird eine konfliktbelastete Kommunikation am Arbeitsplatz unter Kollegen oder zwischen Vorgesetzten und Untergebenen verstanden, bei der die angegriffene Person unterlegen ist (1) und von einer oder einigen Personen systematisch, oft (2) und während längerer Zeit (3) mit dem Ziel und/oder dem Effekt des Ausstoßes aus dem Arbeitsverhältnis (4) direkt oder indirekt angegriffen wird und dies als Diskriminierung empfindet*« (Leymann 1995, S. 18).

Nach der vom BAG in einem Beschluss vom 15. 1. 1997 (Bundesarbeitsgericht NZA 1997, 781 = DB 1997, 1475) formulierten Definition ist Mobbing *das systematische Anfeinden, Schikanieren oder Diskriminieren von Arbeitnehmern untereinander oder durch Vorgesetzte.* Es wird begünstigt durch Stresssituationen am Arbeitsplatz, deren Ursachen u. a. in einer Über- oder Unterforderung einzelner Arbeitnehmer oder Arbeitnehmergruppen, in der Arbeitsorganisation oder im Verhalten von Vorgesetzten liegen können.

Andere Begriffe wie *Bullying*, *Bossing* etc. treten zwar in einzelnen Texten von Autoren auf; für die oben genannten Tatbestände – egal, ob es sich um gleichrangige Mitarbeiter, Vorgesetzte oder eine Gruppe handelt – hat sich umgangssprachlich, juristisch, arbeitsweltlich und medizinisch aber inzwischen der Begriff »Mobbing« durchgesetzt.

Hilfreich in dem fast unübersichtlichen Feld der Definitionen sind für den Praktiker solche, die in Studien angewandt werden, wie z. B. im Mobbing-Report Deutschland (Meschkutat et al. 2002):

»*Unter Mobbing ist zu verstehen, dass jemand am Arbeitsplatz über einen längeren Zeitraum schikaniert, drangsaliert oder benachteiligt und ausgegrenzt wird.*«

8.2 Prävalenz von Mobbing

Deutschland liegt mit einer Mobbingquote von 2,7 % im Mittelfeld der europäischen Staaten. Nach der repräsentativen Studie, die von der Sozialforschungsstelle Dortmund von Meschkutat et al. (2002) im Auftrag der Bundesanstalt für Arbeitsschutz und Arbeitsmedizin durchgeführt wurde, sind 11,3 % – also mehr als jede/r neunte Erwerbstätige – im Laufe des Berufslebens bereits einmal von Mobbing betroffen. Festgestellt wurde, dass es keinen Bereich gibt, der als »mobbingfreie« Zone gelten könnte: Vielmehr zieht sich das Phänomen quer durch alle Berufsgruppen, Branchen und Betriebsgrößen sowie Hierarchiestufen und Tätigkeitsniveaus. Gleichwohl konnten bestimmte Merkmale identifiziert werden – die vor allem miteinander kombiniert – die Gefahr, von Mobbing betroffen zu werden, deutlich erhöhen. Hierzu zählen vor allem Geschlecht und Alter der Beschäftigten: Frauen sowie jüngere Mitarbeiter und Mitarbeiterinnen bis zu 25 Jahren, vor allem Auszubildende, sind besonders gefährdete Gruppen. Weibliche Beschäftigte haben eine Betroffenheitsquote von 3,5 % gegenüber männlichen von 2,0 %, d. h. ihr Mobbingrisiko liegt um 75 % höher als das der Männer. Beschäftigte bis zu einem Alter von 25 Jahren haben eine Betroffenheitsquote von 3,7 % gegenüber dem Durchschnitt von 2,7 %. Die Gefährdung der Auszubildenden liegt mit 4,4 % deutlich über dem Durchschnitt.

Bei einer repräsentativen Untersuchung des Staatssekretariats für Wirtschaft in der Schweiz über »Mobbing und andere psychosoziale Spannungen am Arbeitsplatz in der Schweiz 2002« (SECO 2002) wurde die Mobbingsituation der Erwerbstätigen in der Schweiz erfasst, insbesondere die Häufigkeit und die gesundheitlichen Auswirkungen des Mobbings. 7,6 % erfüllten dabei die Kriterien einer nach Leyman erarbeiteten Mobbingdefinition. Davon haben sich jedoch nur ca. 2,4 % selbst als Mobbingopfer bezeichnet. Weitere 2,1 % sehen sich zwar ebenfalls selbst als Mobbingopfer, genügten aber nicht der vorgegebenen Kriterien.

In Norwegen stellten Einarsen und Skogstad (1996) mit insgesamt 7 787 Personen aus 14 verschiedenen Stichproben fest, dass 1,2 % der Befragten von Mobbing betroffen sind.

8.3 Ursachen von Mobbing

Leymann (vgl. 1993b, S. 131) hat ausgehend von einer Analyse von mehr als 600 Fällen aus den verschiedensten Ländern folgende drei Hauptfaktoren ursächlich für Mobbing gefunden:

- Die Organisation der Arbeit
- Die Aufgabengestaltung der Arbeit
- Die Leitung der Arbeit

In der **Organisation der Arbeit** sieht Leymann aufgrund stresstheoretischer Betrachtungen und einer guten Forschungslage der Arbeitsmedizin mit Daten aus über 20 Jahren einen bedeutsamen Zusammenhang zwischen verschiedenen psychosomatischen Krankheitserscheinungen und einer bestimmten Arbeitssituation, die gekennzeichnet ist durch Arbeitsaufgaben mit *quantitativer Überbelastung und qualitativer Unterbelastung.* Hieraus entwickelt er die Überlegung, dass solche arbeitsorganisatorischen Strukturen, wo erhöhte Stresseffekte festzustellen sind, ein erhöhtes Risiko für Konflikte und Mobbing darstellen.

In der **Gestaltung der Arbeitsaufgaben** gibt es ebenso einen Zusammenhang mit psychosomatischen Erkrankungen. Arbeit sei sinn- und gedankenentleert, monoton und entfremdet. In solchen Fällen kann sich ein sogenanntes »Langeweile-Mobbing« entwickeln.

Die **Betriebsleitung** ist der dritte wichtige Hauptfaktor. Der Chef bzw. der Abteilungsleiter gilt als Vorbild im sozialen Umgang in der Gruppe. Je nach Kultur im Betrieb kann somit Mobbing gefördert, geduldet oder geächtet werden. Die Aufgabe eines Chefs sei es, seine Arbeitsgruppe so zu beeinflussen, dass sie zu einer sozial funktionierenden Einheit zusammenwächst.

Esser und Wolmerath (2003) sehen die Ursachen für Mobbing äußerst vielfältig und höchst individuell. Sie reichen von Missgunst, Neid und Konkurrenzdenken über die Unsicherheit um die eigene Stellung am Arbeitsplatz bis hin zum geplanten Stellenabbau mittels Mobbing. Sie verwehren sich insbesondere gegen Verallgemeinerungen. Sie benennen die Erfahrungen von Betriebs- und Personalratsmitglieder, die in den letzten Jahren insbesondere im Vordergrund standen (vgl. ebd., 40 ff.):

- Es besteht Angst vor dem Verlust des Arbeitsplatzes durch Stellenabbau, Outsourcing, Verlagerung von Produktionsstätten ins Ausland.
- Neue Management-Strategien überfordern sowohl Vorgesetzte als auch die Beschäftigten.
- Der Abbau von Stellen führt, wenn sich der Arbeitsanfall nicht ebenfalls verringert, bei den verbleibenden Beschäftigten zu einer Arbeitsverdichtung, wobei die Arbeit bei unerwarteten Ausfällen von Arbeitskollegen (z. B. infolge krankheitsbedingter Arbeitsunfähigkeit) mangels vorhandener Vertretungskapazitäten weiter verdichtet wird.
- Den Vorgesetzten mangelt es oftmals an sozialer Kompetenz. Sie sind nicht oder nur unzureichend in der Lage, die von ihnen bekleidete Position auszufüllen. »Führungs-

unfähigkeit«, »Führungsschwäche«, »unzureichende soziale Kompetenz« und »fachlich ungeeignet« sind Schlagworte, die von Personal- und Betriebsräten am häufigsten benannt werden.
- Die Privatisierung öffentlicher Funktionen und Aufgaben verunsichert die betroffenen Beschäftigten und schüre oftmals Existenzängste, da sie regelmäßig nicht wissen, was in dem privatisierten Unternehmen auf sie zukommen wird. Für viele ist die Privatisierung der Vorbote eines Stellenabbaus, mithin der eigenen Arbeitslosigkeit.
- Die Arbeitswelt entwickelt sich entsprechend dem allgemeinen gesellschaftlichen Trend immer mehr zu einer Ellbogengesellschaft, in der nur die Starken überleben. Wer auf andere Rücksicht nimmt, zeigt »Schwäche«. Aufgrund gesellschaftlicher Veränderungsprozesse steht das Individuum im Vordergrund. Wer nur an sich denkt, interessiert sich nicht für andere und deren Belange. Die »Ich-Bezogenheit« führt dazu, dass Probleme und Konflikte oftmals nicht mehr angesprochen werden. Wer selbst Gemeinheiten und Ungerechtigkeiten am Arbeitsplatz erfahren hat, neigt eher dazu, sich ähnlich zu verhalten.

Esser und Wolmerath beschreiben Mobbing jedoch auch als Instrument betrieblicher Personalpolitik: So kann es sich im konkreten Einzelfall für den Arbeitgeber durchaus rechnen, eine Personalpolitik zu betreiben, die auf Mobbing fußt. Beispielweise könne man sich damit Beschäftigten entledigen, für die besondere arbeitsrechtliche Schutzmaßnahmen gelten wie Personalratsmitglieder, Betriebsräte, Schwangere etc. Auch müsse für einen Arbeitnehmer, der selbst seinen Platz räumt, keine Abfindung gezahlt werden.
Hingegen sei es aber auch falsch, die Ursachen für Mobbing ausschließlich der Arbeitgeberseite zuzuschreiben. Verschiedene Ursachen lägen auch in der Person des Einzelnen wie Überforderung am Arbeitsplatz, Selbstwertprobleme, Krankheit, Leistungsprobleme oder einer soziopathischen Persönlichkeitsstruktur.
Neuberger bringt es geradezu lakonisch kurz auf den Punkt:

»*In einer Wirtschaftsordnung, die auf Eigennutz und Konkurrenz setzt, kann man Personen, die diese Haltungen leben, nicht plötzlich als pervers oder abartig stigmatisieren: Sie sind vielmehr diejenigen, die die Konstruktionsprinzipien des Systems am konsequentesten verinnerlichen und leben*« (Neuberger 1999, S. 88).

8.4 Gesundheitliche Auswirkungen von Mobbing (Symptome)

Sichtet man die aktuelle Forschungsliteratur (Leymann 1993b; Niedl 1995; Prosch 1995) zu Mobbing in Bezug auf die psychischen und physischen Folgen für die Betroffenen so ergibt sich im Kurzabriss folgendes Bild:
Psychische und physische Symptome treten schon in der Frühphase von Mobbing auf.

Psychische Folgeerscheinungen
- Konzentrations- und Gedächtnisprobleme
- Selbstzweifel, Selbstunsicherheit, sinkendes Selbstbewusstsein
- Ständige Müdigkeit, Schlafstörungen, Albträume
- Orientierungslosigkeit
- Sprachlosigkeit, Verstummung, Gefühle der Verzweiflung
- Hypersensibilität, gereizte aggressive Stimmung, innerlicher Rückzug
- Kreisgedanken, Grübeln (das Denken dreht sich ständig um den Arbeitsplatz, den dort erlittenen Demütigungen, Schikanen und Verletzungen)
- Obsession (es wird jedem unentwegt das eigene Leid erzählt, dadurch erzeugt man Un-

willen und Ablehnung in der Umwelt), paranoide Züge
- Querulatorische Stimmungen (übersteigerter Gerechtigkeitssinn)
- Depressive Stimmungslagen
- Suizidale Gedanken

Physische Folgeerscheinungen (hierbei treten vor allem funktionelle Beschwerden auf)
- Kopfschmerzen, Rückenschmerzen, Muskelschmerzen
- Magenschmerzen, Übelkeit, Erbrechen, Appetitlosigkeit, Verdauungsprobleme
- Zittern, Herz-Kreislaufprobleme, Atemnot, Schwindelgefühle, Schweißausbrüche
- Ein- und Durchschlafprobleme, und in der Folge
- Sucht- und Abhängigkeitserkrankungen

Soziale Folgeerscheinungen
Nach einem halben Jahr wird aus eher unspezifischen Stresssymptomen ein manifestes psychisches Problem (vgl. Leymann 1993a) für den Betroffenen. Erste soziale Folgen zeigen sich.
- Verlust des sozialen Netzes durch innerlichen Rückzug
- Vereinsamung
- Direkte Belastungen der Familie und Freunde, die gleichsam gemobbt werden
- Trennung von Partnerschaft und Familie
- Ablehnung durch die Umwelt aufgrund obsessiven und querulanten Verhaltens
- Mobbing kann somit letztendlich zum »sozialen Tod« führen

Im späten Stadium spricht Leymann (1995) als Folge fortgesetztem Mobbing von der Ausbildung eines PTSD (posttraumatisches Stresssyndrom), von Generalisierten Angststörungen, die dazu führen, dass die Betroffenen erwerbsunfähig werden. Suizid sei nicht selten der letzte Ausweg aus der hoffnungslosen Situation, in der das Selbstbild der Betroffenen systematisch demontiert wurde. Mobbing hat somit als krankmachender Stressor schwerwiegende Auswirkungen auf die psychische und physische Versehrtheit des Betroffenen.

8.5 Anamnestische Überlegungen

In der klinischen Arbeit wäre somit gerade im fortgeschrittenen Mobbingverlauf zunächst einmal zu prüfen, inwieweit sich die Persönlichkeit des Betroffenen verändert hat bzw. inwieweit die aktuellen Verhaltensweisen Ausdruck seiner Persönlichkeit, seiner Lebensgeschichte oder aber Folgen eines fortlaufenden Stigmatisierungsprozesses sind.
Mobbing bedarf anamnestisch einer differenzierten Abklärung und muss differenzialdiagnostisch von sonstigen Konfliktsituationen am Arbeitsplatz, neurotischer Konfliktverarbeitung und Anpassungsstörungen unterschieden werden. Folgende Fragestellungen sind hierbei hilfreich:
- Handelt es sich wirklich um Mobbing?
- Sind die Kriterien gem. 8.1 (S. 123) erfüllt?
- Was sind die Symptome?
- Wie ist das Verhalten und die Auswirkungen auf die Persönlichkeit des Betroffenen? War er vorher schon so? (evtl. Fremdanamnese)
- Gab es ähnliche Belastungen in der Biografie (Kindergarten, Schule, Berufsausbildung etc.)?

Folgt man verschiedenen Internetpublikationen von Psychiatern und Psychotherapeuten, dann werden die Folgen von Mobbing bei den psychischen Erkrankungen derzeit unter vier differenzialdiagnostischen Kategorien diskutiert:
- Depressive Episoden (ICD-10: F32, F33)
- Reaktionen auf schwere Belastungen und Anpassungsstörungen (ICD-10: F43)
- Burnout-Syndrom (ICD-10: Z73.0)
- Persönlichkeitsstörung (ICD-10: F6)

8.6 Allgemeine Handlungsmöglichkeiten für die Betroffenen

Esser und Wolmerath (2003, S. 50) geben einen Überblick über die unterschiedlichen Handlungsmöglichkeiten bei Mobbing und qualifizieren:
Das Sich-Durchschlagen in Form »innerer Kündigung«, »Gegen-Mobbing«, »eigene Versetzung und Kündigung« sowie »Auszeiten« (Urlaub, Kur, Sonderurlaub) auf der untersten Stufe.
Wirksamer sei es, soziale Unterstützung zu suchen wie Familie und Freunde, Arbeitskollegen, Selbsthilfegruppen, Fachleute sowie den Betriebs- oder Personalrat aufzusuchen.
Schließlich sei die Organisation von Gegenwehr wie Stressabbau (Entspannung, Meditation etc.), Selbstbehauptungstraining, Mobbing-Analyse sowie juristische und betriebliche Mittel (Beschwerden, Strafantrag etc.) die beste Form um gegen Mobbing vorzugehen.
Aus eigener Untersuchung (Waibel 2007) mit Mobbingberatern und -beratungsstellen ergibt sich folgendes Bild:
Die Stärkung des Selbstvertrauens sehen Mobbingberater als am wichtigsten. Ebenso betonen fast alle die hohe Bedeutung professioneller Hilfe. Konfliktkompetenz, stressausgleichende Maßnahmen, die Aktivierung von Gegenwehr und die Stärkung des sozialen Netzwerks sind weitere wichtige Faktoren, um dem Betroffenen zu helfen. Therapeutische Hilfe rangiert nur im Mittelfeld, ebenso wie die anwaltliche Hilfe, was doch erstaunlich ist.
Meschkutat (2002) kommentiert in ihrer Untersuchung, dass die tatsächlichen Bewältigungsformen der Betroffenen hingegen ein breites Spektrum an Hilflosigkeit verdeutlichen:

»Ein Teil der Befragten verfolgte sozusagen eine ›Vogel-Strauß-Politik‹, indem er die Situation einfach ignorierte (18,8 %) ... als individuelle innere Strategie im Umgang mit Mobbing dominieren verdrängende Ansätze. Gerade dies wird von den Befragten, deren Fälle abgeschlossen sind, im Rückblick größtenteils als Fehler gewertet. Sie empfehlen Betroffenen frühzeitige und massive Gegenwehr.«

Alle o. g. Autoren betonen die hohe Bedeutung des Erhalts der Gesundheit und der Kompetenz des Betroffenen für eine erfolgreiche Bewältigung. Die Bedeutung ressourceninterventiver Strategien für die Betroffenen wird somit als besonders erfolgversprechend gesehen.

8.7 Integrativ-ressourcenorientierte Kompetenzverbesserung und Performanzsteigerung

In der klinischen Arbeit hat sich ein dreistufiges Vorgehen in der Arbeit mit Mobbingbetroffenen bewährt:

- Stufe 1: ressourcenzentriert-stabilisierend
- Stufe 2: konfliktzentriert-konfrontierend
- Stufe 3: integrierend-resilienzstabilisierend

8.7.1 Stufe 1: ressourcenzentriert-stabilisierend

Im Kontext einer Belastungs-, Überforderungs- und Krisentheorie sehen wir in der IBT Ressourcen als alle erdenklichen Mittel der Hilfe und Unterstützung mit denen Belastungen, Überforderungssituationen und Krisen bewältigt werden können: innere Ressourcen bzw. Stützen wie physische Vitalität, emotionale Tragfähigkeit, Willensstärke, Intelligenz, geistige Werte, aber auch äußere Ressourcen bzw. Stützen wie Freunde, soziale Netzwerke, Unterkunft, Geld etc.

Beispiele aus der klinischen Gruppenarbeit

In den Bewegungstherapiestunden wird mit dem Ressourcenmodell der »fünf Säulen« gearbeitet. Nach einer kurzen Einführung in das Konzept erarbeitet sich die Gruppe die Bedeutung der Ressourcen, indem sie gemeinsam aus kreativen Medien (Seilen, Tücher, Stöcke, Naturmaterialien etc.) ein eigenes Modell dieser fünf Säulen erarbeitet. Hierbei werden die unterschiedlichen Bewertungen der einzelnen Ressourcen schnell deutlich.
In den folgenden Stunden arbeitet dann jedes Gruppenmitglied an seinen eigenen Ressourcen. Hierbei stehen wiederum vielfältige Möglichkeiten zur Verfügung wie z.B. ein »Ressourcennest«, eine »Ressourcenbadewanne« oder ein »Ressourcenkuchen«. Je nach Gruppenstand werden hierbei unterschiedliche Zugänge zu den eigenen Ressourcen gewählt. Eine Männergruppe, die mit dem »kreativen Kram« z.B. nichts anfangen kann, kommt mit grafischer Darstellung in Form von Excel-Tabellen zunächst besser zurecht. Bei Patienten, die ihre Ressourcen zwar kognitiv erfassen, jedoch kaum einen leiblichen Bezug dazu entwickeln können, sollen ihre Ressourcen hautnah erleben. Sie malen eine Badewanne mit ihren Ressourcen auf große Blätter und legen sich dann hinein.
Manche Patienten (z.B. bei einer erheblichen Selbstwertproblematik) können zu Anfang überhaupt keine Ressourcen bei sich entdecken. Hier nutzen wir z.B. das »Osternest«: Diese Patienten bauen ein Nest und die Mitpatienten legen ihnen »Eier« (Ressourcen die sie bei diesem Patienten erkennen) in das Nest hinein. Anschließend werden diese Ressourcen besprochen. Sie sind oft ein erster Zugang zu einem systematischen »Ressourcing« (s.u.).

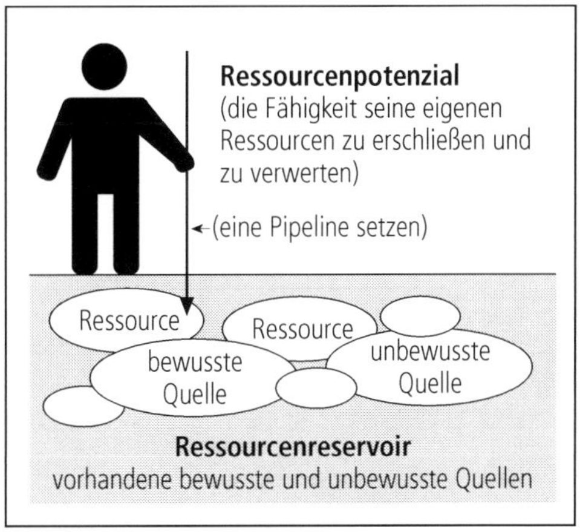
Ressourcenpotenzial
(die Fähigkeit seine eigenen Ressourcen zu erschließen und zu verwerten)
(eine Pipeline setzen)
Ressource
Ressource
bewusste Quelle
unbewusste Quelle
Ressourcenreservoir
vorhandene bewusste und unbewusste Quellen

Abb. 8-1 Erschließen der eigenen Ressourcen

In diesem Beispiel werden die Ressourcen zunächst ergründet. Hierdurch entsteht ein **Ressourcenreservoir.** Das Ressourcenreservoir ist der aktuelle Ressourcenbestand im Hinblick auf Quantität und Qualität, Sortiertheit und Vielfalt. Es ist nicht zuletzt bestimmt von der Bestandskenntnis und Bestandsbewertung des Ressourcenbesitzers und seiner Umgebung, wobei dem Besitzer längst nicht alle Bestände bewusst sein müssen bzw. sind. Damit stehen in der Regel nicht alle potenziell nutzbaren Ressourcen dem Besitzer zur Verfügung, sei es, weil er sie nicht wahrnimmt oder sie eben negativ bewertet. Eine wesentliche Aufgabe von Therapie besteht nun darin, falsche Bewertungen, fehlendes Wissen, Kompetenz oder unzureichende Performanz und Skills blockierter Ressourcen nutzbar zu machen. Dazu später mehr.
Der **Ressourcengebrauch** eines Menschen setzt voraus, dass er seine Ressourcen wahrnimmt und diese als verfügbare Ressourcen von ihm eingestuft werden, sodass diese zugänglich und mobilisierbar sind. Die Fähigkeit eigene Ressourcen nutzen zu können, wird als **Ressourcenpotenzial bezeichnet:** Zugänglichkeit, Anwendbarkeit, Nachschubmöglichkeit und Erneuerbarkeit (s. Abb. 8-1). Den gesamten Pro-

zess des systematischen Erschließens von Ressourcen nennen wir »ressourcing«.
In der Therapie verwende ich hierzu häufig folgendes Bild:

> »Nehmen Sie mal an, Sie hätten ein Stück Land mit reichen Bodenschätzen, z. B. Öl. Eigentlich haben Sie damit ein recht gutes *Ressourcenreservoir.* Möglicherweise kennen Sie auch noch gar nicht sein gesamtes Ausmaß, nämlich die unentdeckten Quellen. Das reicht aber noch nicht. Sie müssen die Quellen auch anzapfen können, d. h. sie müssen dazu ihr *Potenzial einsetzen*, z. B. mit einer Pipeline die Quelle anbohren. Und dann sollten Sie auch noch darauf achten, dass Ihre Quelle zeitlebens nicht versiegt. Also behutsam damit umgehen oder für entsprechenden Nachschub sorgen – das wäre dann eine gute Tankstelle. Also: nachhaltig bewirtschaften!«

»*Unter Ressourcing versteht man alle Vorgänge, die mit der Bestandsaufnahme, Beschaffung, kognitiven und emotionalen Bewertung, d. h. Kompetenz- bzw. Selbstwirksamkeitserwartung, Auswahl, Mobilisierung, Bereitstellung, Nutzungsabsicht und der optimalen strategischen, d. h. kontext- und zielangemessenen Nutzung von Ressourcen als fortlaufendem Prozess (acting) in einem System zu tun haben*« (Petzold 1998, S. 383).

Ressourcen dienen dem Menschen dazu, auf wahrgenommene, kontexbedingte Probleme adäquat und effektiv antworten zu können oder aber innere Bedürfnisse und Interessen, d. h. individuelle oder kollektive Volitionen durch Bewältigungsverhalten (*coping*) und/oder schöpferische Gestaltung (*creating*) zu realisieren.

8.7.2 Stufe 2: konfliktzentriert-konfrontierend

Probleme, Ressourcen und Potenziale (PRP) werden in der IBT nicht als etwas statisch Gegebenes gesehen, sondern prozesshaft. In beständigen Interaktions- und Kommunikationsprozessen, ganz nach den Fähigkeiten des Individuums, kommt es zu einem fortwährenden Austausch im Kontext seines Lebenskontinuums.
Der Umgang mit Problemen (*coping*), also die Bewältigung derselben kann unter folgenden Coping-Stilen stattfinden (Petzold 1998, S. 369):

- **Evasives Coping** sucht Belastungen und Bedrohungen durch Ausweich-und Vermeidungsstrategien zu entgehen.
- **Aggressives Coping** will durch Strategien der Konfrontation, der (Selbst)be-hauptung, des Kampfes und durch alloplastisches Verhalten mit Negativeinwirkungen fertig werden.
- **Adaptives Coping** versucht durch Strategien der Anpassung, Regression, Zurücknahme, autoplastisches Verhalten, mit Problemen, Belastungen, Überforderungen (threat, stress, strain) zurecht zu kommen.

Gleichsam lassen sich für die Gestaltung der Potenziale (*creating*) nachfolgende Stile schöpferischen Handelns finden:

- **Creative Adjustment:** ein kreatives Einpassen in vorfindliche Gegebenheiten unter erfindungsreicher Ausnutzung der angetroffenen Möglichkeiten;
- **Creative Change:** ein kreatives Gestalten und Verändern der vorfindlichen Gegebenheiten im Sinne ihrer Überschreitung und Ressourcenvermehrung;
- **Creative Cooperation:** eine das individuelle schöpferische Tun überschreitende kokreative Aktivität, in der die Möglichkeiten einbezogen werden, Konflux-Phänomene (d. h. das fließende Zusammenspiel von Potenzialen) auftauchen, durch die neue Ressourcen freigesetzt bzw. geschaffen werden.

Nachdem die einzelnen Gruppenmitglieder in den fortlaufenden Stunden mehr und mehr ihre eigenen Ressourcen erarbeitet haben, werden diese in Bezug zu den Problemen gesetzt. Nun entstehen in den einzelnen Ressourcenräumen neue Symbole (stellvertretend für die Probleme) wie schwere Steine, Matten, welche die Ressourcen nun begrenzen, den Zugang verhindern, gar zudecken oder wie es eine Patientin bildlich treffend beschrieb: »Diese sind wie Fangarme einer Krake, die mit ihren Saugern die Energie meiner Ressourcen abzapft.« Coping- und Creating-Techniken werden systematisch eingesetzt um Abstand (Exzentrizität) zu gewinnen, um Zugänge zu den eigenen Kräften zu finden, um neue Perspektiven zu erarbeiten (Mehrperspektivität) und insbesondere beim Mobbing veränderte Handlungsoptionen zu erproben und das Wiederlangen der eigenen Selbstwirksamkeit zu fördern. Dies wird u.a. auch in Einzelarbeiten in der Gruppe gefördert (s. dazu die nachstehenden Prozessbeschreibungen).

Diese Konzeption zeigt, welch komplexer Ansatz für eine erfolgreiche Behandlung von Mobbing als Zustand nach extremen und prolongierten Belastungserfahrungen notwendig ist.

Ressourceninterventionen

Auf diesem Hintergrund erfolgen nun differenziert Interventionen, die vor allem das Ziel haben, Regulationsprozesse zu unterstützen oder, wo diese gestört oder beschädigt wurden, unter folgenden Perspektiven wiederherzustellen:

- **Präventive Interventionen** zur Verhinderung von Beschädigungen und Minderungen des Ressourcenbestandes (vorbeugenden Schutz aufbauen)
- **Konservierende Interventionen** zur Erhaltung des Bestandes (aktuell beschützen)
- **Reparative Interventionen** zur Restitution beschädigter oder geminderter Ressourcen (Wiederherstellen vorhandener Fähigkeiten)
- **Evolutive Interventionen** zur Entwicklung des Ressourcenreservoirs und -potenzials (welche Ressourcen habe ich bei mir noch gar nicht erkannt?)
- **Supportive bzw. substituive Interventionen**, um mit unwiederbringlichen Ressourcenverlusten fertigzuwerden (Ressourcen von Mitmenschen bzw. Trauer- und Trostarbeit)
- **Politische Interventionen** zur Vertretung von Interessen und Sicherung von Ansprüchen auf Ressourcen (z.B. Zuhilfenahme von Gewerkschaft und Betriebsrat)
- **Infrastrukturelle Interventionen** zur Amelioration und Produktion materieller und logistischer Ressourcen. (Verbesserung z.B. der materiellen Situation)

Von zentraler Bedeutung ist dabei, protektive Erfahrungen zu ermöglichen und Resilienzbildungen (s. Kap. 8.6, S. 128) zu fördern, um Regulationsprozesse zu optimieren oder wieder herzustellen, wo sie durch Stress von Mobbing beeinträchtigt wurden.

Herr M. kommt mit einer mittelgradigen Depression und Angstzuständen auf die Akutstation der psychosomatischen Klinik. In der Gruppe berichtet er, er würde am Arbeitsplatz »gemobbt«. Es würde ihm übel nachgeredet, er sei ein Neonazi, weil er eine Glatze habe und angeblich einen ausländischen Arbeitskollegen verfolgt habe. Dies sei jedoch zufällig gewesen, weil der afghanische Kollege einen ähnlichen Nachhauseweg wie er habe und er dem Kollegen hinterhergefahren sei. In der Gruppe wirkt Herr M. resigniert, befindet sich häufig am »Rande der Gruppe«, wirkt durch seine Verhaltensweisen etwas sozial auffällig und ist öfter am Gruppengeschehen mental nicht dabei. Seine Sprache ist durch eine leichte Sprachbehinderung und einem sehr starken Dialekt für einige Gruppenmitglieder kaum oder nicht verständlich. Dies wird in der Gruppe indirekt und direkt ausgedrückt. Nach einiger Zeit sagt Herr M., dass er sich in dieser Gruppe nicht wohl fühle. Latente Suizidgedanken werden von ihm geäußert. Kritik, die mehr unterstützenden Charakter hat, kommt bei Herrn M. nicht an. Als Herr M. dann an einem Tag nicht aufzufinden ist und der Gruppe unentschuldigt fern bleibt, wird dies nach seiner Rückkehr am nächsten Tag in der Gruppe thematisiert, allerdings nicht in einer konfrontativen sondern ressourcenorientierten Form (»wir haben uns große Sorgen um dich gemacht«). Hier kann ein Zugang zu Herrn M. gefunden werden. Es zeigt sich, dass Herr M. sich nie auf jemanden verlassen konnte (Heimkarriere), Unterstützung durch andere Menschen war ihm fremd. Es wird zunächst eine supportive Intervention gewählt (die Gruppe bietet verschiedene Unterstützungsmöglichkeiten an), was für Herrn M. sehr schwer ist anzunehmen. Daher wird zusätzlich eine evolutive Interventionsstrategie (Entwicklung des eigenen Netzwerks, Bewusstwerden eigener Fähigkeiten) gewählt. In einer der nachfolgenden Stunden kann Herr M. zum Erstaunen der ganzen Gruppe genauestens den Ablauf einer Einzelarbeit eines Mitpatienten beschreiben (evolutive Ressource). Dieser hatte einige wichtige Punkte seiner eigenen Ressourcen schlichtweg vergessen. Herr M. lacht dabei zum ersten Mal. In den weiteren Stunden ist es dann möglich, dass Herr M. sich dem Thema »Mobbing« an seiner Arbeitstelle mehr und mehr nähert. Die Gruppe zeigt ihm Ressourcendefizite in seinem Verhalten auf, immer unter dem Aspekt, die eigenen Kompetenzen und Performanzen zu verbessern (creative cooperation). Hierunter fallen Themen wie »auf jemand zugehen«, »sich sachlich ohne Emotion abgrenzen zu können«, »in eine gute Konfrontation gehen zu können und dabei Blickkontakt zu bewahren« und immer wieder das Thema, sich »Gefährten« zu suchen (creative change). Ein Gruppenmitglied bringt es auf den Punkt: »Schau dir den Film ›Der Herr der Ringe, Teil 1 Die Gefährten‹ an. Das ist dein Thema.« Herr M. lacht dabei, den Film kenne er. Er meint er müsse sich jetzt wohl mal »die DVD reinziehen«.

Nach der Entlassung wirkt Herr M. wesentlich gefestigter, die suizidalen Gedanken sind weg, die Angstzustände erheblich reduziert – er hat zum Schluss zusammen mit der Gruppe einen klaren Plan in Rollenarbeit und Skulptur (kreative Interventionstechniken des integrativen Ansatzes) entwickelt, wie er an seiner Arbeitsstelle weiter vorgehen werde (präventive Ressource). Dies mache ihm Mut. Mit einigen Gruppenmitgliedern will er in Kontakt bleiben und Rücksprache halten.

Wenn Menschen wie Herr M. in die psychosomatische Akutklinik kommen, sind die Resilienzen des Betroffenen bereits eingebrochen: Die soziale Belastungssituation am Arbeitsplatz als kritisches Lebensereignis hat ein Intensitätsausmaß erreicht, das die Bewältigungskompetenzen des Individuums überfordern. Das ist nicht nur im sozialen Verhalten des Einzelnen zu beobachten (bei Herrn M. als sogenanntem »Einzelgänger«) sondern in der eingetretenen seelischen Erkrankung, die ambulant nicht mehr behandelt werden kann und häufig auch in der Physiologie der Person sichtbar wird: Wir beobachten hier z. B. bei der Ausdauertherapie typische Stressphysiologien wie erhöhter Ruhepuls über 110 oder schnelle Erschöpfung auch bei geringgradigen Belastungen. Herr M. konnte aus seiner Lebensgeschichte nur wenig von protektiven Einflüssen berichten, seine Ressourcen (materiell, sozial, leiblich und von seinen Überzeugungen her) beschrieb er als gering. Einzig die Arbeit mache ihm viel Spaß, hier könne er etwas, aber mit diesen Vorwürfen würde

»nun alles zusammenbrechen«. Aus dieser Erkenntnis heraus versuchten wir uns im Aufbau externaler protektiver Schutzerfahrungen (hier die Gruppe, die ihn in einer konvivialen (freundschaftlich haltenden) Atmosphäre trotz seiner Besonderheiten im Verhalten immer wieder stützt, um seine Resilienz zu differenzieren und zu verbessern. Hierbei machte er erste Erfolge, erkannte dann plötzlich auch wichtige kognitive Ressourcen (er konnte sich Abläufe in Gruppenstunden genauestens merken, bis auf die wörtlichen Einzelheiten von Aussagen der anderen Gruppenmitgliedern) und wurde dadurch in seiner Selbstsicherheit gestützt. Die externalen positiven Attributionen aus der Gruppe (»das kannst du doch schaffen, hör aber auf immer wegzurennen und stelle dich der Sache«) verbesserten seine Selbstwirksamkeit indem er einen Plan, ja sogar eine Strategie entwickelte um gegen das Mobbing vorzugehen. Soziale Unterstützung (Gruppe), verlässliche Beziehungen (Gruppenmitglieder), schützende Inselerfahrungen (Klinik), Möglichkeitsräume sowie soziale Vorbilder (Therapeut, Gruppenmitglieder) als auch eine realistische Situationseinschätzung und dem Wissen sozialer Hilfsagenturen (Klinik) waren für Herrn M. schließlich wichtige Schutzfaktoren um seine Resilienz wiederherzustellen.

Das »Mobbingspiel« – eine differenziell kreative Reinszenierung in konfliktzentrierter Form

In unserer bewegungstherapeutischen Arbeit hat es sich gezeigt, dass Übungsangebote, die komplexe reale Situationen in einfache Bewegungsszenen reduzieren, häufig eine sehr intensive emotional nachhaltige Wirkung zeigen und die Möglichkeit bieten, Veränderungen im Wahrnehmen, Erfassen, und Verstehen einer erlebten Situation zu bewirken. Erfahrungen dieser Art sind von einer intensiven Vitalität geprägt, wir sprechen von vitaler Evidenz. Solche Erfahrungen können sehr resilienzfördernd sein.

Das Mobbingspiel ist ein Ballspiel, dass sicherlich jeder in seiner Kindheit leider schon einmal erlebt hat: Drei, vier oder fünf Personen spielen Ball. Die gemobbte Person ist zunächst außerhalb des Raumes. An die Gruppe ergeht die Anweisung, auf keinen Fall die Person, die noch draußen ist, anzuspielen. Die Person kommt herein, und das Spiel beginnt. Natürlich weiß diese Person nicht, was passiert. In der ersten Phase beobachtet der Therapeut nun genauestens die einzelnen Reaktionen (Leib- und Bewegungsphänomene) des ausgeschlossenen Spielmitgliedes. Es ergeben sich folgende Fragestellungen:

- Welche nonverbalen Zeichen zeigen sich, welche Körperreaktionen?
- Wann nimmt die Person ihren Ausschluss war?
- Wie lange wartet sie und spielt das Spiel mit?
- Wann beginnt sie zu reagieren?
- Welche Fähigkeiten (Copingstrategien) wendet sie an, um in das Spiel zu kommen?
- Wann gibt sie auf?
- Welche Lösungsmöglichkeiten ergeben sich für sie aus dem Spiel?

Das Spiel bietet eine gute Möglichkeit, um ein differenzierteres Bild von Handlungsstrategien des ausgeschlossenen Spielmitgliedes zu erhalten. Heftige Reinszenierungen aus der Kindheit und der aktuellen Arbeitssituation sind dabei jedoch unbedingt zu vermeiden. Falls es Anzeichen gibt, dass die »gemobbte Person« im Spiel in Zustände der Hilflosigkeit fällt, wird die Übung sofort abgebrochen.

Es erfolgt nach einem ersten Spielverlauf eine Reflexion. Die ausgeschlossene Person beschreibt ihr eigenes Erleben und ihre Handlungs(un)möglichkeiten. Therapeut und Gruppe außerhalb stützen die »gemobbte Person«. Je nach Ergebnis, erfolgen dann verschiedene Sequenzen zur weiteren Reflexion und zum Erproben neuer Handlungsoptionen in spielerischen Form.

Frau L. beschreibt die Gründe für ihren Aufenthalt in der Akutklinik mit zerstörerischem Mobbing an ihrem Arbeitsplatz und langen Beziehungsschwierigkeiten mit ihrem Mann, die für sie unlösbar seien. Sie habe niemand in ihrem Leben, der sie unterstütze, noch nicht einmal jemanden, mit dem sie darüber sprechen könne. Diagnostisch wird sie in der Klinik mit einer mittelgradigen Depression und einer Anpassungsstörung eingewiesen. Latente suizidale Gedanken seien immer wieder vorhanden, weil sie einfach keinen Ausweg mehr sehe. In den ersten Wochen ihres Aufenthaltes arbeiten wir mit Frau L. strikt ressourcenorientiert-stabilisierend. Sie traut sich erst nach einigen Stunden, in der Gruppe auch mal etwas von sich zu berichten, hat aber dabei gleich das Gefühl, sie sei nicht wichtig oder würde die anderen langweilen. Im Laufe der Therapie wird Frau L. zunehmend stabiler, ohne jedoch am Grundkonflikt gearbeitet zu haben. Nachdem eine verbesserte Stabilität erreicht werden konnte, greifen wir die leiblichen Phänomene der Patientin (Unruhe, kurze Blickkontakte, eingefallene Körperhaltung) in Form eines konfliktzentrierten Ansatzes auf. Die Dreiersituation Arbeit, Ehemann, Patientin wird in Form einer bewegten Skulptur von der Gruppe nach Anweisung der Patientin szenisch dargestellt. Frau L. wird hierbei deutlich, dass sie den Halt des Ehemannes sucht, aber unfähig ist mit ihm adäquat in Kontakt zu treten. Neue Szenen generieren in Folge systematisch die Ressourcen der Patientin, indem sie lernt, auf andere zuzugehen und Grenzen zu benennen und auch Hilfe anfordert. Parallel beginnt sie, telefonisch und in Belastungserprobungen (eintägige Heimreise) mit ihrem Mann in Kontakt zu treten und vergangene Kränkungen und Probleme aufzuarbeiten. Dies führt deutlich zu einer weiteren Stabilisierung ihres Gesamtzustandes, nach wie vor kann sie sich jedoch kaum an den Gedanken gewöhnen, an ihre Arbeitsstelle zurückzukehren. Dort wurde vor einem Jahr ein Betriebsteil ausgegliedert und ihre Kolleginnen, mit denen sie jahrelang gearbeitet habe, würden sie nun schneiden.

In einer genaueren Analyse der Situation zeigt sich, dass vor allem die Angst der Kolleginnen um ihren Arbeitsplatz und die daraus folgende Konkurrenzsituation ursächlich für das Mobbing zu sehen ist.
Wenn ein Patient genügend Stabilität wieder erlangt hat (wie bei Frau L. der Fall), bespreche ich das »Mobbingspiel« zuvor mit ihm, z. B. dass es jederzeit abgebrochen werden kann. Diese Reinszenierung hat eine hohe therapeutische Wirksamkeit, kann aber für den Patienten äußerst belastend sein, da alte Szenen aus der eigenen Biografie über das Leibgedächtnis u. U. geweckt werden. Es darf daher nur in einem stabilen ressourcengestützten und konvivialen Setting stattfinden.

Frau L. sagt, sie möchte sich endlich der betrieblichen Situation stellen. Im Mobbingspiel setzt sie sich ängstlich in die Reihe der Mitpatientinnen. Ihr Verhalten im Spiel ist geprägt von »Durchhalten«, wie sie nachfolgend sagt: »Ich lasse mir nichts anmerken.«
Die Gruppe bewertet dieses Verhalten jedoch als dysfunktional und äußerst belastend. Sie schlägt Frau L. andere Spielformen vor: »versuche doch, jemanden für dich zu gewinnen«, »probier doch mal aus zu kämpfen« u. a. Mit den anderen Spielformen beginnt Frau L. lebendiger zu werden, kommt aus ihrer Passivität heraus und identifiziert die Mitpatientinnen nicht immer nur als »Gegnerinnen«. Andere Patienten übernehmen Stellvertreterfunktionen und versuchen dem Mobbingspiel entsprechend mit

eigenen Handlungsstrategien zu begegnen. Hier kann Frau L. aus sicherer exzentrischer Perspektive unterschiedlichste Handlungsformen erleben. Spiegelneuronales Verhalten wird aktiviert. Ihre Kompetenz dem Mobbingspiel aktiv mit neu gewonnener Performanz (unterschiedlichen Handlungsoptionen) zu begegnen wächst von Mal zu Mal. Die körperlichen Beschwerden gehen zurück.

8.7.3 Stufe 3: integrierend-resilienzstabilisierend

In der dritten Stufe werden die Erfahrungen und Erkenntnisse von Stufe 1 und 2 integriert, mit dem Ziel des Aufbaus von Schutzfaktoren (Resilienzen) für aktuelle und kommende Belastungen.
Verschiedene Schutzfaktoren können in der Arbeit mit Mobbing-Betroffenen fokussiert werden. Diese sollen im Ressourcenmodell der fünf Säulen (vgl. Abb. 4-4, S. 58) abschließend zusammengefasst werden:

- Leiblichkeit
- Soziales Netzwerk
- Arbeit, Leistung und Freizeit
- Materielle Sicherheiten
- Werte und Normen

Leiblichkeit

Schützende Inselerfahrungen, Zonen des Abschaltens und Ausruhens z.B. in der Natur, durch meditative Techniken und Praktiken, ebenso das Üben »innere Achtsamkeit« führen zu einer Regulation der physiologischen Stressmuster. Insbesondere östliche Techniken wie Tai Chi, Yoga aber auch Jacobson-Entspannung, Autogenes Training und IDR bewähren sich hier sehr gut. Ausdauertherapie (s. Kap. 6) ist ein weitere gute Möglichkeit um mit dosierter Belastung (»den eigenen Rhythmus finden«), die Immunisierungen und das Ausbilden von Bewältigungsstrategien zu ermöglichen, weil diese die Coping-Kapazitäten und die vorhandenen Ressourcen *nicht überfordern* sondern *fördern*. Kraft, Spannung und Vitalität können durch wohldosierte Trainingstherapie aufgebaut werden. Das Wiederfinden der »Lust an der eigenen Leiblichkeit« sowie das eigenleibliche Spüren sind hier wichtige Wege um kommenden Belastungen aktiv begegnen zu können. Das Üben und Lernen von Abgrenzungs- und Konfrontationshaltungen als auch der Fähigkeit des Zugehens auf den Anderen – selbst in schwierigsten Situationen – wird in szenischer Form realistisch, lebendig und leibhaftig eingeübt.

Soziales Netzwerk

Wie wir gesehen haben, spielt die Netzwerkorientierung, d.h. die Fähigkeit, soziale Netzwerke aufzubauen und sie zu nutzen eine zentrale Rolle um bei Mobbingsituationen stand halten zu können. Soziale Unterstützung innerhalb des sozialen Netzwerkes, d.h. in und außerhalb der Familie, in Freundschaftsnetzen, in kollegialen Beziehungen müssen nun aufgebaut und stabilisiert werden.
Das Vorhandensein sozialer Sicherungssysteme (Arbeitsplatzsicherheit) und Hilfsagenturen (z.B. Betriebsrat, Anwalt, Beratungsstellen) sollte gezielt genutzt werden. Verlässliche Beziehung zu Mitmenschen innerhalb dieses Netzwerkes können gar nicht hoch genug eingeschätzt werden. Aber auch Haustiere und Pflanzen können selbst wichtige protektive Funktionen übernehmen.

Arbeit, Leistung und Freizeit

Bei »Mobbingopfern« ist die Säule Arbeit häufig zu dominant im Verhältnis zu den anderen

Säulen. Zum einen ist es wichtig, dass die betroffene Person eine kritische exzentrische Haltung zur eigenen Arbeitstätigkeit erlangt bzgl. Engagement und einseitiger lebensinhaltlicher Identifizierung. Zum anderen sollten veränderte Perspektiven zu Lohnarbeit, Leistung und sinnerfüllter freizeitlicher Betätigung u.a. mit Freunden und Familie gefunden werden (z.B. ist Ehrenamt auch eine äußerst sinnvolle Betätigung). Angebote für kokreative und sinnvolle Aktivitäten (Hobbys, Sport, Spielmöglichkeiten), die Entlastung, Erfolgserlebnisse und Kreativitätserfahrungen vermitteln, haben starken ausgleichenden und resilienzstabilisierenden Charakter.
Weiter bedeutsam ist ein positiver ökologischer Rahmen (Landschaft, Garten, Bewegungen im Freien etc.), der durch Naturerleben Kompensationsmöglichkeiten und vielfältige Sinnerfahrungen schafft.

Materielle Sicherheiten

Die materiellen Säulenunterschiede zwischen Arm und Reich klaffen in unserer Gesellschaft immer mehr auseinander, sodass eine sichere Wohnsituation, ein einigermaßen stabiles Einkommen, anderer Arbeitsplatz bzw. die adäquate Nutzung vorhandener materieller Ressourcen in der nahen Umgebung (soziale Einrichtungen, kommunale Dienstleistungen wie Bücherei) nicht mehr eine Selbstverständlichkeit sind. Prekäre Arbeitsverhältnisse mit entsprechend niedrigem Lohnniveau, die Aussichtslosigkeit, ab einem gewissen Alter einen neuen Arbeitsplatz zu bekommen, usw. nehmen zu. Das sind gesellschaftliche Realitäten von Erkrankung und Krankheit (vgl. Kap. 4.3.3 anthropologische Krankheitslehre), und diese können auch durch noch so gute sozialinterventive Vorgehensweisen nur teilweise abgefangen werden. Daher ist diese Säule aktuell in unserer Gesellschaft besonders gefährdet. Beeindruckt hat mich eine Patientin, die bemerkte: »Mir ist jetzt klar geworden, dass ich zwar nicht viel habe, dass aber meine materielle Säule meine Fähigkeit ist, mit wenig auszukommen. Das schafft mir Unabhängigkeit.«

Werte und Normen

Realistische Situationseinschätzung und positive Zukunftsorientierung, Leistungsmotivationen und ein Impetus zur aktiven Problembewältigung stehen hier im Vordergrund. Die Person sollte aus exzentrischer Position die Auswirkungen des Mobbings in Bezug auf ihren Lebenskontext erfassen können. Fantasiepotenziale, die entwickelt werden, geben die Möglichkeit, innere Welten in neuer und außergewöhnlicher Weise zu sehen und zu nutzen. Möglichkeitsräume (*potential space*), in denen Gestaltungsimpulse und Selbstwirksamkeit erfahren werden, bieten gute Möglichkeiten um aus »Michael Kohlhaas-Mustern« auszusteigen, sodass maladaptive Verhaltensweisen aufgegeben werden und sich internal orientierte Kontrollüberzeugungen und konstruktive selbstreferenzielle Emotionen und Kognitionen, d.h. positive Selbst- und Identitätsschemata, entwickeln können. Hierbei spielen der Umgang mit Ungerechtigkeit sowie soziale Vorbilder, die Werte und Sinnbezüge vermitteln und die konstruktives Bewältigungsverhalten modellhaft zeigen, eine besondere Rolle. In der Bewegung wird hier besonders die »Wegmetapher« eingesetzt, d.h. der Patient kann leibhaftig erleben, einen bisherigen verfestigten, steinigen Weg (möglicherweise sogar gerechten Weg) zu verlassen und die innere Freiheit zu erlangen, »andere neue Wege« einzuschlagen.
Die Vermittlung dieser fünf Säulen nicht nur auf kognitiver Ebene sondern im leibhaftigen Erleben mit entsprechenden bewegungstherapeutischen Angeboten ist hierbei besonders wertvoll, da die betroffene Person erleben kann,

wie körperlich und emotional belastend die bisherigen Verhaltens- und soziale Bewegungsmuster waren und wie befreiend, lösend und stabilisierend »neue Bewegungen im sozialen Raum« sind.

8.8 Weiterführende Literatur

Esser A, Wolmerath M. Mobbing – Der Ratgeber für Betroffene und ihre Interessensvertretung. Frankfurt a. M.: Bund Verlag 2003.

Kolodej C. Mobbing – Psychoterror am Arbeitsplatz und seine Bewältigung. Wien: WUV Universitätsverlag 1999.

Leymann H. Der neue Mobbing-Bericht. Hamburg: Rowohlt 1995.

9 Anorexia nervosa und Bulimia nervosa

Uta Schaumann

Inhalt

Unter den klassischen Essstörungen, die auch in die international gebräuchlichen Klassifikationssysteme, DSM-IV und ICD-10 Eingang gefunden haben, versteht man vor allem Bulimia nervosa und Anorexia nervosa. Diese Erkrankungen drücken sich zwar über den Körper aus, es liegt ihnen jedoch ein komplexes biopsychosoziales Ursachengefüge zu Grunde. Daher darf eine sinnvolle Behandlung nicht nur an der Funktion des Körpers oder am Gewicht manipulieren, sondern muss den Menschen in seiner Gesamtheit, mit all seinen Gefühlen, Körperempfindungen und geistigen Aktivitäten, eingebunden in seine sozialen und ökologischen Bezüge, erreichen. Wesentliche Schwerpunkte der Integrativen Leib- und Bewegungstherapie der Essstörungen sind die Verbesserung des beeinträchtigten Wahrnehmungs- und Ausdrucksvermögens sowie die Arbeit an den zugrunde liegenden Kernkonflikten und Problemen.

9.1 Krankheitsbild

Diagnostische Kriterien nach ICD-10

F50.0 **Anorexia nervosa** (AN) (Gull u. Lasegue 1873)

- Körpergewicht mindestens 15 % unter dem Normgewicht, BMI ≤ 17,5 (BMI = kg/m^2). Bei Kindern fehlende Gewichtszunahme, Wachstumshemmung bei Beginn vor der Pubertät.
- Der Gewichtsverlust ist selbst herbeigeführt durch Vermeidung »fett machender« Speisen, selbstinduziertes Erbrechen, selbstinduziertes Abführen, übertriebene körperliche Aktivität, Gebrauch von Appetitzüglern, Diuretika.
- Selbstwahrnehmung als zu fett mit sich aufdrängender Furcht, zu dick zu werden als tief verwurzelte überwertige Idee. Die Betroffenen legen für sich eine sehr niedrige Gewichtsschwelle fest.
- Umfassende endokrine Störung der Achse Hypothalamus/Hypophyse/Gonaden, die sich bei Männern als Potenzverlust sowie als sexuelle Inappetenz manifestiert, bei Frauen zusätzlich zu letzterer auch als Amenorrhoe (außer bei Hormonsubstitution).

F50.2 **Bulimia nervosa** (BN) (Russel 1979)

- Häufige Episoden von Essattacken (in einem Zeitraum von 3 Monaten mindestens zwei-

mal pro Woche), bei denen riesige Mengen an Nahrung konsumiert werden
- Andauernde Beschäftigung mit dem Essen, unwiderstehliche Gier oder Zwang zu essen
- Unangemessene Kompensationsmechanismen um die Gewichtszunahme zu verhindern (selbstinduziertes Erbrechen, Missbrauch von Abführmitteln, Appetitzüglern, Schilddrüsenpräparaten, Diuretika, Vernachlässigung der Insulintherapie bei Diabetikern, zeitweilige Hungerperioden, exzessiver Sport)
- Selbstwahrnehmung als »zu fett« mit einer krankhaften Furcht, zu dick zu werden

Das Klassifikationssystem DSM-IV beschreibt bei AN und BN zusätzlich den übermäßigen Einfluss von Figur und Körpergewicht auf die Selbstbewertung.

Epidemiologie (Fichter et al. 2000)

- Die **Lebenszeitprävalenz** beträgt bei AN 0,5 % für Frauen und nur 0,05 % für Männer; bei Bulimie dagegen für Frauen ca. 0,5–3 %, für Männer 0,2 %.
- Der **Erkrankungsbeginn** liegt in der Adoleszenz, bei AN etwas früher als bei BN.
- Die **Mortalitätsrate** beträgt für AN 5–20 %; BN zeigt dagegen eine deutlich niedrigere Mortalitätsrate. 70 %–80 % der an Bulimie Erkrankten zeigen auch langfristig einen relativ günstigen Verlauf.

9.2 Ätiologie

K. war 17 Jahre alt, als sie wegen Anorexie in Therapie kam. Die Essstörung hatte zwei Jahre davor begonnen, bei einer Größe von 165 cm wog sie nun 38 kg. Das therapeutische Setting war anfangs dyadisch und dauerte zwei Jahre, danach wechselte K. für ein weiteres Jahr in die Bewegungsgruppe. Seit ihrem vierten Lebensjahr trainierte sie Eiskunstlauf, die Zugehörigkeit zum Verein bezeichnete sie als »mein zweites Zuhause«. Obwohl sie normalgewichtig war, musste K. öfters die Rüge hinnehmen, dass sie zu dick wäre. Nach einem Wettbewerb, bei dem sie gut abgeschnitten hatte, sagte ihr die Trainerin anstatt eines Lobes: »Wenn du zwei Kilo weniger gehabt hättest, wärst du noch besser gewesen.« Von diesem Zeitpunkt an begann K. gezielt abzunehmen.

Die Ursache der Essstörungen ist unbekannt, die heutige Lehrmeinung geht von einer **multifaktoriellen Entstehungstheorie** aus, d. h. mehrere der folgenden Faktoren müssen zusammentreffen, damit es zu einem Ausbruch der Erkrankung kommt.

Genetische, psychobiologische und neurobiologische Faktoren

Zwillingsuntersuchungen legen das Vorhandensein genetischer Ursachen nahe. Welche spezifischen Vulnerabilitäten dabei allerdings weitergegeben werden und welche Mechanismen zur Pathogenese beitragen ist derzeit noch nicht identifiziert (vgl. Yager et al. 2006, 73 f.).
Mangelernährung führt zu psychischen, metabolischen und endokrinen Veränderungen, welche die Erkrankung mitbedingen und aufrechterhalten können. Hungern führt zu Veränderungen im Neurotransmitter-Stoffwechsel mit Störung des Hunger-Sättigungsmechanismus und zur Herabsetzung des Energieverbrauchs. Diätmaßnahmen sind also große Risikofaktoren für die Entwicklung von Essstörungen.

Soziokulturelle Faktoren

Kulturelle und gesellschaftliche Bilder von Weiblichkeit (Männlichkeit), insbesondere das heutige Schönheits- und Schlankheitsideal, fördern die Entwicklung von Essstörungen in der Adoleszenz. Auch bestimmte Sportarten wie Ballett, Eiskunstlauf, rhythmische Sportgymnastik, Skispringen, Synchronschwimmen, Rennreiten (Jockeys) etc. gelten als Risikofaktoren.

Psychosoziale Faktoren

Belastende Lebensereignisse können zu unzureichender Anpassung an die Realität und zu inadäquaten Bewältigungsstrategien führen. Man kann Essstörungen als einen auf die Körperebene verschobenen, unzureichenden Bewältigungsversuch intrapsychischer und interpersoneller Konflikte und Probleme ansehen.

K.s wesentliche Bezugspersonen im Kindesalter waren ihre Mutter, die ebenfalls im Sportverein tätig war, und ihre Trainerin. Seit ihrer Kindheit hatte sie erfahren, dass Zuneigung nur über Leistung und Gewichtskontrolle zu bekommen ist, ebenso, dass bei Versagen Liebesentzug und Bloßstellung drohen. Andere hatten über ihren Körper bestimmt, vorgegeben, wie viel sie trainieren musste und wie viel sie essen durfte. Ihr Körper war die Quelle schmerzhafter Empfindungen, er hatte Hunger, tat vom Trainieren weh und war schuld, wenn sie zu wenig Liebe und zu viele Verletzungen bekam. Ihren Körper und die durch ihn verursachten Empfindungen nicht mehr zu spüren, war für K.s seelisches Überleben notwendig. Ihre Bewältigungsstrategie war es, durch Nahrungsentzug dem asketischen Ideal der Bedürfnislosigkeit nahe zu kommen, um gegen seelische und körperliche Schmerzen immun zu werden.

9.2.1 Psychologische Erklärungsmodelle

Die **psychodynamische Theorie** (vgl. Reich 2001) sieht die Ursachen der Essstörungen vorwiegend in intrapsychischen Konflikten und unbewältigten Entwicklungsaufgaben, ebenso wird dort die symbolische Bedeutung von Essen und Erbrechen betont. Durch die körperlichen Veränderungen und den altersbedingt notwendigen Schritt der Ablösung kommt es in der Adoleszenz zum Wiederaufleben der kindlichen Konflikte und deren Bewältigungsversuch durch die Essstörung. Diese Kernkonflikte sind Konflikte um Identität, Autonomie, Grenzen, Sexualität und Geschlechtsrolle.

Identitätskonflikt

Konflikt zwischen idealen (Funktionieren, Aktivität, Selbstkontrolle) und als defekt wahrgenommenen Selbstanteilen (Bedürftigkeit, Schwäche, Unkontrolliertheit). Die als defekt wahrgenommenen Selbstanteile werden auf den Körper verschoben und dort bekämpft. Sichere innere Strukturen fehlen, der Körper wird zum Werkzeug im Kampf um Identität.

K. wollte zwar gerne gesund werden, die Essensmenge zu erhöhen machte ihr jedoch große Angst. Auf die Frage, welchen Sinn denn das Hungern für sie habe, antwortete sie: »Wenn ich auf das Essen verzichte, dann beweise ich mir, dass ich Kontrolle über mich habe. Wenn ich schwach werde und mehr esse, als ich mir vorgenommen habe, dann droht das Chaos!«

Autonomie

Dem altersentsprechenden Wunsch nach Autonomie steht die Angst vor Trennung entgegen. Hungern in der Ablösungsphase soll zudem das Wachstum des Mutterintrojekts verhindern.

K. ließ ihre Mutter bestimmen, wann sie ihre Hausaufgaben zu machen hatte, wann sie für eine Prüfung lernen musste und bemerkte: »Meine Mutter weiß immer, was gut für mich ist!« Ein anderes Mal beklagte die dagegen: »Sie behandelt mich wie ein Baby, sie will nicht

akzeptieren, dass ich schon erwachsen bin, sie traut mir überhaupt nichts zu!«
Durch Hungern verschaffte sich K. eine gewisse Autonomie, so meinte sie einmal: »Essen, das kommt von außen, aber Hungern, das ist mein Eigenes!«

Grenzkonflikt

Dem Wunsch nach Nähe steht die Angst vor Verschmelzung entgegen. Die Grenze zu den Bezugspersonen wird durch Hungern bzw. Erbrechen aufrechterhalten, die Notwendigkeit, sich real zu trennen, wird vermieden. Es besteht große Angst vor Verlust der Kontrolle über die Grenzen: »Wenn ich etwas esse, esse ich alles; darum esse ich lieber gar nichts.«
Patientinnen[1] mit **Anorexie** haben die Grenzen in das Selbst verlagert. Die Grenze ist nicht zwischen Selbst und Außenwelt, sondern zwischen Körper und Geist, »der Geist kontrolliert den Körper«.
Patientinnen mit **Bulimie** verschieben dagegen ihre Grenzen zwischen innen und außen. Der Essanfall kann als Verschmelzungswunsch mit der Mutter, Erbrechen als Konkretisierung der Abgrenzung bei starker Ambivalenz angesehen werden.

In K.s Familie bestand ein sehr grenzüberschreitendes Muster, das sich auch sprachlich zeigte. Sehr oft verwendete K.s Mutter »wir« statt den Namen ihrer Tochter. So meinte sie zum Beispiel, dass »wir morgen Schularbeit haben«, oder dass »wir zunehmen müssen«.

[1] Da bei Menschen mit Essstörungen die Anzahl der Frauen die der Männer bei weitem übersteigt, haben wir uns in diesem Artikel bewusst für die weibliche Form entschieden.

Abwehr der Sexualität

Das Verhindern, Verzögern oder teilweise Rückgängigmachen der sexuellen Entwicklung durch Abmagern soll der Triebabwehr dienen. Orale Bedürfnisse werden als Symbol für Triebhaftigkeit wahrgenommen; durch orale Impulskontrolle sollen genital-sexuelle Impulse abgewehrt werden.

In einer Intervention, in der sich K. als erwachsene Frau darstellte, vermied sie es, sich offen dem Vater zuzuwenden, um die Mutter nicht zu kränken. Sie erzählte, wie oft ihre Mutter betonte, dass K. doch noch ihr »liebes kleines Mäuschen« wäre.

9.2.2 Weitere Theorien

Lern- und Verhaltenstheoretische Theorie
Lernen am Modell, operante Konditionierung, verzerrte Kognitionen und dysfunktionale Schemata werden als Ursachen angesehen.

Sozialökologische Theorie
Aus systemischer Sicht betrachtet, ist das kranke Kind Symptomträger eines gestörten Familiensystems (vgl. Selvini-Palazzoli et al. 1999).

Feministischer Ansatz
Essstörungen sind eine Anpassungsleistung an gegebene gesellschaftliche und familiäre Bedingungen bei gleichzeitigem Kampf gegen das Weiblichkeitsstereotyp (vgl. Orbach 1998, 2001).

Stress- und Traumatheorie
Überforderungen, zeitextendierter Stress und Traumatisierung können mit Essstörungen beantwortet werden.

Philosophisch-anthropologisches Krankheitsmodell
Essstörungen sind Zeichen multipler Entfremdung: Der Körper wird zum Fremdkörper, die verengte Wahrnehmung führt zu weiterer Entfremdung von Mitmenschen und Umwelt.

9.3 Körperbild und Körperbildstörung

Das Körperbild ist wohl die, durch unsere Sinne vermittelte Vorstellung unseres Körpers, umfasst aber zusätzlich emotionales Körpergefühl und kognitive Selbstbewertung. Es entsteht im Zuge der Identitätsbildung und ist eng an den sozialen Kontext gebunden. Zu allen Eigenerfahrungen mit unserem Körper kommen Außenzuschreibungen, kulturelle und gesellschaftliche Bewertungen und Definitionen hinzu. Diese werden samt ihrem affektiven Gehalt internalisiert und gehen in das Körperbild ein. Hilde Bruchs neues Konzept (Bruch 2001) geht über frühere Definitionen des Körperbilds hinaus. Es umfasst zusätzlich das Gespür von Kontrolle über die Körperfunktionen und die Einschätzung der Attraktivität des eigenen Körpers auf andere.
Da sich unser Körper laufend entwickelt, müssen wir auch unser Körperbild immer wieder neu anpassen und integrieren. In der sensiblen Phase der Adoleszenz ist diese Anpassungsleistung besonders gefordert, aber auch gefährdet.
Hilde Bruch betonte bereits früh die verzerrte Wahrnehmung des eigenen Körpers von Menschen mit Essstörung: die **Körperbildstörung.** Trotz Untergewichts erleben sich diese Menschen als viel zu dick (Bruch 2001). Die realen Körpergrenzen werden undeutlich wahrgenommen und falsch bewertet, die Abgrenzung des eigenen Selbst von anderen ist undeutlich.
Zumeist besteht eine signifikante Diskrepanz zwischen persönlichem Idealbild und Selbsteinschätzung. (Cash u. Deagle 1997).

> Obwohl K. deutlich untergewichtig war, konnte sie das nicht sehen. Sie fand sich zu dick und hätte gerne noch weiter abgenommen, »wenigstens an den Oberschenkeln«, wie sie sagte.

9.4 Methodische Vorgehensweise und spezielle Techniken der IBT

9.4.1 Setting, Modalitäten, Ziel und Diagnostik

Setting

IBT kann bei Essstörungen als psychotherapeutische oder leibtherapeutische Methode im dyadischen oder Gruppensetting angewandt werden. In den Bewegungsgruppen sind sowohl Patientinnen mit AN als auch mit BN vertreten. Die hier genannten Beispiele sind sowohl aus dem dyadischen Setting (dT) als auch aus der Bewegungsgruppe (BT) entnommen. Beide Patientinnen hatten sowohl dT als auch BT.

Modalitäten

- **Funktional-übungszentriert:** Strukturierte Übungsangebote, die immer in den laufenden Prozess eingebettet sind, dienen der Förderung der beeinträchtigten Wahrnehmung, dem besseren Kennenlernen des Körpers und der Regulierung der Körperfunktionen (Atmung, Bewegung, Haltung, Spannung, Entspannung, Koordination, Beweglichkeit etc.).
- **Erlebniszentriert:** Unterschiedliche Angebote aktivieren das Erleben bislang unbe-

wusster Gefühle und Empfindungen; neue oder verborgene Ressourcen und Fähigkeiten können entdeckt, neue Ausdrucksmöglichkeiten, neues Verhalten erprobt werden.
- **Konfliktzentriert:** Problemspezifische Angebote, die zu emotionalem Wiedererleben und Bewusstmachung von in den Leib verdrängten Konflikten und Problemen führen, ermöglichen deren Bearbeitung und Integration in den Lebenskontext.

Therapieziel

Übergeordnetes Ziel ist es, wieder in Beziehung zum eigenen Leib zu kommen, sich den Körper wieder anzueignen und ihn nicht mehr als Fremdkörper zu betrachten. Der Körper soll wieder wahrnehmungs- und ausdrucksfähig, die Wechselwirkungen zwischen Körper, Seele, Geist und Umwelt sollen bewusst werden, um so der Entfremdung entgegenzuwirken.

Diagnostik

Bereits im Erstgespräch wird eine vorläufige Diagnose nach ICD-10 bzw. DSM-IV erstellt, Fragebögen zum Körperbild (FBK 20) und Essstörungsinventar EDI-2 können ergänzend vor Therapiebeginn oder im Verlauf eingesetzt werden und zusätzliche diagnostische Informationen liefern. Auch projektive Verfahren wie z.B. der Body Chart (s. S. 150) sind im Verlauf unterstützend und hilfreich. Die Diagnostik in der IBT ist phänomenologisch und prozessual ausgerichtet und beginnt bereits beim Erstgespräch.

> Bei K. fiel mir ihre lose, mehrschichtige Kleidung auf, unter der sie ihr Untergewicht zu verbergen trachtete. Bei der Begrüßung spürte ich ihre kalten Hände.

> Während des Gesprächs wirkte sie sehr angepasst, sehr kontrolliert, wenig emotional. Sie verharrte von Anfang bis Ende in der gleichen Haltung, der Gesichtsausdruck war freundlich lächelnd, Stimmlage und Lautstärke blieben gleich, egal was sie erzählte.

Prozessuale Diagnostik bedeutet, dass Erkenntnisse über den gesamten Prozessverlauf hinweg gewonnen werden und dass gleichzeitig mit jeder diagnostischen Intervention auch ein therapeutischer Schritt gesetzt wird. Der Erkenntnisgewinn erfolgt tiefenhermeneutisch von den Phänomenen zu den Strukturen, also von Äußerungen in Worten und Verhalten zu deren Ursprung, Sinn und Bedeutung im Lebenszusammenhang.

> So gaben K.s Mimik und Haltung einen ersten Hinweis auf ihre Angepasstheit, auf ihre Angst, zu missfallen. Später erinnerte sie sich daran, wie wichtig diese Rolle für sie als Kind gewesen war, und sie merkte, wie sehr sie diese Rolle auch heute noch verkörperte.

9.4.2 Die drei Bausteine der Therapie

Wahrnehmung, Ausdruck und Regulation, sowie die Arbeit an Konflikten und Problemen sind die wesentlichen Bausteine der Therapie.

Wahrnehmung

> **!** Die Schulung der Wahrnehmung ist die Basis jeder Therapie.

Menschen mit Anorexie und Bulimie zeigen nicht nur eine beeinträchtigte, häufig eingeengte und verzerrte Wahrnehmung ihres Körpers,

auch Wahrnehmung und Diskriminierung von Gefühlen und Empfindungen sind betroffen.
Körperzustände wie z. B. Spannung werden schlecht wahrgenommen und differenziert.
Die Wahrnehmung der realen *Körpergrenzen* ist meist beeinträchtigt, die Abgrenzung des eigenen Selbst von den anderen ist undeutlich.
Biologische Triebe und emotionale Bedürfnisse werden oft nur mangelhaft voneinander unterschieden – psychischer Hunger wird mit körperlichem Hunger verwechselt.
Emotionen werden oft mit *Leibempfindungen* verwechselt oder gleichgesetzt, so wird häufig jede seelische Missgestimmtheit als »zu fett zu sein« interpretiert, wie hier auch bei K.:

»Wir waren mit der Schule in Paris. Ich freute mich auf die Stadt. Als wir in unserer Unterkunft ankamen, sagte die Lehrerin, dass ich das Zimmer mit Alice teilen müsse, obwohl sie mir vor der Reise versprochen hatte, dass ich ein Einzelzimmer bekommen würde.
Beim Stadtbummel sah ich mich dann in einer Auslagenscheibe und von da an war der Tag gelaufen: Ich sah meine fetten Hüften und die fetten Oberschenkel, mir war der ganze Tag verdorben! Ich hatte nur noch einen Gedanken, wie ich das alles wieder runterkriegen könnte. In der Unterkunft ging ich dann gleich in den Fitnessraum, das Essen hab ich ausgelassen.«

Ausdruck und Regulation

! Der zweite Baustein der Therapie ist die Arbeit am Ausdruck und an der Regulation von Gefühlen und Körperempfindungen. Ein angemessener und flexibler Ausdruck zurückgehaltener Gefühle soll ebenso erreicht werden wie eine gute Regulation von Körperempfindungen.

Menschen mit Essstörungen sind oft starr, unflexibel, eingeengt im Denken und im sozialen Umgang. Spontan auftretende Impulse laufen dem Kontrollbedürfnis der Erkrankten entgegen und werden daher unterdrückt.
Auch unbewusste Gefühle wie z. B. Aggression oder Ambivalenz, und Leibempfindungen wie z. B. Anspannung müssen ins Bewusstsein gehoben werden. Erst wenn Gefühle und Empfindungen bewusst geworden sind und benannt werden können, ist es möglich, sie auch adäquat auszudrücken bzw. sie zu regulieren.
Gefühle müssen ausgedrückt werden *(Eindruck braucht Ausdruck)*, sonst können sie unterschiedliche Beschwerden hervorrufen. Das selbstschädigende Verhalten von Patientinnen mit Essstörungen ist Zeichen der nicht ausgedrückten, gegen den Körper gekehrten Aggression. Die Affektsteuerung erfolgt über Regulierung der Nahrungszufuhr.

Arbeit an den zugrunde liegenden Konflikten und Problemen

! Der dritte Baustein ist die Arbeit an den zugrunde liegenden Konflikten und Problemen, insbesondere die Arbeit an den Kernkonflikten Autonomie, Identität, Grenzen und Geschlechtsrolle.

(Siehe hierzu »Psychodynamische Theorie«, S. 141 und »Übungen zu Kernthemen«, S. 150)

9.5 Praktische Übungsangebote

Da es eine äußerst große Anzahl von Übungen gibt, möchte ich hier exemplarisch nur einige wenige beschreiben. Ich verweise auf die unter »Weiterführende Literatur« angegebenen Publikationen, die zahlreiche Beispiele für Übungen enthalten. Jede Therapeutin möge daraus Anregungen für ihre eigene Arbeit beziehen.

Durch entsprechende Angebote werden Körperempfindungen und Gefühle ausgelöst, wobei großes Gewicht auf deren Wahrnehmung und Ausdruck gelegt wird. Durch den Zugang über den Körper werden tiefer liegende, im Leibgedächtnis (s. Kap. 3) gespeicherte Szenen wieder ins Bewusstsein gerufen und so der Bearbeitung zugänglich gemacht.

Bewegung schafft auch wieder neue Eindrücke, so dass alternative, korrigierende Erfahrungen dadurch gemacht und integriert werden können.

Die Übungen sollen achtsam ausgewählt und immer in den laufenden Prozess eingebettet sein, dürfen also keinesfalls einfach übergestülpt werden. Vor einem unkritischen Anwenden der Interventionen muss gewarnt werden, da der Zugang über den Körper zu schnellerer Evokation von im Leibgedächtnis gespeicherten Erfahrungen führt. Bei körperlich traumatisierten Menschen (insbesondere bei Komorbidität mit Borderline-Persönlichkeitsstörung und Posttraumatischer Belastungsstörung) kann es dadurch zu Retraumatisierungen mit der Gefahr dissoziativer Phänomene kommen.

Vorrangig ist daher das Schaffen einer guten Vertrauensbasis zur Stabilisierung. Zu Beginn der Therapie sind bei diesen Patientinnen Übungen im Gehen, Stehen oder Sitzen günstiger als im Liegen, da sie eine gute Kontrolle ermöglichen und Ich-stützend wirken.

Da Dissoziation vom Stresslevel abhängig ist, ist es sehr wichtig, innere Spannungszustände rechtzeitig wahrnehmen, differenzieren und regulieren zu lernen (s. u.).

> **!** Grundsätzlich sollte man bei Menschen mit Essstörungen anfangs vorsichtig mit Berührungen umgehen: Weniger ist oft mehr! Anfangs sind oft nur ganz kleine Schritte möglich. Vertrauen muss erst langsam aufgebaut und gefestigt werden.

Intermediärobjekte erleichtern den Kontakt, auch die Selbstberührung mit Objekten (z. B. einen Ball über den Körper rollen lassen, mit den Fußsohlen über verschiedene Materialien gehen) fällt den Patientinnen anfangs leichter, die Körperempfindung ist dabei intensiver. Die Selbstberührung sollte anfangs sehr klar sein (z. B. abklopfen statt streicheln).

Stützende Berührungen (Rücken, Oberarm), die ebenfalls klar und abgegrenzt sein müssen, sind auch am Anfang zumeist möglich und gut. Vorsicht bei Fremdberührung an den Fußsohlen, da diese sehr berührungsempfindlich sind und dadurch starke Emotionen ausgelöst werden können. Im Verlauf der Therapie soll dann die Erfahrung alternativer heilsamer Berührung ermöglicht werden.

Menschen mit Essstörungen leiden häufig unter großen inneren Spannungszuständen. Je nach dem Grad der inneren Spannung sind unterschiedliche **Maßnahmen zur Spannungsregulierung** wirksam.

- Bewegungsangebote mit rhythmischer Musikbegleitung
- Übungen, die Koordination und Konzentration verlangen
- Übungen, die auf guten Bodenkontakt oder die Körpermitte zentrieren
- Übungen, die starke Körperempfindungen auslösen (z. B. barfuß über ein Seil gehen, einen Stab unter der Fußsohle rollen, Balanceübungen, Igelball über die Haut rollen)

9.5.1 Wahrnehmungs- und Bewegungsübungen

> K.s Wahrnehmung war nahezu gänzlich auf Essen, Figur und Gewicht eingeengt. Ihre Bedürfnisse kannte sie nicht oder verleugnete sie. Alles Schlechte projizierte sie in den Körper, alles Gute dagegen verortete sie im Kopf.

Achtsame Wahrnehmung fördert die Sensibilität und ermöglicht es, Gefühlsebene, geistige und körperliche Ebene sowohl getrennt voneinander wahrzunehmen, als auch die Verschränkung zwischen diesen Ebenen zu begreifen.
Es kann gar nicht oft genug auf die große Bedeutung dieser Übungen hingewiesen werden. Auch wenn sie manchmal unspektakulär erscheinen, ist doch ihr Nutzen für Menschen mit Essstörungen groß.

> ! Erst dann, wenn man sich selbst mit allen seinen Empfindungen, Gefühlen und Bedürfnissen wahrnehmen kann, wenn man diese auch differenzieren und voneinander diskriminieren kann, ist Selbst-Bewusstsein möglich.

Obwohl das Spektrum der wahrnehmbaren Qualitäten riesengroß ist, nehmen unsere Patientinnen anfangs nur sehr wenig wahr.
Erst das Hinlenken der Aufmerksamkeit durch die Therapeutin öffnet die breite Palette der Möglichkeiten:

- Tiefensensibilität: Lage, Position im Raum, Stellung der Gelenke zueinander, Beweglichkeit, Kraft, Anspannung und Entspannung, Schwerkraft, Fliehkraft, Bewegungsrichtung; Rhythmus, Tempo
- Oberflächensensibilität: Temperatur, Berührungsempfindung, Schmerz
- Empfindungen der inneren Organe (Enterozeption) wie Herzklopfen, Atemnot, Beklemmung, Druck, Schmerzen, Darmbewegungen und -geräusche, Harndrang, Organgefühl
- Geräusche, visuelle Eindrücke, Gerüche und Geschmacksempfindungen
- Gefühle, Stimmungen, Impulse, Gedanken, innere Bilder

Körperwahrnehmung über Selbstberührung und Objekte

> K. war sehr halbherzig bei dieser Übung, sie »wischte« oberflächlich über ihre Arme und hörte schnell damit wieder auf. Es war ihr unangenehm, sich zu berühren. Erst als die Anregung kam, auf einem Tau zu balancieren, konnte sie sich darauf einlassen und dann auch das Kribbeln in ihren Sohlen spüren.

Die Selbstberührung dient der Sensibilisierung der Körperoberfläche und ist auch eine gute Eingangsübung zu den Themen Körperbild und Grenzen (s. u.). Bei starken Emotionen sind zur Beruhigung klare sachliche Selbstberührungen, zum Beispiel Abklopfen des Brust- oder Schlüsselbeins, hilfreich.

Den Körper im Gehen wahrnehmen – Impulsen nachgeben, in Kontakt zur körperlichen Befindlichkeit gehen

Die Therapeutin leitet an und unterstützt, indem sie die Aufmerksamkeit auf die entsprechenden Körperteile hinlenkt, von Fuß bis Kopf durch den Körper führt: »Geh mit deiner Aufmerksamkeit zu den Füßen, spür wie sie am Boden stehen, sind sie warm oder eher kühl? Wie spürst du das Gewicht, gleichmäßig oder ist ein Fuß schwerer? Spürst du den Gegendruck vom Boden? Versuche deine Füße vom Boden tragen zu lassen, Gewicht an den Boden abzugeben …« usw. Es geht also um das bewusste Hinspüren in den Körper. Auftauchende Empfindungen sollen wahrgenommen, spontan auftauchenden Impulsen kann stattgegeben werden.

K. hatte den Kopf gesenkt, die Arme schwangen parallel, nicht gegengleich. Die Füße gingen mechanisch, wie aufgezogen, immer im gleichen Tempo. Dann hielt sie inne und sagte: »Ich spüre mich ab der Mitte nicht!« Hier wird die Abspaltung der unteren, abgelehnten Körperhälfte sehr deutlich. Gerade vorher war ihre Menstruation medikamentös ausgelöst worden, was sie als unangenehmen Kontrollverlust empfand.

Je nach Prozessstadium werden unterschiedliche Qualitäten in den Fokus genommen. So kann zum Beispiel die Anregung gegeben werden, das Tempo oder den Rhythmus zu wechseln und schließlich den eigenen Rhythmus, das eigene Tempo zu finden.

K. ging immer im gleichen Tempo, sie konnte die Anregung, schneller zu gehen, nicht aufnehmen: »Es fiel mir schwer, das Tempo zu wechseln, das war mir extrem unangenehm.« K.s Starrheit und große Angst vor Veränderung werden hier deutlich.
Veränderungen hatte sie seit ihrer Kindheit als sehr dramatisch empfunden, häufig war ein Konflikt der Eltern vorausgegangen. Oft musste sie mitten in der Nacht mit der Mutter, die vor ihrem alkoholisierten Ehemann flüchtete, zu ihren Großeltern in die Stadt fahren. Auch bei der Übung »Einen Schritt in Zeitlupe machen« fiel es ihr unendlich schwer, ein Bein vom Boden abzuheben und dabei das Gefühl der Labilität bewusst auszuhalten.

Der Körper im Stehen

Guter Bodenkontakt, ein sicherer Stand sind wichtig. Dabei hilft die Vorstellung, dass die Schwerkraft uns am Boden hält. Die richtige Position des Schwerpunktes wird ausprobiert, der Unterschied zwischen flexiblem und starrem Stand soll bewusst werden. Auch Zentrierungsübungen auf die eigene Mitte sind hilfreich und gut. Unterschiedliche Haltungen können ausprobiert werden und zu neuen Erfahrungen führen.

Den Körper im Liegen durchspüren, Körperinnenraum

Dabei wird der Körper zunächst in Kontakt mit dem Boden durchgespürt, dann auf der Vorderseite. Man beachtet auch die Atembewegungen des Körpers und wandert anschließend mit der Aufmerksamkeit nach innen zu den Organen, wobei alle hier auftauchenden Empfindungen wahrgenommen werden sollen. Zuletzt gehen die Patientinnen mit der Wahrnehmung wieder nach außen, betrachten ihren Körper von außen und streifen ihn dann kräftig entlang der Körperkonturen ab. Im Anschluss daran kann man das »innere Bild« zeichnen lassen (s. Body Chart S. 150).

Der Körper in Bezug zum Raum und zu den Mitmenschen

(Zum Thema Raum s. »Mein Platz im Raum«, S. 151)
Menschen mit Essstörungen sind zumeist auch in ihrem Sozialverhalten eingeschränkt, in fortgeschrittenen Stadien der Erkrankung neigen sie zum sozialen Rückzug.

K.s soziale Kontakte waren außerhalb der Familie nur rudimentär vorhanden, richtige Beziehungen hatte sie nicht.

Beim Gehen in der Gruppe soll zunächst nur über Blickkontakt versucht werden, Kontakt zu den anderen aufzunehmen. Anschließend sollen die Patientinnen darauf achten, ob jemand den gleichen Rhythmus, das gleiche Tempo hat und versuchen, ein Stück mit ihm gemeinsam zu gehen.

K. ging mehrmals ein Stück mit anderen Patientinnen mit, allerdings war die Kontaktaufnahme jedes Mal von den anderen ausgegangen. Von sich aus Kontakt aufzunehmen wäre ihr zu schwer gefallen, sagte sie.

Wahrnehmung der Verschränkung von Körper, Seele und Geist

Gefühlsebene, geistige und körperliche Ebene werden bei Menschen mit Essstörung häufig als voneinander isoliert wahrgenommen. Wenn sich ein Mensch bewegt, so bewegt sich aber nicht nur der Körper, sondern es findet auch emotionale, geistige und soziale Bewegung statt. Die Verschränkung der Ebenen soll bewusst gemacht, die Beeinflussung von Gefühlen, Stimmung und Gedanken durch Haltung und Bewegung deutlich werden.

Zur äußeren Bewegung kommt nun das Spüren der inneren Bewegung dazu: Die Anregung, auftauchende Gefühle zu beachten, kann zum Beispiel im Anschluss an die Übung »Den Körper im Gehen wahrnehmen« gegeben werden.

Man kann auch anleiten, Haltungen hintereinander in gegensätzlichem Körperausdruck durchzuführen, wodurch der unterschiedliche Einfluss auf Stimmung und Gefühl deutlicher wird. Die Differenzierung unterschiedlicher Gefühle wird dadurch ebenfalls erleichtert.

K. schien niedergedrückt zu sein, konnte dieses Gefühl aber nicht wahrnehmen. Sie hielt den Kopf gesenkt, ging sehr langsam und vorsichtig im Raum umher, die Arme hingen schlaff am Körper herab. Auf die Anleitung, eine gegenteilige Haltung einzunehmen, richtete sie sich auf, blickte geradeaus, schwang die Arme mit und ging mit festem Schritt. Erst der Unterschied zwischen beiden Bewegungen ließ sie erkennen, wie niedergedrückt sie vorher gewesen war.

9.5.2 Ausdrucksübungen

Die emotionale Befindlichkeit zeigt sich in der Verwendung von Raum, Zeit und Schwerkraft, in Spannung und Entspannung des Körpers. Bei Menschen mit Essstörungen ist der emotionale Ausdruck zumeist herabgesetzt. Sinn der Ausdrucksübungen ist es, die wahrgenommene innere Bewegung in äußere Bewegung zu übersetzen. Die, z.B. bei der Übung »Den Körper im Gehen wahrnehmen«, auftauchenden Gefühle sollen nun auch körperlich ausgedrückt werden.

Voraussetzung für jede Ausdrucksübung ist das Vertrauen der Patientinnen, dass der Ausdruck von Gefühlen erlaubt ist und ihnen nicht schadet. Menschen mit Essstörungen fällt es zumeist sehr schwer, Aggression auszudrücken. Erfolgt der Ausdruck von Gefühlen jedoch auf spielerische Weise, gelingt dies leichter.

Bewegungsimprovisationen, Pantomime, Tanz, Skulptur, Rollenspiele u.a.m. sind geeignete Ausdrucksformen für Gefühle. Objekte wie Seile, Stäbe, Bälle etc. können unterstützend eingesetzt werden.

Einige spielerische Ausdrucksmöglichkeiten von **Aggression:**

- Spielerisches Tauziehen und Kräftemessen
- Angriff und Verteidigung (s. Übungen zu »Grenzen«)
- Neinsagen in unterschiedlicher Lautstärke, Haltung, Geste
- Eine Person sagt Ja, die andere Nein – auch als Gruppe
- Gehen mit festem kräftigem Schritt, zu rhythmischer Begleitung auf den Boden stampfen
- Direkt und zielgerichtet auf jemanden zugehen
- Einen Ball heftig gegen ein Ziel werfen

Die Übungen können über Vorstellungen oder Identifikation (z.B. Unwetter, Raubtiere) erleichtert werden und auch mit Stimme unterstützt werden.

K. hatte anfangs große Schwierigkeiten, ihre Wut zu spüren und sie auszudrücken. Im Verlauf der Therapie fiel es ihr nach und nach leichter, und da bemerkte sie: »Wenn ich Wut und Trauer zulassen kann, spüre ich mich besser, das Hungern wird dann auch unwichtiger!«

! Wenn die Aggression im Laufe der Therapie nach außen anstatt gegen den Körper gerichtet werden kann, werden Hungern, Ess- und Brechanfälle weniger wichtig!

9.5.3 Übungen zu Kernthemen

Kernthemen beinhalten zentrale Konfliktkonstellationen essgestörter Patientinnen einschließlich der ihnen inhärenten Ambivalenz und Autoaggression. Hier seien einige Beispiele exemplarisch genannt, die aber nur einen kleinen Ausschnitt der Möglichkeiten repräsentieren und die Individualität und Kreativität von Therapeuten nicht einschränkten soll.

Körperbild

Body Chart

Der Body Chart (nach Petzold 1996a) liefert Informationen über das Körperbild und über Veränderungen in der Wahrnehmung während des Therapieverlaufs. Die Patientinnen lassen zunächst von einer Partnerin ihre Umrisse auf einen Bogen Papier zeichnen (oder zeichnen sie selbst) und legen sich sodann auf ihren Umriss. Die Übung wird dann so wie die Übung »Den Körper im Liegen durchspüren« angeleitet. Abschließend versuchen die Patientinnen ihre inneren Bilder auf das Papier zu bringen.

Eine angeleitete Körperimagination im Liegen (ohne vorherige Zeichnung des Körperumrisses) stellte sich bei K. wie folgt dar (s. K.s Körperbild, Abb. 9-1):

Die rote Umrahmung stellt K.s Körper dar. Wo die Linie durchbrochen ist, »das ist da, wo andere Macht über mich haben«. Hier zeigt sich die durchlässige Grenze sehr deutlich.

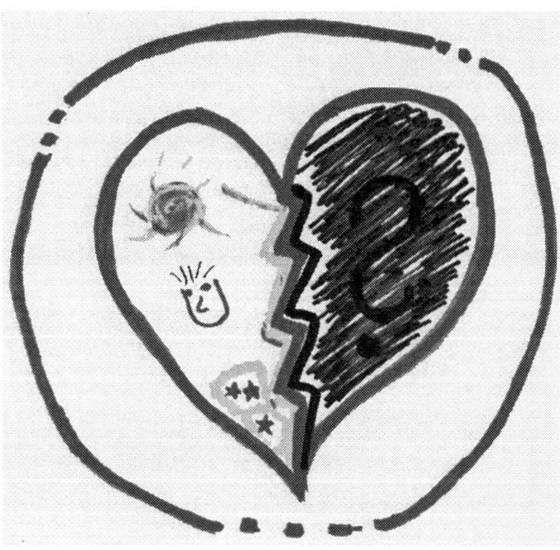

Abb. 9-1 K.s Körperbild

Das gespaltene Herz symbolisiert die starke Ambivalenz ihrer Gefühle. Der sonnigen Seite mit Sonne, Sternen und Kasperlgesicht, steht die dunkle Seite gegenüber. Das Fragezeichen bedeutet: »Ich weiß nicht, was ich soll!« K. war auch emotional zwischen den Eltern hin und her gerissen. Sie bewunderte die kreative Seite ihres Vaters, wünschte sich auch eine innigere Beziehung zu ihm. Die Beziehung zu ihrer Mutter war eng, mit undeutlichen, verschwommenen Grenzen.

Autonomie und Kontrolle

Rollenspiel binden/lösen, experimentieren mit Nähe – Distanz, halten – loslassen, gebunden sein – sich lösen

Dieses Rollenspiel erfolgt zu dritt. Eine Patientin übernimmt die Rolle des Kindes, eine stellt einen Elternteil dar, die dritte übernimmt die Rolle der Beobachterin. Das Kind wird symbolisch mit einem Tuch an den Elternteil gebunden. Es kann sich anklammern, das Tuch locker lassen, schleifen lassen, sich lösen. Der Elternteil kann das Tuch anziehen, straff halten, lockern, lösen. Die Rolle des Kindes soll in drei verschiedenen Altersstufen gespielt werden (fünfjährig, vierzehnjährig, zwanzigjährig). Ablösung und Trennung werden nonverbal und mit Bewegung gespielt.

K. in der Rolle der Vierzehnjährigen: »Als sie (die Partnerin) die Leine ganz kurz gehalten hat, das war sehr unangenehm, aber ich konnte nicht loslassen. Wie dann aber sie mich plötzlich losgelassen hat, da wusste ich gar nicht, was ich im Moment machen sollte, ich war ratlos und hatte Angst.«
K. war zum Zeitpunkt der Intervention seit zwei Jahren in Therapie und studierte in der Stadt. Trotzdem fuhr sie täglich zu ihren Eltern nach Hause, hin und zurück zusammen 120 km. Die Möglichkeit, bei ihren Großeltern in der Stadt zu wohnen, nahm sie nur sehr selten wahr, obwohl sie die Fahrt mühsam und anstrengend fand. Das »Loslassen« war ihr trotz der Unbequemlichkeit nicht möglich, losgelassen zu werden stürzte sie in Ratlosigkeit und Angst. Dem Autonomiewunsch steht die Angst vor Trennung entgegen.

Aggression

Siehe dazu »Die spielerischen Ausdrucksmöglichkeiten von Aggression«, S. 149, und »Die eigenen Grenzen verteidigen« in diesem Abschnitt.

Grenzen

Körpergrenzen, Kinesphäre

Dabei geht es um die Wahrnehmung der äußeren Körpergrenzen und des persönlichen Umraumes, der Kinesphäre (Raum, den man mit locker gestreckten Armen erreicht, ohne sich vom Platz zu bewegen). Durch Sensibilisierung wie zum Beispiel Abklopfen, Abstreifen oder Massieren des Körpers sollen die Körpergrenzen (die Körperoberfläche) bewusst gespürt werden. Das Ausloten des Raumes mit den Armen aus dem Stand heraus, gibt sodann eine Vorstellung des persönlichen Raums, der Kinesphäre, wobei diese auch gespürt, sinnlich erfasst werden soll. Nun kann man versuchen, mit diesem imaginären Raum zu gehen und dabei dessen Grenzen zu beachten. Kommt jemand dieser Grenze zu nahe, soll das laut und deutlich kundgetan werden.

Mein Platz im Raum und seine Grenzen

Der eigene Platz im Raum kann auf dem Boden mit Schnüren begrenzt werden. Dieser Platz soll nun angeeignet werden durch »begehen und besitzen«. Dabei geht es darum, die eigenen Grenzen kennen zu lernen.

K. hatte ihren Platz extrem eng begrenzt, sie nahm sich sehr wenig Raum. Sie ging auch trotz des engen Raumes nicht bis an die Grenze, geschweige denn darüber hinaus.

Dieses Bild zeigt, wie eng anorektische Patientinnen ihre Grenzen ziehen und wie sparsam sie sich innerhalb dieser bewegen. K. ging nie bis an ihre Grenzen, kannte sie daher auch nicht. In der Reflexion wurde K. der Bezug zu ihrem Essverhalten deutlich:

K.: »Wenn ich zum Frühstück ein Joghurt *und* einen Apfel esse, dann werde ich sicher fett, ich weiß einfach nicht, was ich darf und was nicht!«

L., eine 42-jährige Patientin mit Bulimie, legte ihr Seil so auf den Boden dass die Enden in den Nachbarkreis ragten, worauf sie versuchte, dies zu ändern. Sie fand aber keine passende Lösung, sodass sie sich schließlich mit einem halb offenen Kreis zufrieden gab.

Hier wird deutlich, wie schlecht abgegrenzt L.s eigener Raum ist, wie sehr er in andere Bereiche hineinragt. In der Reflexion zeigte sich, dass L. auch aktuell keinen eigenen Platz in ihrem Wohnbereich hatte, dass unklare Abgrenzungen zwischen allen Familienmitgliedern bestanden, aber auch, dass dies ein altes Muster aus ihrer Kernfamilie war und dass auch ihr Essverhalten diese Struktur zeigte.

Die eigenen Grenzen verteidigen

Anschließend an die vorhergehende Übung kann man nun anleiten, die eigenen Grenzen zu verteidigen. Diese Übung wird vorteilhaft mit Trommelunterstützung durchgeführt, was den Ausdruck von Aggression erleichtert, der Menschen mit Essstörung ja zumeist schwer fällt. Die Rollen (Angreifer, Verteidiger) müssen vor Beginn vereinbart werden. Es sollen nun bewusst die Grenzen der Nachbarn angegriffen und von diesen verteidigt werden.

Ambivalenz

Ambivalenz der Gefühle kennzeichnet viele Patientinnen mit Essstörungen. Die genannten Kernkonflikte gehen ja mit großer Ambivalenz einher, die zumeist nicht bewusst ist und zu erhöhter innerer Spannung führt. Diese Ambivalenzen und damit die Ursachen der inneren Spannung, die wiederum zur Manipulation des Essverhaltens führt, bewusst zu machen, ist ein wichtiger Schritt in der Therapie.

Zwei gegensätzliche Gefühle in einer Haltung ausdrücken – »Das zieht mich an, das stößt mich ab«

Verschiedene Begriffe zu einem aktuellen Thema werden auf Kärtchen geschrieben und auf den Boden gelegt. Nun wandern die Patientinnen von Kärtchen zu Kärtchen, lassen diese auf sich einwirken und beobachten dabei, welche Gefühle dadurch ausgelöst werden. Danach nehmen sie zuerst eine Haltung zu einem anziehenden und dann zu einem abstoßenden Begriff ein. Zuletzt werden beide Haltungen gleichzeitig in einer einzigen Haltung »verbunden« – die Ambivalenz bleibt bestehen – und einzeln oder als Gruppenskulptur dargestellt.

L. hatte einen Arm abweisend weit weggestreckt, mit dem anderen Arm machte sie eine einladende Geste. Ein Mundwinkel war nach unten gezogen, der andere nach oben. »Es erdrückt mich, ich krieg keine Luft!«
L. hatte zum Thema Weihnachten die Begriffe »Fest der Familie« und »Urlaub« gewählt. Dabei versuchte sie, ihre gegensätzlichen Gefühle zum Thema Weihnachten in einer einzigen Haltung darzustellen. In der Reflexion wurde ihre ambivalente Mutterbeziehung deutlich. Mit der

abweisenden Geste wies sie ihre Mutter zurück (da sie lieber in Urlaub fahren wollte), mit der anderen Hand lud sie die Mutter zur Weihnachtsfeier ein (»Fest der Familie«).

Abwehr der Sexualität

Einflüsse auf die Entwicklung der Sexualität sollen bewusst werden. Der Fokus liegt auf der Wahrnehmung der sexuellen Identität. Von der Wahrnehmung ausgeblendete Körperregionen sollen wieder ins Bewusstsein gelangen, sollen wieder angeeignet und positiv besetzt werden. Innere Körperräume, insbesondere Beckenorgane können über Bewegungsimprovisation mit Tüchern zu Musik (sich zeigen – sich verhüllen), Körperimagination etc. bewusster gemacht werden. Sehr geeignet sind Bewegungsimprovisationen zum Thema »Angst vor Veränderung und Entwicklung« (z. B. Geschichte von der Knospe, die sich nicht zu blühen getraute (Allert-Wybranietz 2006).

K. blieb bei einer Übung, bei der es darum ging, sich Raum zu nehmen, fast auf der Stelle und bewegte ihre Arme nur wenig. Auf die Anregung, sich doch etwas mehr Raum zu nehmen, schwang sie die Arme hin und her, Raum nahm sie sich nur mit dem Oberkörper. Die untere Körperhälfte blieb steif und unbeweglich, ihr konnte sie keinen Raum geben.
In der Reflexion erkannte sie ihre Angst vor der Menstruation, dem Zeichen des Erwachsenseins, des Frauseins (und gleichzeitig des Kontrollverlustes). Der Zusammenhang mit der ödipalen Konfliktsituation, die sie zu vermeiden trachtete, um nicht die Zuneigung der Mutter zu verlieren, wurde ihr später bewusst.

Soziokulturelle Faktoren der Krankheit

! Die Wirkung gesellschaftlicher Einflüsse auf das Selbstbild soll deutlich werden.

Gruppenskulptur Gesellschaftliche Erwartungen
Die Patientinnen sammeln Bilder und Material zu den Themen Diät, Schlankheit, die ideale Frau, Figur, gesellschaftliche Erwartungen an die Frau von heute und versuchen sodann, allen Erwartungen (Superhausfrau, -mutter, -tochter, schlank, sportlich, erfolgreich im Beruf usw.) in einer Gruppenskulptur darzustellen. Die Unmöglichkeit der Anpassung an die gesellschaftlichen Anforderungen soll dabei leiblich gespürt werden.

K. zum Abschluss ihrer Therapie: »Das Triumphgefühl, wenn ich nichts esse, ist weg, da hat was in meinem Hirn ›klick‹ gemacht. Ich habe mehr Kontakte als früher, besitze mehr Freiheit, mehr Eigenständigkeit, mehr Eindrücke!«

9.6 Weiterführende Literatur[2]

Flaake K. Körper, Geschlecht und Sexualität. Gießen: Psychosozialverlag 2001.
Hausmann B, Neddermeyer R. Bewegt sein: Integrative Bewegungs- und Leibtherapie in der Praxis Paderborn: Junfermann 1996.*
Höhmann-Kost, A. Bewegung ist Leben: Integrative Leib- und Bewegungstherapie-eine Einführung. Bern, Göttingen, Toronto, Seattle: Hans Huber 2002.*
Musfeld T. Im Schatten der Weiblichkeit. Tübingen edition discord 2001.
Orbach S. Magersucht. Düsseldorf: Econ 1998.
Orbach S. Anti Diätbuch. München: Frauenoffensive 2001.

[2] Die mit einem Stern markierten Publikationen enthalten Übungen.

Reichel A. Tanz dich ganz: Kreativ tanzen und bewegen. AGB- Arbeitsgemeinschaft für Gruppenberatung Wien (Hrsg). Münster: Ökotopia 1999.*

Reichel A, Reichel R. AGB-Arbeitsgemeinschaft für Gruppenberatung Wien (Hrsg). Mit Angst, Lust und Aggression: Heilsame Gedanken und Methoden für Erziehung und Beratung. Münster: Ökotopia 1997.*

Rytz T. Bei sich und in Kontakt. Körpertherapeutische Übungen zur Achtsamkeit im Alltag. Bern: Hogrefe 2006.*

Schweiger U, Peters A, Sipos V. Essstörungen. Stuttgart, New York: Thieme 2003.

Selvini Palazzoli M, Cirillo S, Selvini M, Sorrentino AM. Anorexie und Bulimie. Stuttgart: Klett Cotta 1999.

10 IBT mit älteren Menschen in der Akut- und Rehaklinik

Sonja Bumiller und Martin J. Waibel

Inhalt

Integrativ bewegungstherapeutische Vorgehensweisen mit den Schwerpunkten der multiplen Stimulierung, der Bedeutung von protektiven Faktoren (Ressourcen) und Resilienzen sowie sozialer Netzwerk- und Konvoiarbeit werden anhand von Praxisbeispielen unter aktuellen entwicklungstheoretischen Gesichtspunkten im klinischen Setting vorgestellt.

10.1 Einführung

Entwicklungspsychologische Aspekte des Alters wurden lange Zeit in der Psychologie und Psychotherapie vernachlässigt. Das Postulat von Freud (1938), im Alter gebe es keine Entwicklung mehr, eine Psychotherapie der über 50-Jährigen sei deswegen auch nicht zweckmäßig, beherrschte lange Zeit den psychotherapeutischen Trend (vgl. Radebold 1992).

Mit der zunehmenden gerontologischen Forschung, beginnend in den 1970er Jahren, veränderte sich das Wissen über die Entwicklung des Menschen im Alter grundlegend. Der alte Mensch sei nicht zu geistigem Verfall und Verlust kognitiver Funktionen verurteilt. Im Gegenteil – selbst im Alter gibt es Entwicklungspotenziale (Faltermaier 2002; Saup 1991) und auch neuronales Neuwachstum (Blech 2006, S. 164 ff.).

In der psychotherapeutischen Arbeit waren Radebold (1972) und Petzold (1977g) die Ersten, die sich einer altersspezifischen Psychotherapie widmeten. Dabei spielte bei Petzold die Integrative Bewegungstherapie als Verfahren der Integrativen Therapie eine bedeutsame Rolle. Wichtige Beiträge zur bewegungstherapeutischen Versorgung älterer Menschen in Altersheimen und verwandten Institutionen sowie in der Psychiatrie sind entstanden (Petzold u. Berger 1978b; Petzold u. Bubolz 1979; van der Mei 1993). Weniger publiziert wurde bislang über die Integrative Bewegungstherapie in der psychotherapeutischen/psychosomatischen Akutklinik sowie in der Rehaklinik.

10.2 Entwicklungstheorien des Alters

Das klassische entwicklungspsychologische Modell von Freud (1938) berücksichtigt Entwicklung im Alter nicht.
Erikson (1988) vertritt die Auffassung, der gesamte Lebenslauf sei eine laufende Auseinandersetzung und Bewältigung von psychosozialen Aufgaben, Konflikten oder Krisen, die sich dem Individuum in einzelnen Lebens- oder Altersphasen stellen. Im höheren Erwachsenenalter muss sich der Mensch mit der psychosozialen Krise Ich-Integrität versus Verzweiflung auseinandersetzen.
Aus der Sicht von Havighurst (1972) lässt sich Altern als die Bearbeitung einer Sequenz von »Entwicklungsaufgaben« auffassen. Von den Anforderungen in den vorigen Phasen des Lebenslaufs unterscheiden sich Entwicklungsaufgaben im Alter nach Havighurst grundlegend. Sie fordern von der Person einen Rückzug *(disengagement)* von den sich stärker durch Aktivität auszeichnenden Rollen des frühen und mittleren Erwachsenenalters. Zugleich offeriert sich aber eine Substitutionsmöglichkeit durch ein Engagement in anderen Rollenbereichen (z.B. Großvaterrolle).
Saup (1991) formuliert ein Modell des konstruktiven Alterns. Dieser Ansatz geht von der empirischen Evidenz aus, dass Altern und Altsein nicht zwangsläufig körperlicher und geistiger Abbau und psychosozialer Rückzug bedeuten und dass die persönliche Entwicklung einer Person nicht notwendig im Alter endet. Im höheren Erwachsenenalter kommen auch entwicklungsbedeutsame Persönlichkeitsveränderungen vor wie z.B. eine Erweiterung des Verhaltensrepertoires, Ausweitung und Vertiefung von Erlebnismöglichkeiten, Zunahme von Interessen, das Ausprobieren neuer Aktivitäten oder eine abwechslungsreichere Lebensführung und Ausweitung von Kontakten zu Mitmenschen. Hierdurch können sich also Entwicklungsgelegenheiten ergeben.
Faltermaier (vgl. 2002, S. 24ff., 166ff.) orientiert sich an einer lebensspannenbezogenen Entwicklungspsychologie. Lebensspannenbezogene Entwicklungspsychologie heißt, dass Entwicklung als ein lebenslanger Prozess verstanden wird, dass es nicht einen spezifischen Weg der Entwicklung gibt, dass Entwicklungsprozesse auf mehreren psychischen Dimensionen und in verschiedenen Lebenskontexten stattfinden, sowie gesellschaftliche, ökologische und historische Einflüsse neben ontogenetischen Prinzipien bedeutsam sind. Unter »Altern« versteht er einen Entwicklungsvorgang (d.h. lebensalterbezogene, relativ überdauernde Veränderungen zentraler Erlebens- und Verhaltensbereiche), der multidimensional und -direktional verläuft und multifaktoriell bedingt ist. Faltermaier (ebd.), Lehr (1972) und Thomae (1978) sind der Auffassung, die differenziellen Alternsverläufe und Altersformen sollten im Zentrum einer Entwicklungspsychologie des späten Erwachsenenalter stehen und weniger die Suche nach universellen Gesetzmäßigkeiten. Die persönliche Entwicklung einer Person hört mit dem Eintritt in die Lebensperiode des Alterns nicht auf, sondern verläuft wie in den Jahren zuvor kontinuierlich oder diskontinuierlich weiter.
In der Integrativen Therapie vertreten wir einen dementsprechenden Ansatz der »Entwicklung in der Lebensspanne« (Petzold 2003a, S. 438ff.). Diese beginnt mit der Empfängnis, schließt Säuglingszeit und Kindheit ein und endet eben nicht mit dem Jugendalter. Die schwerwiegenden Veränderungen im hohen Alter machen dieses genauso deutlich, wie die Entwicklung, die ein erwachsener Mensch durch Freundschaften, Elternschaft, Verletzung und Todeserfahrungen, berufliche Verantwortung sowie Schicksalsschläge erfährt.
Petzold (ebd.) betont, dass besonders für das Erwachsenenalter sich keine festen Entwicklungsbahnen ausmachen lassen. Die moderne

Entwicklungspsychologie des Erwachsenenalters z. B. von Faltermaier (2002) sei aufgrund von Längsschnittforschungen gänzlich von Phasenmodellen, lebensalterstypischen Konfliktkonstellationen wie z. B. bei Erikson oder den Entwicklungsaufgaben nach Havighurst, abgekommen.

> ! Eine differenzielle Sicht ist wichtig, da in multikulturellen und pluralistischen Gesellschaften die individuellen Lebensläufe sehr unterschiedlich sind.

10.2.1 Eine Entwicklungstheorie für Bewegungstherapie mit älteren Menschen

Hieraus ergibt sich nun die Notwendigkeit, dass man in der Therapie mit älteren Menschen konsequent moderne entwicklungstheoretische Gesichtspunkte, wie oben beschrieben, anwendet. Eine solche klinische Entwicklungspsychologie, die entwicklungspsychoneurobiologische Forschung einbezieht, auf alters-, gender- und schichtspezifische Faktoren blickt, bietet nach Petzold (ebd.) höchst zuverlässige Grundlagen für die Ätiologie von Störungen, ermöglicht das Erkennen vorhandener und potenzieller Ressourcen, die Förderung positiver Persönlichkeitsentwicklung und instruiert Therapeuten, wie sie für ihre Patienten ein protektives Milieu bereitstellen und ihre Resilienzbildung fördern können.

Eine klinische Entwicklungspsychologie des Alters wird somit als Lebenslaufforschung unter den Perspektiven Salutogenese, Pathogenese, Defizitgenese und Ressourcengenese gesehen (s. hierzu Kap. 4.2.3, S. 51).

Drei Schwerpunkte haben sich bislang aus diesen Erkenntnissen für die Integrative Therapie in der Arbeit mit älteren Menschen als bedeutsam herausgestellt:

- Multiple Stimulierung
- Arbeit mit protektiven Faktoren und Resilienzen
- Arbeit mit sozialen Netzwerken und Konvois

10.3 Die Therapie von älteren Menschen im stationären Setting

Die allgemeine stationäre Psychotherapie für ältere Menschen findet zum einen in Akut- und Rehakliniken für Psychosomatik und/oder Psychotherapie und zum anderen auf den Psychotherapiestationen in der Gerontopsychiatrie statt (Heuft et al. 2006, S. 309). Die nachfolgenden Ausführungen beziehen sich auf die erste Gruppe.

10.3.1 Indikation und Behandlungsziele

In die Klinik eingewiesen werden ältere Menschen (vorwiegend vom Hausarzt, Facharzt, vom behandelnden Psychotherapeuten oder Psychiater) insbesondere mit folgenden ICD-10-Ziffern:

- F32–F33 (sogenannte affektive Störungen wie depressive Episode)
- F40–F42 (Phobien, Angst, Zwang)
- F43 (Anpassungsstörungen)
- F45 (somatoforme Störungen)
- F60 (Persönlichkeitsstörungen)

Indikation

- Ambulante Maßnahmen (Medikamente, Psychotherapie) sind ausgeschöpft/nicht möglich/nicht ausreichend/nicht verfügbar.
- Mangelhafte psychosomatische Krankheitseinsicht/Psychotherapiemotivation

- Die Symptomatik ist für eine ambulante Behandlung zu schwer und /oder krisenhaft.
- Gefahr der weiteren Eskalation, der erneuten Dekompensation
- Erhebliche somatische oder psychische Komorbidität (Begleiterkrankungen)
- Latente Suizidalität, Fremdgefährdung
- Selbstverletzendes Verhalten
- Erheblicher sozialer Rückzug z. B. wegen angstbedingten Vermeidungsverhalten oder Depression
- Pathogene familiäre Situation, dringende Notwendigkeit des räumlichen Abstands
- Erhebliche Gefahr der Eskalation interpersoneller Konflikte
- Erhebliche Schwierigkeiten bei der Psychopharmaka-Einstellung/-Umstellung
- Differenzialdiagnostische Abklärung erforderlich
- Die Klinik ist als Übungsfeld notwendig, z. B. Expositionen bei Ängsten/Zwängen.

Kontraindikation

- Akute Psychosen
- Vorwiegend psychiatrische Krankheitsbilder
- Suchterkrankungen, sofern diese im Zentrum der Problematik stehen
- Schwerwiegende akute körperliche Erkrankungen
- Akute Suizidalität

Behandlungsziele

- Besserung der akuten Symptomatik/der Krisensituation
- Förderung des psychosomatischen/psychogenetischen Krankheitsverständnisses
- Förderung der Psychotherapiemotivation
- Selbstkritisches Verständnis eigener Anteile zur Entstehung der Symptome, von Lebensunzufriedenheit, Beziehungskonflikten und pathologischen Beziehungsmustern
- Verständnis für die Ursachen der jeweiligen psychischen Erkrankung, Bewältigung vergangener Traumatisierungen sowie deren Bewältigung im Hier und Jetzt
- Erproben und Umsetzen neuer, besserer Verhaltensweisen und Beziehungsgestaltung
- Verbesserung der »Selbstmanagementkompetenz«, d. h. aktiverer und eigenverantwortlicherer Umgang mit psychischen und körperlichen Symptomen und deren Bewältigung, mit Krisen und Beziehungsproblemen
- Verbesserung der sozialen Kompetenz
- Verbesserung von strukturellen Defiziten der Identität (Selbstbild, Selbstwert), Eigenwahrnehmung (Gefühle, Körper, Wünsche), Fremdwahrnehmung, Selbststeuerung (z. B. Impulskontrolle), Kommunikations- und Beziehungsgestaltung, Bindung

10.3.2 Stationäres Setting als multimodales Behandlungsangebot

Stationäre Konzepte arbeiten heutzutage zumeist auf der Basis tiefenpsychologischer, verhaltenstherapeutischer oder integrativer Konzepte (Bassler 2001; Senf u. Broda 2007). Die multimodale, multiprofessionelle Therapie wird inzwischen in vielen Fällen von festen Behandler-Teams durchgeführt, die für »ihre« Patientengruppe zuständig und verantwortlich sind. Wir selbst haben nach gut 15-jähriger Arbeit in unterschiedlichen Settings die Erfahrung gemacht, dass die Einrichtung solcher Teams große Vorteile birgt und ein Optimum an therapeutischer Arbeit gewährleistet. Dies fördert die Behandlungsintensität und bündelt die Arbeit der therapeutischen Mitarbeiter verschiedener Berufsgruppen.

Die Teams bestehen in der Regel aus einer Psychotherapeutin, einer Organärztin, Pflegekraft, Spezialtherapeuten (Bewegungstherapeutin, Werktherapeut), Sozialarbeiterin und Physiotherapeutin. Wir arbeiten in Gruppen mit sechs Personen in einer Altersspanne von 60 bis

85 Jahren, wobei in der Regel der Frauenanteil überwiegt. Dieses **verbindliche wöchentliche Therapieangebot** umfasst folgende Anwendungen:

- Gruppenpsychotherapie
- Einzelpsychotherapie
- Integrative Bewegungstherapie
- Werkgruppe
- Gesundheitsgymnastik

Darüber hinaus gibt es sogenannte **optionale Gruppenangebote**:

- Ausdauertherapie
- Atemtherapie
- Beckenbodentherapie
- Wirbelsäulentherapie
- Gehirnjogging
- Jacobson-Training

Einzeltherapeutisch werden die Patienten zusätzlich in der Physiotherapie je nach Bedarf mit den unterschiedlichsten Heilmitteln versorgt. Die Aufenthaltsdauer beträgt in unserem Setting in der Regel 4–8 Wochen.

10.3.3 Methodische Vorgehensweise

In der Gruppenarbeit der IBT arbeiten wir nach dem ursprünglich formulierten tetradischen System nach Petzold (1988n, S. 80 ff.) im Theorie-Praxis-Zyklus (Petzold 2003a, S. 499, vgl. auch Abb. 1-3, S. 10) Dieser wird in Abbildung 10-1 modifiziert für die Arbeitsweise mit älteren Menschen dargestellt.
Der Gruppenprozess läuft in vier Schritten ab: Initialphase, Aktionsphase, Integrationsphase und Neuorientierungsphase, ist jedoch nicht idealtypisch als Phasenverlauf zu sehen. Es finden häufig Bewegungen zwischen den Phasen, ein Überspringen oder auch Rückschritte in einer Therapiestunde oder in der fortlaufenden Therapie statt. In den einzelnen Phasen wird mit gezielten Interventionen, Zielen und Modalitäten gearbeitet.

10.4 IBT unter entwicklungstheoretischen Gesichtspunkten

Zentrale Aspekte der Integrativen Bewegungstherapie mit älteren Menschen (vgl. Sieper 2007/2008):

- Multiple Stimulierung
- Protektive Faktoren (Ressourcen) und Resilienzen
- Soziale Netzwerk- und Konvoiarbeit

10.4.1 Multiple Stimulierung

In unserem integrativen Ansatz verstehen wir den Menschen als ein »multisensorisches Wesen«, das multiple Stimulierungen benötigt. Diese Stimulierungen werden beispielsweise über die Sinne im interpersonalen Kontakt, im Kontakt zur Umgebung Natur und über kreative Medien erfahren und führen zum Informierten Leib (s. Kap. 3). Dieses wiederum führt zu menschlichem Ausdrucksverhalten in multiexpressiver Form wie in Sprache, Gesang, Gestik, Mimik, Haltung etc. Stimulierung wird dabei als komplexe erregende exterozeptive, außenweltbedingte und propriozeptive, innersomatische Reizkonfiguration mit spezifischem Informationswert verstanden.
Im therapeutischen Prozess werden Anregungen bereitgestellt, zur Anpassung an die jeweiligen Lebenserfordernisse und die sich verändernden Lebensaufgaben. Stimulierung ist daher ein wichtiger Bestandteil in der therapeutischen Arbeit mit älteren Menschen. Ihr Lebensalltag ist geprägt durch vertraute Lebens- und Bewegungsmuster, die zum Teil sehr gleichförmig sind. Neues verunsichert, wird oft abgelehnt, als nicht möglich oder notwendig beschrieben. Sich selbst körperlich, z. B. durch eigene Berührungen, zu erfahren, wird als ungewöhnlich und neu erlebt.
In der IBT werden über multiple Stimulierungen Angebote unter Einbeziehung aller Sinne gemacht (Erlebnisaktivierung).

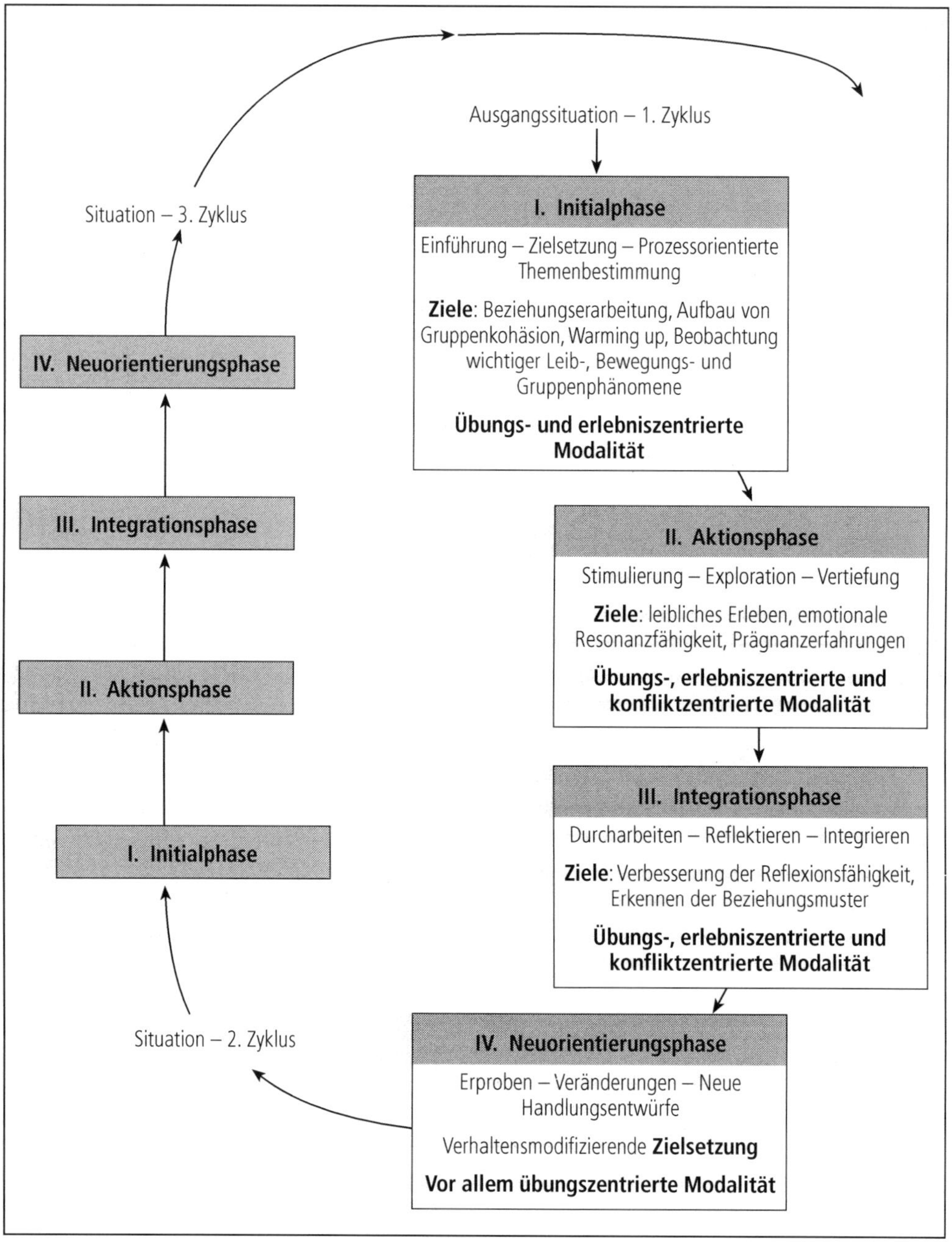

Abb. 10-1 Therapeutische Spirale in der Arbeit mit alten Menschen

Bei der Arbeit mit multipler Stimulierung kann der Patient über die Sinne neue oder vergessene Erfahrungen wiederentdecken, z. B. spielerische Erfahrungen, Berührungs-, Natur-, Musik- und Bewegungserfahrungen. Multiple Stimulierungen sollten therapeutisch über Erfahrungen auf der perzeptiven Leibebene als auch auf der memorativen Leibebene so dargeboten werden, dass sie letztendlich wieder zur Aktivierung selbstregulatorischer Prozesse führen können.
Aus den vielfältigen Arbeitsansätzen der IBT mit multiplen Stimulierungen (Höhmann-Kost 2002; Neddermeyer u. Hausmann 1995; Petzold 2003a), sollen drei Formen vorgestellt werden:

Arbeit mit Berührung

Berührung ist ein a priori Grundbedürfnis des Menschen (Montagu 2004). Sie ist in jeder Altersphase wichtig (vgl. Petzold 2004a, S. 296).
In der **Initialphase** beginnt die Gruppe in der IBT meist sitzend im Kreis. Über ein Kennenlernspiel wie das Zuwerfen eines Balles oder Reissäckchen mit Namensnennung können sich die Patienten etwas vertraut machen. Erste »Berührungen« durch Augenkontakt entstehen.
In der **Aktionsphase** beginnt die Gruppe mit einem Erfahrungsangebot.

»Suchen Sie sich eine bequeme Sitzhaltung. Beginnen Sie mit der rechten Hand die linke Hand zu berühren. Offen, neugierig die Hand erkunden, mit allem was es zu entdecken gibt. Ertasten Sie die weichen Stellen, die harten Stellen, die Zwischenräume, die Kuppen … Was spüren Sie?«
Dieses Erfahrungsangebot wird fortgesetzt, indem systematisch der ganze Arm erkundet wird.

Die Beobachtungen während dieses Erfahrungsangebotes haben einen hohen diagnostisch-anamnestischen Wert. Berührungserfahrungen aus der Lebensgeschichte werden sichtbar. Einige Patienten haben wenig Lust das Angebot mitzumachen, andere sind anfangs etwas unsicher, wieder andere genießen die Berührung.
Im Anschluss an dieses Erfahrungsangebot erfolgt ein Austausch in der Gruppe (Ende der Aktionsphase – Beginn der Integrationsphase).

Mehrere Gruppenmitglieder berichten, dass die eigene Berührung als sehr angenehm empfunden wurde. Empfindungen von Wärme, Entspannung, Geborgenheit und Zuwendung kommen als Rückmeldung. Es wird ein Bedürfnis nach Berührung deutlich. Aber es kommt auch Ärger hoch: »Man bekommt in der Klinik zu wenig Massagen.« Auch diese Äußerung ist ein Hinweis auf das starke Bedürfnis nach Berührung.
Eine Patientin, deren Ehemann verstorben ist, beklagt: »Wer berührt mich denn noch?« In dieser Aussage werden zwei Aspekte deutlich, das Bedürfnis nach Nähe und Zuwendung, aber auch die im Leib archivierten Erfahrungen mit Berührung, die im Laufe des Lebens gemacht wurden.
Bei einer anderen Patientin wird durch die körperliche Berührung der Ärger auf den eigenen Körper deutlich. Ihr fällt das Berühren schwer, da ihr Körper nicht mehr so funktioniert wie früher: Die Patientin leidet an einer schweren Herzerkrankung.
Hierdurch tritt das Thema des Verlustes der körperlichen Leistungsfähigkeit im Alter in den Vordergrund. In der Biografie der Patientin war die Flucht vor dem Mauerbau von Ostdeutschland nach Westdeutschland ein einschneidendes Erlebnis. Ihre ganze Familie blieb zurück im Osten. Die Patientin musste sich eine Existenz hart erarbeiten.

In der **Integrationsphase** findet nun nach dem körperlichen Erleben der Aktionsphase eine intensive Auseinandersetzung mit den eigenen Erfahrungen statt. Hier zeigt sich, dass die körperliche Leistungsfähigkeit bei manchen älteren Patienten ein sehr wichtiger Teil ihres Lebens war. Viele Patienten mussten sich unter harten Bedingungen eine Existenz aufbauen. Leistung war hierfür eine wichtige Säule und stabilisierte viele andere Bereiche. Auf Bedürfnisse des eigenen Körpers zu achten, sich etwas Gutes zu tun – dafür blieb keine Zeit. Auch auf die eigenen körperlichen Grenzen zu achten und sie zu akzeptieren, wurde als nicht notwendig gesehen. Häufig besteht der Wunsch wieder so zu werden wie früher.

In den folgenden Stunden beginnt nun eine Auseinandersetzung mit diesen internalisierten Lebenskonzepten. Die Folgen und Konsequenzen einer ständigen Ausbeutung des Körpers werden anhand von einfachen, zum Lebenskontext der Patienten passenden Metaphern erfahren: z. B. wie eine Pflanze, die man zu wenig gießt, nicht düngt oder die einen ungünstigen Platz hat, mit der Zeit verkümmert; oder wie ein Regenwald, den man nur abholzt. Damit werden nachhaltige Folgen im gesamten System ausgelöst.

Bei manchen Patienten folgt eine Einzelarbeit, in der wieder in die Aktionsphase zurückgegangen wird, wenn z. B. Gefühle der Trauer über Verlust des Partners, der fehlenden Berührung oder der fehlenden Leistungsfähigkeit hochkommen.

Die **Neuorientierungsphase** dient dazu, die erlebten Erfahrungen aus der Gruppe nun im Alltag zu erproben, Verhaltensmuster zu verändern um dann möglicherweise sogar den bisherigen Lebensstil neu auszurichten. Solche Veränderungen werden zum Teil schon während der Stunde ausprobiert oder als Anregungen bzw. Hausaufgaben mitgegeben wie

- im Thermalbadbesuch sich von den vielen Berührungsangeboten wie Wärme, Druckdüsen, Wasser etc. bewusst berühren zu lassen;
- die eigene Berührung beim Eincremen bewusst zu erleben;
- das warme Wasser beim Duschen auf der Haut zu genießen.

Individuelle Berührungsvorlieben werden hierbei herausgearbeitet (z. B. mit meinem Hund oder meinem Vogel), bei Defiziten z. B. substitutive Möglichkeiten erarbeitet (wo könnte ich gute Berührungserfahrungen machen, z. B. mit Naturmaterialien?) oder bei Störungen oder Konflikten z. B. in der Partnerschaft (»Wie könnten wir uns gegenseitig Berührungswünsche besser erfüllen?«).

Frau L., eine schwer depressive Patientin beklagte zunächst in der Anfangsrunde: »Alles ist wie benebelt, ich halte es nicht mehr aus, ich habe Angst verrückt zu werden, innerlich ist so eine Leere.«
Beim Abklopfen ihres Beines mit den Händen wird sie zunehmend aktiver und lebendiger und drängt darauf, auch ihr zweites Bein abzuklopfen. Sie geht erfreut aus der Stunde, mit dem Gefühl die Beine zu spüren (bzw. überhaupt endlich etwas zu spüren). In den folgenden Stunden wiederholt sie ihr Klagen in der gleichen Weise. Auffallend ist, dass diese angenehme Erfahrung von Lebendigkeit nicht sehr lange anhielt. Die Patientin benötigte immer wieder kräftige Stimulierungen. Mit ihr wurde vereinbart, dass sie sich mehrmals am Tag abklopfen und dann darauf achten solle, was sich in ihrer leiblichen Befindlichkeit (Körpererleben und emotionale Umstimmung) verändert. In den folgenden Stunden berichtet sie über ihre Erfahrungen.

Weitere Möglichkeiten in der Arbeit mit Berührung sind:

- Intersubjektive Berührungserfahrungen (gegenseitige Berührung, Igelball, Erkunden des Rückens als Landkarte etc.)

- Berührungen in der Natur (Wind, Sonne, Nebel, Anfassen und Erkunden von Naturmaterialien etc.)
- Berührungen mit/von Gegenständen
- Visualisierte Berührungen

10.4.2 Protektive Faktoren und Resilienzen

Welche Faktoren waren wichtig im Leben eines älteren Menschen, um das Leben zu meistern und Krisen zu bewältigen? Welche Faktoren schützen Menschen oder helfen beim Bewältigen von Schwierigkeiten? Und wie können ältere Menschen dadurch Widerstandskraft entwickeln?
Protektive Faktoren können sowohl internal als auch external sein.

Internale Schutzfaktoren

- Persönlichkeitsmerkmale wie z. B. innere Stärke
- Verinnerlichte positive Erfahrungen wie z. B. Durchhaltevermögen
- Bewältigungsleistungen wie z. B. Tod des Partners
- Selbstwirksamkeitserlebnisse wie z. B. »ich habe meine Kinder alleine groß gezogen«.

Daraus entwickeln sich Resilienzen, innere Überzeugungsmuster, dass man das Leben auch in schwierigen Zeiten bewältigt, vereinfacht gesagt: eine gesunde Widerstandsfähigkeit gegen die Widrigkeiten des Lebens. Gerade ältere Menschen haben diese in »Krisen« und »bei Herausforderungen« entwickelt, denn sie sind in vielen Fällen noch durch Krieg, Hunger und basale Existenznöte gegangen.

Externale protektive Faktoren

Dies sind spezifische und unspezifische Einflussgrößen

- aus dem unmittelbaren sozialen Umfeld wie der Familie (»wir halten zusammen«) oder der Nachbarschaft,
- aus der Schicht oder der Region (»wir sind Oberschwaben«) sowie
- aus der übergreifenden politischen Situation (»wir übernehmen Vorbild in Sachen Klimaschutz«).

Protektive Faktoren können also zur Entstehung und Entwicklung von Gesundheit, Wohlbefinden und Leistungsfähigkeit führen, aber auch zu einer Ausbildung von Resilienz, indem sie schädigende Faktoren kompensieren oder abpuffern.
Müller und Petzold (2003, S. 13 f.) haben aus verschiedenen Studien folgende protektive Faktoren für das Alter zusammengestellt:

- Beharrlichkeit
- Gleichmut
- Selbstvertrauen
- Neugierde
- Flexibilität, Anpassungsfähigkeit
- Soziale Kompetenz
- Soziale Aktivität
- Unabhängigkeit
- Kontrolle über das Umfeld
- Ressourcenvielfalt
- Bedeutsamkeit und existenzielle Einzigartigkeit jedes Lebens
- Einstellung, dass das Leben einen Sinn hat
- Physische Robustheit
- Guter Zugang zu medizinischer Versorgung

Die Integrative Bewegungstherapie verfügt neben der Bewegung als Grundmittel über ein reiches Instrumentarium an Erfahrungs- und Übungsangeboten (Höhmann-Kost 2002; Neddermeyer u. Hausmann 1995; Petzold 2003a) zur Förderung protektiver Faktoren.

Flexibilität/Anpassungsfähigkeit

»Setzen Sie sich zu zweit gegenüber und versuchen Sie für sich eine angenehme Sitzposition zu finden. Nehmen Sie als Paar zwei Bambusstäbe. Legen Sie das Ende des Bambusstabes in die Handinnenfläche stellen Sie so eine Verbindung zueinander her. Nehmen Sie nochmals Ihre eigene Sitzposition wahr. Wenn es möglich ist schließen Sie die Augen. Versuchen Sie über Bewegungen der Stäbe miteinander zu kommunizieren. Probieren Sie verschiedene Bewegungen aus. Wie reagiere ich auf Bewegungen vom Gegenüber? Wann passe ich mich der Bewegung an? Wo entstehen neue Bewegungen? Wie reagiere ich auf Druck?«

Manche Patienten bleiben unbeweglich sitzen. Andere achten nur darauf, dass der Stab nicht herunterfällt. Die wenigsten sind zunächst angeregt durch die interessanten Möglichkeiten der gemeinsamen Bewegung über den Stab.

Es zeigt sich, dass sich nur wenige in der ersten Stunde auf dieses Bewegungsangebot flexibel einlassen können und fähig sind, sich anzupassen. Teilweise kommt die Klage, dass sie sich in ihrem Umfeld nicht integriert fühlen und nicht integrieren können: »Die anderen möchten keine Kontakte.« Die Flexibilität wird auch durch körperliche Beschwerden sowohl im Bewegungsangebot als auch im Alltag eingeschränkt.

In den folgenden Stunden wird mit Stäben und kreativen Medien wie Seilen und Bällen versucht, die Flexibilitäts- und Anpassungsfähigkeit in der Gruppe zu verbessern.

Zur Arbeit mit weiteren protektiven Faktoren sei beispielhaft auf andere Kapitel in diesem Buch verwiesen. Zum Teil müssen die Vorgehensweisen natürlich altersgerecht modifiziert werden:

- Gleichmut (Kap. 18, insbesondere die sanften Bewegungskünste)
- Selbstvertrauen (Kap. 7)
- Ressourcenvielfalt (Kap. 8)
- Physische Robustheit (Kap. 6)

Ein ausführlicher Fragebogen zur differenzierten Erfassung von protektiven Faktoren und Resilienz im Alter findet sich bei Müller und Petzold (2003, S. 21 ff.).

10.4.3 Soziale Netzwerke und Konvoi-Arbeit

Wir Menschen leben seit Beginn unserer Evolution in sozialen Netzwerken, die über die Zeit betrachtet als Konvois bezeichnet werden können. Wir gehen unseren Lebensweg nicht alleine, sondern im Geleit anderer Menschen. Sind diese Weggeleite stabil und ressourcenreich, dann haben sie eine Schutzschildfunktion und können Gesundheit und Wohlbefinden sichern. Ist der Konvoi jedoch schwach, dann stellt dies ein psychosoziales Risiko dar.

Häufig erleben wir im klinischen Alltag, dass ältere Menschen zurückgezogen alleine oder mit dem Partner leben und keine weiteren Kontakte pflegen, was sich beim Verlust des Partners dann gravierend auswirkt. Oft hören wir Aussagen wie: »mein Ehemann wollte keine Kontakte«; »wir wohnen hier zwar schon 25 Jahre, aber wir sind nicht hier aufgewachsen«; »ich musste meinen Mann pflegen und hatte keine Zeit mehr für Kontakte«; »alte Bekannte haben sich zurückgezogen als ich krank wurde«; »ich bin nicht mehr so beweglich, dass ich an Aktivitäten teilnehmen kann«; »ich fühle mich zu jung für Seniorengymnastik«; »ich bin körperlich so eingeschränkt, dass ich nirgends mehr teilnehmen kann«; »ich habe meine Kinder, aber sie leben weit entfernt«.

Ziel einer klinischen Bewegungstherapie hierbei ist, vorhandene Konvois zu stärken, Ressourcen für Konvois und Netzwerke zu entdecken, die Fähigkeiten von Interaktion und Kommunikation in der Gruppe zu fördern z. B. durch spielerische Formen. Ein weiterer Schwerpunkt ist die Entwicklung der Fähigkeit zu befriedigenden Interaktionsformen in sozialen Netzwerken. Konflikte und Problemlagen in den vorhandenen Konvois werden aktualisiert und aktive Hilfen mittels bewegungstherapeutischer Medien zur Problembearbeitung bereitgestellt.

Praktische Beispiele zur Netzwerkaktivierung

In der Initialphase arbeiten wir zumeist mit sehr einfachen, kontaktfördernden Übungen. Häufig fühlen sich die Patienten zu Beginn alleine und isoliert in der Klinik und in der Gruppe. Mit diesen »einfachen Spielen« ändert sich dies meist sehr schnell.

Spielerisches Kennenlernen

»Werfen Sie sich den Ball zu und sprechen Sie sich dabei mit Namen an.«

Ballspielen ist bei älteren Menschen fast immer positiv besetzt und fördert so einen spielerischen Kontakt, der Nachwirkungen zeigt und Transferqualitäten besitzt: Anregung zum gemeinsamen Spiel abends in gemeinsamer Runde z. B. bei Mensch ärgere dich nicht, Rummy, Kartenspielen usw.

»Stellen oder setzen Sie sich zu zweit gegenüber und halten ein Seil jeweils an einem Ende. Spüren Sie Ihren eigenen Stand. Versuchen Sie sich selbst wahrzunehmen und über das Seil den Kontakt zum Gegenüber. Tauschen Sie sich anschließend zu zweit über Ihre Erfahrungen aus.«

Die Rückmeldungen gehen von »ich spür die Wärme vom Anderen«; »ich nehme eine Unsicherheit vom Anderen wahr«; »ich spüre Unruhe« bis hin zu »ich spüre gar nichts, das ist doch nur ein Seil«.

Ein 67-jähriger Patient, der sich durch seine psychische Erkrankung zurückgezogen hatte, erzählt beschämt: »Jeder kennt mich in unserem Ort, weil ich ein eigenes Geschäft hatte und jeder fragt mich nach meiner Erkrankung und ich will nicht darüber reden.« Während seines Aufenthaltes öffnete er sich immer mehr und konnte den Kontakt zu den anderen Patienten mehr genießen. Bei der Arbeit mit dem Seil berichtete er erstaunt über die Wahrnehmung der Wärme über das Seil. Auch beim Spiel mit dem Ball wurde er immer experimentierfreudiger und versuchte nicht mehr alles perfekt und richtig zu machen. Die Scham über seine Erkrankung verminderte sich zunehmend, und seine vorhandene Fähigkeit zur Kontaktaufnahme und Kontaktgestaltung (Ressource) konnte sich wieder entfalten.

Neben diesen Formen spielerischer Kontaktaufnahme können gezielt Erfahrungsangebote zur Netzwerkaktivierung eingesetzt werden, die schon offener gestaltet sind. Sie beginnen mit einer der häufigsten Interventionen der IBT: **Gehen im Raum.**

Ältere Patienten gehen meist hintereinander im Kreis, oft mit gesenktem Kopf. Für manche wurde das Gehen mit gesenktem Kopf zur Gewohnheit, z. B. aus Angst über einen Gegenstand zu stolpern oder weil die Körperhaltung inzwischen eher gebeugt ist. Die Aufforderung zum Blickkontakt wird hingegen meistens gerne angenommen.

Miteinander gehen

»Gehen Sie durch den Raum, nehmen Sie sich selbst wahr von den Füßen bis zum Kopf. Gehen Sie durcheinander. Nehmen Sie Ihre Körperhaltung und Blickrichtung wahr. Suchen Sie Blickkontakt zu den andern Gruppenmitgliedern die Ihnen begegnen. Spüren Sie, was Sie bei sich wahrnehmen. Welche körperlichen Empfindungen und was für

Gedanken und Gefühle kommen? Was passiert, wenn Ihr Blick erwidert wird?
Begegnen Sie einem Ihrer Mitpatienten. Gehen Sie dann zu zweit ein Stück gemeinsamen Weges. Bilden Sie nochmals eine größere Gruppe und gehen Sie gemeinsam durch den Raum.
Tauschen Sie sich zu zweit über Ihre Erfahrungen aus.«

Dieses Angebot vermittelt neben der bewussten Kontaktaufnahme zu den Gruppenmitgliedern mittels der Augen die Erfahrung, wie daraus eine Begleitung und ein Gehen im Konvoi sich entwickeln kann. Gemeinsame Lebenswege werden dadurch aktualisiert: Menschen, die ein Stück des Weges mit einem gegangen sind oder sich abgewendet haben. Trauer, auch Ärger zeigen sich in Folge dieser Erlebnisaktivierung und können im weiteren Verlauf gemäß den verschiedenen Wegen der Heilung (s. Kap. 5, S. 65) bearbeitet werden.

10.5 Weiterführende Literatur

Heuft G et al. Lehrbuch der Gerontopsychosomatik und Alterspsychotherapie. München: Reinhardt 2006.

Maercker A. Alterspsychotherapie und klinische Gerontopsychologie. Berlin, Heidelberg: Springer 2002.

Petzold HG. Mit alten Menschen arbeiten (Bd. 1 u. 2). München: Pfeiffer 2004a.

Philippi-Eisenburger M. Bewegungsarbeit mit älteren und alten Menschen (2 Bände). Schorndorf: Hofmann 1990/1991.

11 Chronische Schmerzen

Hermann Ludwig

Inhalt

Ausgehend von einem biopsychosozialen Krankheitsmodell werden zunächst die neurobiologischen Grundlagen des Schmerzerlebens dargestellt. Diese werden durch die Ergebnisse anderer an der Schmerzforschung beteiligter Wissenschaftsdisziplinen ergänzt. Hieraus lassen sich Leitlinien für eine in erster Linie übungszentriert-funktionale Bewegungstherapie mit erlebniszentriert-agogischen Anteilen formulieren. Für die praktische Umsetzung dieser Leitlinien werden Kernkonzepte der Integrativen Therapie herangezogen, die von einem modernen Therapieverständnis unterfangen werden.

11.1 Einleitung

Chronische Schmerzen stellen ein immer größer werdendes Problem in unserer Gesellschaft dar. So werden beispielsweise chronische Rückenschmerzen als *die* Volkskrankheit oder als »eine der größten Herausforderungen für die Gesundheitsversorgungssysteme in den Industrienationen« bezeichnet (Jäckel 1999; Jäckel u. Geerdes 1998). Die volkswirtschaftlichen Folgen, die allein aufgrund von Rückenschmerzen entstehen sind immens: In Deutschland betragen die Kosten ca. 15–17,5 Mrd. Euro jährlich (Bolten et al. 1998; Schwartz et al. 1999), ca. 53 610 Frühberentungen werden vorgenommen und 75,5 Mio. Arbeitsunfähigkeitstage werden verursacht (vgl. Hildebrandt u. Pfingsten 2003). Chronische Schmerzen sind also ein Thema, das zunehmend an Bedeutung gewinnt. Dies zeigt auch das zunehmende wissenschaftliche Interesse der letzten Jahre, sowie die Einführung einer ärztlichen Zusatzbezeichnung »Spezielle Schmerztherapie« auf dem Deutschen Ärztetag 1996 in Köln.
Führende deutsche Schmerzexperten mahnen zu Recht eine »fachübergreifende Kooperation in Diagnostik und Therapie« an, um chronische Schmerzzustände adäquat behandeln zu können (Egle et al. 2003). In ihrem Buch beschränken sich die Autoren im Kapitel zur Beschreibung der therapeutischen Verfahren jedoch weitgehend auf die medikamentöse und psychologische Therapie. Einen Beitrag zu bewegungstherapeutischen Interventionen findet man leider nicht, lediglich Nennungen im Rahmen nonverbaler Therapien (Nickel u. Merkle 2003, S. 436). Diese Situation spiegelt sich auch in den Behandlungsangeboten für Patienten

mit chronischen Schmerzen wieder. Abgesehen von psychosomatischen Kliniken, in denen die Bewegungstherapie gut etabliert ist (s. Kap. 12) gibt es am Wohnort der Patienten nur selten Angebote, die auf die speziellen Bedürfnisse der Menschen mit chronischen Schmerzen eingehen. Die Möglichkeit eines – wenn auch niedrigschwelligen – Angebots bieten die Rehabilitationssport- und Funktionstrainingsgruppen, die nach § 44 Abs. 1 Nr. 3 u. 4 SGB IX vom Arzt verordnet werden können.
Das vorliegende Kapitel ist aus der Arbeit mit diesen Gruppen entstanden und versucht, auf der Basis der Neurophysiologie der Schmerzverarbeitung und des Schmerzerlebens ein Therapieangebot zu beschreiben, das die wesentlichen Aspekte der Integrativen Bewegungstherapie einbezieht.

11.2 Krankheitsbild des chronischen Schmerzes

Chronischer Schmerz ist ein sehr allgemeiner Begriff, unter den eine Fülle von unterschiedlichen Diagnosen subsumiert werden kann.
Grundsätzlich geht man heute von einem biopsychosozialen Schmerzverständnis aus, das mit dem Verständnis von Gesundheit und Krankheit der Integrativen Therapie/Integrativen Leib- und Bewegungstherapie (IT/IBT) durchaus kompatibel ist. Allein die Nennung der fünf Dimensionen der anthropologischen Grundformel der IT/IBT (Körper, Seele, Geist, Soziales, Ökologisches jeweils im Zeitkontinuum) weist auf einen ganzheitlichen und differenziellen Begriff von Gesundheit und Krankheit hin (vgl. Petzold 2003a, S. 450).
Schmerzen sind demzufolge ein komplexes Erlebnis, das von biologischen (somatischen), psychischen und sozialen Faktoren beeinflusst wird. Die Arbeitsgruppe um Hildebrandt weist darauf hin, dass psychosoziale Variablen bei der Chronifizierung von Schmerzen in den Vordergrund treten, während die ursprünglich krankheitsauslösenden, somatischen Faktoren an Bedeutung verlieren. Einschränkend fügen die Autoren jedoch hinzu, dass »generell gültige und übergeordnete Zusammenhänge« in der Aufrechterhaltung von Schmerzen nur schwer zu identifizieren sind (Hildebrandt et al. o. J.).

11.2.1 Diagnostische Subgruppen

Egle u. Nickel (2003a) beschreiben den Einfluss psychosozialer Faktoren auf chronische Schmerzzustände differenzierter. Sie unterscheiden fünf Subgruppen oder Krankheitsentitäten, bei denen der Einfluss psychosozialer Faktoren von Subgruppe zu Subgruppe zunimmt, während körperliche Faktoren in den Hintergrund treten (Abb. 11-1). Den Untergruppen lassen sich verschiedene Krankheitsbilder mit ihren ICD-10-Schlüsseln zuordnen.

Nozizeptiver oder neuropathischer Schmerz

Das Schmerzerleben beim nozizeptiven oder neuropathischen Schmerz entspricht weitgehend den anatomischen und physiologischen Gegebenheiten. Während bei *nozizeptiven* Schmerzen periphere oder viszerale Nozizeptoren durch gewebeschädigende Reize stimuliert werden (z. B. bei Arthrosen oder rheumatischer Arthritis), entstehen *neuropathische* Schmerzen durch Schädigungen des peripheren oder zentralen Nervensystems (z. B. nach Schlaganfällen oder Rückenmarksverletzungen).

Maladaptive Bewältigungsstrategien

Unterschiedliche Bewältigungsstrategien beeinflussen ebenfalls das Schmerzerleben. Man versteht darunter die Fähigkeiten und die Fertig-

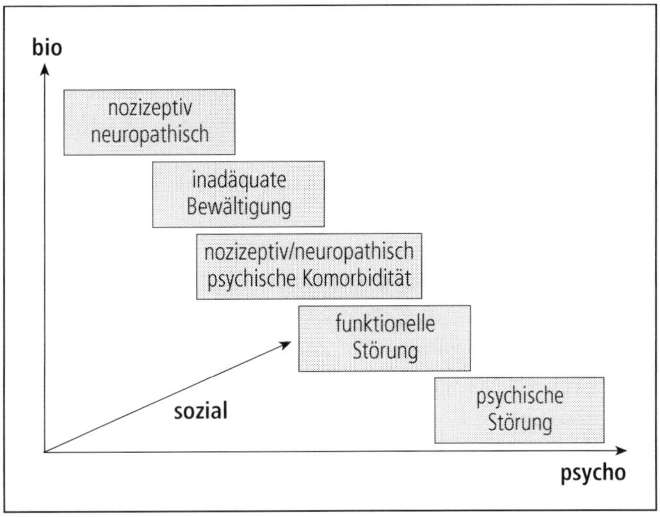

Abb. 11-1 Diagnostische Subgruppen bei chronischem Schmerz (nach Egle et al. 1999)

keiten (Kompetenzen und Performanzen) zur Bewältigung der aufgrund von Krankheit bzw. Schmerz entstehenden physischen, psychischen und sozialen Belastungen. Von besonderer Bedeutung hierbei sind die individuell zur Verfügung stehenden Kontrollüberzeugungen (internale, external-personenbezogene, external-fatalistische) hinsichtlich Krankheit und Lebensbewältigung. Personen mit einer ausgeprägten internalen Kontrollüberzeugung sind der Meinung, bei der Bewältigung ihrer Krankheit selbst aktiv werden zu können. Menschen mit external-personenbezogener Kontrollüberzeugung fallen häufig in eine passive Versorgungshaltung, da sie glauben, ihre Krankheit selbst nicht aktiv beeinflussen zu können. Sie erwarten Hilfe von anderen. Bei Menschen, die sich ihrer Krankheit schicksalhaft ergeben oder notwendige Behandlungsmaßnahmen nicht wahrnehmen oder nach kurzer Zeit wieder abbrechen, spricht man von external-fatalistischer Kontrollüberzeugung.

Maladaptive Schmerzbewältigungsstrategien entstehen häufig durch das Fehlen einer verlässlichen Bezugsperson, aber auch durch überfürsorgliche Partner sowie durch belastende Lebenssituationen (drohende Kündigung des Arbeitsplatzes, Pflege Angehöriger etc.).

Psychische Komorbidität

Bei psychischer Komorbidität führen die psychischen Erkrankungen zu einer Senkung der Schmerzschwelle und infolge dessen zu einem verstärkten Empfinden der durch die gewebeschädigenden Reize ausgelösten Schmerzen. Am häufigsten sind Depressionen, Angst- und Suchterkrankungen sowie Persönlichkeitsstörungen. Merikangas (1990) konnte in einer Studie mit 457 Migränepatienten nachweisen, dass Angst ein entscheidender Prädiktor für die Entwicklung einer Migräne ist.

Werden Komorbiditäten nicht erkannt, besteht die Gefahr, dass Patienten aufgrund ihrer stärkeren Schmerzen einen erhöhten Medikamentenverbrauch haben und später in einen Analgetikamissbrauch »getrieben« werden. Dies wird jedenfalls zunehmend bei Rückenschmerzen und Migräne beobachtet (vgl. Egle u. Nickel 2003a). Ergänzend sei hinzugefügt, dass die o.g. Autoren im Falle der inadäquaten Bewältigungsstrategien und bei psychischer Komorbidität von einer psychischen Überlagerung des chronischen Schmerzes sprechen.

Funktionelle Schmerzsyndrome

Eine weitere Subgruppe bilden funktionelle Schmerzsyndrome wie Muskelverspannungen, Lumbalgien, primäre Kopfschmerzen oder Magenkrämpfe. Ausgelöst werden die Beschwerden durch psychosozialen Stress, der mit einer Überforderung der individuellen Bewältigungsstrategien einhergeht. Es kommt zur Aktivierung der Locus-Coeruleus-Norepinephrin-Achse (LC-NE-Achse) des Stresssystems, und infolge dessen zu erhöhten Dopamin- u. Noradrenalinspiegeln. Zu dieser Gruppe können beispielsweise die somatoformen autonomen Funktionsstörungen (ICD-10 F45.3) gezählt werden.

Psychische Störungen

Die fünfte und letzte Gruppe besteht aus den psychischen Störungen. Bei dieser Form der Schmerzkrankheit sind ausschließlich zentrale Prozesse für den peripher empfundenen Schmerz verantwortlich. Typische Beispiele sind die Somatisierungsstörung (F45.0, bei schwacher Ausprägung F45.1) und die somatoforme Schmerzstörung (F45.4). Während bei der ersten multiple, mehrere Organsysteme betreffende körperliche Symptome auftreten, ist letztere durch ein »monosymptomatisches Beschwerdebild« (Egle u. Nickel 2003a) charakterisiert (vgl. auch Tölle u. Windgassen 2003).
Viele Patienten mit der Diagnose Fibromyalgie erfüllen die diagnostischen Kriterien für eine Somatisierungsstörung. Dafür sprechen auch Befunde wie

- eine erhöhte Konzentration von Substanz P in Liquor und Muskulatur,
- eine Erhöhung des Nerve Growth Factors (NGF) im Liquor,
- eine Erhöhung der ACTH- und Cortisolspiegel, die auf eine chronische Stressreaktion schließen lässt.

Des Weiteren seien noch die posttraumatische Belastungsstörung (F43.2) und die hypochondrische Störung (F45.2) erwähnt. Schwerere psychotische Störungen gehen ebenfalls häufig mit chronischen Schmerzen einher.

11.3 Metatheoretische Überlegungen

Das Erleben von Schmerz kann aus der Sicht der Integrativen Therapie als eine transmaterielle Emergenz des Organismus gesehen werden (vgl. Petzold 2000j). Das heißt, es ist ein Phänomen, das nicht messbar, nicht konkret fassbar und folglich nicht objektivierbar ist. Aber Schmerz und Schmerzerleben haben eine materielle, organische Grundlage wie alle Lebensprozesse. Ihre Beschreibung ist die Aufgabe des nächsten Kapitels. Sie bildet den Ausgangspunkt für die weiteren konzeptionellen Überlegungen.
Phänomene wie der chronische Schmerz sind mehrperspektivisch zu sehen. Das aktuelle biopsychosoziale Verständnis des chronischen Schmerzes macht dies ohnehin schon deutlich. Das heißt: wenn wir Menschen mit chronischen Schmerzen therapeutisch begleiten wollen, dann müssen wir, neben den Erkenntnissen der Neurobiologie, auch Ergebnisse anderer Forschungsrichtungen wie der Sozialmedizin und der Psychobiologie mit berücksichtigen, da sie verschiedene Chronifizierungsfaktoren herausgearbeitet haben. Voraussetzung für ein solches Vorgehen ist die Fähigkeit, eine exzentrische Position einzunehmen und die Erfahrungen und Kenntnisse verschiedener Fachrichtungen zu integrieren. Dadurch werden

unterschiedliche Wissensbestände miteinander vernetzt, sodass Neues entstehen kann. Wir werden also dort, wo es notwendig und sinnvoll erscheint, die neurophysiologischen Grundlagen des Schmerzerlebens mit den Ergebnissen anderer Forschungsrichtungen und mit praktischen Erfahrungen in Beziehung setzen, um einige grundlegende Regeln für eine in erster Linie übungszentriert-funktionale Bewegungstherapie mit erlebniszentriert-agogischen Anteilen zu erstellen.

11.4 Neurophysiologische Grundlagen des Schmerzerlebens

11.4.1 Primäres nozizeptives Neuron

Wird Körpergewebe durch einen äußeren oder inneren Reiz geschädigt oder ist es von einer Schädigung bedroht, dann werden spezialisierte Sensoren (Nozizeptoren) erregt und leiten den Reiz als elektrischen Impuls über eine lange Leitungsbahn (Spinalnerv) an das Rückenmark (Abb. 11-2).

Nozizeptoren befinden sich auf den afferenten Endigungen von C-, Aδ- und Aβ-Schmerzfasern und kommen in der Haut sowie in tiefer liegenden Organen vor (vgl. Schmelz 2003). Man unterscheidet Mechanonozizeptoren, die nur auf mechanische Reize reagieren von den häufigeren polymodalen Nozizeptoren, die auf mechanische, thermische wie auch auf chemische Noxen ansprechen (Abb. 11-3). Prinzipiell bestehen sie aus spezialisierten Transduktionskanälen. Werden sie entsprechenden Reizen (thermischen, chemischen, mechanischen) ausgesetzt, dann lassen sie Natrium- und Kalzium-Ionen in das Zellinnere, wodurch ein elektrischer Impuls, ein sogenanntes Aktionspotenzial, ausgelöst wird und über den Spinalnerv zum Hinterhorn des Rückenmarks weitergeleitet wird.

Neben der Aufnahme und Weiterleitung von Reizen zum Zentralnervensystem (afferente Funktionen) haben die primären nozizeptiven Neurone auch efferente Funktionen. In den Spinalganglien (s. Abb. 11-2) werden Neuropeptide synthetisiert und über die lange Leitungsbahn (Spinalnerv) in die Nervenendigung transportiert. Werden die Sensoren an den Nervenendigungen erregt, dann sondern sie diese Neuropeptide, insbesondere Substanz P und

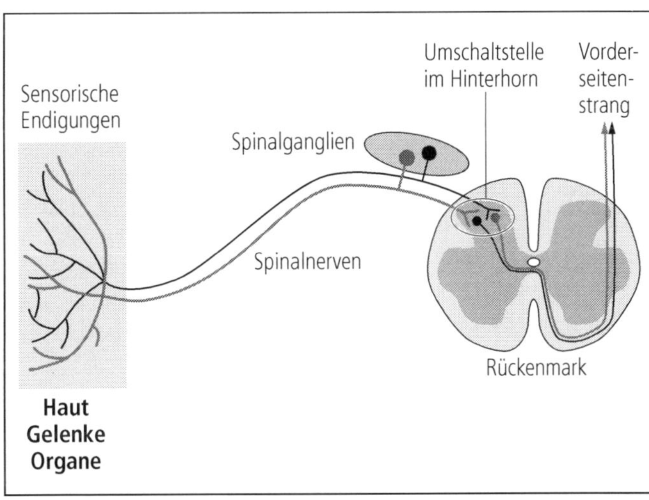

Abb. 11-2 Schmerzleitung zum Rückenmark (nach Frings 2003)

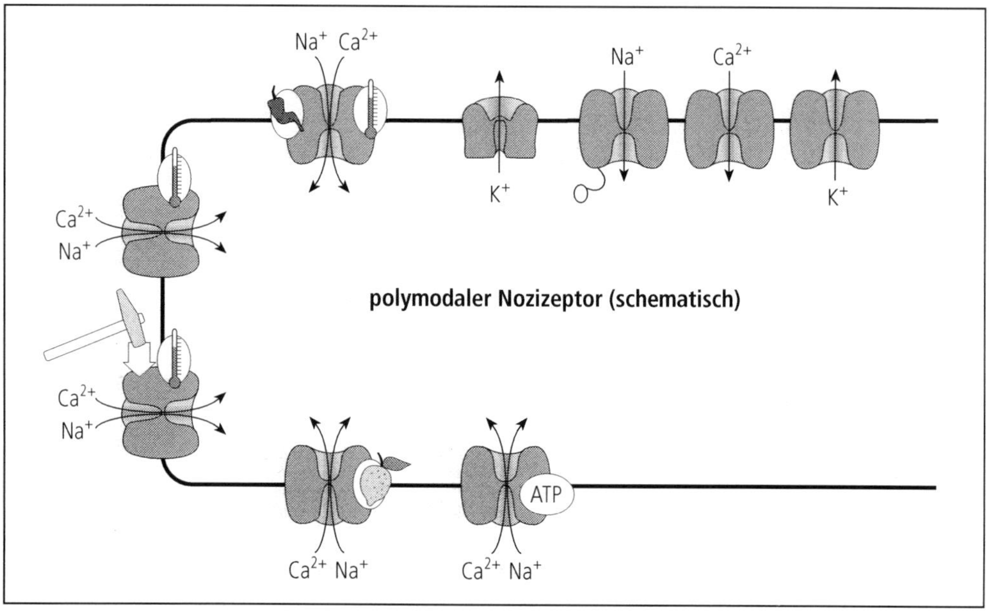

Abb. 11-3 Spezialisierte Transduktionskanäle (nach Frings 2003)

Calcitonin-Gene-Related-Peptide (CGRP) ab. Es kommt zu einer neurogenen Entzündung. Ein Einfluss dieser Substanzen auf die Empfindlichkeit der Nozizeptoren im Sinne einer Sensibilisierung konnte bislang jedoch nicht nachgewiesen werden. Allerdings können andere Stoffe wie Prostaglandine und vor allem auch dauerhafte Erregung Nozizeptoren sensitivieren, was sich in einer Senkung der Reizschwelle und einer erhöhten Feuerungsrate bemerkbar macht. Dies ist eine Besonderheit, da andere Rezeptoren bei andauernder Stimulation desensitivieren (vgl. Hiemke 2003, S. 57).

Neuropeptide werden bei Erregung des primären nozizeptiven Neurons allerdings nicht nur an der peripheren Nervenendigung sezerniert, sondern auch im Hinterhorn des Rückenmarks, also an der Umschaltstelle vom primären Neuron auf die Rückenmarkszelle (Abb. 11-2). Hier bewirken Substanz P und CGRP eine Sensibilisierung der spinalen Neurone sowie eine erhöhte Effektivität bei der Reizübertragung im Hinterhorn des Rückenmarks (synaptische Übertragung). Sie werden daher auch als Neuromodulatoren bezeichnet.

Für die Schmerzchronifizierung ist das bedeutsam, da es bei länger anhaltenden, starken, peripher ausgelösten Schmerzen zu einer Verstärkung des Schmerzerlebens aufgrund der beschriebenen Vorgänge kommen kann. Daher gilt die Regel:

> ! »Je rascher und vollständiger der akute Schmerz behandelt wird, desto geringer ist die Wahrscheinlichkeit der Entwicklung einer Chronifizierung« (Hoffmann u. Franke 2003).

Diese Regel gilt jedoch nicht allgemein. Drei Krankheitsbilder sind nach Dworkin (1997a, b) besonders betroffen: Phantomschmerz, postherpetische Neuralgie und Rückenschmerz.

11.4.2 Rückenmark

Im Hinterhorn des Rückenmarks wird das Signal vom primären nozizeptiven Neuron auf ein zweites Neuron übertragen (Abb. 11-4). Der ankommende elektrische Impuls führt zunächst dazu, dass Überträgerstoffe (Transmitter), die am Ende des ersten Neurons in kleinen Bläschen (Vesikel) gespeichert werden, in den synaptischen Spalt ausgeschüttet werden. Dort machen sie die Membran des zweiten Neurons (Rückenmarkszelle) für Natrium- und Kalzium-Ionen durchlässig, sodass nun in der Rückenmarkszelle ein Aktionspotenzial ausgelöst wird, welches an andere Neurone innerhalb des Rückenmarks oder zum Gehirn weitergeleitet wird.

Immer dort, wo Schmerzreize von einem Neuron auf ein anderes übertragen werden, kann die Weiterleitung moduliert, also verstärkt oder abgeschwächt werden. Im Rückenmark geschieht das auf mehreren Wegen, zum einen durch lokale Interneurone: kurze Nerven, die die graue Substanz des Rückenmarks nicht verlassen und dort in andere nozizeptive Neurone projizieren. Sie sind sozusagen »zwischengeschaltet« und beeinflussen die Reizübertragung auf das zweite Neuron durch verschiedene Transmitter. Enkephaline, sogenannte endogene Opioide, spielen dabei eine besondere Rolle. Sie wirken alle schmerzdämpfend, indem sie in erster Linie über eine Aktivierung der μ-Opioidrezeptoren die Schmerzweiterleitung hemmen. Darüber hinaus werden Schmerzreize durch absteigende Fasern (mit Serotonin und Noradrenalin als Transmitter) aus supraspinalen Strukturen entweder direkt oder indirekt über Interneurone moduliert. Die absteigenden Fasern kommen aus dem Hirnstamm und werden im nächsten Kapitel näher beschrieben.

Ein weiterer wichtiger Mechanismus der Schmerzreizmodulation ist die Langzeit-Potenzierung (*long-term potentiation*, LTP). Sie wurde zunächst an Nervenzellen des Hippocampus beschrieben und gilt als zelluläre Grundlage des Lernens. Im Experiment konnte durch hochfrequente elektrische Reizung oder auch durch Reizung nozizeptiver Afferenzen mithilfe natür-

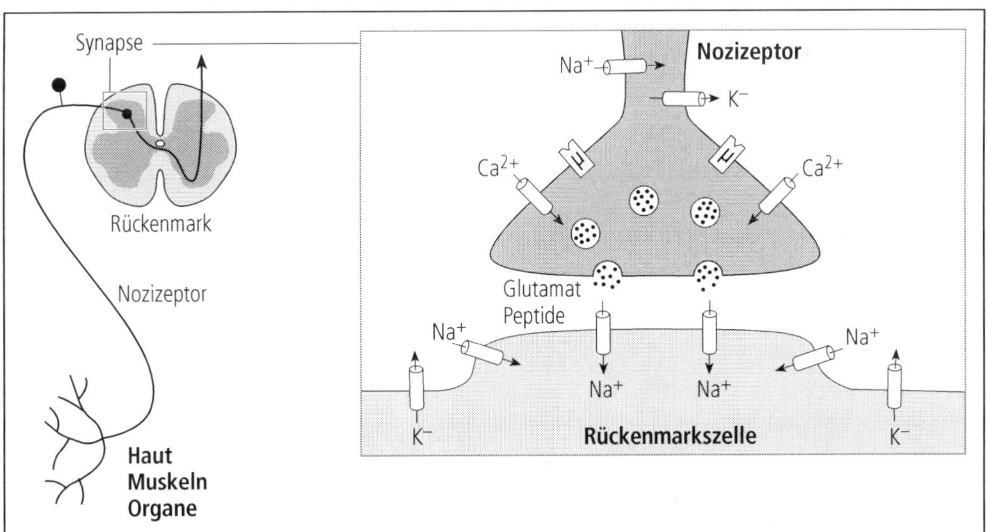

Abb. 11-4 Signalübertragung im Rückenmark (nach Frings 2003)

licher Noxen (z. B. Entzündung, Nervenverletzungen) der Mechanismus der LTP auch auf der Rückenmarksebene ausgelöst werden. Hier führt er zu einer lang anhaltenden Verstärkung der Übertragungsbereitschaft und zu strukturellen Veränderungen der an der Schmerzleitung beteiligten Synapsen. Das bedeutet, dass Schmerzreize vom ersten auf das zweite Neuron mit einer höheren Effizienz weitergeleitet werden: das System der Schmerzleitung und -übertragung wird sensibilisiert (vgl. Grawe 2004; Treede u. Magerl 2003).

Umgekehrt kann eine niederfrequente elektrische Reizung nozizeptiver Afferenzen die Effizienz der Schmerzleitung für mehrere Stunden senken. Analog zur LTP nennt man diesen Prozess Langzeitdepression (LTD). Er kommt beispielsweise bei der Elektroakupunktur oder bei der niederfrequenten Transkutanen elektrischen Nervenstimulation (TENS) zum Tragen.

Ob die Erregung der Synapse im Hinterhorn des Rückenmarks zu einer LTP oder zu einer LTD führt, hängt neben der Art und Weise der Reizung auch vom Erregungszustand des zweiten (postsynaptischen) Neurons ab. Eine Erhöhung des Membranpotenzials (Hyperpolarisation), die mit einer herabgesetzten Erregbarkeit einhergeht, begünstigt eine Langzeit*depression*, während eine Senkung des Membranpotenzials (Depolarisation) respektive eine Erhöhung der Erregbarkeit zu einer Langzeit*potenzierung* führt. Hyperpolarisation oder Depolarisation der postsynaptischen Zelle können durch Einflüsse der bereits oben beschriebenen absteigenden Fasern aus dem Hirnstamm erzielt werden. Aus diesem Umstand wurde die Hypothese abgeleitet, dass eine Schmerzchronifizierung auf einer defizitären Schmerzhemmung durch die absteigenden Nervenfasern beruht (vgl. Treede u. Magerl 2003).

11.4.3 Gehirn

Nach der Verschaltung und Modulation des Schmerzreizes im Hinterhorn des Rückenmarkes wird das Schmerzsignal in verschiedene Areale des Gehirns weitergeleitet. Abbildung 11-5

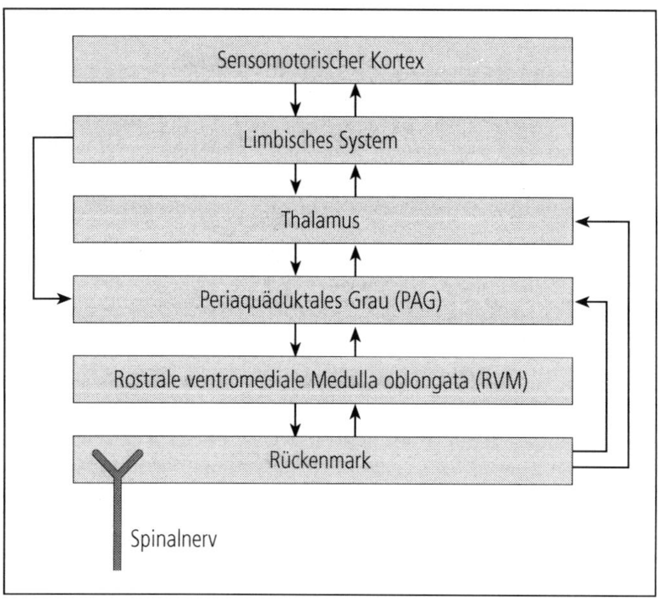

Abb. 11-5 Am Schmerzerleben beteiligte neuronale Strukturen (in Anlehnung an Hiemke 2003)

zeigt einen groben Überblick der am Schmerzerleben beteiligten supraspinalen Strukturen. In ihnen erfolgt erneut durch das Zusammenwirken zahlreicher chemischer Substanzen eine umfangreiche Modulation der eingehenden Reize, bevor sie schließlich im sensomotorischen Kortex als schmerzhaft empfunden werden oder nicht bzw. mit entsprechenden Schmerzqualitäten belegt werden (Hiemke 2003).

Hirnstamm

Eine der für die Schmerzreizmodulation wichtigsten Strukturen im unteren Hirnstamm ist die rostrale ventromediale Medulla oblongata (RVM). In ihr können wir zwei funktionell unterschiedliche Neuronenpopulationen unterscheiden: »On«-Neurone, die über noradrenerge Nervenbahnen (also Nervenfasern, die an ihren Endigungen Noradrenalin freisetzen) die nozizeptive Signalverarbeitung im Rückenmark bahnen, und »Off«-Neurone, die die Schmerzleitung im Hinterhorn des Rückenmarks hemmen. Letztere bedienen sich hierbei einer Reihe verschiedener Transmitter wie GABA, Opioide, Serotonin, Glutamat etc. »Off«-Neurone werden im Hirnstamm durch Morphine aktiviert, was die wichtige Rolle der Opioide und µ-Rezeptoren bei der Schmerzmodulation im Rückenmark und im Hirnstamm unterstreicht.

Die Tatsache, dass absteigende Bahnen aus dem Hirnstamm die Schmerzweiterleitung sowohl hemmen als auch bahnen können, deutet darauf hin, dass diese deszendierenden Systeme der Regulation der Empfindlichkeit der nozizeptiven Signalübertragung dienen. Damit wird eine den jeweiligen Erfordernissen angepasste Regulierung der Schmerzweiterleitung erreicht. Hierdurch kann beispielsweise in lebensbedrohlichen Situationen die Schmerzempfindlichkeit herunter geregelt werden, um ein Überleben des Organismus zu ermöglichen (z. B. Schmerzunempfindlichkeit bei verletzten Frontsoldaten; vgl. Butler u. Mosely 2005, S. 7). Andererseits wird in Überlastungssituationen die Empfindlichkeit häufig gesteigert, um eine weitere Überlastung des Organismus zu verhindern.

Mesenzephalon

Eine der nächsthöheren Hirnstrukturen nach der Medulla oblongata ist das zentrale Höhlengrau im Mesenzephalon (periaquaeductal grey, PAG). Zahlreiche hemmende deszendierende Bahnen nehmen von hier ihren Ursprung und ziehen zur RVM, wo sie weitere schmerzhemmende Neurone – vermutlich über endogene Opioide – aktivieren bzw. kontrollieren. Das PAG hat also eine zentrale Rolle bei der deszendierenden Hemmung. Es wird einerseits durch absteigende Bahnen aus Hypothalamus, Amygdala und Inselrinde kontrolliert und andererseits durch aufsteigende Bahnen aus dem Rückenmark (über den Tractus spinomesencephalicus). Über die Verbindung zu den höher gelegenen Hirnarealen können psychische Faktoren und psychologische Prozesse auf die Schmerzsensibilität Einfluss nehmen. Eine solche Verkettung wird u. a. bei der Entstehung der Fibromyalgie diskutiert (vgl. Ecker-Egle u. Egle 2003).

Subkortikale und kortikale Strukturen

Auf dem Weg zu den höheren Hirnstrukturen passieren Schmerzsignale den Thalamus. Er ist sozusagen »das Tor zum Bewusstsein« (Pschyrembel 1986, S. 1653) und der zentrale Filter für alle eingehenden Informationen. Er hat hin- und hergehende Verbindungen zu fast allen Teilen des Gehirns, was seine große Bedeutung für die Weiterleitung nozizeptiver Signale unterstreicht. Entsprechend den an der Schmerzverarbeitung beteiligten Thalamuskernen unterscheidet man funktionell zwei Systeme.

Tab. 11-1 Laterales und mediales System der Schmerzverarbeitung (aus Larbig 2003)

Laterales System	
S I	sensorisch-diskriminative Schmerzdimension
S II	sensorisch-diskriminative Schmerzdimension
Mediales System	
Supplementäres motorisches Areal	Motorik (Planung, Vorbereitung, Ausführung)
Frontalkortex	evaluativ-kognitive Schmerzdimension Antizipation von Schmerz, Schmerzleiden vegetative Reaktionen (Stress), Schmerzgedächtnis
Gyrus cinguli anterior	affektiv-motivationale Schmerzdimension Schmerzleiden, Aufmerksamkeit
Gyrus cinguli posterior	sensorisch-diskriminative Schmerzdimension
Inselregion	integrative Funktionen: sensorisch-affektive Schmerzdimension, Schmerzgedächtnis Antizipation von Schmerz

- Ein **laterales System** mit hoher räumlicher Auflösung, das in erster Linie für die sensorisch-diskriminative Schmerzkomponente von Bedeutung ist: Von hier aus ziehen nozizeptive Neurone vorwiegend in den primären und sekundären sensomotorischen Kortex (SI u. SII).
- Ein **mediales System** mit geringer räumlicher Auflösung, das der affektiv-emotionalen und motivationalen Schmerzkomponente dient: Von den medialen nozizeptiven Thalamuskernen ziehen Bahnen bevorzugt zum supplementären motorischen Areal (SMA), Frontalkortex, Gyrus cinguli und zur Inselregion (s. Tab. 11-1).

Verschiedene PET-Studien belegen eine Aktivierung unterschiedlicher Hirnstrukturen bei Gesunden und chronischen Schmerzpatienten. So wurde bspw. bei atypischem Gesichtsschmerz (Derbyshire et al. 1994) und neuropathischem Schmerz (Hsieh et al. 1995) eine Zunahme des Blutflusses im Frontalkortex, der vorderen Inselregion und des zingulären Kortex festgestellt. Die zingulären Strukturen (Gyrus cinguli) sind in das limbische System eingebunden und haben enge Verbindungen zu Hippocampus, Amygdala, Hypothalamus und Thalamus (vgl. Andreasen 2001, S. 84). Dies erklärt die häufig starke affektive Beteiligung der Schmerzpatienten.

Diese Ergebnisse wurden durch ein Experiment, in dem die Wirkung von Hypnose auf die an der Schmerzverarbeitung beteiligten kortikalen Strukturen untersucht wurde, gestützt. Wurde durch die Hypnose eine zunehmende Aversivität, also negative Gefühle, eines applizierten Schmerzreizes suggeriert, so fand sich eine erhöhte Aktivierung des anterioren Gyrus cinguli. Wurde eine Zunahme sensorischer Schmerzaspekte suggeriert, erfolgte eine Aktivitätszunahme im primären sensomotorischen Kortex (SI). Darüber hinaus wird das zentrale Höhlengrau (PAG), wie bereits erwähnt, durch absteigende Bahnen aus dem Hypothalamus, der Amygdala, der Inselrinde sowie dem Gyrus cinguli kontrolliert, was die wichtige Rolle dieser Hirnareale bei der deszendierenden endogenen Schmerzhemmung unterstreicht (Treede u. Magerl 2003, S. 41; Larbig 2003, S. 50 f.).

Die Beteiligung unterschiedlichster kortikaler und subkortikaler Hirnregionen zeigt den äußerst komplexen Charakter des Schmerzerlebens und erklärt gleichzeitig die häufige Therapieresistenz chronischer Schmerzen. Selbst nach neurochirurgischen Eingriffen auf verschiedenen Ebenen des ZNS zur Schmerzbeseitigung treten häufig nach kurzfristigen Erfolgen erneut Schmerzen auf.

Zusammenfassend muss festgehalten werden, dass wir vieles über die Schmerzreizverarbeitung wissen, dass es aber zur Zeit noch kein ausreichendes neurowissenschaftliches Erklärungsmodell für die Entstehung chronischer Schmerzen gibt: »*What is singularly lacking is an understanding of how certain regions perform certain functions and how these systems might be dysfunctional in clinical patients*« (Derbyshire 2000).

11.5 Konzeptionelle Überlegungen für ein ambulantes Therapieangebot

Die vorangegangene Beschreibung der Neurophysiologie des Schmerzerlebens sollte einen ersten Ausgangspunkt für die weiteren Überlegungen bilden. Wir können nun einige Faktoren identifizieren, die wir bei der Behandlung von Menschen mit chronischen Schmerzen berücksichtigen müssen. Die Ergebnisse und Erfahrungen anderer Forschungs- und Fachrichtungen werden dabei zusätzliche Erkenntnisse liefern und weitere Schlussfolgerungen für das nachfolgend zu beschreibende ambulante Therapieangebot zulassen. Die Sicht der Integrativen Therapie und ihre wichtigsten Konzepte sind für diese Vorgehensweise von zentraler Bedeutung.

Das bereits mehrfach erwähnte ambulante Therapieangebot besteht aus sogenannten **Funktionstrainingsgruppen**. Der organisatorische Rahmen für diese Gruppen ist eng gesteckt: Die Dauer einer Übungseinheit beträgt 30–45 Minuten bei einer Teilnehmerzahl von 10–15 Personen pro Gruppe. Verordnet wird das Funktionstraining vom Facharzt, in Abhängigkeit von der Schwere der Erkrankung, für ein oder zwei Jahre. Die Patienten kommen ein- bis zweimal pro Woche.

11.5.1 Individuelle »Bewegungsdosis«

In den Kapiteln 11.4.1 und 11.4.2 habe ich gezeigt, dass die Schmerzrezeptoren des primären Neurons durch ständige Reizung sensitivieren können. Außerdem wird auch die synaptische Verschaltung im Hinterhorn des Rückenmarks durch häufig wiederkehrende Schmerzsignale durch den Prozess der Langzeitpotenzierung (LTP) sensibilisiert. Anders ausgedrückt: Häufig auftretende Schmerzreize führen bereits auf der untersten Ebene des schmerzleitenden Systems zu einer »Überempfindlichkeit«. Hierdurch lösen schwache schmerzhafte Reize bereits intensive Schmerzen aus (Hyperalgesie), und die Schmerzsignale werden effektiver auf das zweite nozizeptorische Neuron übertragen. Jegliche Therapie muss folglich eine weitere Sensitivierung vermeiden. Bewegungsübungen im Rahmen einer übungszentrierten Therapie sind am individuell sehr unterschiedlichen Schmerzempfinden auszurichten, das Übungsangebot ist vom Therapeuten immer wieder zu differenzieren, die Bewegungsdosis individuell anzupassen.

Erfahrungsgemäß beachten Menschen mit chronischen Schmerzen häufig ihre individuelle Schmerzgrenze nicht. Sei es, dass sie diese aus

Angst vor Schmerzen weit unterschreiten (erhöhte physiologische Reaktionsbereitschaft und somatosensorische Amplifizierung, vgl. Kap. 12.3.2, S. 191), oder dass sie diese oft mit dem Argument »da muss ich durch« überschreiten (maladaptives Coping). Letztendlich können beide Verhaltensmuster als misslungene Möglichkeiten (negative personenzentrierte Coping-Stile) angesehen werden, um auf die vorangegangene Sensitivierung zu reagieren. Mithilfe eines differenzierten Übungsangebotes kann der Patient lernen, seine individuelle Schmerzgrenze herauszufinden. Dazu werden Amplitude, Krafteinsatz oder Tempo von Bewegungen variiert, um die zum jetzigen Zeitpunkt adäquate Bewegung herauszufinden. Die Ausrichtung der Therapie an der individuellen Schmerzgrenze und das Herausfinden dieser Grenze (positives Coping) unter Anleitung des Therapeuten führen letztendlich zu einer verbesserten leiblichen Bewusstheit und Selbstregulation, einem der 14 Heilfaktoren, wie sie in der Integrativen Therapie beschrieben werden (vgl. Petzold 2002b).

11.5.2 Aktivierung der deszendierenden Hemmung

Sowohl das im Mesenzephalon gelegene zentrale Höhlengrau (PAG) als auch die im Hirnstamm befindliche rostrale ventromediale Medulla oblongata (RVM) sind wichtige Strukturen für die deszendierende Hemmung. Wie bereits beschrieben, aktivieren Neurone aus dem PAG die ins Hinterhorn des Rückenmarks absteigenden Bahnen aus der RVM. Dass Opioide anscheinend eine wichtige Rolle spielen, wird gestützt durch die hohe Dichte von μ-Rezeptoren im PAG und durch den analgetischen Effekt, den Mikroinjektionen von Opioiden in dieses Areal haben. Im Bereich der RVM werden die oben bereits beschriebenen Off-Cells durch sogenannte Off-Cell-Transmitter wie γ-Amino-Buttersäure (GABA), Opioide, Serotonin, Glutamat, Aspartat und Neurotensin aktiviert (vgl. Hiemke 2003, S. 60).

Des Weiteren zeigten Studien mit Fibromyalgie-Patienten, dass ein regelmäßiges körperliches Ausdauertraining zu langwirksamen, schmerzlindernden Effekten führt. Dabei besserten sich die Schmerzen, die Zahl der schmerzhaften Tenderpoints nahm ab, und die Schmerzschwelle wurde erhöht. Auch Depressivität und Angst nahmen ab. Letzteres wird durch mehrere Studien der Amsterdamer Fakultät für Bewegungswissenschaften gestützt, die einem Ausdauertraining bzw. der Lauftherapie eine hohe Wirksamkeit bei der Behandlung von Depressionen bescheinigen (s. Kap. 6.4.3.1., vgl. Bosscher 1991; Bosscher 1995; van der Mai et al. 1997).

Als eine der möglichen Erklärungen für die »antidepressive« und »antinozizeptive« Wirkung des Ausdauertrainings kann die Bildung von freiem Tryptophan gelten, das über die Blut-Hirn-Schranke ins Gehirn gelangt und dort zu Serotonin umgewandelt wird. Serotonin spielt sowohl bei der Erklärung und Behandlung der Depression eine Rolle als auch bei der Aktivierung der Off-Cells in der RVM. Außerdem fanden sich erhöhte Werte für Noradrenalin und Dopamin. Beiden wird eine stimmungsaufhellende Wirkung zugeschrieben, sodass eine günstige Beeinflussung möglicher Komorbiditäten wie Angst und Depression, die zu einer Senkung der Schmerzschwelle führen, zu erwarten ist (vgl. Kubesch u. Spitzer 1999).

Ausdauertraining führt schließlich auch zu einem erhöhten Endorphinspiegel (s. Kap. 6.4.1, S. 93 sowie Fiehn u. Froböse 1998, S. 85). Möglicherweise sind also auch die endogenen Opioide an der analgetischen Wirkung eines Ausdauertrainings beteiligt.

Zusammenfassend kann festgehalten werden, dass ein Ausdauertraining zu einer verbesserten deszendierenden Hemmung führen und mögliche negative Auswirkungen von Komorbiditäten auf das Schmerzerleben abpuffern kann (s. Kap. 12.4.5, S. 196). Bedenkt man zusätzlich, dass viele Patienten insbesondere mit chronischen Rückenschmerzen nur bedingt längere Gehstrecken bewältigen können, so bietet sich ein Ausdauertraining im Wasser an, das beispielsweise in Form eines Aquajoggings angeboten werden kann.

11.5.3 Vermeidung von Ängsten

Wie oben bereits beschrieben ist das mediale Schmerzsystem über den Gyrus cinguli in das limbische System eingebunden und steht mit der Amygdala, unserer »Angstzentrale« (Grawe 2004), in Verbindung. Diese wiederum kontrolliert über absteigende Bahnen das PAG, das für die deszendierende Schmerzhemmung eine zentrale Rolle spielt. Zahlreiche Autoren weisen darauf hin, dass die Wahrnehmung der Schmerzen durch einen erhöhten Angstspiegel gesteigert wird. In einer Studie von Merikangas et al. (1990) an 457 jungen Schweizer Migränepatienten konnte überdies gezeigt werden, dass Angststörungen bzw. allgemeine Ängstlichkeit einen besseren Prädiktor für das Auftreten von Migräneerkrankungen darstellen als depressive Störungen.

Angst beeinflusst in der Regel also unsere Schmerzwahrnehmung im Sinne einer Verstärkung. Bevor wir aus diesem Phänomen Konsequenzen für die Therapie ableiten, möchte ich noch einige wesentliche hirnphysiologische Vorgänge erläutern, die für das Verständnis des Zusammenhangs von Angst und Schmerzwahrnehmung wichtig sind. Grawe (2004) hat in enger Anlehnung an LeDoux (2001 u. 2002) die im Gehirn ablaufenden Vorgänge sehr ausführlich beschrieben, sodass sie hier als Grundlage für die Beschreibung der Wechselwirkungen zwischen Angst und Schmerz dienen sollen.

Unter Angst soll zunächst einmal nicht das bewusst erlebte Gefühl verstanden werden. Angst kann als zentrales Alarm- und Abwehrsystem begriffen werden, das auf Bedrohungen, die für uns unbewusst bleiben können, reagiert. Die Amygdala steht im Mittelpunkt dieses Alarmsystems und antwortet mit Aktivierung. Hart et al. (2000) wiesen in einem Experiment nach, dass weiße Amerikaner in Reaktion auf die Gesichter ihnen unbekannter Afroamerikaner eine verstärkte Amygdala-Aktivität zeigten. Sie erlebten die Gesichter *unbewusst* als Bedrohung. Außerdem korrelierte die Amygdala-Aktivität mit dem rassistischen Vorurteil, das die weißen Versuchspersonen gegenüber dunkelhäutigen Menschen hegten, was ersteren ebenfalls nicht bewusst war.

Die Untersuchung zeigt auch, dass es nicht immer die schlimmen, lebensbedrohlichen Gefahren sind, die die Amygdala aktivieren, sondern in der Regel Alltagssituationen. Nach Grawe (2004, S. 97) ist es insbesondere die Bedrohung wichtiger motivationaler Ziele, die Angst auslöst, bzw. die Amygdala zum Feuern veranlasst.

Was bedeutet dies nun für Menschen mit chronischen Schmerzen? Durch chronische Schmerzen wird unsere Leistungsfähigkeit oft in erheblichem Maße eingeschränkt. In unserer heutigen Gesellschaft, in der Leistung einen überaus zentralen Wert darstellt, führt dies oft zu einer starken Bedrohung unseres Selbstwertgefühls. Als normal angesehene Alltagsaktivitäten, wie eine selbstständige Lebensführung oder auch die Teilnahme am sozialen Leben, sind nicht mehr oder nur noch eingeschränkt möglich. Darüber hinaus besteht nicht selten die Gefahr des Arbeitsplatzverlusts oder des Zusammenbruchs der Beziehung zum Partner/zur Partnerin. Die Vorstellung, wesentliche Lebensziele – wie z. B. berufliche Karriere, Gründung einer Familie, Bau/Erwerb eines eigenen Hauses – nicht zu erreichen, kann eine Bedrohung darstellen, der wir uns zwar nicht bewusst sind, die aber zu einer Angstreaktion führt. Die Bedrohung bleibt auch häufig unbewusst, weil wir eine Konfrontation mit diesen Problemen ver-

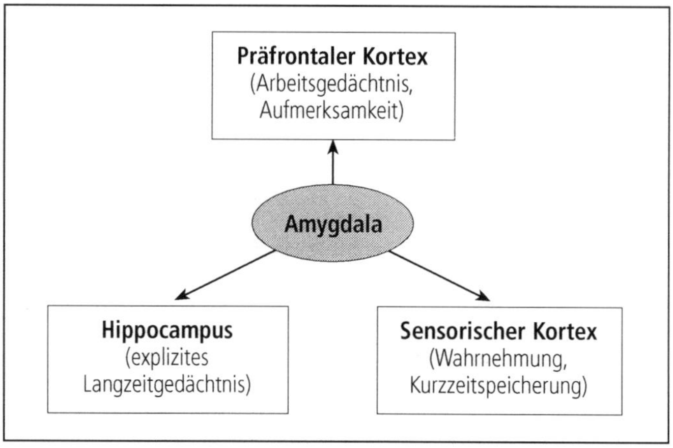

Abb. 11-6 Projektionen der Amygdala zu anderen kortikalen Bereichen (in Anlehnung an Grawe 2004, S. 99)

meiden, um nicht das starke Gefühl der Angst *bewusst* erleben zu müssen. Dies hat zur Folge, dass die Bedrohung unserer Ziele sich über längere Zeiträume erstrecken kann, während derer die Amygdala permanent überaktiviert ist. Durch ihre enge Verbindung zum Stresssystem (vgl. hierzu auch Neuromatrixtheorie nach Melzack 1999) kommt es über die Hypophysen-Nebennierenrinden-Achse (HPA-Achse) zu einem erhöhten Kortisolspiegel und über die Locus-Coeruleus-Norepinephrin-Achse (LC-NE-Achse) zu erhöhten Dopamin- und Noradrenalinspiegeln.

Insbesondere die Störung der HPA-Achse führt zu einer zentral verstärkten Schmerzwahrnehmung sowie zu Schädigungen peripherer Systeme (z. B. Myopathie, Osteoporose), die ebenfalls wieder Schmerzen herbeiführen können (vgl. Egle 2003, S. 75).

Bis hierher haben wir Angst als ein unbewusst ablaufendes Phänomen betrachtet. Wenn wir aber im Alltag von Angst sprechen, meinen wir in der Regel das bewusst wahrgenommene Gefühl. Nach Grawe (2004, S. 97) ist für das Erleben dieses Gefühls ein erweiterter neuronaler Schaltkreis notwendig, in den u. a. das Arbeitsgedächtnis im präfrontalen Kortex eingebunden ist. Alles, was im Arbeitsgedächtnis verarbeitet wird, erleben wir bewusst, darauf ist unsere Aufmerksamkeit gerichtet. Dabei können früher gemachte Erfahrungen unser Arbeitsgedächtnis »erobern« und folglich bestimmen, womit unser Bewusstsein in der gegenwärtigen Situation ausgefüllt ist, bzw. worauf wir unsere Aufmerksamkeit richten. Die Amygdala nimmt hierbei wiederum eine zentrale Stellung ein, da sie durch ihre Projektionen zu wichtigen kortikalen Strukturen Einfluss auf die laufende Wahrnehmung, auf Aufmerksamkeit, Arbeitsgedächtnis und Langzeitgedächtnis hat (Abb. 11-6).

Herr X erleidet beim Ausräumen seines Autos nach dem wöchentlichen Einkauf, den er zusammen mit seiner Frau gemacht hat, einen Bandscheibenvorfall. Er hatte bereits seit einigen Wochen mehrmals über Rückenschmerzen geklagt, diesen aber keine allzu große Bedeutung eingeräumt. Jetzt hat er starke Schmerzen, die vom Rücken ins rechte Bein einschießen, und er kann sich kaum noch bewegen. Der Gang zum Notarzt führt schließlich zur Einweisung ins Krankenhaus und zur Diagnose Bandscheibenvorfall. Mittlerweile haben sich auch ein Taubheitsgefühl im rechten Bein sowie eine Lähmung der Fußheber eingestellt. Das alles ängstigt ihn sehr, vor allem auch wegen des anstehenden Gesprächs mit seinem Chef in der nächsten Woche, in dem geklärt werden soll, ob er nach seinem Zeitvertrag nun endlich von seiner Firma eine Festanstellung bekommt oder nicht. Wegen des Krankenhausaufenthaltes muss er dieses Gespräch absagen. Irgendwann ist Herr X wieder zu Hause, und in Belastungssituationen, beim Einkaufen, bei der Gartenarbeit o.Ä., stellen sich allmählich wieder Rückenschmerzen ein. Die beim damaligen Ereignis gespeicherten Gedächtnisinhalte und die in der Amygdala gespeicherten Angstreaktionen können jetzt aktiviert werden und erobern den Arbeitsspeicher. Herr X ist mit seiner ganzen Aufmerksamkeit auf die Wahrnehmung seiner körperlichen Signale gerichtet. Darüber hinaus werden diese Signale auch noch besser verarbeitet als vorher. Denn die Amygdala hat enge wechselseitige Verbindungen zu den Erregungszentren im Hirnstamm wie bspw. zum Nucleus basalis. Seine Neurone schütten Acetylcholin im gesamten Kortex aus, was zu einer generellen Erregungssteigerung führt. »Alles was jetzt im Hirn abläuft ist ›heißer‹ als zuvor. Die kortikalen Zentren, welche die gegenwärtige Situation verarbeiten, sind übersensibilisiert« (Grawe 2004, S. 100). Herr X erlebt seine Schmerzen jetzt viel intensiver als zuvor.

Bedenkt man, dass die Regulation der Aufmerksamkeit als eine der wirksamsten psychologischen Schmerzkontrolltechniken gilt (vgl. Larbig 2003, S. 48), dann darf der Einfluss vorangegangener Schmerzerfahrungen nicht unterschätzt werden.

Fassen wir das, was wir bisher zum Einfluss von Angst auf die Schmerzwahrnehmung gesagt haben, kurz zusammen:

Eine gegenwärtige, aber *nicht bewusst* erlebte Bedrohung wichtiger motivationaler Ziele durch Schmerzen, kann über die Aktivierung der Amygdala zu einer Störung unseres Stresssystems (bes. HPA-Achse) und infolgedessen zu einer zentral verstärkten Schmerzwahrnehmung führen.

Eine in der Vergangenheit *bewusst* erlebte Bedrohung durch Schmerzen kann ebenfalls unser Schmerzerleben in der Gegenwart verändern. Es kommt – wiederum über eine Aktivierung der Amygdala – zu einer Fokussierung der Aufmerksamkeit auf die Schmerzsignale sowie zu einer Übersensibilisierung der schmerzverarbeitenden Strukturen wie bspw. dem sensorischen Kortex.

Ganz allgemein ergibt sich hieraus, dass die Auslösung von Ängsten in der Therapie mit Schmerzpatienten auf jeden Fall vermieden werden muss. Darüber hinaus sollte die Therapie so gestaltet werden, dass vorhandene bewusste und unbewusste Ängste aktiv gehemmt werden. Damit dieser Hemmungsprozess gelingen kann, sollten die Patienten in einen emotionalen Zustand gebracht werden, der mit Angst möglichst unvereinbar ist. Die Gestaltung des therapeutischen Kontextes wird damit zu einer der wichtigsten Aufgaben des Therapeuten (vgl. Grawe 2004, S. 107). Grawe beschreibt weiterhin einige Faktoren, die zu den beschriebenen Wirkungen führen können. Sie finden sich auch – teilweise in etwas veränderter Form – in den wesentlichen Konzepten der Integrativen Therapie wieder (Konvivialität im Rahmen der Intersubjektivität) und können auch im Rahmen einer übungszentriert-funktionalen Arbeitsweise umgesetzt werden.

Therapie ist nach dem Verständnis der Integrativen Therapie immer ein Ko-respondenzprozess und beruht auf einer intersubjektiven Beziehung zwischen Patient und Therapeut. Die Gestaltung dieser Beziehung erhält einen besonderen Stellenwert. Vertrauen, Offenheit und Authentizität sind Voraussetzungen für ein angsthemmendes Klima (vgl. Petzold 2003a, S. 120). Im konkreten Handeln kann der Therapeut durch einfühlendes Verstehen und emotionale Anteilnahme und Stütze (Heilfaktoren 1 u. 2 der Integrativen Therapie) dieses Klima fördern. Praktisch bedeutet das, dass er dem ständigen Klagen über Schmerzen mit Verständnis begegnen muss, insbesondere vor dem Hintergrund, dass viele Schmerzpatienten im Laufe ihrer Karriere als Simulanten stigmatisiert wurden.

Die unbewusste Bedrohung wichtiger motivationaler Ziele stellte ein weiteres Angst auslösendes Moment dar. Häufig ist es die Sorge, den Alltag nicht mehr selbstständig bestreiten zu können oder die Mobilität zu verlieren, die Menschen mit chronischen Schmerzen bewegt. In der Therapie muss es also darum gehen, sofern dies noch möglich ist, Strategien zu entwickeln, wie diese Ziele noch erreicht werden können. Dabei ist es sinnvoll, an vorhandene Fähig- und Fertigkeiten anzuknüpfen und im Sinne eines »Creative Adjustment, einem kreativen Einpassen in vorfindliche Gegebenheiten unter erfindungsreicher Ausnutzung der angetroffenen Möglichkeiten« (Petzold 2002b), neue Wege zu erproben.

Eine Patientin klagt über starke Schmerzen und berichtet, dass sie am Tag zuvor Hausputz gehalten habe. Die Schmerzen beeinträchtigen sie sehr und die Sorge, dass sie selbst solche einfachen Alltagsaktivitäten nicht mehr bewältigen kann, wächst. Wir besprechen in der Gruppe, dass sie den Hausputz auch in Etappen an mehreren Tagen durchführen könne, sodass zwischendurch Erholungspausen entstehen. Das sinnvolle Haushalten mit den vorhandenen Ressourcen reduziere die Beschwerden, wodurch die Patientin neue Freiräume für andere Aktivitäten gewinnen würde. Das Trainingsprogramm in der Gruppe bietet parallel hierzu ein gutes Übungsfeld. Auch beim Training wechseln sich Belastungs- und Erholungsphasen immer wieder ab. Darüber hinaus sollen die Patienten den individuell angemessenen Wechsel von Belastung und Erholung selbst steuern lernen. Sie werden immer wieder dazu ermutigt, ihre eigenen Grenzen wahrzunehmen, und wenn nötig, sich kurz zu erholen. Auf diese Weise kann das Ziel, sich zu bewegen, seine körperlichen Fähigkeiten zu trainieren bzw. eine angemessene Mobilität zu erhalten, erreicht werden. Selbstverständlich treten Fälle auf, bei denen bspw. die Mobilität oder die selbstständige Haushaltsführung nicht mehr erhalten werden kann. Hier müssen dann möglicherweise Anpassungsstrategien im Sinne eines adaptiven Copings (vgl. Petzold 2002b) erarbeitet werden, was aber den Rahmen der hier skizzierten übungszentrierten Vorgehensweise sprengen würde.

Um Ängste zu hemmen, schlägt Grawe außerdem vor, möglichst viele positive Emotionen beim Patienten auszulösen, damit die Erregung der Amygdala nicht das Arbeitsgedächtnis und damit unser Bewusstsein bzw. unsere Aufmerksamkeit erobern kann. Die Sporttherapie wie auch die Integrative Bewegungstherapie mit ihrer erlebniszentriert-stimulierenden Modalität und dem Einsatz kreativer Medien bieten eine Fülle von Möglichkeiten, positive Emotionen wie Freude und Spaß zu wecken und sie dem Gefühl der Angst entgegenzusetzen.

Eine Patientin kommt mit zwei Unterarmgehstützen in die Gruppe. Vor mehreren Wochen wurde bei ihr eine Kniearthroskopie durchgeführt. Ohne Gehstützen traut sie sich nicht, ihr Bein voll zu belasten und hinkt immer noch stark. In der Stunde führen wir einen Kreistanz durch, den die Patientin ohne Hinken mitmachen kann. Auf die Frage, wie es ihr mit dem Tanz ergangen sei, antwortet sie, dass sie für ihr Leben gerne tanze und beim Tanzen keine Schmerzen spüre.

Positive Emotionen können auch durch Entspannungstechniken herbeigeführt werden. Die hierdurch ausgelöste Entspannungsreaktion ist mit Gefühlen von Wärme, Gelöstheit, Ruhe und Wohlbefinden verbunden, die gegenüber dem Gefühl der Angst eine antagonistische Wirkung haben. Entspannungstechniken wirken sich darüber hinaus auch positiv auf das Stresssystem aus. Einerseits wird eine weitreichende Dämpfung des Sympathikus angenommen (vgl. Derra 2003, S. 392), andererseits dürfte indirekt über eine Hemmung der Angst auch ein positiver Einfluss auf die HPA-Achse bestehen. In der Praxis berichten Patienten mit chronischen Schmerzen nicht selten, dass sie während des Entspannungstrainings völlig schmerzfrei seien.

Zum Einsatz können in der Regel alle gängigen Entspannungsverfahren kommen: Progressive Muskelrelaxation, Autogenes Training, Integrative und differenzielle Regulation, Atemtherapie (s. Kap. 12.4.4, S. 195) oder imaginative Techniken wie Körperreisen, Phantasiereisen etc. Näheres zum differenziellen Einsatz der Verfahren ist bei Derra (2003) und bei Voutta-Voß (1997 u. 1998) nachzulesen.

11.5.4 Aufmerksamkeit und Schmerz

Aufmerksamkeit kann als eine Art Suchscheinwerfer betrachtet werden, den wir verwenden, um ein Licht auf das zu werfen, was für unser Überleben oder für wichtige Ziele in unserem Leben von Bedeutung ist (vgl. Andreasen 2002, S. 79). Sie wird nicht nur durch Ängste oder Bedrohungen, wie im vorherigen Abschnitt beschrieben, erobert, sondern sie wird auch von Erwartungen, Hoffnungen, Zielen und »überdauernden motivationalen Bereitschaften« (Grawe 2004, S. 75) gelenkt. Darüber hinaus ist ihre Regulation eine der wirksamsten psychologischen Schmerzkontrolltechniken (vgl. Larbig 2003, S. 48). Aufmerksamkeit wird durch die Zusammenarbeit mehrerer Gehirnsysteme erzeugt, die auch in das mediale System der Schmerzwahrnehmung eingebunden sind, wie bspw. der Thalamus, Gyrus cinguli, die Amygdala oder der Frontalkortex.

Durch den Thalamus, unserem zentralen Schaltpult oder Filter, läuft jeder Input unserer Sinne hindurch. Hier entscheiden wir, ob die eingegangenen Signale wichtig genug sind, um weiterverarbeitet zu werden, oder ob sie ignoriert und unterdrückt werden. Damit dies in diesem frühen Stadium der Informationsverarbeitung gelingen kann, steht der Thalamus in enger Verbindung mit dem präfrontalen Kortex, in dem unsere Ziele und motivationalen Bereitschaften gespeichert sind (vg. Grawe 2004, S. 75). Sind die eingehenden Signale für unsere Ziele und motivationalen Bereitschaften von Bedeutung, dann werden sie weiterverarbeitet und ihnen wird Aufmerksamkeit geschenkt, andernfalls werden sie ignoriert.

Die Ziele, die unsere Aufmerksamkeit lenken und letztlich unsere Reaktion auf die eingehenden Signale bzw. unser Handeln bestimmen, sind uns jedoch nicht immer bewusst. Dies liegt daran, dass für die Planung von Handlungen in der Regel mehrere Ziele aktiviert sind. Sie können aber nicht alle in unseren Arbeitsspeicher und damit in unser Bewusstsein gelangen, da seine Kapazität begrenzt ist. Aus diesem Grund werden Ziele, die gut etabliert sind, zunehmend automatisiert und erfordern daher weniger Aufmerksamkeit. Sie laufen implizit ab, also ohne dass sie in unser Bewusstsein gelangen (vgl. Grawe 2004, S. 115 f.).

Die Automatisierung von Prozessen im Gehirn wurde auch in anderen Wissenschaftsdisziplinen wie der Sportwissenschaft untersucht. Im Sport erfolgt eine Automatisation hochkomplexer Bewegungsabläufe durch eine zunehmende Verlagerung der Bewegungssteuerung von der Großhirnrinde und den Basalganglien auf das Kleinhirn und die Zwischenhirnkerne (vgl. Grosser et al., S. 100). Hierdurch wird der Arbeitsspeicher entlastet und die Aufmerksamkeit kann auf wenige für die Bewegungsausführung wichtige Aspekte gelenkt werden.

Wir können also festhalten, dass einige unserer überdauernden motivationalen Bereitschaften und Ziele stark automatisiert sind und implizit, also ohne in unser Bewusstsein zu gelangen, Einfluss darauf haben, worauf wir unsere Aufmerksamkeit richten. »*Sie bestimmen zu einem sehr wesentlichen Teil das, womit sich ein Mensch im expliziten Funktionsmodus beschäftigt, was also den Inhalt seines Bewusstseins ausmacht*« (Grawe 2004, S. 127).

In der Schmerzforschung sind die gesundheitsbezogenen Kontrollüberzeugungen, die auf das Konstrukt des »Locus of Control« nach Rotter (1966) zurückgehen, sowie der Aspekt des sekundären Krankheitsgewinns wichtige Faktoren, die die Entstehung und Aufrechterhaltung von Schmerzen fördern (vgl. Hoffmann u. Franke 2003, S. 151 ff.). Sie können als implizite motivationale Bereitschaften und Ziele der Patienten aufgefasst werden und haben Einfluss darauf, wohin wir unsere Aufmerksamkeit richten. Nicht selten steht hinter dem ständigen, expliziten Befasst-Sein mit dem Schmerz der implizite Wunsch nach Zuwendung. Die Fokussierung der Aufmerksamkeit auf den Schmerz führt letztendlich dazu, dass das Ziel »Erhalten von Zuwendung« erreicht wird, sei es durch Zuwendung vom Arzt, vom Physiotherapeuten oder auch vom Ehe- oder Lebenspartner. Darüber hinaus weisen Menschen mit einer chronischen Schmerzkrankheit häufig eine external-personenbezogene Kontrollüberzeugung auf. Das heißt, sie glauben, ihre Krankheit selbst nicht aktiv beeinflussen zu können. Sie geraten in eine passive Versorgungshaltung und erwarten Hilfe von Anderen. Sie haben das Bedürfnis, ihre Schmerzen von kompetenten Anderen »wegmassieren«, »wegspritzen« oder »wegoperieren« zu lassen. Ihre Bereitschaft, ihr Bedürfnis, selbst aktiv zu werden, ist eher gering ausgeprägt, weil sie sich selbst nichts zutrauen oder keine Möglichkeiten sehen. Durch die Fokussierung auf den Schmerz werden solche Bereitschaften und Bedürfnisse bestätigt bzw. befriedigt (vgl. »Konsistenzprinzip«, Grawe 2004), insbesondere dann, wenn im Verlauf der Schmerzkarriere immer mehr hoch spezialisierte Fachkräfte hinzugezogen werden, um dem Schmerz Einhalt zu gebieten. Halten wir diese Ergebnisse noch einmal kurz fest:

> **!** Schmerz kann ein Mittel sein, wesentliche Ziele und Bedürfnisse zu erfüllen bzw. zu befriedigen.

Nach Grawe kann man davon ausgehen, dass die impliziten Bereitschaften, Bedürfnisse und Ziele, wie wir sie gerade exemplarisch beschrieben haben, eine wichtige Rolle im Leben der Menschen spielen. Sie haben sich im Laufe ihrer Entwicklung durch Lebenserfahrung herausgebildet und sind in der Regel automatisiert. Daher lassen sie sich nicht einfach umgehen oder »abschalten«. Folglich fordert Grawe, dass man den Patienten so oft wie möglich Wahrnehmungen anbieten sollte, die eine positive Bedeutung für seine wichtigsten motivationalen Ziele haben. Solche bedürfnisbefriedigenden Wahrnehmungen lösen positive Gefühle beim Patienten aus, sodass er infolgedessen eher bereit ist, neue, bisher vermiedene Erfahrungen zu machen oder sich mit für ihn problematischen Inhalten zu beschäftigen (vgl. Grawe 2004, S. 127 f.).

Übertragen wir die bisherigen Erkenntnisse auf den Aspekt der Aufmerksamkeitslenkung bei chronischen Schmerzen: Die Wahrnehmung von Schmerz kann, wie wir gesehen haben, ein Mittel sein, unsere wesentlichen impliziten Ziele und Bedürfnisse zu erfüllen. Daher wird ihm über die Signalverarbeitung im Thalamus Aufmerksamkeit zugewiesen. Wenn wir in der Therapie eine Atmosphäre erzeugen, die die Patienten wahrnehmen und erfassen können, und die ihre wesentlichen Ziele und Bedürfnisse (z. B. Wunsch nach Zuwendung, Bedürfnis nach externaler Kontrolle) befriedigt, dann verliert der

Schmerz zu einem Teil seine Funktion. Der Patient braucht in dieser Situation seinen Schmerz nicht mehr, um seine Ziele und Bedürfnisse zu befriedigen, weil das sozusagen schon der Therapeut »erledigt«. Damit kann auch die Aufmerksamkeit vom Schmerz abgezogen werden. Liegt der Fokus nicht mehr auf der Wahrnehmung von Schmerzsignalen, dann ist es dem Patienten eher möglich, z. B. Übungen zur Dehnung und Kräftigung durchzuführen, die ihm eigentlich unangenehm sind, die aber wichtig sind, um eine fortschreitende »Dekonditionierung« (Denner 1998, S. 118), also eine Verschlechterung der körperlichen Leistungsfähigkeit aufzuhalten.

Welchen Beitrag kann die Integrative Bewegungstherapie leisten, eine solche Atmosphäre zu schaffen?

Wir verstehen Therapie als einen intersubjektiven Ko-respondenzprozess. In diesem Prozess unterscheiden wir verschiedene Beziehungsmodalitäten: Subjekt-Beziehungen, Objekt-Beziehungen und sachlich-funktionale Beziehungen (vgl. Petzold 1980f, S. 244 ff.). Die therapeutische Beziehung soll als Subjekt-Beziehung gestaltet werden, in der die Begegnung von Patient und Therapeut von wechselseitiger Wertschätzung und Akzeptanz des anderen geprägt ist. Das bedeutet, »dem Anderen zu begegnen, als der, der er ist, ihn fundamental wertzuschätzen« (Petzold 1996, S. 386; vgl. auch Petzold 1980f, S. 245). Dies schließt auch die zunächst nicht immer hilfreichen, impliziten Bedürfnisse und Wünsche des Patienten ein.

In Abgrenzung zum vorherigen Kapitel geht es also hier nicht nur um Verständnis, sondern darüber hinaus um *fundamentale Wertschätzung*. Hierdurch wird eine Atmosphäre geschaffen, die den Schmerz als Mittel, implizite Bedürfnisse und Ziele zu erreichen, partiell überflüssig macht. Darüber hinaus ist eine wertschätzende Haltung seitens des Therapeuten eine wesentliche Voraussetzung dafür, dass er sein Übungsangebot immer wieder neu am individuell sehr unterschiedlichen Schmerzempfinden der Patienten ausrichten kann. Andererseits hindert ihn diese Haltung nicht daran, den Menschen mit chronischen Schmerzen zu motivieren, auch einmal *neue Bewegungsübungen* auszuprobieren, das Bewegungsausmaß oder den Krafteinsatz zu vergrößern etc. Nur so kann der Patient dem Teufelskreis der Dekonditionierung (Schmerzen → Inaktivität und Schonhaltung → Muskelabbau → verstärkter Schmerz) entkommen.

Des Weiteren können Übungsangebote gemacht werden, die beispielsweise den *Wunsch nach Zuwendung* direkt erfüllen. Hierfür eignen sich Igelballmassagen mit Partner oder Partnerin, oder auch Entspannungsformen wie Phantasiereisen. Sie können immer wieder in das Übungsprogramm integriert werden, ohne dabei jedoch das aktive Üben in den Hintergrund zu drängen.

Neben der Möglichkeit, die Aufmerksamkeit über die Befriedigung bedeutsamer, impliziter Bedürfnisse und Ziele zu lenken bzw. zu regulieren, ist es auch denkbar, andere bedeutsame Ziele, die für die *Schmerzbewältigung* hilfreich sind, durch gezielte Interventionen direkt zu aktivieren. Ein wichtiges Ziel stellt das *Erleben von Lebensfreude, Wohlbefinden und Spaß* dar. In einer Untersuchung von Hölter (1996) bewerteten Bewegungstherapeuten und Patienten vorwiegend aus den Arbeitsbereichen Psychiatrie, Psychosomatik und Sucht die Ziele und Wirkungen von Bewegungstherapie. Eine besonders hohe Wertschätzung erhielt der Oberbegriff »Wohlbefinden/Spaß«. Hierunter wurden Items wie »Spaß haben«, »allgemeines Wohlbefinden steigern«, »Freude am Spiel, Sport und Bewegung« und »emotionaler Ausgleich über Bewegung« zusammengefasst (vgl. Haas 1999, S. 67). Darüber hinaus stellt die Fähigkeit oder Möglichkeit, Wohlbefinden und Spaß zu erleben, eine wichtige Ressource und Widerstandsquelle im Umgang mit dem chronischen Schmerz dar, weil sie ein alternatives

Erlebnis zum oft quälenden und zermürbenden Schmerzerlebnis verschafft.

Die Wirkung, die die Aktivierung dieses wichtigen Zieles auf die Lenkung der Aufmerksamkeit und auf das Schmerzerleben hat, zeigt sich immer wieder auch im Alltag der Patienten, wie das nachfolgende Beispiel verdeutlicht: Eine unserer Patientengruppen trifft sich einmal im Monat zum Kaffeetrinken in einem örtlichen Cafe. Sie berichten dann manchmal darüber, dass sie bei diesen Treffen, bei denen es in der Regel heiter und fröhlich zugeht, keine Schmerzen verspüren, obwohl sie manchmal zwei bis drei Stunden sitzen »müssen«. Unter anderen Umständen, wenn der Fokus der Aufmerksamkeit nicht auf angenehme Dinge wie eine heitere Kaffeerunde gerichtet ist, sondern beispielsweise auf eine bevorstehende ärztliche Untersuchung, ist das lange Sitzen meistens mit starken Beschwerden verbunden.

In der Übungsstunde kann die Regulation der Aufmerksamkeit – ähnlich wie bei der Vermeidung von Ängsten – durch eine erlebniszentriert-agogische Arbeitsweise erreicht werden. In der Praxis stehen hierzu beispielsweise spielerische Übungen und kleine Bewegungsspiele zur Verfügung, die keine allzu großen Anforderungen an die Bewegungsfertigkeiten stellen, aber dennoch aufgrund ihres spielerischen Charakters Spaß und Freude vermitteln und zum Bewegen animieren. Zahlreiche Anregungen und geeignete Übungen finden sich in der sportwissenschaftlichen und sporttherapeutischen Literatur wie beispielsweise bei Kolb (2001 u. 2004) oder Bucher (1986).

Andererseits kann die Aufmerksamkeit auch durch die direkte Erzeugung angenehmer Körperempfindungen vom Schmerz abgezogen werden. Hierzu eignen sich erneut Entspannungstechniken wie autogenes Training oder progressive Muskelrelaxation oder auch direkte Berührung bzw. leichte Massagen mit Igelbällen, Tennisbällen o. Ä. Sofern keine ausgeprägte Druck- oder Berührungshyperalgesie besteht, haben Berührungen, neben der oben beschriebenen Bedürfnis befriedigenden Wirkung, auch eine direkte antagonistische Wirkung zum Schmerzerleben. Denn direkte Berührung oder Druck wird durch dicke, myelinisierte und schnell-leitende β-Fasern geleitet. Ihre Aktivierung wurde in der Gate-Control-Theorie u. a. für die Hemmung spinaler nozizeptiver Neurone verantwortlich gemacht. Obwohl dieser Mechanismus bisher nicht eindeutig belegt werden konnte, zeigt die klinische Erfahrung, dass taktile Reize schmerzhemmend wirken können (vgl. Treede u. Magerl 2003, S. 40).

12 Somatoforme Schmerzstörungen

Monika Bauder und Martin J. Waibel

Inhalt

In diesem Kapitel werden psychische Störungen mit dem Leitsymptom Schmerz unter differenziellen Gesichtspunkten eingehend betrachtet. Zum Verständnis der Erkrankung wird ein ätiopathogenetisches Modell unter einem biopsychosozialen Krankheitsverständnis in der Lebensspanne vorgestellt. Die integrativ-bewegungstherapeutischen Interventionen erfolgen gleichsam phänomenologisch-hermeneutisch als auch auf dem Hintergrund gewonnener Erkenntnisse typischer Symptomatologien. Offene, konstruktive Polyloge sind in der klinischen Teamarbeit eine Grundvoraussetzung für ein effektiv therapeutisches Handeln.

12.1 Einführung

Nach sehr konservativen Schätzungen (Verhaak et al. 1998) haben 10 % der Gesamtbevölkerung chronische Schmerzen. In der psychosomatisch/psychotherapeutischen klinischen Arbeit gewinnen psychische Störungen mit dem Leitsymptom Schmerz neben den anderen großen Krankheitsbildern Depression, Angst und Essstörungen eine immer größere Bedeutung.

In der ambulanten Therapie wird diese Patientengruppe von Hausärzten, Fachärzten und auch Psychotherapeuten nicht selten als »äußerst schwierig«, »als kaum therapierbar«, als »nervig und nie zufrieden« beschrieben.

Die Terminologie und Klassifikation von Schmerzzuständen und Schmerzbeschreibungen ist in der Literatur sehr vielfältig und durch verschiedene Auffassungen gekennzeichnet. Das erschwert einen störungsspezifischen Zugang.

In der neueren Literatur hat sich ein biopsychosoziales Schmerzverständnis durchgesetzt: Egle und Nickel (2003b) postulieren hierzu ein Modell, welches gleichermaßen biologische, psychologische und soziale Sichtweisen für die Diagnostik und Differenzialdiagnostik bereitstellt und für ein entsprechendes Schmerzverständnis in der Schmerztherapie plädiert.

12.2 Klassifikation, prozessuale Diagnostik und Erstbefund

Dieses Modell ist im vorhergehenden Kapitel von Ludwig (Kap. 11.2, S. 168 ff.) eingehend dargestellt. Auch in unserer biopsychosozialen Auffassung (vgl. Kap. 4) ist es aus praxeologischer Sicht zunächst sinnvoll zwischen »organischen und seelischen« Schmerzursachen zu differenzieren.

Bei der letzten Gruppe von Schmerzerkrankungen, die Ludwig in Anlehnung an Egle und Nickel (2003a, S. 165) beschreibt, sind vornehmlich seelische Ursachen, also zentrale Prozesse für das Schmerzgeschehen verantwortlich. Egle benennt diese Gruppe als »psychische Störungen mit dem Leitsymptom Schmerz« (vgl. ebd.). Hierzu sind insbesondere nach ICD die Gruppenziffer F45 (somatoforme Störungen) einzubeziehen, insbesondere F45.4. Im Weiteren sind jedoch auch depressive Störungen (F34.1, 32, 33), posttraumatische Belastungsstörung (F43.2) u. a. (ebd.) hinzuzurechnen, wo Schmerzen eine wichtige Rolle in der Erkrankung spielen. Diese Gruppen bilden den Schwerpunkt unserer hier dargestellten Arbeit. Bei den somatoformen Schmerzstörungen besteht die Tendenz, körperliche Beschwerden als Antwort auf psychosoziale Belastungen zu entwickeln und medizinische Hilfe dafür in Anspruch zu nehmen. Der Aufenthalt des Patienten in einer psychotherapeutisch/psychosomatischen Klinik ist u. a. auch dazu notwendig, die vielfältigen Formen psychogener Schmerzerkrankungen mit z. T. organischen Begleiterkrankungen differenzialdiagnostisch abzuklären um daraus dann effektive Behandlungsstrategien entwickeln zu können bzw. die Behandlungsmotivation für eine ambulante Therapie aufzubauen. Letztendlich werden die Patienten in der Regel dann eingewiesen, wenn aufgrund der Anamnese der einweisenden Ärzte und Therapeuten eine seelische Genese bzw. eine hohe psychosoziale Belastung ursächlich für die Schmerzerkrankung vermutet wird.

In der Früherkennung im Rahmen prozessualer Diagnostik sind Kriterien zur Unterscheidung von körperlichen Schmerzen gegenüber seelischen Schmerzen nun äußerst bedeutsam. Werden die Kriterien nicht erkannt, die für eine seelische Ursache sprechen, führt dies oft zu einer jahrelang einseitigen somatischen Behandlung, die entscheidend zur Chronifizierung somatoformer Schmerzstörungen beitragen kann. Der klinisch-therapeutische Zugang wird dadurch erheblich erschwert bzw. auch unmöglich gemacht.

Kütemeyer und Schultz-Venrath (vgl. 1996, S. 889), Franz und Kruse (vgl. 2004, S. 110) und Egle (vgl. 2003b, S. 560) benennen verschiedene Kriterien, die Hinweise für eine seelische Verursachung von Schmerzen geben.

- Die **Schmerzlokalisation** ist nicht eindeutig umschrieben sondern vage, unklar und wechselnd: »... habe Schmerzen im Nacken, mal da, mal hier und dann wieder woanders ...«
- Die **Affekte** des Patienten sind inadäquat und passen häufig nicht zum geschilderten Schmerz: »... ein furchtbares Reißen über den ganzen Rücken«; Worte wie *scheußlich, fürchterlich, grauenhaft* etc. werden häufig benutzt.
- Die **Zeitdimension** des Schmerzes wird als *immer gleich, gleich intensiv* beschrieben. Es gibt keine eindeutigen Phasen von Präsenz oder Abwesenheit der Schmerzen.
- Die **Willkürmotorik** beeinflusst die Schmerzen nicht oder nur wenig: »Nein beim Gehen oder Sitzen merke ich keinen Unterschied.«

- Die **anatomische Zuordnung** bzw. physiologische Gesetzesmäßigkeiten sind nicht plausibel, daraus ergibt sich kein klarer klinischer Befund: »Der Schmerz zieht von hinten unten am Rücken quer nach vorne zum Bauch bis zum Brustbein hoch.«
- Die **Schmerzdauer** beträgt schon mindestens 6 Monate, die Schmerzsymptomatik begann vor dem 35. Lebensjahr
- Es gibt ein belastendes **Lebensereignis**, das im engen zeitlichen Zusammenhang mit dem Beginn der Schmerzsymptomatik zu sehen ist.
- **Seelische Gründe** werden für die Schmerzverursachung bzw. -verstärkung abgelehnt: »Ich hab's doch nicht im Kopf!«
- Die Affektresonanz bzw. **Gegenübertragungsreaktion** des Therapeuten ist geprägt von Ohnmacht, Ärger, Hilflosigkeit, Ungeduld, Langeweile und Verwirrung.
- In der **Krankheitsgeschichte** der Patienten finden sich häufige Arzt- und Therapeutenwechsel, Enttäuschungen, auch durch bekannte Therapeutenpersönlichkeiten, hohe Krankheitsquoten, geschilderte Verletzungen des Nicht-ernst-genommen-Werdens, Klagen über zu wenige bzw. unvollständige oder schlechte Untersuchungen und Wunsch nach massiven, invasiven Eingriffen (»den Schmerz herausoperieren«). Hingegen sind tatsächlich oft vielfältige negative organische Befunde vorhanden bzw. werden übliche organische Erkrankungen überbewertet.

Gerade deshalb hat es trotz dieser Kriterien in der praktischen Therapie überhaupt keinen Sinn, zwischen seelisch und körperlich bzw. sozial verursachten Schmerzsymptomen zu trennen im Sinne eines dichotomischen Krankheitsverständnisses und dies womöglich dem Patienten entsprechend zu vermitteln. Das führt in der Regel immer in die Sackgassenfrage des Patienten: »Woher kommen meine Beschwerden?« oder zu entsprechenden Aussagen wie »ich hab's doch im Kreuz und nicht im Kopf Herr Doktor!« (Brückl 1999). Das würde einem biopsychosozialen Verständnis (Egger 2007) vollkommen widersprechen. Wir müssen also hier von einer Simultandiagnostik (ebd. S. 515) ausgehen.

Die Differenzialdiagnostik basiert auf einem umfassenden, multikausalen, biopsychosozialen Krankheitsverständnis. Die Entstehung der Schmerzen wird als ein multifaktorieller Prozess angesehen, in dem biologische, psychologische und ökosoziale Faktoren zu berücksichtigen sind.

Hierzu schlagen wir ein Ätiopathogenesemodell im lebenslaufbezogenen Kontext vor (s. Abb. 12-1; vgl. Kap. 4.2.3, S. 51 ff.). Diese unterschiedlichen Ursachen von Schmerz benötigt nun neben der Simultandiagnostik auch eine Simultantherapie, die auf allen Ebenen (»bio-psycho-öko-sozial«) wirksam werden sollte.

12.3 Zentrale Gesichtspunkte in der bewegungstherapeutischen Arbeit

In den nachfolgenden Ausführungen zeigen wir simultantherapeutische Behandlungsansätze der Integrativen Bewegungstherapie auf, die von uns in einem multiprofessionellen, multidisziplinären Team in der klinischen Arbeit mit Akut- und Rehapatienten in einem zehnjährigem Zeitraum entwickelt wurden. Die Integrative Bewegungstherapie (biologische Interventionen im Sinne multipler Stimulierungsangebote und dynamischer Regulation, psychologische Interventionen im Sinne intersubjektiver Korespondenzprozesse sowie soziale Interventionen im Sinne sozialer Netzwerkaktivierung), die Physiotherapie/Physikalische Therapie (körpernahe biologische Interventionen) arbeitet in enger Kooperation mit der tiefenpsychologischen Psychotherapie (psychologische Interven-

Biologische Ursachen	Psychische Ursachen	Ökosoziale Ursachen
• **Anlage und Erbfaktoren** z. B. erhöhte Vulnerabilität, Temperament, Behinderung • **Erkrankungen** z. B. frühe körperliche Erkrankungen, Operationen • **Unfälle**	• **Konflikte, Störungen, Traumata, Defizite** häufige oder anhaltende psychosoziale Konflikte, Trennung oder Scheidung der Eltern, Schmerz als Mittel der Schuldverarbeitung und Beziehungsgestaltung, sexueller Missbrauch, körperliche Züchtigung bis hin zur Misshandlung, Folter; prolongierte Mangelerfahrungen durch häufige Abwesenheit der Eltern wie z. B. Familienbetrieb oder beruflich absorbiert, Verwahrlosung, Vernachlässigung • **Dysfunktionale Lern- und Adaptionsmodelle/ -erfahrungen** Familienmitglieder mit chronischen Schmerzen, Beziehungsgestaltung/Zuwendung bei Schmerz und Krankheit in der Familie, starke Leistungsorientierung, Schmerz als Buße	• **Lebensraum und Lebenslage** individuelle Notlagen und körperlich problematische Sozialisation, lange Arbeitslosigkeit, hohe Verschuldung, allgemeine Perspektivlosigkeit, Wohnsituation • **Soziale Netzwerkeinflüsse** Geschwisterrivalitäten, Zuwendungsverhalten der Eltern u.a. Familienmitglieder zu kranken Familienmitgliedern oder bei Krankheit • **Globale, kulturelle und zeitepochale Einflüsse** Krieg, Folter, Flucht, kulturspezifische Verhaltensweisen und Verarbeitungsmechanismen

Klinische Entwicklungspsychologie Lebenslaufforschung
Perspektiven: Salutogenese, Pathogenese, Defizitgenese, Ressourcengenese

Abb. 12-1 Ätiopathogenesemodell bei seelischen Erkrankungen mit dem Leitsymptom Schmerz

tionen), der medizinischen Betreuung (biologischen Interventionen), der Betreuung durch den Pflegedienst (supportiven Interventionen auf allen Ebenen) und dem Sozialdienst (vorwiegend ökosoziale Interventionen) in diesem Gesamtkonzept. Nickel und Merkle (2003, S. 432 u. 436) unterstreichen die Bedeutung körperorientierter Verfahren in der stationären Behandlung, die eine Brückenfunktion zur psychodynamischen Therapie haben, besonders die Behandlungsmotivation der Patienten fördern und durch die Beschäftigung der Patienten mit ihrem Körper über das Symptom einen günstigeren Zugang finden.

Obgleich die IBT im Therapieprozess phänomenologisch-hermeneutisch vorgeht, haben sich in Anlehnung der störungsspezifischen Besonderheiten nach Scheidt (2002), Nickel und Merkle (2003) sowie Franz und Kruse (2004) nachfolgende Aspekte in der bewegungstherapeutischen Arbeit als zentral herausgestellt. In Ergänzung benennen wir hier auch die physiotherapeutischen Interventionen, die sich als besonders wirksam erwiesen haben. Da wir uns auf eine kurze Schilderung der einzelnen Symptome beschränken, sei auf eine gute Zusammenfassung zu den neueren Forschungsergebnissen zur Entstehung von Schmerzstörungen bei Breil-Weis (2008) sowie Henniger und Gündel (2008) hingewiesen.

12.3.1 Die Beeinträchtigung der Affektwahrnehmung und erhöhte psychophysiologische Erregung in Belastungssituationen

Eine zentrale Komponente bei der Somatisierung von Schmerzen ist die eingeschränkte Wahrnehmungs- und Ausdrucksfähigkeit von Affekten. Es besteht eine erhöhte psychophysiologische Erregung in Belastungssituationen.

In der Integrativen Bewegungstherapie wird versucht, diesen Defiziten durch Verbesserung der eigenleiblichen Wahrnehmung und verbalen Ausdrucksfähigkeit in erlebniszentrierter Vorgehensweise, mithilfe von Affektexpressionstraining, Affektkontrolltraining sowie leibtherapeutischen Ansätzen und Symbolisierungsarbeit zu begegnen. Eine wichtige Rolle zur dynamischen Regulierung der erhöhten Psychophysiologie spielen die Atemtherapie, Ausdauertherapie und Trainingstherapie (vgl. Kap. 6; Samitz u. Mensink 2002).

In der Physiotherapie ist neben der individuellen Maßnahme (z. B. Massage, Lymphdrainage, Haltungsschulung) besonders das Besprechen der erlebten Wirkungen, die Reflexion der vorangegangenen Behandlung, die Wünsche in der Therapie und das Benennen von körperlichen Veränderungen eine wichtige Hilfe um dem Patienten seine eigenen Affekte in einem sicheren Rahmen bewusst werden zu lassen und einen Ausdruck in Form der Verbalisierung zu ermöglichen.

12.3.2 Erhöhte physiologische Reaktionsbereitschaft und somatosensorische Amplifizierung

Die Patienten leiden möglicherweise unter einer erhöhten physiologischen Reaktionsbereitschaft (schreckhaft, schnelle Tonusveränderung), ebenso einer Fehlbewertung körperlicher Empfindungen durch einen interozeptiven Wahrnehmungsstil: Normale körperliche Empfindungen werden intensiver wahrgenommen und als Zeichen von Erkrankung gedeutet, z. B. starke Ermüdung nach der Ausdauertherapie oder leichte Spannungsschmerzen nach dem Muskelaufbautraining.

In der Integrativen Bewegungstherapie stehen hierbei Entspannungs- und Zentrierungstrainings im Vordergrund: Maßnahmen, in denen die Ressource Leib sicher erlebt werden kann. Gut bewährt haben sich hier Achtsamkeitsübungen z. B. wie der Body-Scan nach Kabat-Zinn (2001).

Für die Physiotherapie sind geeignete Verfahren, die die Funktionalität des Körpers fördern, den Körper als leistungsfähig erleben lassen und gesunde vorhandene Fähigkeiten fördern. Mittels verschiedener physiotherapeutischer Methoden wie Funktioneller Bewegungslehre nach Klein-Vogelbach, Stemmführung nach Brunkow, Rückenschule, eutonischer Übungen kann der gute, selbstständige Umgang mit Schmerz und Körper erlebt und erlernt werden. Eine adäquate Tonusregulierung wird dadurch gefördert.

12.3.3 Kognitive Fehlbewertung, somatische Beschwerdeattribution, überhöhte Therapieerwartung

Die Patienten haben im Laufe ihrer Schmerzerkrankung eine geringe Toleranz für normale körperliche Befindlichkeitsschwankungen und Beschwerden entwickelt. Schmerzpatienten überbewerten körperliche Empfindungen und körperliches Unwohl-Sein. Hierbei entwickeln sich nicht selten hohe Erwartungen an die möglichen Wirkungen der Therapie. Diskrepante Erklärungsmodelle wie der Hinweis von Therapeuten, dass diese auch selbst im Alltag häufiger Schmerzen haben würden, werden meistens als kränkend erlebt. Der somatischen subjektiven Krankheitstheorie liegen aufseiten des Patienten nicht selten Fehlbewertungen zugrunde.

Im Vordergrund der Integrativen Bewegungstherapie stehen die Förderung guten Körpererlebens, kognitive Korrekturen der Krankheitsauffassung des Patienten, Beziehungsarbeit zum eigenen Körper (positive Körpererfahrungen, Umgang mit negativen Erfahrungen), die Relativierung von zu hohen Erwartungen an die Therapie, die fortlaufende Aufklärung über die Besonderheiten der Erkrankung und das Fördern von kleinen Therapieschritten. Die Veränderung external-personenbezogener Kontrollüberzeugungen, wie sie Ludwig in Kapitel 11.5.4 (S. 183) beschreibt, nämlich die Fähigkeit etwas selbst verändern zu können wie z. B. in der Ausdauertherapie, hat hohen Veränderungscharakter.

In der Physiotherapie sollte der Physiotherapeut sich gut über die Wirkung seiner Methoden in »normalen Fällen und Krankheitsverläufen bei vergleichbaren nozizeptiven/neuropathischen Erkrankungen« auskennen und sich nicht durch die Forderungen des Patienten an eine schnelle Heilung unter Druck setzen lassen. Negative Äußerungen des Patienten (»die Massage hilft mir bislang noch wenig«) sollten differenziert und wohlwollend anerkannt werden. Dahinter könnte auch ein Beziehungswunsch stecken (»nicht mit der Massage aufzuhören«). Der Therapeut als sicherer Halt mit viel Verständnis und Geduld ist gefragt. Häufiger Methodenwechsel (»dann probieren wir halt mal was anderes aus«) ist kontraindiziert und trägt zur weiteren Verunsicherung des Patienten bei.

12.3.4 Traumatisierung und Kindheitsbelastungsfaktoren

Auffällig häufig zeigen sich körperliche Misshandlung, sexueller Missbrauch und emotionale Vernachlässigung im Lebenshintergrund der Patienten (vgl. Ecker-Egle u. Egle 2003, S. 574). Ebenso von Bedeutung sind chronische Erkrankungen bei den Eltern oder Geschwistern, welche die Krankheitsmodelle dementsprechend fördern und die Beschwerdelokalisation als auch die Symptomwahl beeinflussen.

Die Integrative Bewegungstherapie geht hier ressourcenorientiert vor und verwendet Techniken des sicheren Ortes und übungszentrierte Ansätze leiblicher Sicherheit und Geborgenheit. Im Vordergrund stehen die Förderung autonomer leiblicher Stabilität, Raum- und Grenzarbeit sowie das Finden guter Begleiter und Konvoiarbeit. Stabilisierung und Sicherheit sind die zentralen Inhalte der Bewegungsarbeit. Wir verweisen in diesem Zusammenhang auf die Kapitel 14–16 wo die Vorgehensweise der IBT bei traumatischen Genesen eingehender beschrieben wird. Defizitäre Beziehungserfahrungen bedürfen hingegen einer Korrektur durch Nachsozialisation im Sinne des 2. Weges der Heilung und Förderung (s. Kap. 5).

In der Physiotherapie werden aufdeckende oder konfrontierende körperliche Übungen wie Beckenarbeit oder starke Wahrnehmungszentrierung vermieden. Statt evoziierender Maßnahmen werden körperliche Funktionalität, die Stabilisierung und Verbesserung autonomer Körperbewegung mit den unterschiedlichsten Techniken und Methoden betont. Die therapeutische Beziehung, die ja auch wesentliche körperliche Aspekte beinhaltet (aufgrund der körperlichen Nähe können beim Patienten intensive Übertragungsreaktionen erfolgen), ist von besonderer Bedeutung und bedarf einer kritischen Reflexion.

12.3.5 Kortikalisierung von Schmerz

Neuere Untersuchungen deuten darauf hin, dass in der Pathogenese somatoformer Schmerzen die kortikale Engrammierung früherer Schmerzerlebnisse eine Rolle spielt. Manche Autoren sprechen auch vom Schmerzgedächtnis (vgl. Henniger u. Gündel 2008, S. 158).

In der Integrativen Bewegungstherapie spricht Petzold (2003) von einer »Dekarnation« des Körpers durch negative oder/und traumatische Körpererfahrungen: Hier ist es möglich durch eine positive »Inkarnierung« in Form einer spezifischen Leibtherapie (positive Körperbesetzung durch zugewandte Berührungen) in Einzelarbeit entgegenzuwirken. Die positive Entwicklung von Körpererfahrungen sowie die Normalisierung von Körperschema und Körperbild stehen im Zentrum leibtherapeutischer Vorgehensweise. Gruppentherapeutische Angebote wie Achtsamkeitsarbeit, Eutonie und sanfte fernöstliche Bewegungsverfahren können diese Arbeit ergänzen.

In der Physiotherapie ist wiederum die Arbeit mit unterschiedlichen Methoden (Funktionelle Bewegungslehre, Manuelle Therapie und Medizinisches Aufbautraining) an den negativ besetzten bzw. schmerzhaften Körperteilen nicht nur unter funktionellen Gesichtpunkten bedeutsam. Es ist dabei das Ziel, dass der Patient schmerzhafte Körperteile, eingeschränkte Bewegung als weniger schmerzhaft bzw. positiv/leistungsfähig erleben kann. Reflexzonentherapien wie die Fußreflexzonentherapie haben sich hier ebenso als günstig erwiesen.

12.3.6 Komorbidität affektiver Störungen

Häufig ist eine Komorbidität mit affektiven Störungen, insbesondere Depression vorhanden. Eine depressive Somatisierung ist zu beachten (s. Kap. 5 u. 6).

12.3.7 Weitere Chronifizierungsfaktoren bzw. Aspekte, die in der Therapie berücksichtigt werden sollten

- Multiple Abklärungen des Patienten und Überbewertung von Zufallsbefunden und Normvarianten
- Ärzte/Therapeuten-Shopping/Hopping
- Schlechte Therapeutenbeziehung
- Zunächst geringe Erfolgserlebnisse
- Einseitige Therapieansätze/konkurrierendes Therapeutenverhalten
- Einseitiges symptomorientiertes Vorgehen führt ebenso zur Verschlechterung wie reine Konfliktorientierung.

Nachfolgend wollen wir nun das Behandlungskonzept und den Behandlungsprozess in phänomenologisch-hermeneutischer Form eingehender darstellen.

12.4 Ein multimodales, multiprofessionelles Behandlungskonzept

12.4.1 Ausgangslage

Geplagt von Schmerzen – gleich welcher Ursache – kommen Menschen in die Klinik mit der Hoffnung auf Linderung, Behebung oder auch Klärung ihrer Schmerzen und deren Ursachen. Lange Wege haben sie zurückgelegt seit den ersten Beschwerden, orthopädische und neurologische Diagnostiken durchlaufen, meistens auch durchaus respektable funktionelle Einschränkungen bestätigt bekommen – und doch brachten oft die eingeleiteten medikamentösen und physiotherapeutischen Maßnahmen nicht den gewünschten Erfolg. Die Familie leidet, der Arbeitsplatz ist in Gefahr und keiner weiß eine Lösung.

12.4.2 »Ein Fall für die Psychosomatik«

In ihrer Hilflosigkeit, ihrer Ohnmacht, in ihrem Gefühl des Ausgeliefertseins einer nicht in den Griff zu bekommenden Schmerzerkrankung – häufig nach vielen Jahren der Erwerbstätigkeit – kommen die Menschen, manchmal mit (zu) hohen Erwartungen an die Therapie oder sich aufgebend ohne große Hoffnung auf Erfolg. Ein bei »Schmerzpatienten« sehr komplexes Beschwerdebild mit multifaktoriellen Ursachen wie oben beschrieben ergibt in der Regel ein interessantes, aber auch nicht einfaches Arbeitsgebiet. Meist wird die Schmerzerkrankung begleitet von anderen affektiven Störungen wie Depressionen oder Angsterkrankungen. Außerdem lässt die Vielzahl der schon konsultierten Ärzte, Orthopäden und Neurologen eine nicht einfache Beziehungsgestaltung erwarten. Sehr vielfältig sind die Verflechtungen der Lebensgeschichte mit der sich aktuell darstellenden Situation, die häufig geprägt ist von dem Gefühl, den Schmerzen, den Forderungen des Arbeitgebers und der Familie sowie den eigenen Erwartungen hilflos ausgeliefert zu sein: nur zu verständlich, dass manche Patienten über eine Teil- oder Altersrente nachdenken. Dies von neurotischem Rentenbegehren abzugrenzen ist eine schwierige, aber unbedingt notwendige diagnostische Differenzierung.

»Angezählt« fühlen sich die Menschen, aufgerufen zum Kampf gegen den Schmerz, den viele nicht werden gewinnen können. Ein »Fall für die Psychosomatik« zu werden stellt dabei für einige Patienten eine weitere Kränkung dar.

12.4.3 Therapie der kleinen Schritte

> Der Ansatzpunkt unseres Konzepts: in kleinen Dingen gewinnen, gestalten, Autonomie erleben, Veränderungen initiieren, Konsequenzen bewerten, Einschränkungen akzeptieren.

Multiple Einschränkungen kennzeichnen die aktuelle Lebenssituation – aber auch die aktuelle Lebensgestaltung unserer Schmerzpatienten. Viele Anforderungen des Alltags sind beschwerlich oder auch unmöglich zu bewältigen. In der Vorwegnahme des möglichen Scheiterns werden viele Situationen vermieden und so der Teufelskreis weiterer Einschränkungen unterstützt. Hilfe anzunehmen oder gar um Hilfe zu bitten dokumentiert die – auch dem Schmerz gegenüber – erlebte Ohnmacht. Damit verbunden sind Gefühle der Minderwertigkeit, der Enttäuschung, der Trauer, der Wut, erlebt im Nicht-mithalten-Können, schwächer, kränker, bedürftiger zu sein als andere Menschen. Nur zu verständlich, und m. E. auch sinnvoll ist es, wenn unsere Patienten Ursachenforschung betreiben. Der Bandscheibenvorfall vor einigen Jahren, falsche Behandlung der Ärzte, die schwierige Kindheit, der Partner oder die Partnerin, Unfälle, Krankheiten, die Kinder, Arbeitslosigkeit oder Mobbing am Arbeitsplatz.

Oft sind die Lebensgeschichten unserer Patienten erschreckend und erschüttend zugleich und müssen beachtet und geachtet werden. Das Wissen darum ist in der Behandlung unabdinglich, sich jedoch auf die Aufarbeitung dieser Lebensgeschichten zu konzentrieren greift zu kurz, denn die erlebten Einschränkungen sind spürbar im Hier und Jetzt und dort gilt es, Veränderungen auf den Weg zu bringen.

Meistens glauben Schmerzpatienten, dass einer ihrer größten »Fehler« ist, nicht Nein sagen zu können. Gleichzeitig erleben wir aber als Behandler die Schmerzpatienten sehr wohl als Nein-sagend, z. B. im Verleugnen körperlichseelischer Zusammenhänge, im Verweigern von Kontakt, im Arrangieren von Prioritäten. In der Regel können sie also Nein sagen, allerdings inadäquat, was dann leider nicht zu größerer Lebenszufriedenheit führt.

Bei aller Würdigung der Lebensgeschichten ist es deswegen unabdingbar, Ja sagen zu lernen. In den unbedeutenden Situationen des Alltags mitzureden und mitzuentscheiden, um hier im »Unbedeutenden« Übung zu erlangen in *Selbstfürsorge und Selbstverantwortung*. (vgl. hierzu grundlegende Ausführungen in Kap. 6.3, S. 85, insbesondere 6.3.10 Wertschätzung des Leibes als Lebenskunst, S. 91)

So sind in unserem Konzept außer den Inhalten auch die *Rahmenbedingungen* äußerst wichtig. Unser Ziel ist es, die Patienten im Hier und Jetzt unter Bereitstellung unserer therapeutischen Beziehung für sich vertretbare Lösungen finden zu lassen. Dieses Vorgehen wird in den nachfolgenden Beschreibungen unseres bewegungstherapeutischen Konzepts im Vordergrund stehen. Die leib- und bewegungstherapeutische Konzeption sieht neben der IBT als Gruppen- und Einzeltherapie, Atemtherapie, Ausdauertherapie und Rezeptiv manuelle Behandlung (RMB) vor.

12.4.4 Atemtherapie

Die Atemtherapie als übungs-/erlebniszentrierte Modalität nutzt die physiologischen Möglichkeiten, um Körperwahrnehmung zu ermöglichen und Körpererleben zu verändern. In den zweimal wöchentlich stattfindenden Terminen je 30 Minuten werden grundlegende Prinzipien der Leib- und Atemwahrnehmung sowie der Aufmerksamkeitsfokussierung vermittelt und geübt. Im Vordergrund stehen der Atem und die Möglichkeiten, mit seiner Hilfe Schmerzerleben positiv zu beeinflussen, sich zu entspannen und zu regenerieren.

Erfahrungsgemäß fällt es Schmerzpatienten sehr schwer, sich dem Atem zu überlassen. Deswegen ist es sehr wichtig, eine innere Instanz zu schaffen, die es ermöglicht, die »vermeintliche« Kontrolle zu behalten. So bleibt die Gestaltung der Atemtherapie in der Hand des Patienten: Er ist es, der eine entspannte Körperatmosphäre schaffen kann, der neugierig und interessiert seinem Atem begegnen kann, in der Gewissheit, die Kontrolle behalten oder auch wieder übernehmen zu können. In der Praxis sieht es so aus, dass jeder Patient achtsam für sich selbst seinen Platz gestaltet, sitzend oder liegend, groß oder klein, mit wenig oder vielen Decken.

Die beste aller zur Verfügung stehenden Möglichkeiten, um den momentanen Bedürfnissen des Körpers Rechnung zu tragen, soll gewählt werden und notfalls durch Ausprobieren erkundet werden. Danach liegt die Aufmerksamkeit beim Atem und nur beim Atem. Lediglich Störungen des situativen Körpererlebens werden aufgegriffen und verändert mit dem Ziel, sich wieder dem Atem zuwenden zu können, um unterschiedliche Atemräume zu erkennen, Atemfluss zu spüren und Atem zu nützen, um »gute« Stellen im Körper zu stärken. Die direkte Arbeit am Schmerz verstärkt häufig die Problematik und ist nur sehr »fortgeschrittenen« Patienten zu empfehlen. Manche Patienten sind erstaunt über ihre gefühlte Entspannung, manche schlafen ein (»habe ich geschnarcht?«) und so wird die Atemtherapie zu einer beliebten Anwendung, die auch beim Einschlafen hilft.

Aufgrund dieses Ablaufes ist diese Anwendung (bis auf einen kleinen Mittelteil, in dem unterschiedliche Schwerpunkte gesetzt werden) auch in anderen Situationen und später zuhause wieder-»holbar«. Wichtig sind für uns auch die Übergänge, das Sich-Einstellen auf Atemarbeit, aber auch das Beenden. Bewegen und Räkeln am Boden, um sich vorzubereiten aufs Aufstehen, gehört als wichtiger Bestandteil dazu. Gerade damit haben viele Patienten – vor allem weibliche – Schwierigkeiten. Aus ihrer Erziehung kennen sie, dass Räkeln mit Faulheit und/

oder sexueller Lust gleichgesetzt wurde und deswegen verpönt und verboten war.

Frau K. kommt zu ihrem ersten Atemtherapietermin. Auf die Anregung, sich einen guten, bequemen Platz zu richten, um sich Zeit für sich und ihren Atem zu nehmen, holt sie sich einen Hocker, um darauf »wirbelsäulengerecht« zu sitzen. Erstaunt beobachtet sie andere, schon länger anwesende Patienten, die sich mit Matten, Decken und Kissen versorgen und regelrechte »Nester« bauen. Natürlich fühlt sich Frau K. nach der Therapie in ihrem Rücken angestrengt und angespannt und konnte kaum bei ihrem Atem sein. Es folgte ein Stuhl mit Rücken- und Armlehnen, der es möglich machte sich etwas mehr »zurückzulehnen« und dennoch die Kontrolle zu behalten, auch die Augen offen zu halten. Jede Veränderung kostete Frau K. viel Mut und es dauerte einige Zeit, bis sie sich erlauben konnte, sich hinzulegen und die Augen zu schließen, um sich wohltuend mit ihrem Atem zu beschäftigen.

In der Atemtherapie sind folgende Gesichtspunkte bedeutsam:

- Sich einen guten Platz zu richten bedeutet, gut für sich zu sorgen, eigene Bedürfnisse wahrzunehmen und Rahmenbedingungen zu schaffen, die möglichst für sich selbst förderlich sind.
- Sich dem Atem zuzuwenden, ihm Zeit und Raum zu geben, bedeutet, sich selbst zuzuwenden und sich selbst Zeit und Raum zu geben.
- Die eigene Gestaltung der Rahmenbedingungen sowie die Anregungen aus der Atemtherapie zu nützen, zu kontrollieren, zu bewerten, zu verändern oder auch abzubrechen, fördert das selbstverantwortliche Handeln, welches viele Patienten schon längst an ihren Schmerz oder die Umwelt abgetreten hatten.
- Störungen im Atemmuster, z. B. häufiges Luftanhalten, stockender, gepresster Atem oder eine Tendenz zur Hyperventilation, nachzugehen und allmählich zu regulieren, bedeutet, sich auf Veränderung einzulassen, damit eine dynamische Regulation (s. Kap. 3) möglich wird.
- Durch Berührung, Bewegung sowie mit imaginativen Bildern können Atemräume stimuliert und die Atemqualität verbessert werden. Durch eine verstärkte Zwerchfellatmung kann man Ruhe und Entspannung finden, um eine psychophysiologische Regulierung anzubahnen.

Die psychophysiologischen Wirkungen der Atemtherapie aus medizinisch-wissenschaftlicher Sicht sind besonders bei Fußer (2006) eingehend dargestellt.

12.4.5 Ausdauertherapie

Der Begriff klingt im Zusammenhang mit Schmerztherapie eher ungewöhnlich. Menschen mit Schmerzen sind oft abgeschreckt und fühlen sich überfordert oder auch angespornt, in ihrem Ehrgeiz den Schmerz über Leistung zu beherrschen. Deshalb ist diese Therapie nicht automatisch im Therapieplan vermerkt, sondern wird in einem Vorgespräch ausführlich besprochen. Unser »roter Faden« ist die Orientierung am Schmerz und der aktuellen, täglich variierenden Leistungsfähigkeit und Leistungsbereitschaft und nicht an einer altersgemäß sinnvollen Herzfrequenz. Das bedeutet, Bewegung draußen an der frischen Luft, in der Gruppe und unter Anleitung zu erkennen und zu erfahren, die körperlichen und seelischen Bedürfnisse wahrzunehmen und die eigenen Grenzen zu achten. Diese Gruppe wird von zwei Therapeutinnen begleitet. Eine geht vorne mit, um die Schnellllaufenden zu betreuen, sie zu sensibilisieren für körperliche und seelische Vorgänge während des Gehens und oft auch darin zu bestärken, nachzuspüren, wie es sich anfühlt, langsamer zu gehen. Häufig machen dem Patienten erst die getragenen Pulsuhren die Überforderung deutlich, die er subjektiv nicht empfinden konnte. Die zweite Therapeutin geht am Ende der Gruppe, mit denjenigen Patienten, die sich gar nicht alleine aus der Klink trauen, die tatsächlich nur kurze Strecken gehen können oder dies befürchten, die Krücken oder einen Rollator benützen müssen. Es ist außerordentlich wichtig, diese Einschränkung zu achten, oder auch den Patienten erkennen zu lassen, wie eine sich jahrelang entwickelte Sorge die Leistungsfähigkeit einschränkt. Wichtig ist es, dies in der Gruppe zu erleben, zu achten, dazu zu stehen und offen zu sein für Veränderungen, für die sich bietenden Spielräume.

Zwischen der vorderen Spitze und dem Ende der Gruppe eröffnet sich, je nach Unterschiedlichkeit der Beschwerdebilder, ein Raum zum Experimentieren: die eigene Geschwindigkeit zu finden oder die Technik des Nordic Walkings zu erlernen. Ebenso große Bedeutung bekommt auch die individuelle Gestaltung des Miteinandergehens, wodurch grundlegende Themen und deren Bewältigungsversuche sichtbar werden. Beim zweimal wöchentlich einstündigen Gehen werden diese Themen in der Bewegung ausgedrückt und sichtbar.

Unsere Anregungen, während der Begleitung körperliche und seelische Vorgänge wahrzunehmen, die auftauchenden Gefühle zu beschreiben, lassen Themen des Lebens und der Beziehungsgestaltung für die Patienten spürbar und erzählbar werden.

Einige Themenbeispiele:

- Mithalten, aushalten, durchhalten
- Wer ist der Beste?
- Alleine davonziehen
- Mittelmaß sein
- Kontakt suchen, Kontakt vermeiden
- Ablehnung oder Zuwendung erleben
- Grenzen setzen
- Begrenzung erleben
- Sich nichts zutrauen
- Ausgeschlossen sein
- Schlusslicht, Loser sein
- Dem Schmerz den Kampf ansagen

Während des Gehens werden die auftauchenden Themen je nach »Vorlage« der Patienten wahrgenommen, benannt, aber nicht vertieft. Wir schaffen eine entspannte, offene und leichte Atmosphäre (konviviales Klima) und schützen damit diesen Raum des Gehens und Sich-Erlebens.

Herr M. ist zum ersten Mal dabei und obwohl er in einem Vorgespräch über unsere spezielle Ausdauertherapie informiert wurde, stürmt er los – eine Eigenkontrolle durch eine Pulsuhr lehnt er ab. Er war auch zuhause schon mit Stöcken gelaufen, jedoch ohne Kurs. Dementsprechend ineffektiv war seine Technik, er konnte nur mühsam wieder zur Gruppe geholt werden und seine Kommentare waren entwertend ob dieses »laschen« Gehens und des »Geredes« unterwegs. Er wollte aus der Gruppe heraus und lieber alleine »trainieren«. Trotz seines Gehens zuhause war er mit seiner Fitness nicht zufrieden und hoffte, dies in der Klinik zu schaffen. Erst ein psychoedukativer Vortrag zum Thema Ausdauertherapie an unserer Klinik ließ ihn ohne Gesichtsverlust die Pulsuhren ausprobieren – sein Puls lag weit über einer sinnvollen Trainingsherzfrequenz. Die Umsetzung dieser Erkenntnis war jedoch nur möglich über die zwischenzeitlich guten Beziehungen zu seinen Gruppenmitgliedern, die ihn auch ohne – oder erst recht ohne – grandiose Leistungen schätzten.

(Zur Ausdauertherapie, ihren Wirkungen und der methodischen Vorgehensweise s. Kap. 6 u. Kap. 11.5.)

12.4.6 Rezeptiv manuelle Behandlung

Während eines informativen Erstgesprächs mit dem zuständigen Masseur oder Physiotherapeuten soll abgeklärt werden, über welche Therapieerfahrungen der Patient bereits verfügt. Dies kann zwischen »ich habe schon alles probiert« und »ich habe wenig bis gar keine Erfahrung mit Krankengymnastik oder Massage« variieren. Eine klassische Behandlungsauswahl der wichtigsten physikalischen/physiotherapeutischen Heilmittel steht zur Verfügung. Diese werden nicht spezifisch vom Arzt verordnet, sondern sind zusammengefasst unter dem Begriff RMB (Rezeptiv manuelle Behandlung) und lassen somit dem Patienten und Behandler einen gewissen Spielraum in der Therapie.

Physiotherapeutische Maßnahmen

- Klassische Massage
- Lymphdrainage
- Krankengymnastik
- Reflexzonenarbeit am Fuß
- Elektrotherapie
- Medizinische Trainingstherapie

Wärmeanwendungen

- Heiße Rolle
- Fango
- Heusack

Anleitung zur Selbsthilfe

- Hauttrockenbürsten
- Verschiedene Kneipp'sche Anwendungen

»Außenseitermethoden« kommen nicht zum Einsatz. Ausnahme ist die Reflexzonenarbeit am Fuß. Dies ist eine Maßnahme mit Berührung, die dem Patienten eine angenehme Position als auch Kontrolle (Sichtkontakt) über den Behandler lässt und am periphersten Punkt des Körpers ansetzt: den Füßen – weit weg vom Schmerz.

Der Patient kann in Absprache bei jedem Termin sein Heilmittel wählen, sollte jedoch im Laufe des Aufenthalts vermehrt von der Passivität zur Aktivität (Selbstfürsorge und Selbstregulation) hingeführt werden, nach dem Motto »von der Massage zum Trainingsraum«. Passive berührende Maßnahmen wie Massagen, Fango und Packungen erfreuen sich einer besonders hohen Beliebtheit bei den Patienten.

Die somatischen Grundlagen der Berührung und ihre herausragende Bedeutung werden sehr eindrucksvoll von Marcher et al. (2006) hinsichtlich psychoneuroendokrinologischer Wirkungen beschrieben. Berührung wird hierbei ausgehend von einer Pilotstudie als eine hochwirksame Methode zur Verringerung von Angst und zur Schaffung einer Empfindung des Behagens und Vertrauens dargestellt. Dies wird dem Zusammenwirken von Oxytocin, Endorphinen und Serotonin zugeschrieben (vgl. ebd. S. 535). Berührung fördert insbesondere die Lernfähigkeit des Patienten bezüglich der Aufmerksamkeitsfokussierung, des Erlebens von Gefühlen der Zufriedenheit und der Verbesserung der Selbstachtung.

12.4.7 Integrative Leib- und Bewegungstherapie

In diesem Teil unseres gesamtheitlichen Konzeptes können die in Atem-, Ausdauertherapie sowie RMB angefallenen Themen erweitert, vertieft und modifiziert werden. Uns stehen dafür zweimal wöchentlich 90 Minuten zur Verfügung. Auch hier ist es uns wichtig, den Patienten in größtem Maße die Gestaltung bzw. die Kontrolle zu überlassen, Veränderungswünsche genauso ernst zu nehmen wie den Wunsch des Beharrens auf Gewohntem. Daher ist es erlaubt, sich an die Seite zu setzen, nicht mitzumachen, was als ein – neben vielen anderen Möglichkeiten – Beitrag zur Selbstregulation, zum Setzen von Grenzen gewertet wird.

Grenzen

Dies ist ein häufiges und zentrales Thema in der Bewegungstherapie. »Wie kann ich Grenzen ziehen, wie kann ich Nein sagen ohne andere zu verletzen?« Viele Schmerzpatienten kommen mit einer Lebensgeschichte zu uns, die geprägt war oder noch ist von Grenzüberschreitungen, von emotionalen, verbalen und körperlichen Übergriffen. Eine Grenzziehung war und ist für viele dieser Menschen vorwiegend über den Schmerz möglich. Andere Formen des Nein-Sagens sind schwierig und häufig mit Angst verbunden.

Unser Anliegen ist es, mit differenzierten Anregungen mit den Fragen zur Grenzziehung zu experimentieren. So werden Grenzen zuallererst vermittelt als Schutz und Fürsorge für sich selbst, als Raum der Identität und Selbstentwicklung definiert. Das Wahrnehmen und Bewerten des Eigenen als ersten Schritt macht das Wahrnehmen und Bewerten eines Anderen erst möglich. Diese Unterschiede zu sehen und zu benennen fällt zwar meist schwer, schafft aber im Nachhinein viel Klarheit und Sicherheit im Hier und Jetzt.

Spätestens in diesem Teil wird deutlich, wie die Lebensgeschichte der Patienten die Gestaltung des Alltags dominiert. Unsicherheit, Angst, Entwertung werden spürbar und können meist eindeutig der Vergangenheit zugeordnet werden. Diese alten erlernten Strukturen werden von uns geachtet als nicht wirklich erfolgreiche Lösungsversuche, die nun im Hier und Jetzt ergänzt, verändert und differenziert werden können, um zu einem zufriedenstellenden Handhaben des Grenzen-Setzens zu kommen.

Selbst- und Fremdwahrnehmung und weitere Themen

Auch wenn andere Themen präsent sind, führt doch letztlich die Arbeit meist an den Punkt, an dem es darum geht, Selbst- und Fremdwahrnehmung differenzierter und stabiler zu erleben:

- **Berühren und Benützen von Gegenständen**: die Gegenstände zu spüren, sie zu behalten oder sie wieder wegzulegen, sie zu benützen, um Zusammenhänge wahrzunehmen oder sichtbar zu machen, damit eine Exzentrizität zu schaffen und exemplarisch Veränderungen zu entwickeln und zu erleben sowie Wahrnehmungen von Gruppenmitgliedern zu überprüfen und möglicherweise zu integrieren – all dies schafft Anregungen unter Einbeziehung der eigenen Ressourcen und Kompetenzen.
- **Kontakt** zu Gruppenmitgliedern, in kleinen Gruppen oder zu zweit, berühren und sich berühren lassen, sich anvertrauen oder Verantwortung übernehmen, geben oder nehmen, durch Aktivität oder Passivität Situationen gestalten, Standpunkte einnehmen und vertreten – immer wieder wird »Altes« und »Neues« erlebt und sortiert.
- Das **»Miteinander« in Skulpturen** thematisch zugeordnet erleben, auf Stimmigkeit und Lösungsmöglichkeiten zu erspüren und so lange in Bewegung zu verändern, bis eine für alle Beteiligte zufriedenstellende Lösung gefunden ist, beinhaltet nicht nur das zugeordnete Thema.
- An **Veränderungen** dran zu bleiben, nach Lösungen zu suchen, Zusammenwirken zu erkennen – auch durch »Kleinigkeiten« initiiert – bekommt für die Alltagsgestaltung Bedeutung.

Dort, wo jahrelang der Schmerz den Alltag, den Umgang mit sich und den Anderen gefärbt hat, Gefühle überdeckt hat, soll eigenleibliches Spüren – eingebunden in die eigenen Ressourcen und Kompetenzen – eine Möglichkeit bieten, innere und äußere Bewegung trotz Schmerz als Bereicherung erleben.

Abwehr- und Widerstandsphänomene

Abwehrmechanismen und Widerstandsphänomene gehören zum bewegungstherapeutischen Alltag. Durch viel Aufklärung über neurophysiologische Vorgänge, leib-seelische Zusammenhänge sowie Transparenz der bewegungstherapeutischen Arbeit und die Akzeptanz der Selbstbestimmung der Patienten gelingt es jedoch meistens, eine Arbeitsatmosphäre zu schaffen, sodass unsere Patienten Bewegungstherapie überwiegend als Bereicherung erleben.

Frau W. scheint sich mit ihrer Schmerzerkrankung abgefunden zu haben. Als Therapieziel wünscht sie sich mehr Verständnis und mehr Unterstützung zuhause in ihrer Familie und am Arbeitsplatz. Alle würden doch sehen, wie schlecht es ihr ginge. In der bewegungstherapeutischen Arbeit stand die Gestaltung eines eigenen guten und sicheren Platzes an. Offensichtlich hatte Frau W. starke Schmerzen und konnte sich kaum bücken, dennoch gelang es ihr, einen eigenen Platz zu richten – weder gut noch sicher – so waren die Rückmeldungen der Gruppenmitglieder. Sie reagierte vorwurfsvoll und voller Schmerz. In der folgenden Zeit wurde deutlich, wie schwierig Kontakte waren, wie die hohen unausgesprochenen Erwartungen an sich selbst und andere immer wieder zu Enttäuschungen führten.
Eine bewegungstherapeutische Gruppenarbeit zum Thema Geben und Nehmen ließ Frau W. spüren, dass sie sehr wohl im Gruppenrahmen geben konnte, aber nichts nehmen und nichts annehmen konnte und erst recht nicht um etwas bitten konnte. Ihr fiel ein, dass ihr Mann und ihre Kinder häufig Hilfe angeboten haben, die sie nicht annahm, und sie erinnerte sich an zwei Kolleginnen, die ihr Arbeit abnehmen wollten. Frau W. wurde nachdenklich, konnte Zusammenhänge anspüren und ihr eigenes Handeln überdenken. Die Arbeit blieb sehr vielschichtig und orientierte sich in der folgenden Zeit an der Auseinandersetzung mit dem eigenen Raum, mit Grenzziehungen aber auch Gestaltung des »Eigenen«. Schwerpunkt war, die eigene Begrenzung durch die Schmerzerkrankung zu erkennen, um Hilfe zu bitten, mit einer möglichen Absage umgehen zu lernen, angebotene Hilfe anzunehmen oder auch abzulehnen. Das war sehr schwierig, aber der Klinikalltag und die enge Verflechtung der Therapien geben viele Übungsmöglichkeiten, über den behandelten Schwerpunkt hinaus auch zum Gestalten von Beziehungen.
Die Arbeit mit Frau W. blieb schwierig, und sie ging unsicher nach Hause. »Hier hat ja manches geklappt, aber zuhause?«

12.4.8 Bedeutung der Teamarbeit

Wenn man um die vielfältigen Schmerzerkrankungen, die Lebenswege und aktuelle Lebenssituationen von Schmerzpatienten weiß und unser bewegungstherapeutisches Konzept (welches ja wiederum eingebettet ist in tiefenpsychologischer Gesprächstherapie, Betreuung durch die Krankenpflege, Kunsttherapie, Sozialberatung) und den Klinikalltag in Zusammenhang bringt, bemerkt man, dass diese Arbeit nur machbar ist im Rahmen eines Teams, in dem Austausch und Transparenz im Vordergrund stehen, gleichbedeutend wie die Achtung vor der Arbeit jedes einzelnen Teammitglieds.
Selbstverständlich ist die intensive gemeinsame Teamarbeit mit Psychotherapeut, Krankenschwester, Sozialarbeiterin, Physiotherapeutin, Bewegungs- und Kunsttherapeuten Voraussetzung für eine erfolgreiche Therapie wie bereits in Abschnitt 12.3 als Simultantherapie beschrieben. Diese ist gekennzeichnet durch

- enge Zusammenarbeit aller am therapeutischen Prozess Beteiligten mit regelmäßigen Teambesprechungen und Teamvisiten,

- Supervision und Intervision,
- Reflexion der unterschiedlichen therapeutische Beziehungen,
- adäquate Aufklärung des Patienten über das Krankheitsbild und die Therapieformen,
- das Aufzeigen von Grenzen und Möglichkeiten der Therapie,
- die Vermeidung ständiger Methodenwechsel und den Verzicht auf randständige Methoden,
- strikte Ressourcenaktivierung.

Wir hatten das Interesse, die Energie, das Wissen und das Glück, dieses Konzept miteinander erarbeiten zu können, stellen aber auch fest, dass jede Veränderung im Team ein neues Erarbeiten notwendig macht, damit das Konzept bewegt und lebendig bleibt.

12.5 Weiterführende Literatur

Breil-Weis A. Aspekte einer Integrativen Therapie von Schmerzstörungen – Die Bedeutung von Selbstregulation und Selbstbeziehung in der Therapie mit Schmerzpatienten. Polyloge 2008; 9: http://www.fpi-publikation.de/polyloge/alle-ausgaben/index.php

Egle UT, Hoffmann SO, Lehmann KA, Nix WA. Handbuch chronischer Schmerz. Stuttgart, New York: Schattauer 2003.

Henniger S, Gündel H. Somatoformer Schmerz und Neurobiologie. Ärztl Psychotherapie 2008; 3: 157–165.

Marlock G, Weiss H. Handbuch der Körperpsychotherapie. Stuttgart: Schattauer 2006.

Middendorf I. Der Erfahrbare Atem. Paderborn: Jungfermann Verlag 1985.

13 Chronische Rückenschmerzen

Elke Eva Janson

Inhalt

Die aktuelle physiotherapeutische und bewegungstherapeutische Praxis ist in der Behandlung von Patienten mit chronischem Rückenschmerz mit einem hochkomplexen Beschwerdebild konfrontiert. Eine rein organisch orientierte Sichtweise greift hier in der ambulanten Therapie zu kurz. In diesem Beitrag wird, ausgehend von einer differenzierten Anamnese und der Klassifikation unterschiedlichster Beschwerdebilder, eine multimodale, therapeutische Arbeitsweise nach integrativer Auffassung beschrieben. Diese richtet sich grundsätzlich in ihrer Vorgehensweise und in ihrer Ätiopathogenese daran aus, den Menschen in seinem biopsychosozialen Kontext zu sehen.

13.1 Einführung

Durch Rückenleiden werden rund 15 % aller Arbeitsunfähigkeitstage verursacht. Laut Bundesgesundheitssurvey des Robert-Koch-Institutes (Diemer 2002) hat jeder zweite Deutsche in seinem Leben mindestens einmal Rückenschmerzen, die länger als acht Wochen dauern. Dabei sind es meist die Bandscheiben, die Probleme bereiten. 24 % dieser bandscheibenbedingten Erkrankungen betreffen die Halswirbelsäule, 14 % die Brustwirbelsäule, 62 % die Lendenwirbelsäule. Rund 5 Mio. Deutsche werden jährlich wegen akutem Hexenschuss und Ischias behandelt. Auf jeder vierten Krankschreibung steht die Diagnose Wirbelsäulensyndrom. Rund 75 % aller Rückenschmerzen liegt keine klare Ursache zugrunde (Diemer 2002). Der Neurologe Heier (FAZ vom 4. 3. 2007, Wissenschaftsseite), ist sogar der Auffassung, dass sich bei 85 % aller Patienten mit Rückenschmerzen keine präzise Ursachen für deren Beschwerden finden lassen.

13.2 Diagnose, Klassifikation und Ätiopathogenese

13.2.1 Problematik bei rein organischen Diagnosen

In die physiotherapeutische/bewegungstherapeutische Praxis werden die Patienten zumeist mit den klassischen orthopädischen Diagnosen nach ICD (M-Gruppe) zugewiesen, wie chronische Rückenschmerzen (M54.9), Lumbago (M54.5), Lumbales Wurzelreizsyndrom (M51.1) und die chronische Dorsopathie (M54.9, F45.4). Wobei die chronische Dorsopathie (F45.4) auch den »anhaltenden somatoformen Schmerzstörungen« (F45.4) zugeordnet wird (Tress et al. 2003).

Wenn Rückenbeschwerden durch Verspannungen biomechanischer Genese z. B. durch einseitige Arbeit, fehlende Muskelkraft, Bewegungsmangel, Schwangerschaft und Geburt verursacht werden, dann greifen die vorhandenen physiotherapeutischen Möglichkeiten in der Regel recht gut (Strathmann 2007). Die Verbesserung wird häufig durch gezielte Bewegungs- und Entspannungsangebote sowie Koordinations-, Aufbau- und Kräftigungsübungen unter Beibehaltung der täglichen Aktivitäten erreicht.

Ist jedoch die den Rückenschmerz verursachende Verspannung eine Antwort auf Lebensereignisse und deren nicht oder nur ungenügend zum Ausdruck gekommenen Emotionen, so greifen rein orthopädische Diagnosen und rein funktional-biomechanische Behandlungstechniken zu kurz. Die Beschwerdebilder, Hintergründe und Ursachen von Rückenbeschwerden sind in vielen Fällen wesentlich komplexer und können nur durch eine multimodale Vorgehensweise begriffen werden.

Tress (2003, S. 107) spricht bei der Diagnose M54.9 (chronische Rückenschmerzen) von der »Psychosomatose der Gegenwart«. Der Rücken habe primär immer noch eine somatische Beachtung und würde nicht sofort als psychosomatisches Phänomen von der sozialen Umgebung eingestuft. Das finde seinen Ausdruck auch darin, dass chronische Rückenbeschwerden einen der wichtigsten Berentungsgründe darstellen.

Man kann folgern: Für die Patienten ist die rein somatische Betrachtungsweise ihrer Beschwerden von großer Wichtigkeit. Schmerzen sind ein Warnsignal, sie fordern Aufmerksamkeit wollen »gehört« bzw. »gesehen« werden. Meist wird über das Symptom auch die Qualität der Beziehung und darüber auch die der Behandlung bewertet. Diese Bewertung des Patienten bestimmt über Kooperation, Verbesserung oder Abbruch. Das bedeutet, dass Behandelnde, ob Ärzte, Therapeuten oder Sozialarbeiter, unabhängig davon, ob mit psychotherapeutischer Zusatzausbildung oder nicht, alle Aspekte einer Kommunikation hören bzw. ernst nehmen müssen, wenn es um die Darstellung von Schmerzen und Beschwerden geht.

13.2.2 Ein komplexes ätiologisches Modell bei chronischen Rückenschmerzen

In der Therapie würde ein rein organisches Modell zur Entstehung chronischer Rückenbeschwerden zu kurz greifen. Neben der ICD-Diagnostik, aus organischer Sicht der M-Gruppen und aus psychischer Sicht schwerpunktmäßig der F45-Gruppe (somatoforme Störungen), ist es somit für die Praktikerin wichtig, als Grundlage einer differenzierten Therapie aus ätiologischer Sicht ein biopsychosoziales Verständnis (Egger 2008) zur Ursache und Entstehung von Rückenbeschwerden zu entwickeln (s. Abb. 13-1; Kap. 4.2.3, S. 52).

Nicht nur Erlebnisse im Säuglings- und frühem Kindesalter hinterlassen »Narben«, verursacht durch Verletzung, Mangel oder Vernachlässigung, auch in allen anderen Sozialisations- und

Biologische Ursachen	Psychische Ursachen	Ökosoziale Ursachen
• **Anlage und Erbfaktoren** z.B. anatomische Veränderungen, Dysmelien, idiopathische Skoliosen, Klumpfüße, Asymmetrien, „Contergankinder", Hüftdysplasien • **Erkrankungen** z.B. M. Scheuermann, M. Perthes, durch körperliche Überlastungen • **Unfälle** z.B. als auslösende Faktoren	• **Konflikte, Störungen, Traumata, Defizite** z.B. Hilflosigkeits- und Ohnmachtsgefühle, emotionale Ambivalenzkonflikte, problematische Identifikation (Vorbilder), Entwicklung von Konversionssymptomen; Vernachlässigung, Verwahrlosung, körperliche Züchtigung bis hin zur Misshandlung, sexueller Missbrauch, Folter • **Dysfunktionale Lern- und Adaptionsmodelle/ -erfahrungen** z.B. Identifikation, Aufmerksamkeitsdefizit, Ängste vor Veränderung, Nachahmung von problematischem Krankheitsverhalten, Bandscheibenvorfall in der 3. Generation • **Zeitextendierter Stress und Überforderung** z.B. prolongierte stressreiche Umgebung, entwicklungsbedingter Stress	• **Lebensraum und Lebenslage** z.B. durch Änderung der Wohn- und Arbeitsorte durch Globalisierung, Entfremdung, Vereinsamung • **Soziale Netzwerkeinflüsse** z.B. Geschwisterrivalitäten, Ungerechtigkeiten im Familiensystem, schwierige familiäre Veränderung nach Trennung oder Neubildung (Patchwork), autoritäre Familienstrukturen • **Globale, kulturelle und zeitepochale Einflüsse** z.B. bei Entwurzelung, Vertreibung, Flucht, kulturspezifische Verhaltensweisen und Verarbeitungsmechanismen

Klinische Entwicklungspsychologie Lebenslaufforschung
Perspektiven: Salutogenese, Pathogenese, Defizitgenese, Ressourcengenese

Abb. 13-1 Biopsychosoziales Modell bei Rückenschmerzen

Lebensphasen in der Zeitspanne eines Menschenlebens können Überforderungen entstehen. Für das Jugendalter, bei Freundschaften, in Partnerschaften, in der Ehe, durch Trennung oder Verlust und Tod gilt dies ebenso. Dabei können sich jeweils, ganz individuell, Körperphänomene und Körpersymboliken in unterschiedlicher Ausprägung entwickeln.

Frau B. berichtet schon bei der Anmeldung am Telefon, dass sie »therapieerfahren« sei, »psychosomatische Klinik« fällt als Stichwort, und nun wünsche sie eine »Auffrischung« oder weitere Begleitung in einer für sie schwierigen Lebenssituation. Dann seien da noch diese ständigen Nackenverspannungen und die häufig wiederkehrenden Kopfschmerzen. In der ersten Therapiestunde erzählt sie von der Trennung zwischen Kopf und Körper, die sie ja selbst immer wieder vornehme, so als hätten beide, Kopf und Körper, nichts miteinander zu tun. »Wie ein Rattenschwanz ziehe ich die Probleme hinter mir her«, berichtet sie mit Tränen in den Augen. Auch erzählt sie davon, dass um sie herum so viele »Fettnäpfchen« auf sie lauerten. Kaum ein Platz, um einen eigenen Fuß auf die Erde zu bringen. In der zweiten Stunde erscheint sie mit einer orthopädischen Halskrause, weil die Schmerzen so stark sind.

Frau B. beschreibt die derzeitige Situation mit dem Vokabular der »psychosomatischen Bildsprache« und schildert etwas drastisch ihre Symptome. In der zweiten Stunde fällt sie mit dem offensichtlichen Tragen der Halskrause auf die somatische Ebene zurück. Wünsche und Erwartungen wie: »kümmere dich um mich!«, »berühre mich so, dass die Schmerzen nachlassen!«, müssen dadurch gar nicht mehr von ihr ausgesprochen werden. Und dennoch hinterlässt dieser plakative Hilferuf auch bei mir, der Therapeutin, ein Gefühl von Hilflosigkeit. Mein Eindruck in dieser zweiten Stunde: Es wird schlimmer statt besser.

In der **Anamnese** ergibt sich folgendes Bild:

Die Eltern von Frau B. waren als Entwicklungshelfer in Afrika eingesetzt. Während sie im Alter von 4 bis 7 Jahren mit nach Nordafrika durfte, war sie danach von 11 bis 13 bei Freunden untergebracht und später ab 16 im Internat.

Frau B.s »einschneidende Erfahrung« machte sie im Alter von 11 bis 13 Jahren. Sie war zu dieser Zeit bei Freunden, die sie Onkel und Tante nannte, zurückgelassen worden. Die Freunde hatten einen eigenen zwei Jahre älteren Sohn, der sie aber nur wenig in seine Aktivitäten mit einbezog und viel Wert darauf legte, als der Ältere mehr Rechte zu haben (*sozialer Netzwerkkonflikt*). Sie litt unter der Abwesenheit ihrer Eltern (*Defizit*), musste diesen Verlust aber als gegeben hinnehmen. In den Telefongesprächen der Eltern aus dem fernen Afrika kam am Ende immer der Appell des Vaters: »Lern gut, schreib gute Noten und sei schön brav!«

Betreffend körperliche Ereignisse erinnert sie sich, dass sie große Probleme mit den Zähnen hatte, bis hin zu einer Zahnoperation und in dieser Zeit die erste Menstruation stattfand (*entwicklungsbedingter Stress*). Sie hatte Schulschwierigkeiten, schrieb schlechte Noten und kam mit den Mitschülerinnen und den Mitschülern nicht zurecht (*soziale Konflikte*). Dabei hätte sie doch so gerne die Wünsche des Vaters erfüllt, damit er stolz auf seine Tochter sein konnte.

Niemand ging auf ihre emotionale Vereinsamung ein (*prolongierte Mangelerfahrung*), diese kam nicht zur Sprache, wie Frau B. auch zum gegenwärtigen Zeitpunkt für die innere Bewegtheit nur schwer Worte finden konnte. Deutlicher bemerkbar machten sich die körperlichen Symptome.

In ihrer Erinnerung war der Onkel (*Ressource*), der einzige, der sie manchmal, wenn auch selten, herzlich in die Arme nahm. Die Abwesenheit, der Mangel an Auseinandersetzung, Zuwendung oder liebevoller Begrenzung, gerade in der Pubertät, hatten bei Frau B. merklich schmerzhafte emotionale Lernerfahrungen (*unbewältigter Stress*) hinterlassen, unter denen sie heute als 35-Jährige leidet. Eine weitere schlimme Körpererfahrung benannte Frau B.: einen Autounfall mit ihrem ersten Freund, dem sie bis dahin völlig vertraut hatte, der aber sehr risikobereit war. An dem Tag des Unfalls, einem Weihnachtstag, mit glatten Straßen, wurde diese Risikobereitschaft, die sowohl Bewunderung als auch Ablehnung bei Frau B. fand, beiden zum Verhängnis. Sie kamen zwar leicht verletzt davon, aber für Frau B. war dieses Erlebnis Grund, die Beziehung zu beenden.

13.3 Der Rücken in der Lebenswelt

13.3.1 Symbolik des Rückens

Die menschliche Aufrichtung in ihrer Symbolik zu verstehen ist die Aufgabe von Therapie, um der Vielfältigkeit von Rückenproblemen gerecht zu werden. Im Volksmund sind uns die bildhaften Beschreibungen von Rückenschmerzen geläufig. Für Schmerzen in den unterschiedlichen Abschnitten der Wirbelsäule lassen sich gleichsam symbolisch psychologische Haltungen und Begrifflichkeiten finden.

- **Schmerzen im Bereich der Kopf-Hals-Wirbel-Säule:** Hartnäckigkeit, Halsstarrigkeit, Kopf hängen lassen, halsbrecherisch, Nackenschläge, Kopf einziehen, geduckt, den Kopf über Wasser halten, Behauptung
- **Schmerzen im Bereich der Schulter-Arm-Brust-Wirbelsäule:** stramme Haltung, wachsweich, aufrechte Haltung, gebeugte Haltung, kein Rückgrat haben, Fehlhaltung, stocksteif sein
- **Schmerzen der Lenden-Wirbel-Säule und des Steißbeins:** Lenden lahm, Kreuz lahm, krummer Hund, sich hängen lassen, sich aufbäumen, Kreuz brechen

13.3.2 Kontakt mit dem Rücken zur Lebenswelt

Wenn wir unseren Rücken spüren und uns ein Bild von ihm machen, wird uns bewusst, dass wir, von außen betrachtet, die größte nichtunterbrochene Fläche unseres Körpers meinen: die Rückseite, die Kehrseite, den Hintergrund. Innerlich erahnen wir die Wirbelsäule, ein kompliziertes Gebilde aus festen Knochen, weichen Bandscheiben, straffen Bändern und beweglichen Muskeln. Eine Körperlandschaft mit Innen- und Außenräumen, vom Atem bewegt, von allen Nerven durchzogen, motorischen, sensorischen und vegetativen. Schon im intrauterinen Zustand, dem Stadium der Menschwerdung, erleben wir uns als Eigenes im Kontakt und in der Abgrenzung zum Fremden, worüber uns hauptsächlich unser Rücken die taktilen Informationen übermittelt. D.h. die Rückenfläche, biegsam durch die Wirbelsäule und empfindsam zugleich, vermittelt uns Beziehung, Körper, besser Leib im Kontakt mit dem Leib des Anderen zu sein.

Auch nach der Geburt gibt uns jede Berührung und das durch sie ausgelöste exterozeptive und propriozeptive Empfinden, Informationen über unsere rückseitige Begrenzung. Die haltenden Hände von Mutter und Vater sowie der liebevolle Umgang aller zugewandten Personen, die uns tragen oder streicheln, begründen hier Spuren in unserem Körperbild (memorativer Leib). Wir erleben uns sowohl über den Spannungszustand der Muskulatur als auch über die Atmung, die beide den Rücken bewegen. Kurz zusammengefasst heißt dies in der anthropologischen Formel der IBT, dass der Mensch als Leibsubjekt durch sein differenzielles und integriertes Wahrnehmen–Verarbeiten–Handeln unlösbar mit der Lebenswelt verflochten ist: mit den anderen Menschen in Zwischenleiblichkeit, mit den Dingen in Handhabung. Er wird von den Gegebenheiten der Lebenswelt bewegt, beeinflusst, gestaltet und er wiederum bewegt, bearbeitet, beeinflusst diese kokreativ durch sein Tun und Wirken – in konstruktiver und auch in destruktiver Weise (vgl. Petzold 1996a, S. 185 ff.).

13.3.3 Der Rücken zwischen Aufrichtung und Anlehnung

Erster deutlicher Ausdruck unserer Individualität ist die Ausformung der Willkürmotorik, die Anspannung auf ein eigenes Ziel hin. Dieses Sich-Bewegen im sozialen Netzwerk mit Anderen bedarf freilich stets aufs Neue auch der Möglichkeit sich anzulehnen. Ein solches Wechselspiel zwischen Selbst-Ständigkeit bzw. Aufrichtung und Anlehnung ist nicht nur in der frühkindlichen Entwicklung störanfällig.

»Etwas im Umgang, in der Beziehung miteinander, gibt mir Halt« oder jemand »braucht eine Aufrichtung« spricht von Hilfe oder sogar gegenseitiger Unterstützung. Diese, in bildhafter Sprache ausgedrückte Sichtweise, geht über eine rein biologisch-anatomisch-funktionale Betrachtung hinaus, die nur in Vorstellungen von Muskelkontraktionen und autochthoner Rückenmuskulatur bleibt. Die menschliche Aufrichtung ist häufig Suche nach Gleichgewicht, einerseits in Bezug auf die Schwerkraft, andererseits ist sie die wiederkehrende Anspannung und Reaktion auf die Belange des Lebens, und der darin stattfindenden Beziehungen, schlechthin.

13.4 Methodische Vorgehensweise und spezifische Techniken der IBT

In der Praxis muss man oft den schmalen Weg zwischen notwendiger umfangreicher anamnestischer Abklärung und Zeitdruck beschreiten. Hierfür habe ich ein Anamneseschema (s. S. 210) entwickelt, das sich in der Praxis bewährt hat.

In der **Familienanamnese** lege ich neben den Fragen zum Temperament und Soziogramm auch Wert auf die Körperbefunde der Ahnen und das Erfassen der Atmosphären, in denen die Beziehungen stattfanden, beziehungsweise heute noch stattfinden.

Das **Soziogramm** ist die graphische Darstellung der Beziehungen in einer Gruppe, etwa in einer Familie, Schulklasse oder in einem Unternehmen. Wie war der Standpunkt und die Einbindung zu Eltern, Geschwistern und Großeltern?

Das **Temperament** beschreibt die Art und Weise, wie ein Mensch agiert und reagiert, gemeint ist sein Verhaltensstil. Dieser ist tief verankert und setzt sich aus emotionalen, motorischen, aufmerksamkeitsbezogenen Reaktionen und der Selbstregulierung zusammen. Der Begriff umschreibt relativ konstante erlebbare, daher typische Merkmale des Verhaltens wie Stimmung, Reizschwelle, Ausdauer oder Tempo einer Person. Von Hippokrates kennen wir Choleriker, Melancholiker, Phlegmatiker, Sanguiniker. Heute sind es vier Merkmale, mit denen in der Psychologie das Temperament beschrieben wird.

- **Aktivität:** Kraft, Stärke und Geschwindigkeit der Bewegungen, des Denkens und Sprechens
- **Reaktivität:** Tempo und Stärke, mit der man auf äußere Reize reagiert; wie offen man für Reize ist
- **Emotionalität:** Häufigkeit und Stärke von Gefühlsäußerungen und Stimmungswechseln
- **Soziabilität:** der Wunsch, die Nähe anderer zu suchen, und die Art und Weise, mit ihnen umzugehen

Bei der **persönlichen Anamnese** sind mir sowohl die Geburt, die frühkindliche Entwicklung, das Verhalten und Erleben in der Kindergruppe und die psychomotorischen Erfahrungen wichtig als auch das Eingebundensein während der Schulzeit in die Gruppe der Gleichaltrigen, die Entwicklung in der Pubertät und die erste sexuelle Beziehung, an die sich die Frage nach der momentanen Beziehung anschließt. Krankheiten, Unfälle oder Haltungskorrekturen, auch Operationen, die den Körper und die Leiblichkeit verändert oder traumatisiert haben können, sind für mich von Bedeutung, denn sie können Informationen über die Verarbeitung und Integration solcher Ausnahmesituationen geben. Die letzte Zeile der persönlichen Anamnese bezieht sich auf die »Fünf Würden« des Menschen. Bewegung, ob ruhend oder aktiv, ist immer Aktion oder Manipulation mit dem Körper und wirkt somit auf den Leib. Gemeint sind hier die Möglichkeiten der Grundbewegungen von *Liegen, Sitzen, Stehen, Gehen und Tanzen*, die ich erfasse und für mich begutachte. Hierbei helfen mir auch Beurteilungskriterien des Kontaktes: 0 – ruhend, 1 – nachgebend, 2 – dialogfähig, 3 – widerstehend (aus der Kontaktimprovisation; Lecture Performance von Dieter Heitkamp über die Schule der Sensibilität am 4.12.2007, Frankfurt a.M.).

Die **Beschwerdeanamnese** kommt meistens schon im ersten Telefonkontakt zur Sprache und ist Gesprächsgegenstand und Inhalt aller Therapiestunden. Natürlich interessiere ich mich für den bisherigen Verlauf der Schmerzen. Ob und wodurch sich das Schmerzgeschehen beeinflussen lässt, und was bislang unternommen wurde.

Manchmal frage ich nach den frühesten Erinnerungen, aber immer will ich wissen, was würde die Patientin wählen, hätte sie »drei Wünsche frei«. Diese Frage stelle ich mit Blick auf die protektiven Faktoren, die einerseits helfen, schwererträgliche Situationen und Gefühle zu bewältigen, die andererseits aber auch eine einmal gewonnene eingeleibte Strategie an weiterer Differenzierung hindern können. Die Antworten darauf kann ich immer wieder zur aktuellen Überprüfung heranziehen, wie viel Mühe und Engagement von der Klientin eingesetzt wird zur Wunscherfüllung oder was möglicherweise zur deren Verhinderung getan wird.

Ich befrage die Patientin gezielt mithilfe des Anamnesebogens (s. S. 210), den ich als meinen inneren Leitfaden zum Erstinterview sowie auch in den folgenden Stunden nutze. Hierüber bekomme ich Einsicht in die Familienanamnese, Informationen über die persönliche Anamnese und die Anamnese der Beschwerden, die ich im Rahmen prozessualer Diagnostik im Laufe der ersten fünf Behandlungsstunden aus den Gesprächen ergänze bzw. erfrage.

13.4.1 Wie versteht die IBT chronische Wirbelsäulenbeschwerden?

Die Integrative Therapie beschreibt die Phänomene der Erkrankung wie folgt: Zunächst kommt es zu einer Anästhesierung des »perzeptiven Leibes«. Im Fall von Frau B. ist es der schmerzhafte Nacken und Rücken, gerade die Region, die die beschriebene Trennung zwischen Kopf und Körper darstellt. Immer wieder auch in schwierigsten Situationen »den Kopf hochhalten zu müssen«, um dem Vater zu gefallen, so in der zu frühen Verselbstständigung im Alter zwischen 11 und 13 Jahren; »Nackenschläge einzustecken« z.B. in den Rivalitäten mit dem älteren Sohn in der Pflegefamilie oder die eigenen Wünsche und Bedürfnisse; den »eigenen Kopf« gar nicht zum Ausdruck bringen zu können mangels liebevoller Unterstützung bzw. Aufforderung. So beginnt der Bruch zwischen Wahrnehmung und den nicht erwünschten oder nicht erlaubten Gefühlen. Die Folge ist eine Ausdrucksblockierung des »expressiven Leibes«, die den materiellen Körper intakt lässt und den Leib verstümmelt durch Einengung, Beschneidung, Strafen (vgl. Orth 1992). Dies kann dann im Anschluss zu einer Handlungsblockierung führen, zu einer Notanpassung, die sich in der aktuellen Situation von Frau B. nicht mehr auf die Konflikte mit den ehemaligen Beziehungspartnern, z.B. dem Vater bezieht, sondern hier und heute auf den Lebenspartner. Ausdruck dieser Notanpassung wird dann die von Frau B. beschriebene chronisch vegetative Störung der Halswirbelsäule.

Innere Monologe wie: »ich muss das aushalten«, »ich trag' das schon«, »ich lass es nicht durch, in den Körper, ins Herz«, »ich bleibe halsstarrig« oder »ich trage den Kopf hoch« führten bei ihr schließlich zu muskulärer Anspannung, zu einem Körperkorsett, das sie nun begrenzt, fesselt oder sogar erstarren lässt. Das somatische Symptom wird aufrechterhalten um Gefühle wie Angst vor der oder Ärger über die Veränderung im eigenen Selbstbild zu vermeiden.

Anamnesebogen

Familienanamnese			
Vater	Alter	Beruf	Temperament
Mutter	Alter	Beruf	Temperament
Geschwister			
Großeltern			
Atmosphären und Beziehungsmuster			
Körperbefunde der Ahnen			
Soziogramm			
Auf welche Körperseite, wie bei der Aufstellung zu einem Foto, würden Sie Ihre Eltern platzieren? Wie Ihre Angehörigen?			
Persönliche Anamnese			
Geburt			
Frühkindliche Entwicklung und Verhalten			
Psychomotorische Entwicklung			
Sprache			
Schule/Gruppen			
Pubertät			
Erste Beziehung			

Aktuelle Beziehungen
Krankheiten, Unfälle, Operationen oder Haltungskorrekturen
»Fünf Würden« (Liegen, Sitzen, Stehen, Gehen und Tanzen)
Beschwerdenanamnese
Körperbefund aktuell des Patienten
Atmung
Stimme
Wichtigste Körpererfahrung
Schlimmste/Schwierigste Körpererfahrung
Lieblingskörperteil/Körperregion
Vernachlässigtes Körperteil/Körperregion
Was kann ich besonders gut?
Was fällt mir schwer?
Was kann ich gar nicht?
Schmerzen? Seit wann?
In welchem Zusammenhang?
Was haben Sie unternommen, wie haben Sie versucht, damit fertig zu werden?
Welche Erfolge?
Früheste Erinnerung?
»Drei Wünsche frei«!

13.4.2 Therapiesetting und leibtherapeutische Perspektiven

Weil der Leib auf den anderen Menschen und die Welt gerichtet ist, muss Leibtherapie in der Praxis immer »zwischenleibliche Begegnung« sein. Ziel ist es, zwischen Therapeutin und Klientin eine Vertrauensbasis zu erarbeiten, die leibliche Berührung als Form therapeutischen Handelns ermöglicht. Die Atmosphäre in der Therapiestunde sollte zwischen beiden so stimmig sein, dass sowohl sprachliche als auch körperliche Interventionen selbstverständlich werden können.
Den Zugang zum leiblichen Geschehen der Klientin erhalten wir über:

- Schmerz und Funktionsstörung (die Klientin hat hier die Möglichkeit, auf dem Körperschema der Karteikarte ein »Mini Body Chart« für die betroffene oder schmerzende Körperregion einzuzeichnen),
- die Beobachtung der Körperhaltung und Bewegung,
- die Körpersymbolik (das Verkörpern von Gefühlen, Atmosphären oder Stimmungen),
- Malen (z. B. Body Charts, s. Petzold 2003a, S. 1221 ff.) oder das Arbeiten mit Ton,
- die Körperberührung.

Heinl (1992, S. 146) beschreibt den therapeutischen Zugang treffend:

»Wie finde ich Zugang zum Patienten, wenn die Sprache versagt? Wie erreiche ich ihn? Wie entdecke ich die auch ihm verborgenen Pforten zu seinem Körper, die den Schmerzensweg zu seinem Problemfeld öffnet? Wie verknüpfe ich Körperhaltung und -ausdruck, Bewegungsmuster und -rhythmus, vegetative und muskuläre Antworten auf Berührung wie Haut- und Gefäßreaktionen, Angst und Fluchtreaktionen, Schutz- und Angriffshaltungen, muskuläre Verspannung und Erschlaffung mit erlebnisbezogenen Aussagen des Patienten in einem Sinn- und Wirkzusammenhang, um gemeinsam mit ihm die wortlose Sprache seiner Symptome und deren Bedeutung zu entschlüsseln?«

Frau B. war sichtlich müde und blass. Erschöpft von den quälenden Schmerzen fühlte sie sich im Alltag ohne Perspektive, oft wie gelähmt, häufig unfähig zu handeln und traurig. Während sie erzählte, beschrieben ihre beiden Hände wiederholende Bewegungen, die an das Nachmalen eines halbrunden Gegenstandes erinnerten (»etwas abdecken oder unter Verschluss halten«, kam mir in den Sinn). Sie selbst sagte dazu, als ich sie darauf aufmerksam machte: »Ja, etwas unter einer Aschewolke verschwinden lassen.« Mich machte dieses dramatische Bild für einen Moment sprachlos, und Bilder wie, »jetzt nicht den Mund aufmachen«, »Asche auf mein Haupt«, »erdrückt, erstickt von Asche«, »vernebelt von der Aschewolke« kamen mir in den Sinn.
In einer anderen Therapiestunde machte Frau B. eine Arbeit mit Seilen zum Thema »meine Ausdrucksmöglichkeiten im engen Kontakt (eigene Wünsche) und bei Konflikten mit meiner Familie (Ehemann und Sohn) und den eigenen Eltern«. Mit bunten Springseilen legte sie sieben verschiedene kreisähnliche Gebilde auf den Boden des Therapiezimmers, dicht aneinander, wie ein Kind, das eine Blume mit Blütenblättern malt. Da ich vermutete, dass sie sich in jedem dieser »Häuschen« niederlassen könnte, war ich dann sehr verblüfft und irritiert, auch erschreckt, zu hören und zu sehen, dass diese Plätze die der Anderen waren und für sie selbst nur die Zwischenräume, aber auch die nicht richtig, zur Verfügung standen. Sie sagte: »Da ist ja gar kein Patz mehr für mich und ich muss immer aufpassen, dass ich nicht irgendetwas falsch mache oder in ein Fettnäpfchen trete.« Sie nannte die Arbeit dieser Stunde die »Blume der Fettnäpfchen«.

13.4.3 Leibdiagnostische Perspektiven

In der Leibdiagnostik wird insbesondere auf folgende **Indikatoren** geachtet (Petzold 1996a, S. 371):

- Mangel oder Verzerrung von Wahrnehmung oder Sensibilität
- Abspaltung im Erleben des Leibes oder von Leibregionen
- Störungen im Atemmuster
- Muskuläre Verspannungen oder Erschlaffungen, inadäquate (z. B. übertriebene Vermeidung, Fluchttendenzen), aggressive und dissoziative Reaktionen bei Nähe und Berührung
- Blockierte, eingeschränkte und verzerrte Bewegungen
- Schmerzgefühle und Misssensationen, für die eine somatische Ursache (Unfall, Erkrankung) nicht gefunden werden kann
- Polarisierung, d. h. Verspannung aufgrund gegengerichteter muskulärer Impulse

Für die Erstellung einer differenzierten Leibdiagnostik kennen wir drei Möglichkeiten (ebd.):

- Fokussieren von Awareness (= eigenleibliches Spüren)
- Experimentieren mit Awareness, Atem und Bewegung
- Explorieren (Bewusstmachen und zum Ausdruck bringen bzw. kommen lassen) des Leibes durch die Therapeutin (z. B. die Hand auf die angespannte oder schmerzende Stelle legen)

13.4.4 Rückenritual

Zur Selbstwahrnehmung habe ich ein eigenes Rückenritual für Patienten erarbeitet und wende es sowohl für die Diagnostik als auch für die Behandlung an. Zur Behandlung kann das Rückenritual eine immer wiederkehrende Wahrnehmungsarbeit sein, mit eigenleiblichem Spüren und der damit verbundenen Einleibung neuer, positiver Körperwahrnehmungen speziell am Rücken.

Da das Stehen und der eigene Stand ebenso wie das Gehen ganz grundlegende Wahrnehmungsübungen in der IBT sind, verwende ich diese basalen Bewegungsmuster gerne in der Therapie, um die bewusste Eigenwahrnehmung zu schulen. Zum besseren Erleben des Rückens als der Körperregion, die wir nie vor Augen haben, streiche ich dreimal hintereinander die gesamte rückwärtige Partie der Patientin von Kopf bis Fuß mit meinen Händen ab. Auch Arme und Hände werden integriert. Die Patientin steht dafür auf einem selbst gewählten freien Platz im Raum. Dort soll sie im Stillen auf alle Impulse, Regungen oder Fantasien achten, die im Kontakt und durch die Übung hervorgerufen werden, und diese dann anschließend benennen. Für die Wahrnehmungsverbesserung des körperlichen und leiblichen Erlebens erhält die Patientin den Auftrag, auf Atmung und Muskelspannung (Tonus) zu achten. Das Erlebte soll dann, um prägnanter zu werden, verstärkt in den Ausdruck transportiert und benannt werden. Wenn vorhanden, kann daraus folgend ein naheliegender Bewegungsimpuls zum Ausdruck gebracht werden. Von Bedeutung sind die präsenten Eindrücke des Gespürten und die entstandenen Ideen und Fantasien darüber. Eine zweite Frage berücksichtigt dann die Impulse, die schnell spürbar waren, aber fast genauso schnell verworfen wurden.

Frau B. konnte ihre permanent anhaltende Anspannung in Rücken- und Nackenmuskeln während des Rückenrituals reduzieren, die Atmung vertiefte sich, etwas Ruhe kehrte in sie ein. Dies alles erzählte sie mir und, dass sie es genossen habe, die für sie begrenzende und haltende ruhige Führung meiner Hände zu spüren. Sie berichtete: »Ich konnte mich zuletzt ein wenig anlehnen, es hätte noch lange weitergehen können!« Das Rückenritual wurde, auf Wunsch der Patientin, in den folgenden Stunden wiederholt.

Frau B. formulierte zwei kurze wichtige Merksätze für ihren Alltag: »Ich spüre!«, lautete der eine, der andere: »Ich will!«

13.5 Weiterführende Literatur

Heinl H, Heinl P. Körperschmerz – Seelenschmerz. München: Kösel 2004.

Janson EE. Zwischen Ablehnung und Autonomie. Z f Physiotherapeuten 1998; 5: 807–18.

Janson EE. Sich begegnen in der Therapie. Z f Physiotherapeuten 2005; 4: 722–8.

Petzold HG. Integrative Bewegungs- und Leibtherapie. Ein ganzheitlicher Weg leibbezogener Psychotherapie, Bd. 1–2 (3. Aufl.). Paderborn: Junfermann 1996a.

Tress W, Kruse J, Ott J. Psychosomatische Grundversorgung – Kompendium der interpersonellen Medizin. Stuttgart, New York: Schattauer 2003.

Willert HG, Wekel-Willert G. Psychosomatik in der Orthopädie. Bern: Hans Huber 1995.

14 IBT mit Traumaopfern im stationären psychiatrischen Setting

Elisabeth Lenzen

Inhalt

In diesem Kapitel wird die Vorgehensweise der IBT-Gruppe mit komplex traumatisierten Menschen beschrieben. Grenzen und Möglichkeiten eines zirkulären Vier-Phasen-Modells in der stationären psychiatrischen Behandlung werden aufgezeigt. Das Erlangen von Sicherheit, Vertrauen, Stabilität durch ein entsprechend gestaltetes Therapiesetting und die von Achtsamkeit und Mitgefühl getragene Beziehung sind zentral. Die prozessorientierten Interventionen, die nie als beziehungsferne Körper-Techniken und Übungen angeboten werden, dienen der Entwicklung von Differenzierungsvermögen und Selbstwahrnehmung, der Wiedererlangung der Würde, der Wertschätzung und besonders dem Verständnis maladaptiver Copingstrategien, die als Schutzmechanismen fungier(t)en.

14.1 Einführung

In der klinischen Diagnostik bleiben Patientinnen als Traumaopfer oft unerkannt, da sie wegen unspezifischer Beschwerden oder irreleitenden Verdachtsdiagnosen eingewiesen werden und selbst häufig nicht in der Lage sind, sich zu artikulieren (Stigmatisierungsangst).
Formen der Gruppenarbeit mit traumatisierten Patienten, insbesondere als Leib- und Bewegungstherapie, sind bislang wenig beschrieben. Der beseelte Körper (vgl. Kap. 3 im vorliegenden Band; zum Leib-Konzept in der IT/IBT s. Petzold 2006y) stellt jedoch unbestritten, von Geburt an (vgl. Siegel u. Hartzell 2004) den Ort der Ressource sowie auch der Gefährdung dar. Jener so verstandene Körper »erfindet« in seiner perzeptiven und memorativen Dimension als reflexiver und expressiver Leib für alle »eingeleibten« (Heinl 1985) Erlebnisse die ihm gemäßen Ausdrucksformen, in saluto- wie pathogenetischer Weise – und das über die Lebensspanne. IBT in Gruppen, die Solidarität und Angstminderung (Hüther 2005) vermitteln, trägt dazu bei, Wahrnehmungs- und Handlungsfähigkeit sowie alloplastische (Petzold 2003a, S. 453 f.) Weiterentwicklung zu ermöglichen. Individuelle Leib-Äußerungen wahrnehmen, erproben, gespiegelt sehen und als Wohl-

Sein erfahren, bedeutet auch not-gedrungene autoplastische, bis in »organismische Grundlagen« (Petzold 2006y; 2003a, S. 466f.) stattgefundene Pathogenese bei traumatischen Folgen allmählich zu mildern. So können sich fixierte Körperstrukturen und motorische Muster (Kepner 1988, S. 88), die mit eingefahrenen Denk- und Verhaltensweisen und »vermiedenen Gefühlen« korrespondieren, langsam verflüssigen (Polster u. Polster 2002).
Stationäre und ambulante Behandlung und Prophylaxe (wie z.B. die Entwicklung von Hilfsmaßnahmen für traumatisierte Kinder und Erwachsene sowie deren gefährdete Kinder) sind daher heute wegen der Langzeitfolgen wichtige gesellschaftliche Herausforderungen.

14.2 Störungsbild

14.2.1 Traumadefinition und -klassifikation

Nach ICD-10, F43.1 (WHO 2004) gilt eine Situation außergewöhnlicher Bedrohung oder eine Bedrohung katastrophenartigen Ausmaßes als traumatisierend. Wöller (2005, S. 11f.) differenziert weiterhin die plötzliche Diskontinuität körperlichen und psychischen Erlebens, als einen Zustand der Überwältigung des Ichs durch innere und äußere Kräfte, die Hilflosigkeit erzeugen hinsichtlich der unmittelbaren Adaptations-Anstrengungen.
In der Integrativen Therapie (Petzold 2004l) wird der Begriff Trauma bzw. Traumatisierung als eine extreme Stimulierungssituation verstanden, die für den Organismus bzw. das »personale System«, die Persönlichkeit, derart existenzbedrohende, ohnmächtig machende, überwältigende und überlastende Wirkung hat (Hyperstress), dass sie zu bleibenden Strukturschäden führen kann (z.B. durch einen übersteuernden Generalisierungseffekt, aufgrund dessen etwa alle Kontaktsituationen als existenzbedrohend eingestuft werden).

Von wesentlicher Bedeutung für das Ausmaß von Langzeitfolgen ist das Fehlen von supportiven und protektiven Faktoren. Je früher und je länger anhaltend die traumatisierenden Ereignisse, desto gravierender sind die Auswirkungen. Dem Trauma folgender Stress (PTS) gilt als Posttraumatischer Belastungsstress (PTBS), wenn er länger als einige Monate andauert. Es entstehen dann individuell ausgeprägte **Symptomkomplexe**.

- physiologische (Atemfrequenz-, Muskeltonusveränderung bis hin zu organismischen Veränderungen),
- psychische (Übererregungen, Hypervigilanz, Intrusionen/Wiederbelebungen, Flashbacks, Dissoziationen, Persönlichkeitsfragmentierungen, emotionale Betäubung/Numbing u.a.) und
- kognitive Stressreaktionen (Denkblockaden, Konzentrationsmangel) sowie
- Verhaltensauffälligkeiten (z.B. soziale Brüche) oder abnormes Verhalten (z.B. Sucht, Selbstverletzungen).

Rothschild (2002, S. 120) unterscheidet die folgenden **Trauma-Typen**, die für Behandlungs-, Interventions-Konsequenzen und Zielsetzungen von Bedeutung sind.

- Typ I: singuläres Trauma
- Typ IIA: multiple Traumaerlebnisse mit Ressourcen, um diese getrennt zu verarbeiten
- Typ IIB(R): multiple Traumaerfahrungen bei relativ stabilem Hintergrund, jedoch Einbrechen der persönlichen Widerstandskraft (z.B. Kriegsopfer, Überlebende der Shoah)
- Typ IIB(nR): von Anfang an keine Ressourcen

Im klinischen Tätigkeitsfeld der Autorin finden sich junge Menschen, vorwiegend Frauen (daher wird im Weiteren auch von Patientinnen gesprochen) überwiegend mit PTBS des Typ IIB(nR), als komplexe PTBS oder Borderline-Persönlichkeitsstörung, die identische Symptome zeigen (vgl. van der Kolk 2000).

14.2.2 Psychophysiologie des Traumas – Erstarrung als Notfallreaktion

Besonders frühe Traumatisierungen beeinträchtigen auch die Bildung von benignen Möglichkeiten des Zusammenspiels des Gehirns mit der (autonomen und willkürlichen) Muskulatur und dem Bewusstsein, besonders wenn die beruhigende und unterstützende Bindung zu einer stabilen erstversorgenden Person fehlt. Betroffen davon ist das Zusammenspiel von Stammhirn, limbischen System und anderen Hirnbereichen (prozedurales und deklaratives Gedächtnis; Rothschild 2002, S. 54 f.) entsprechend ihrer Entwicklung zum Zeitpunkt des traumatischen Ereignisses. Dies bewirkt auch die Reaktion der Organe/Muskeln – als Erstarrung – auf traumatischen Stress. Bedeutsam hier ist das Verständnis non- und verbaler Trauma-Erinnerungen sowie das Phänomen der Motilitätsstarre als eine Art Schmerz-Schutz-Wall. Spezifisch für IBT-Gruppen-Traumaarbeit ist daher, sich liebevoll der Decodierung pathogener leiblicher Muster anzunehmen und diese der individuell innewohnenden heilsamen Re-Organisation die sich auch in autonomen Körperreaktionen, z. B. in Schüttel-/Zitterbewegungen als Ablösung von Spannung oder tiefem Gähnen, als Weitung von Festgehaltenem, äußern können, wieder zugänglich zu machen.

14.3 Die stationäre IBT-Gruppe als Traumatherapie

14.3.1 Trauma-IBT in vier Phasen

Das Vorgehen nach der hermeneutischen Spirale (Petzold 2003) in der IBT-Gruppe, vom Wahrnehmen offen-sichtlicher Phänomene zum Erfassen, Verstehen und Erklären von Strukturen, geschieht zyklisch und findet sich auch in den vier Traumatherapiephasen. **Arbeitsschwerpunkte dieser Phasen** (die man sich zirkulär verlaufend vorstellen sollte):

1. Sicherheit und Vertrauen finden bzw. wiedererlangen
2. Stabilität erreichen
3. Differenzielle leibliche Traumabearbeitung
4. Neuorientierung und Transfer

IBT-Angebote richten sich auf unterschiedliche nichtverbale wie verbale Entwicklungs- und Beschädigungsebenen. Behutsam wird wertschätzendes Wahrnehmen und Unterscheiden auch maladaptiver Überlebensfähigkeiten, angeleitet. Selbstbestimmung, -verantwortung und psychophysische Selbststeuerung werden gefördert. In Phase 1/2, wird Stressregulation durch maßvolle Eigenaktivierung in der Solidargruppe, achtsames Vitalisieren und Entspannen mit wohlwollender Selbststärkung vermittelt.
Für konsensuell erfolgende Konfrontation, in Phase 3/4, mit traumatischen Körpererinnerungen/Episoden, als evozierende (nicht provozierende) Intervention, ist eine verlässliche therapeutische Arbeitsbeziehung und die schon sichere, stabile Fähigkeit zur Stressregulierung unabdingbar.
Wenn traumaverarbeitendes Vorgehen während eines üblicherweise kurz bemessenen Klinikaufenthalts von regulär vier bis acht Wochen überhaupt geschieht, dann auch in der IBT meist in einzeltherapeutischer Dyade oder allenfalls in der geschlossenen, geschlechtshomogenen Kleingruppe (zwei bis vier Personen). Intermittierende stationäre Traumatherapie, d. h. Wiederaufnahme nach einer klinikfreien Erprobung im Alltag, wird von vielen Patientinnen als Krisenprophylaxe genutzt. Sie können dann neben den Gruppentherapien der Phase 1 und 2, an Gruppen der Phase 3/4 eher teilnehmen.

14.3.2 Bedingungen für die Gestaltung der therapeutischen Beziehung

Umfangreiche Kenntnisse traumaspezifischer Symptome und deren Wechselbeziehung sind ebenso notwendig wie Erfahrung und das Wissen um die »Leibarchive«, die sich bei sensorischer Stimulation unvermittelt öffnen können (Petzold 2006y, S. 107). Berücksichtigt werden müssen die starke unterschwellige Angst und das Miss-Trauen traumatisierter Menschen gerade in der Anfangszeit, das sich körperlich gewöhnlich in Erregung, Lähmung, oft auch in Bewegungsschmerzen äußert. Konzentrationsmängel, Frustrationsintoleranz sowie mangelndes Gewahrsein auch im Verhalten sind zu bedenken. Mit körperlichen Flashbacks oder Dissoziationsphänomenen ist immer zu rechnen. In der Gegenübertragung, als dem Mitvollzug der leiblichen Phänomene, erlebt die Therapeutin außerdem oftmals projektive Identifikationen; denn besonders Traumatisierte nehmen ihre eigenen unangenehmen und ungeliebten Leib- und E-Motionen selbst nicht wahr (vgl. auch Dissoziationsphänomene als »alter« Schutz) und übertragen diese unbewusst vielmehr auf ihre Umgebung. Die Therapeutin ihrerseits bemerkt und erlebt dies als »affiziert werden« in eigenen leiblichen Resonanzen (z. B. Kälte, Herzschlag, Spannung), mitunter durchaus unangenehm, auch als Erregung oder Angerührt- und Mitbewegt-Sein, oftmals noch bevor sich klare Gefühlen einstellen (Petzold 2003a, S. 628 f.). Durch ihr Verhalten beleben die Patientinnen die Erfahrungen von Misshandlungen und Verwahrlosungen immer wieder neu (Petzold, Wolf et al. 2000; Schwartz 2002) – deshalb muss es von der Therapeutin stets verständnisvoll begrenzt werden. Regeln (wie z. B. kleinst-schrittigstes Vorgehen in der Stunde, Bremsen, Besänftigen, ständige Realitätsprüfung anbieten, explizite Wahrung eines Raumes von Gewaltlosigkeit) zur Bewahrung vor Sekundär- und Re-Traumatisierungen sind daher besonders wichtig.

14.3.3 Spezifikum der IBT-Traumagruppe

Das gruppentherapeutische Setting, am besten in geschlossenen Gruppen, kann Vertrauen in eine Solidargruppe (vgl. 4. Weg der Heilung, Petzold 2003; Hüther 2005, S. 52) und damit Angstreduktion wieder anbahnen: eine »schützende Öffentlichkeit« (im Unterschied zur Dyade). Die Gruppe kann auch Spiegel extrem polarisierter (spezifisch bei PTBS) intrapersoneller Empfindungen und Verhaltensweisen sein, wenn etwa im Anfangsblitzlicht sich die interpersonellen Unterschiede und Polaritäten zeigen. Das wohlwollende Geltenlassen durch die Therapeutin, das Bemühen Kompromisse für gemeinsames Tun zu erfinden, kann zu mehr Selbsttoleranz beitragen und ein intrapersonelles Bedürfnis nach Ausgleich eigener Extreme und den Wunsch nach friedvolleren Gefühlen, Körperempfindungen und Handlungen wecken. Geteilte, mitfühlende interpersonelle Resonanzen, aber auch Wahren von individuellen Kontrasten stärken Selbstwertgefühl wie Zugehörigkeitsempfinden.

Ein atmosphärisch vertrauenerweckender Bewegungs-Experimentierraum reduziert Arousal und Dissoziationen und fördert Präsenz. Mit der dann einsetzenden Entspannung wächst auch die Neugier am und das behutsame Neuerkunden von Eigenerleben im Hier und Jetzt. Die Verschränkung von körperlich Erspürtem, emotional Gezeigtem bzw. Erlebtem und verbal Ausgedrücktem dient der Integration, ermöglicht Um- oder Neubewertungen für das eigene Leben.

Gruppendynamiken stehen in der IBT-Traumatherapie nicht an erster Stelle der Behandlung, Kenntnisse darüber (Konkurrenzen, Protagonistenrolle u. a.) sind unerlässlich. Diese Dynamiken schwingen immer mit, müssen daher im Blick, jedoch nie Hauptaugenmerk sein. Das Individuum steht im Vordergrund, was bedeutet, die Therapeutin arbeitet in der Gruppe in vielen verschiedenen Therapeutin-Patientin-Beziehungen zeitlich neben- und nacheinander.

14.4 Die IBT-Traumagruppe im stationären Setting

In der IBT steht die Leib-Säule (vgl. Petzold 2003a, S. 74) im Hauptinteresse. Experimentieren mit eigener Bewegung, auch in Kontakt mit Materialien, Medien (z. B. Stein, Tuch, Ball, Musik) und das (Wieder-)Entdecken individueller Möglichkeiten führen zu (Selbst-)Exploration und Kreation. Vertrauen und Sicherheit in die Stimmigkeit und Entwicklungsfähigkeit leiblicher Empfindungen können durch diese übungs- und dosiert erlebnisorientierten Angebote wachsen.

Dem sensorischen Erfahren wird mehr Raum gegeben als dem vornehmlich kognitiven Verstehen. Jeder Mensch zeigt sich, »wie er gerade leibt und lebt«, auch wenn er sich »verstecken will«. Getauschte oder vermiedene Blicke, Mimik, Gestik und Haltung, Reden oder Schweigen, das und mehr erzählt oder erprobt (Lebens-)Geschichten. Gerade diese nicht-sprachlichen Signale werden in der IBT besonders beachtet.

14.4.1 Zirkuläres Arbeiten in der IBT-Traumagruppe – Bewegungs-Spielräume eröffnen

Die IBT-Gruppen sind in das übrige multimodale und multidiziplinäre stationäre Gruppen-Behandlungssetting eingebettet. Welche IBT-Gruppe indiziert ist, wird im Team festgelegt und für die Patienten transparent gemacht. Es handelt sich um grundsätzlich offene, bis 60 Minuten dauernde Gruppen für Frauen und Männer, mit hoher Fluktuation. Die Gruppengröße schwankt von drei bis neun Teilnehmerinnen. Geschlechtsheterogene Gruppen, auch wenn nur ein oder wenige männliche Teilnehmer dabei sind, beeinflussen die Atmosphäre und das Sich-einlassen-Können auf Leibarbeit sehr, ebenso in umgekehrten Verhältnissen (vgl. Petzold 2003a). Geschlossene geschlechtshomogene Kleingruppen für PTBS-Klientinnen vom Typ IIB (nR) sind erfahrungsgemäß effektiver.

Das Behandlungsziel (Phase 1 u. 2) Sicherheit, Vertrauen im Kontakt mit sich selbst und anderen, dient der Stabilisierung. Danach wird mit der Be- und Verarbeitung (Phase 3) offensichtlicher traumagebundener leiblicher Erfahrungen sowie möglicher Neuorientierung (Phase 4) begonnen.

Diese Phasen sind fließend; emotionale Labilisierung begleitet Phase 3 meistens. Selbstregulierend muss dann Sicherheit und Vertrauen wieder hergestellt werden. Umgekehrt kann in Phase 1 oder 2 traumatische Empfindung plötzlich so präsent werden, dass mit direktiven, doch mitfühlenden Interventionen (z. B. »bitte bewegen, räkeln Sie sich«; »atmen Sie etwas mehr aus«; »schauen Sie sich um«) bei Begrenzung der Traumainhalte, die fühl- und sichtbaren Traumaperzeptionen im Hier und Jetzt reguliert werden (s. a. Petzold 2004l).

Phase 1: Sicherheit/Vertrauen

Die **Einführungsgruppe** für neu aufgenommene Patientinnen vermittelt im psychoedukativen Erstgespräch, das innerhalb dieser Gruppe stattfindet, Ziele und Inhalte der IBT sowie Grenzen und Möglichkeiten stationärer Bewegungstherapie. Erste therapierelevante Einschätzungen und Themen ergeben sich aus den Beobachtungen: Defizite, individuelle Störanfälligkeiten, psychophysiologisches Arousal, Dissoziationsneigung, aber auch Ressourcen kommen zum Vorschein. Die Patientinnen werden nach therapeutischen, speziell körpertherapeutischen Erfahrungen und ihren persönlichen Zielen befragt. Zusammenhänge zwischen

Vorstellungen und Empfindungen werden mit verschiedenen kurzen Selbsterfahrungssequenzen wie z. B. »stellen sie sich etwas sehr Schönes aus naher Zeit vor« und »wie und wo erleben sie dies jetzt in ihrem Körper?« ins Erleben gebracht (Top-down-Approach). Ein therapiebegleitendes Übungsblatt, als Hilfe zum eigenen täglichen Üben/Reflektieren (ähnlich einem Therapietagesplan) wird besprochen und ausgegeben.

Diese Gruppen-Erstsituation erfordert von der Therapeutin eine hohe Präsenz sowie kompetente Eigen- und Fremdwahrnehmung. Zudem sollte sie bereits in dieser Erstbegegnung als intuitive, vertrauenswürdige und zu Support fähige Persönlichkeit wahr- und angenommen werden können (Butollo et al. 1998, S. 233).

Die Behandlung erschwerende Übertragungsprozesse müssen möglichst frühzeitig, wie im gesamten Verlauf der Therapie mit Traumaopfern, erkannt, nach Möglichkeit gemindert und taktvoll angesprochen werden. Für Offen-Sichtliches und für die Therapeutin in Kommotilität (vgl. Kap. 2) Mit-Spürbares werden lösungsorientierte Angebote mit den Patientinnen in Kokreativität entwickelt (vgl. Petzold 2003), wie im folgenden Beispiel.

Erfahrungen mit dem Gesehen-Werden

Frau J., 23 Jahre, sitzt – »cooles Outfit und Haltung« – mit verschränkten Armen im, von den Patientinnen sehr eng gestellten, Stuhlkreis der Einführungsgruppe. Im Verlauf der Stunde fangen ihre Beine an, unruhig zu werden und zu wackeln. Sie schaut so, als ob ihr dies unangenehm sei; den Kopf nach unten geneigt und wegschauend, bemüht sie sich ihre Beine still zu halten, was nicht gelingt. Ich gehe jedoch erst darauf ein, nachdem sie von sich zu sprechen begonnen hat. Ich stelle wertschätzend die reale Raum- und Arbeitsdichte, und damit verbundene Anspannung, fest, was den Kontakt zu ihr verbessert. Dann frage ich nach ihrem Impuls/Handlungswunsch. Sie möchte einerseits gehen, andererseits bleiben. Daraus entsteht mein Angebot, gemeinsam den Stuhl-Abstand zu vergrößern. Die Gruppe kooperiert spontan. Ihre Beine werden unmittelbar ruhiger, sie atmet (für mich sichtbar) tiefer und folgt wieder aufmerksamer mit Blickkontakt. Meine aus Kommotiliät angebotene Lösung führte zu einer ersten Erfahrung von »Gesehen-Werden« und zu Vertrauen.

Ohne genaue Kenntnis (Anamnesevorstellung erfolgt im Team) wurden im Beispiel Problemthemen sichtbar: Scham, Abgrenzungsprobleme, Defizite bei Selbst-Verständnis und -Regulation. Phänomenologische Diagnostik mündete hier in eine Erst-Intervention und verschränkte sich – wie in der IBT üblich – zur Theragnostik (vgl. Kap. 4.2, S. 46).

In der **Organ-, Körperübungs-** und **Muskelentspannungsgruppe** werden durch achtsam aktivierende, vitalisierende, und spannungsregulierende Angebote neue Körpererfahrungen gefördert und regen zu Achtsamkeit an.

In der **Kommunikativen Spiele-Sport-Gruppe** wird Handlungs-/Bewegungskompetenz gefördert. Sich einzubringen, anzuleiten, zu führen oder sich einzupassen, verändernd einzuwirken, evtl. Kompromisse auszuhandeln und gemeinsam zu entscheiden, erweitern Selbsterfahrung mit/an gemeinsamer Bewegungsfreude und -kompetenz. Sich öffnen zu lernen, mit Wünschen oder Bedenken verbal herauszurücken (z. B. zum Reduzieren der eigenen Angst, einen weicheren Ball zu erbitten) verlangt Mut und stärkt das Selbstbewusstsein. Mit wohlwollender Präsenz moderiert die Therapeutin und greift beim Abgleiten schützend und regulierend ein. Vor jeder dieser Stunden wird explizit ausgesprochen, dass Aggressions-/Destruktions- und Gewalthandlungen nicht erlaubt sind. Das wirkt entlastend (Weinberg 2005). Im Fall einer Störung (wie Unbehagen, Desinteresse) spürt das Gruppengespräch Ursachen und Veränderungsmöglichkeiten auf. In der Nachbesprechung gibt und erhält jede Teilnehmerin Feedback, was den Bewusstheitsgrad erhöht.

Phase 2: Stabilisierung

Die **Körperliche Wahrnehmungsgruppe** entwickelt mitfühlendes Gewahrsein und achtsame Aktivierung mit teilnehmendem Beachten von Beeinträchtigungen und Akzeptanz für abgelehnte, ungeliebte Gefühle und die Würdigung von Überlebens- und Schutzmechanismen.

Durch angeleitetes Explorieren eigener Bewegungen und Perzeptionen können Präsenz, Zentrierung, innerliche Verbundenheit erfahren werden, aber auch Schmerzen. Das gemeinsame Gespräch über erfahrene Körperempfindungen oder -resonanzen sowie aufkeimende Stimmungen und sich zeigende Gefühle bahnt Achtung vor und Verständnis für sich selbst an, wie im folgenden Beispiel.

Respekt vor Ablehnung als Schutz

Frau M., 26 Jahre, kommt in die Körperliche Wahrnehmungsgruppe, als eine von sechs Teilnehmerinnen. Sie beklagt heftig ihre seit den letzten vier Tagen andauernden Rückenschmerzen. Sie bewegt sich sehr verhalten. Die übrigen Teilnehmerinnen haben sich sofort hingelegt. Sie lehnt das ab, da sie befürchte, nicht mehr hoch zu kommen. »Ich fühle mich wie eine alte Oma«, ist ihr Satz dazu. Klagend und jammernd nimmt sie viel Raum in der Gruppe, den die anderen ihr zubilligen. Ich nehme ihre Äußerungen respektierend auf und ermutige sie, für sich zu sorgen, worauf sie sich in meine Nähe setzt. Das Anfangsblitzlicht, ein Ritual zur Erhebung der Ausgangssituation jeder Gruppe, findet dadurch erst relativ spät statt. Nachdem sich alle Teilnehmerinnen geäußert haben, versucht jede in der weiteren Blitz-Runde einen Zusammenhang zwischen aktuellem Befinden und vermuteten Situationen herzustellen und Bewegungsbedürfnisse zu artikulieren. Frau M. äußert vorwurfsvoll den Verdacht, dass die letzte Rückenschule zu viel gewesen sei, deshalb wolle sie nicht mitmachen. In der Gruppe entsteht der Wunsch nach (Bewegungs-)Anregungen, um Entspannung und schlafstörende »schlechte« Gedanken in ihrer Wirkung zu begrenzen bzw. zu »entmachten«. Unterstützt durch meine Präsenz äußert eine Teilnehmerin – alle liegen – die Idee eines Gedanken-Stoppschildes mit Bewegung. Das nehme ich auf und leite eine Übung im Liegen mit Beinen, Armen und Kopf an, die ein »Stopp« mit dem Körper ausdrückt und das innerliche Nein-Sagen unterstützt. Die Patientinnen probieren dann eigene Bewegungsimpulse und Worte aus, und finden so zu persönlichen Formen der Selbstabgrenzung; vorhandene dissoziative Neigungen (im Liegen) verringern sich durch Bewegung. Das von mir wohlwollend unterstützte individuelle »handling« von Üben und Ausruhen, eigenen Rhythmus/Balance finden, besänftigte die Atmosphäre, sodass Frau M. sich nach einer Weile (Sicherheit und Vertrauen fassend) dicht neben eine Mitpatientin unmittelbar vor meine Füße legt. Im Abschlussblitzlicht, als Ritual, in dem Feedback oder Sharing möglich sind, äußert sich Frau M. erleichtert, dass sie trotz Schmerzen dabei sein konnte, was ich wertschätzend verstärke.

Wenn sich Abwehr wie hier als Ablehnung zeigt, wird sie respektiert und damit Angst-antagonistisch behandelt. So entsteht meist ein erstes, erleichtertes »Aha«(Evidenz)-Erleben: »Ich bin hier mit allem in Ordnung!«, wovon sich manche Patientin, so zeigt die Erfahrung, erst einmal distanzieren und »erholen« muss. Die Bewegungs- und Verhaltensimpulse verdeutlichen dann: Sie möchte für sich sein, bis hin zu dem

Wunsch, die Gruppe zu verlassen. Solche Abgrenzung wird unbedingt unterstützt, als Autonomieschritt gewürdigt und mit der Vereinbarung verknüpft, sich zum Ende der Gruppensitzung wieder einzufinden. Das Weggehen und Wiederkommen kann ein großer Schritt sein, ebenso wie das Bleiben in der Gruppe, wenn man sich nämlich mit allen Empfindungen und Gefühlsturbulenzen, den Anderen und der Therapeutin zumutet. Entsprechende Zusammenhänge zu gegebener Zeit nachzuzeichnen ist psychoedukativ und schafft Sinn und Verständnis.

Phase 3: Differenzielle Traumabearbeitung – Ahnung von Wohlempfindung

Für Traumapatientinnen stellt sich in der Regel alles als sehr komplex, gar chaotisch dar und wie oder wo anzufangen ist, können sie nicht entscheiden.

In der IBT-Frauengruppe wird immer mit Gewahrsein an der Differenzierung und Separierung unterschiedlicher sogenannter »Teile«, Gedanken, Gefühle, Empfindungen usw. (Schwartz 2002) zunächst in Form einer geführten Meditation (Reddemann 2001; Rothschild 2002; Schwartz 2002) gearbeitet. Dadurch wird eine wohlwollende Beobachterposition geübt (Kabat-Zinn 1999) und dem Selbstempfinden mehr Raum geöffnet, was sich körperlich im Entspannen äußert. Durch Bewegung, Darstellung, Gestaltung und Symbolisierung der Teile mit Materialien oder im Malen werden dann erweiternde sinnliche Erfahrungen und neue Perspektiven eröffnet.

Dies trägt zum Erleben und zur Milderung eigener Affektresonanzen bei. Dadurch kann explorierende Distanz und Weitung des Systems erhalten bleiben. In dieser Weite und Öffnung kann eine innerliche Hierarchisierung und Ordnung entstehen. Aus der leiblichen Erfahrung im Hier und Jetzt, im Unterschied zum Gedachten und Vorgestellten, kann nun entschieden werden, woran gearbeitet werden soll. Eine Entscheidung selbst zu treffen, ist für Traumaopfer wichtig, damit die verletzte Selbstbestimmung, der eigene Wille und damit die Selbstverantwortung wieder zum Tragen kommen.

Stützende und beruhigende Interventionen (s. Petzold 2004l), aus leiblich wohlwollender Koexistenz und Kommotilität, ermöglichen Verständnis und Anregung von Selbst-Mitgefühl wie die Fortsetzung vom zweiten Fallbeispiel zeigt:

Wiederfinden von leiblichem Zusammenhang

Frau M. nimmt das erste Mal an der nachmittags stattfindenden IBT-Frauengruppe mit vier Patientinnen teil. Sie wirkt deutlich motivierter und aktiver als noch in der Gruppe am Vormittag. Die einleitende Information vermittelt den Stundenablauf.

Im ersten Teil, einer angeleiteten Weg-Meditation, machen es sich alle bequem und Frau M. richtet sich auch im Liegen ein. Bevor sie ihren Weg beginnen, bitte ich sie darum, sich vorzustellen, alle Teile (Empfindungen, Gedanken, Wünsche, Gefühle), die stören, belasten, kritisch, heftig usw. sind, an einem Ausgangspunkt zurückzulassen, zu dem sie später zurückkehren. Durch dieses Trennen der Teile von sich selbst kann innerlich etwas Freiraum spürbar werden, sich ausweiten und evtl. für die Zeit der Stunde etablieren. Im folgenden Handlungsteil werden die deutlich bemerkten Teile mit Materialien symbolisch dargestellt und in etwa so auf der eigenen Matte angeordnet, wie und wo sie leiblich gespürt wurden. Dieser kreative Gestaltungsprozess verschafft neue Perspektiven. Wenn die Symbole dann sinnlich erkundet oder in andere Beziehungen gebracht werden, gibt es weitere Erlebens- und Bewusstseinserfahrungen, Fixiertes/Gedachtes kommt dann in Bewegung. Frau M. stellte ihre Teile mit Kissen

einheitlicher Farbe, d.h. geringer Differenzierung, dar. Sie legt alle ganz eng zum eigenen Körper, symbolisch in die Mitte der Matte hin, mit einer Ausnahme: Dieser »Problemteil« liegt entfernt und sie will mit ihm ausdrücklich »nichts zu tun haben«. Dann folgt ein Sich-Mitteilen über das Erlebte und Gestaltete in der Gruppe.
Während Frau M. ihre Teile »nüchtern« beschreibt, nimmt sie zwei Kissen an sich, drückt sie und sagt, das seien ihre Kinder, nach denen sehne sie sich, wobei sie emotionale Regung zeigt. Im nächsten, wie gehetzten, Atemzug benennt sie regungslos ihre bevorstehende Entlassung und ihre Angst vor dem, was sie erwartet, etwa den neuen Mietvertrag und die Kündigung ihrer Arbeitsstelle. Das war bisher nicht thematisiert. Ich beantworte ihren gehetzten Atemzug meinerseits mit bewegtem Aufstehen, während sie weiterhin starr, wie festgefroren wirkt. Durch die Mitteilung meiner leiblichen Wahrnehmungen von Spannung und Lähmung wird Frau M. wie aufgeweckt. Ich bitte sie nun, etwas Atem zu schöpfen, bevor wir weiter arbeiten. Dann fordere ich Frau M. auf, langsam dem Kommunizierten innerlich nachzugehen, um herauszufinden, welche Teile sie außerdem noch an sich bemerke. Mit ihrem Einverständnis lege ich für ihre noch erwähnten Belastungs-Teile Symbole und bitte sie, diese zu erkunden. Nun kann sie ihre somatische Anspannung dem psychischen Druck mehr zuordnen und die Gefühle eher zulassen. Abzulesen an ihrem tränenerfüllten Blick, fühlt sie auch ihren inneren Schmerz und spürt dass sich die Rückenstarre etwas löst.
Wir beendeten diese Sequenz mit der expliziten Würdigung aller Teile und ihres Mutes, sich so zu zeigen. Dies wird als wichtiger Punkt geübt, um alle Teile des Systems in ihrem So-geworden-Sein zu würdigen und das Selbst in seiner Differenzierungs-, Integrationsleistung zu stärken.
Zur Entspannung/Vitalisierung und zum Umschalten aus dieser intensiven, alle berührenden Arbeit wird eine Ausatemübung kombiniert mit einer Schüttelbewegung durchgeführt. Das anteilnehmende Abschlussblitzlicht beendet die Stunde.

Der impulsive verbale Druck, die gleichzeitig körperlich festgehaltene Spannung und erstarrte Emotion konnten sich hier mit dem bisher vermiedenen, nun aber gefühlten seelischen Schmerz wieder verbinden und Würdigung erfahren.

Phase 4: Neuorientierung/Transfer – Selbstermächtigung aus wohlwollender Solidarität

In der geschlossenen IBT-Frauengruppe, über drei bis vier Wochen kann manchmal eine erste Neuorientierung erfahren werden. Meist bleibt ein kurzes Ausprobieren als Andeutung von Neuem wie im folgenden dritten Beispiel.

Wiederbelebung anästhesierter Bewegung und enteigneter Handlungsfähigkeit
Frau G., 36 J., nimmt zum zweiten Mal an der IBT-Frauengruppe teil. Bereits während der zu Beginn stets geübten Meditation (vgl. voriges Beispiel) fängt sie an zu weinen, dabei sitzt sie wie erstarrt. Nachdem die anderen sich geäußert haben, um Frau G. Zeit zum Sammeln zu geben, gibt diese an, dass sie bei sich ängstliche Teile spüre und »alte Empfindungen da seien«. Mein Akzeptieren und wertschätzendes Benennen ihres Weinens, ohne inhaltliche Exploration der Teile, führt zunächst zu vermehrtem Weinen und vertiefter Ausatmung. Frau G. erlebt, dass Weinen hier erlaubt ist. Fast gleichzeitig damit bemerkt sie einen anderen Teil in sich, der sie für ihr Weinen ausschimpft, was sie äußerte.

Auch diesen Teil in ihr gilt es wertschätzend zu beruhigen und zu verstehen. Ich vermittle ihr, als Angebot zum besseren Selbstverstehen (Selbstexploration wäre hier noch besser), dass es möglicherweise früher gefährlich war, Tränen zu zeigen, sodass sie lernen musste, diese zurückzuhalten, was hier und jetzt nicht der Fall ist. Sie überprüft dies für sich, kann zu innerlichem Einverständnis finden und erfährt zudem Verständnis aus der Gruppe. Erst jetzt wird ihr »eigentliches Thema« aussprechbar: ihre drückende Angst davor, das »Pensum« zu Hause, nach der Entlassung nicht zu schaffen. Sie befürchtet insbesondere, wie vor ihrer stationären Behandlung, erneut »nicht aus dem Bett zu kommen«. Freundlich, gelassen und wertschätzend akzeptiere ich dies ohne Vertiefung (aus Zeitgründen). Deutlich wird nun ein körpereigener Impuls in Form einer unwillkürlichen Beinbewegung, aufgefasst als unbewusster Bewegungsausdruck (vgl. Levine 1998). Ich biete ihr an (auch hier wäre mit mehr Zeit Selbstexploration besser), diesen Impuls (ebd.). als entgegengesetzten Pol zur vorher benannten lähmenden Müdigkeit aufzugreifen. Mit geschlossenen Augen bitte ich sie zu erkunden, welche Bewegung (Richtung, Dynamik, Impuls) sie im Bein spürt. Sie will vom Platz aufstehen, in den Raum gehen. Ich ermutigte sie, und anfangs schreitet sie zaghaft, dann kräftiger umher. Gemeinsame Überlegungen zu einer passenden Beschreibung der Bewegung führen spontan zu ihrem Satz: »Ich will teilnehmen und Raum nehmen!« Diesen intoniert sie mehrmals übend beim Gehen. Der Gedanke soll sich mit ihrer Bewegung verankern und später nützen. Die anderen Teilnehmerinnen werden ebenfalls ermutigt, ihren Körperimpulsen im sanften Bewegen nachzukommen, was die Einzelarbeit wieder in die Gruppe einmünden lässt. Abschließend erhält Frau G. anteilnehmende und wertschätzende Anerkennung, und sie wird zur expliziten Selbst-Würdigung angeleitet.

Zum Abschluss benenne ich einen mir wichtigen Aspekt in der Behandlung traumatisierter Menschen. In den beschriebenen Beispielen wird deutlich, wie hoch die Anforderung an die Therapeutin ist, mit den Patientinnen »mitzugehen« – zur Kommotilität bereit und fähig zu sein – die eigene leibliche Resonanz zuzulassen und in die Behandlung ein zu bringen. Dieses kontinuierlich leisten zu können, setzt zwingend den achtsamen Umgang mit sich selbst auch im Sinne aufmerksamer Selbstfürsorge voraus und bildet so einen wesentlichen Teil des Bodens, auf dem sich ein für die Patientinnen erfolgreicher Behandlungsweg entwickeln kann.

14.5 Weiterführende Literatur

Brooks CVW. Erleben durch die Sinne. Sensory Awareness. Paderborn: Junfermann 1995.

Heinl H, Heinl P. Körperschmerz – Seelenschmerz. München: Kösel 2005.

Petzold HG. Integrative Traumatherapie und Trostarbeit. 3/2004l www.fpi-publikationen.de/polyloge

Rothschild B. Der Körper erinnert sich. Die Psychophysiologie des Traumas und der Traumabehandlung. Essen: Synthesis 2002.

15 IBT mit traumatisierten Flüchtlingen

Ingrid Ingeborg Koop

Inhalt

Die Autorin plädiert für ein integratives Vorgehen und den Einbezug eines Leibparadigmas in der Traumatherapie. Die Notwendigkeit einer Erweiterung gängiger Traumadiagnostik und Behandlungskonzepte in der Arbeit mit traumatisierten Flüchtlingen und Gefolterten wird erläutert. Der Ansatz der Integrativen Bewegungs- und Leibtherapie wird für diese Zielgruppe im Rahmen eines multimodalen Vorgehens spezifiziert. Zielbereiche von Leibinterventionen werden ebenso wie funktionale und prozessorientierte Leibinterventionen erläutert. Das Beispiel einer bosnischen Patientin veranschaulicht das beschriebene Vorgehen. Eine exemplarische Studie zur bewegungs- und leibtherapeutischen Gruppenarbeit mit kurdischen Flüchtlingsfrauen sowie ergänzende Betrachtungen runden dieses Kapitel ab.

15.1 Einführung

Der folgende Artikel entstand auf dem Hintergrund meiner langjährigen Erfahrungen in der Traumatherapie, besonders mit traumatisierten Flüchtlingen und Folterüberlebenden bei dem Bremer Behandlungszentrum REFUGIO, und meiner Verbindung als Psychotherapeutin mit der Integrativen Bewegungstherapie. Ein weiterer Einfluss stammt aus meiner Arbeit mit Kollegen und Kolleginnen aus dem Gesundheitswesen in kriegsbetroffenen Ländern, v. a. in Lateinamerika und im ehemaligen Jugoslawien, die ihre Erfahrungen mit mir geteilt haben. So kam ich zu der Überzeugung, dass Traumatherapie auf verschiedene Arten ausgeführt werden kann, mit unterschiedlichen Methoden und Techniken. Es sollten jedoch dabei immer einige notwendige Bedingungen beachtet werden.

Zunächst einmal ist ein integrativer Ansatz notwendig, der darauf zielt, den Menschen in seiner ganzen Existenz zu sehen und zu behandeln, ihn oder sie nicht zu einem »Trauma-Fall« zu reduzieren. Oft hängt die Patientin[1] seelisch

[1] Da die große Mehrheit von Patienten wie Therapeuten Frauen sind, wird in diesem Kapitel die weibliche Form verwendet, d. h. von Patientinnen und Therapeutinnen gesprochen.

an den traumatischen Ereignissen in ihrem Leben fest – wir als Therapeutinnen dürfen nicht in dieselbe Falle gehen, sondern müssen den Blick weiten helfen, um den ganzen Lebenskontext und biografischen Lebensfluss wieder zu öffnen.

Zweitens ist es obligatorisch, den aktuellen Wissenstand aus Traumaforschung und »best practice« dazu in die Arbeit einzubeziehen (eine gute Einführung gibt Huber 2003a u. 2003b). Vor allem das Wissen um physiologische Prozesse unter Traumabedingungen (vgl. van der Kolk 2000) und die Orientierung der Traumabehandlung an Stabilisierung und Ressourcenstärkung sind wichtig.

Drittens bin ich der Meinung, dass besonders in der Traumatherapie ein »Leibparadigma« notwendig ist. Dies bedeutet, dass die körperlichen Aspekte und leibbezogenen Perspektiven als Grundlage und Hintergrund notwendige Bestandteile einer Traumabehandlung sind. Im therapeutischen Prozess sind darüber hinaus je nach Situation auch direkte leibbezogene Interventionen notwendig und sinnvoll (vgl. dazu Koop 2000).

15.2 Leiblichkeit und Traumadiagnostik in der Arbeit mit Flüchtlingen

Bei traumatisierten Flüchtlingen und Folterüberlebenden erweisen sich gängige Traumadiagnostik- und Traumatherapiemodelle als begrenzt tauglich, da sie die Entstehungsbedingungen und den spezifischen Lebenskontext, d.h. die Erfahrungen im Heimatland und die reale gegenwärtige Lebenssituation im Exil oft nicht berücksichtigen. Ein Teil der Flüchtlinge hat unmittelbar körperliche Verletzungen und Traumatisierungen erlebt: die Schläge bei der Hausdurchsuchung, Verbrennungen und Elektroschocks in der Folterhaft, die Vergewaltigung durch den Schlepper auf der Flucht, um nur einige zu nennen. Diesen Traumatisierungen muss in der Behandlung physisch und psychisch Rechnung getragen werden.

Die Lebensbedingungen im Exilland Deutschland sind für die meisten Flüchtlinge alles andere als sicher und gesund. Zermürbende, manchmal jahrelange Wartezeit auf eine Asylanerkennung, drohende Abschiebung, gekürzter Sozialhilfesatz, bedrückende Wohnverhältnisse, eingeschränkte Gesundheitsversorgung – die Identitätssäulen der Leiblichkeit und der materiell-existenziellen Sicherheit sind massiv erschüttert. Die Alltagsbewältigung von Tag zu Tag, die Auseinandersetzung mit Behörden, der Kampf für eine Bleiberegelung stehen im Vordergrund, auf dem jahrelang Kopf- und Leibschmerzen, extreme Schlafstörungen, Albträume und andere Traumafolgen im Hintergrund ausgehalten werden. Manchmal ist in einer solchen Situation eine Bearbeitung des ursprünglichen Traumas möglich und sinnvoll, manchmal nicht. Symptomlinderung, Stabilisierung und (leibliche) Ressourcenarbeit sind jedoch fast immer therapeutisch indiziert und möglich.

Die Flüchtlinge kommen aus den unterschiedlichsten Kulturen und »social worlds«, zu denen jeweils ein Zugang gefunden werden muss. Dies gilt für die persönliche Begegnung wie für die kulturellen Vorstellungen von Gesundheit und Krankheit, für das kulturelle Verständnis von Sinnlosigkeit und Sinn des Erlebten, von Hoffnung und Lebensperspektive. Oft sind es Kulturen, in denen verbaler Ausdruck von seelischen Prozessen und Gefühlen unüblich ist, wo sich die Seele ihren Ausdruck v.a. über den Leib in psychosomatischer Form sucht. Gerade hier sind nonverbale Beobachtungen, Gesten und Interventionen von großer Bedeutung. Es kann damit auch an ein nicht polarisiertes Verständnis von Krankheit und Gesundheit angeknüpft werden, wo die Therapeutin die »Heilerin« ist, zu der die körperlichen wie seelischen Schmerzen getragen werden und von der sich Hilfe für beides erhofft wird.

Auch in der Traumadiagnostik sind weitere Differenzierungen notwendig. Menschen, die »man made disasters«, d.h. von Menschen verursachte Traumata, erlebt haben, zeigen eine Reihe zusätzlicher Symptome, die über das Konzept der posttraumatischen Belastungsstörung hinausgehen. In der Fachliteratur wurden dazu weiterreichende Konzepte erarbeitet, z.B. die *komplexe Posttraumatische Belastungsstörung* (Herman 1993) oder die *Störungen durch Extrembelastungen* (van der Kolk et al. 1992).

Überlebende von politischer Verfolgung und Folter sind meist über einen längeren Zeitraum und mehrfach extremen Stresssituationen ausgesetzt. In ihrem Heimatland haben sie zum Teil Jahre der Verfolgung, einmalige oder mehrere Haftzeiten mit andauernder oder wiederholter Folter erlebt. Die Traumatisierung endet nicht mit dem Verlassen der Heimat, sondern setzt sich u.U. auf der Flucht fort. Auch bei der Ankunft im Exil ist die vermeintliche Sicherheit nur relativ. Durch Kulturschock und schwierige Lebensumstände im Exil (Arbeitsverbot, Abschiebedrohung u.a.) kann es zu einer Fortsetzung des traumatischen Erlebens bzw. zu einer Retraumatisierung kommen. Flüchtlinge sind also häufig nicht in der »*post*-traumatischen« Phase, sondern noch mitten im traumatischen Prozess. Keilson (2001) spricht von einer »sequenziellen Traumatisierung« und hat aufgezeigt, dass die Phase nach dem ursprünglichen Trauma die sensibelste ist, was die Möglichkeiten betrifft, das Geschehene zu verarbeiten. Bestehen hier keine salutogenen Bedingungen bzw. sind die Lebensumstände weiterhin ungünstig, besteht ein hohes Erkrankungs- und Chronifizierungsrisiko.

Becker und Weyermann (2006) haben das Keilsonsche Modell auf die Situation von Flüchtlingen übertragen. Sie unterscheiden sechs Phasen, von Beginn der Verfolgung im Heimatland und Flucht über die Anfangszeit im Exil, die »Chronifizierung der Vorläufigkeit« bis zum Akzeptieren der Exilsituation als endgültig oder bis zur Rückkehr. Sie betonen, dass Flüchtlinge sich im Exilland meist weiter in einem traumatischen Prozess befinden und dass Traumatisierung – wie auch therapeutisches Eingreifen – in jeder Phase möglich ist.

Auch die Häufung der traumatisierenden Ereignisse spielt eine Rolle. Hier greift das Konzept der »kumulativen Traumatisierung« (Khan 1963). Der Begriff der »Extremsituation« wurde von Bettelheim 1943 eingeführt als Reflexion seiner Konzentrationslagererfahrungen. Die Betonung liegt hier auf der Qualität der Erfahrungen: Es ist etwas, das Menschen von anderen Menschen angetan wurde. Lateinamerikanische Kollegen und Kolleginnen haben die Bedeutung der menschlichen und damit politischen Dimension der Misshandlung durch Folter und der Konsequenzen für die Therapie herausgearbeitet. Sie sprechen von **Extremtraumatisierung**: ein Prozess von zeitlicher Dauer, Intensität und der Interaktion zwischen sozialen und psychologischen Strukturen. Es ist ein individueller und kollektiver Prozess in Bezug auf und in Abhängigkeit von einem gegebenen sozialen Kontext (Becker u. Calderon 1990). Extremtraumatisierung ist beides: individuelle Zerstörung – auf leiblicher und Identitätsebene – und soziopolitischer Prozess. Auch wenn damit bewusst keine neue »Diagnosekategorie« geschaffen werden soll, ist es notwendig, über die »Posttraumatische Belastungsstörung« hinaus mit dem Konzept der Extremtraumatisierung den diagnostischen Blick zu erweitern und Trauma durch »man made disaster« als zeitlichen wie soziopolitischen Prozess zu verstehen.

15.3 Integrative Traumatherapie

Traumatherapie benötigt wie jede Psychotherapie eine Vertrauensbasis. Die grundlegende therapeutische Haltung beinhaltet »Intersubjektivität« und »Ko-respondenz«, wie sie Petzold als zentrale Konzepte der Integrativen Therapie definiert hat (Petzold 1993a). Therapieziele und der therapeutische Weg werden nicht bestimmt durch die Patientin oder die Therapeutin allein, sondern in einem gegenseitigen Prozess kontinuierlicher Kommunikation. In der Arbeit mit extremtraumatisierten Flüchtlingen muss das Abstinenzprinzip aufgegeben bzw. modifiziert werden. Lateinamerikanische Kollegen und Kolleginnen formulieren ein bewusstes Eingehen der therapeutischen Beziehung. Die Therapeutin spielt eine aktive Rolle und ist parteilich: *Aktiv*, um den traumatisierten Menschen zu unterstützen und emotional zu halten und die Möglichkeit zu eröffnen, sich eigene Strukturen durch die therapeutische Beziehung wieder anzueignen (i. S. eines »empowerment«, s. Regner 2006); *parteilich*, um eine inquisitorische Haltung zu vermeiden, sondern als Mit-Zeuge die traumatische Erfahrung zu teilen (vgl. Becker 2006).

In der Integrativen Traumatherapie wird nicht nur auf eine kognitive Bewertung des Traumas gezielt, sondern multimodal auf die körperliche, die emotionale und die geistig-spirituelle Ebene. Es wird versucht, einen Kontaktfluss zu erreichen bzw. die Ebenen in Übereinstimmung zu bringen. D. h. Kognitionen, Werthaltungen und Gefühle sollen auf körperlicher Ebene verankert werden – und umgekehrt. Die Integrative Bewegungs- und Leibtherapie greift in besonders adäquater Weise diese Zusammenhänge auf.

Bei traumatischen Ereignissen, die menschenverursacht sind (wie sexuelle Gewalt, Krieg, Inhaftierung, Folter) werden Körper, Seele und Geist gleichermaßen beeinträchtigt. Traumatherapie fokussiert meist auf die Seele und/oder den Geist. Aber sowohl neurophysiologische Forschungsergebnisse (Hüther u. Sachsse 2007; van der Kolk 2000) als auch individuelle wie soziale Körper-Seele-Geist-Zusammenhänge verlangen die Einbeziehung eines Leibparadigmas in die Traumatherapie. Eine integrative Behandlung sollte während des ganzen therapeutischen Prozesses die körperliche Basis mit den emotionalen und geistig-spirituellen Ebenen kombinieren.

15.4 IBT als Traumatherapie

Traumatherapie ist leibliche Identitätsarbeit. Hier bietet Petzolds Modell der **»Fünf Säulen der Identität«** (S. 57 f.; Rahm et al. 1993, S. 155) eine umfassende Grundlage für konkretes Behandlungsvorgehen in den Bereichen: Leiblichkeit; Arbeit mit dem sozialen Netzwerk; Tätigkeit und Leistung; materielle und existentielle Sicherheit; Normen, Werte und Spiritualität. Ich werde im Folgenden auf die Identitätssäule der Leiblichkeit eingehen (die Arbeit mit weiteren Säulen ist beschrieben in Koop 2002).

Ein traumatisierter Mensch ist in seiner ganzen Leiblichkeit angegriffen. Besonders deutlich wird dies bei extremtraumatisierten Menschen, die Folter überlebt haben. Folter zielt nur vordergründig auf das Abpressen von »Geständnissen«. Das determinierte Ziel von Folter ist die Zerstörung der Persönlichkeit. Über den direkten Angriff auf den Körper soll der ganze Mensch in seiner Leiblichkeit und Identität gebrochen werden. Körperliche Schmerzen sind untrennbar mit den seelischen Schmerzen verbunden. Sinnvollerweise werden auch in die Behandlung Seele und Leib einbezogen, was mit Methoden der IBT besonders gut möglich ist. So kann wieder, wie es ein kurdischer Patient formulierte, »Hoffnung für Leib und Seele« entstehen.

Extremtraumatisierte Flüchtlinge kommen meist mit einer Reihe von somatischen und psychosomatischen Symptomen zur Behandlung. Somatische Leiden sind also oft der Ausgangspunkt für eine Suche nach Behandlung und müssen als solche ernst genommen werden. Das Übererregungsniveau, die Stressphysiologie, die typisch ist für Traumatisierte, soll in eine »Physiologie des Wohlbefindens« verändert werden. Darüber hinaus helfen bewegungs- und leibtherapeutische Ansätze, den seelisch-emotionalen Gehalt der traumatischen Erlebnisse psychotherapeutisch zu bearbeiten.

15.4.1 Zielbereiche leibtherapeutischer Interventionen

Die folgenden Bereiche und Ziele reichen von grundlegenden bis hin zu komplexeren Formen von Körperinterventionen. Sie sind nicht in einer hierarchischen Reihenfolge zu sehen. Wie immer in einem prozesshaften therapeutischen Vorgehen werden die Bereiche und Interventionen in Übereinstimmung mit diesem einen Patienten oder dieser speziellen Patientin ausgewählt, orientiert an den jeweiligen Erfordernissen des therapeutischen Prozesses (s. Tab. 15-1).

Leibliche Ressourcenarbeit

Ressourcenarbeit statt Defizitorientierung ist Grundlage jeder Traumabehandlung und findet sich in den meisten Traumatherapiekonzepten. Traumatisierte Menschen können Ressourcen oft nicht mehr adäquat wahrnehmen, kognitiv einordnen, bewerten und wertschätzen oder in praktisches Handeln umsetzen. Erlebnisse entlastender und stärkender Art sind nicht oder nur sehr schwer möglich. Es gilt, daran zu erinnern, dass auch ein traumatisierter Flüchtling im Lebenskontinuum steht, in dem es eine Zeit *vor* und eine Zeit *nach* dem Trauma gibt, auch wenn dies nicht immer so empfunden werden kann. So werden innere Kräfte aufgespürt, die das Überleben ermöglicht haben und auch Entlastungen und Kompensationsmöglichkeiten schaffen. Traumabearbeitung ist nicht sinnvoll, wenn dem traumatischen Erleben nicht Ressourcen als Ausgleich im Hier und Jetzt zur Verfügung stehen.

Ressourcenstärkung ist gut möglich durch die Arbeit an leiblichen Basisfunktionen, wie etwa ein Ausprobieren der eigenen Gesichtsmimik, von verschiedenen Körperhaltungen etc. Diese »movement produced information« dient dazu, wieder Interesse zu wecken (z. B. durch Heben der Augenbrauen), wieder lachen zu lernen (z. B. durch Heben der Mundwinkel) u. Ä. Durch Stimulieren der Muskeln der Augenbrauen, des Mundes, die »vergessen« haben, wie es geht, erinnert sich der Leib und kann die korrespondierenden Emotionen und kognitiven Bewertungen allmählich rekonstruieren.

In der Therapie können kleine Quellen von Stärke und Genuss (wieder) entdeckt werden: Übergangsobjekte, Musik, Literatur, Naturerleben und ähnliches. Hilfreich ist die Arbeit mit positiven Imaginationsübungen (vgl. Huber 2006) v. a. unter Einbezug der Sinnesorgane: Wie riecht und schmeckt es in der Vorstellung, was ist zu sehen, wie hört und wie fühlt es sich an?

In Anknüpfung an alte positive Erfahrungen und Stärken wird nach dem früheren Beruf eines Flüchtlings gefragt, nach den Tagesaktivitäten einer vergewaltigten Frau, nach dem Lieblingsessen, dem Lieblingsplatz, die ein gefolterter Patient als Kind hatte. Basisressourcen können aktiviert werden wenn z. B. kurdische oder bosnische Frauen vom Land sich an sinnhafte und gern ausgeführte Alltagsaufgaben erinnern. Viele von ihnen waren es gewohnt, ihr eigenes Brot zu backen, und haben diese Tätigkeit im Exil eingestellt. Diese Fähigkeit wiederzubeleben aktiviert nicht nur eine grundlegende Körperfunktion, sondern bringt auch Befriedigung über Leistung und orale Bedürfnisse, Nährwert im emotionalen Sinne und hilft darüber hinaus, die Tagesstruktur und das Familienleben zu restrukturieren.

Tab. 15-1 Zielbereiche leibtherapeutischer Interventionen

1	**Symptom- und Schmerzlinderung, Entlastung**	• Auch ohne organische Ursachen ist die Symptomatik (z. B. Kopfschmerzen, Schulter- und Nackenschmerzen, Rückenschmerzen) ernst zu nehmen und zu behandeln. • Kleine funktionale Übungen sind indiziert, wie z. B. Kopf- oder Gesichtsmassage.
2	**Wiederherstellung eingeschränkter oder gestörter Körper- und Bewegungsfunktionen, Coping**	• Medizinische und orthopädische Maßnahmen, falls notwendig, wie Operationen, Prothesen, Zahnersatz (unter der Folter werden oft die Zähne geschädigt), Psychopharmaka für begrenzte Zeit • Physiotherapeutische Maßnahmen, wie modifizierte Krankengymnastik, manuelle Therapie, Rücken- oder Fußmassage, wo es möglich ist • Imaginative Entlastungsmethoden, z. B. Imaginationsübungen wie die »Lichtstrahl-Übung« gegen Schmerz (vgl. Schubbe 2004), die Imaginationsübung »Rucksack entpacken« und andere
3	**Erhöhung der Sensibilität für Unterschiede in der Schmerzwahrnehmung**	• Zum Beispiel »Schmerzdiagramme«, Schmerzskalen nach Zahlen oder nach Gesichtern, die verschiedene Stimmungen ausdrücken
4	**Körperliche Basisfunktionen; Erhöhung der Sensibilität in der allgemeinen und differenzierten Körperwahrnehmung**	Körperwahrnehmung wird auf Basisebenen stimuliert: • Selbstwahrnehmung: Körperübungen, z. B. mit dem Igelball • Wahrnehmung von Unterschieden: warm-kalt, weich-hart etc. • Hausaufgaben: Spazierengehen, Bewegung, Sport u. a. • »Movement produced information«: Durch Stimulieren der Muskeln wird das Leibgedächtnis aktiviert und die Bewegung ganzheitlich erinnert, einschließlich des emotionalen Gehalts (s. a. 7 Zielbereich, Einbezug emotionaler Bewertungen).
5	**Erfahrung von Körpergrenzen (Raum- und Zeitgrenzen)**	• Bei Gewalt- und Foltererfahrungen werden intime körperliche und psychische Grenzen überschritten und beschädigt. Die Körpergrenzen müssen neu erforscht und definiert werden. Übungsbeispiele: – Raumerfahrung (Raumgrenzen, Übungen mit Gegenständen) – rhythmische Übungen (Zeitgrenzen) – Nähe-Distanz-Übungen (mit Gegenständen; mit anderen Menschen im Ausprobieren der sozialen Grenzen)
6	**Arbeit am gestörten Körperbild, Zugang zu abgespaltenen Leibregionen**	• Bewegungs- und Atemübungen sind hilfreich. Hier kommt auch das weite Spektrum kreativer Medien und Methoden zum Tragen, wie z. B. die Arbeit mit »Body Chart«-Bildern (Petzold 1993a).
7	**Einbezug emotionaler Bewertungen des Körper- und Traumaerlebens**	• In die Leibarbeit muss einbezogen und bearbeitet werden, wie die Patientin ihre traumatischen Erlebnisse selbst bewertet; z. B. gibt es oft eine kultur- und geschlechtsspezifische Bewertung: Vergewaltigte Frauen sehen die Vergewaltigung nicht als Verbrechen oder Folter, sondern als persönliche Scham und Schande. Dies gilt selbst dann, wenn die sexuelle Gewalt in einem expliziten politischen Zusammenhang stattgefunden hat.

Tab. 15-1 (Fortsetzung)

8	**Förderung des kognitiven Verständnisses für Leib-Seele-Geist-Zusammenhänge**	• Psychoedukation zu Leib-Seele-Zusammenhängen ist sinnvoll und hilft, auf der kognitiven Ebene zu verstehen. Erklärungen können etwa sein: »Ihre Seele spricht durch Ihren Körper« und Ähnliches.
9	**Förderung eines positiven und integrativen Körpererlebens**	• Übungen mit dem unten beschriebenen Bottom-up-Ansatz (vgl. Koop 2000; Orth 1996)
10	**Arbeit mit dem »sozialen Leib« bzw. der Zwischenleiblichkeit**	• Die Begegnung mit einem anderen Menschen, mit dem leiblichen »Anderen«, ist eine soziale Begegnung und fördert die sozialen Aspekte von Leiblichkeit. In den Übungen (z. B. zum Thema Blickkontakt, Gegenüber-Stehen u. Ä.; Haussmann u. Neddermeyer 1996) werden der »soziale Leib«, die (Wieder-)Begegnung und das Vertrauen von Person zu Person, von Leib zu Leib, neu entwickelt.
11	**(Wieder-)Anvertrauen des Leibes (eigen- und zwischenleiblich[1])**	• Vertrauensübungen mit kleiner oder größerer Intimität sind angezeigt (z. B. Übungen wie »Begegnung der Hände« oder »Blind-Gehen«; vgl. Haussmann u. Neddermeyer 1996).
12	**Sicherer Ausdruck von Freude und Wut/Aggression[2]**	• Bewusstwerden von Ärger und Wut • Körperausdruck: Stimme heben, Nein-Sagen (besonders mit Frauen) • Wahrnehmen und Zulassen von Freude und Lust • Kontrolle destruktiver Impulse
13	**Wiederaneignung des Leibes**	• Kontrolle über Körperfunktionen und Bewegungen, in denen sich die eigene Existenz und die Eigenverantwortung ausdrückt
14	**Wiederauffüllen des Leibes mit Sinn**	• Konfrontation mit existenziellen Fragen und die (Re-)Konstituierung von Sinn (»Noo-Therapie«, s. Petzold 1993a) aufgrund der Beschädigung des körperlichen Kohärenzgefühls und des »sinnhaften Leibes« • Oft erst gegen Therapieende thematisiert

[1] Vertrauen in eigene Körperfunktionen und Leiblichkeit sowie in die eines anderen Menschen

[2] Diese Bereiche werden unter Gewalt und Foltererfahrungen geschädigt. Das Vertrauen in den eigenen Leib geht verloren, da der Körper als »Verräter« erlebt wurde – durch Schmerz, durch Zusammenbruch, manchmal auch durch ungewollte Lust. Der körperliche Ausdruck von Gefühlen, besonders von Wut und Aggression, musste unterdrückt werden. Es war gefährlich, sie zu spüren oder gar auszudrücken, wie es gefährlich war, überhaupt Gefühle zu haben. Auch die positiv-gestaltende Seite von Aggression ist darüber abhanden gekommen.

15.4.2 Multimodales Vorgehen und prozessorientierte Leibinterventionen

In der leiborientierten Behandlung unterscheide ich zwischen

- bimodalem oder multimodalem Vorgehen in der Kombination von Physiotherapie und Psychotherapie sowie
- prozessorientierten Bewegungs- und Leibinterventionen innerhalb des psychotherapeutischen Settings (vgl. Koop 2002).

Multimodales Vorgehen

Bei einem multimodalen Vorgehen gilt es interdisziplinär zu denken und zu handeln. Jordi (2002) betont die Notwendigkeit eines interdisziplinären Teams, um der Komplexität der Arbeit gerecht zu werden. Sie und Petzold (1996) weisen darauf hin, dass Stresssymptome *als solche* ernst zu nehmen und unmittelbar zu behandeln sind, was in einem auf Psychotherapie fokussierten Kontext manches Mal nicht beachtet wird. Umgekehrt reicht in der Regel ein klassisches physiotherapeutisches Vorgehen nicht aus, auch nicht, um die somatischen Auswirkungen zu steuern. So trägt z.B. eine klassische krankengymnastische Behandlung, wenn sie als einzige oder isolierte Maßnahme vorgenommen wird, oft wenig Früchte. Sie muss für die Bedürfnisse dieser Zielgruppe modifiziert und in einen ganzheitlichen Ansatz eingebettet sein.

Es gilt, eine breite (und dennoch nicht eklektizistische, sondern integrative) Interventionsplanung vorzunehmen. Ein multimodales Vorgehen hat die *übungszentriert-funktionale Modalität*, die *erlebniszentriert-stimulierende Modalität* und die *konfliktzentriert-aufdeckende Modalität* (s. Kap. 4) im Blick und wählt die im Einzelfall erforderliche Kombination aus: »Die Kombination von Modalitäten in *bimodalem* oder *trimodalem* Vorgehen ist, wenn sie in einer Hand liegt, also in einem konsistenten ›therapeutischen Curriculum‹ (Petzold 1988n, S. 208f.) organisiert ist und in guter Kooperation der an der Behandlung beteiligten Therapeuten erfolgt, ein ausgezeichneter Weg, eine ganzheitliche und differentielle Behandlung zu gewährleisten« (van der Mei et al. 1997, S. 391).

Ein übungszentriert-funktionales Vorgehen ist oft indiziert, muss jedoch in den Gesamtzusammenhang der therapeutischen Arbeit eingebettet sein sowie die individuellen und kulturellen Voraussetzungen der Patientin beachten. Die vordergründigen somatischen und psychosomatischen Symptome werden angegangen mit verschiedenen physiotherapeutischen Behandlungsformen (spezielle Krankengymnastik, Wärmebehandlung, Massagen, Shiatsu etc.) sowie mit Atem- und Entspannungsverfahren. Zu nennen sind hier auch spezifische Entspannungsverfahren z. B. der Integrativen Bewegungs- und Leibtherapie (Voutta-Voß 1997) sowie das reiche Spektrum psychomotorischer, bewegungs- und sporttherapeutischer Verfahren, die z.B. auf eine allgemeine Sensibilisierung der Körperwahrnehmung zielen (Atemtherapie, Alexandertechnik, Yoga, Qigong u.a.).

Zusätzlich haben wir in den letzten Jahren positive Erfahrungen gemacht mit psychoedukativem Vorgehen bzgl. körperlicher Prozesse. Zentrale Fragen, die dabei angesprochen werden, sind z. B. die Vermittlung von Ernährungswissen und Stoffwechselgeschehen (»genügend trinken«) oder die Reduzierung von Medikamenten wie Schmerzmittel und Psychopharmaka bzw. deren Ersatz durch Tees und andere Naturheilmittel (vgl. Rodde 2000).

Prozessorientierte Leibinterventionen

Prozessorientierte Leibinterventionen sind alle Interventionen, die direkt oder indirekt auf den Leib in seinem Kontext und Zeitkontinuum zielen. Wenn leibtherapeutische Interventionen in der übungszentriert-funktionalen Modalität eingesetzt werden, ist es möglich, auf eine Vielzahl von »Standard-Übungen« zurückzugreifen, d.h. aus der Atemtherapie, Yoga, Feldenkrais, Qigong u.a. Sie können in separaten Sitzungen oder Gruppen stattfinden oder direkt in kleinen »Dosen« als Elemente in die psychotherapeutische Sitzung einbezogen werden, etwa zur Stabilisierung oder als Abschlussritual. Wenn die Interventionen in der erlebnisorientierten oder konfliktzentriert-aufdeckenden Modalität eingesetzt werden, bzw. zur Traumarekonstruktion, muss dies im psychotherapeutischen Rahmen stattfinden.

Die Prozessorientierung ist dabei in besonderem Maße wichtig, da es hier kein Arsenal festgelegter Bewegungs- oder Übungssequenzen geben kann. Da jeder therapeutische Prozess einzigartig ist, werden die Interventionen jeweils individuell aus der Situation heraus entwickelt und eingesetzt.

Bei bewegungs- und leibtherapeutischen Interventionen ist zu unterscheiden zwischen dem Touching-, Self-touching- und dem Non-touching-Approach (vgl. Petzold 1993c, S. 319).

- Im **Non-touching-Approach** wird die Aufmerksamkeit gezielt auf leibliche Empfindungen und Impulse gelenkt, die Wahrnehmung auf die eigene Leiblichkeit fokussiert.
- Der **Self-touching-Approach** bezieht die eigenleibliche Berührung ein, die Patientin wird ermutigt, den eigenen Leib selbst zu berühren und zu erkunden.
- Im **Touching-Approach** berührt die Therapeutin die Patientin auf respektvolle Art mit kleinen Berührungen im Sinne »emotionaler Alltagsgesten«, z.B. Gesten des Trostes, der Stützung und Versicherung (Hand, Arm, Schulter berühren, evtl. Rücken oder Knie. Am besten fragt man die Patientin vorher um Erlaubnis oder kündigt die Berührung an. Berührungen im Gesicht sind delikat, weil dies eine recht intime Körperzone ist). Jordi (2002) erläutert ausführlich, wie Berührung nicht (nur) eine Frage des Wie, sondern eine Frage der Beziehung ist. Gearbeitet werden kann auch mit Intermediärobjekten wie Bällen, Stäben, Schaumstoffwürfeln u.Ä.

Kognitionen und Gefühle sollen auf leiblicher Ebene verankert werden – und umgekehrt. Gearbeitet wird mit dem Bottom-up-Approach sowie mit dem Top-down-Approach:

Bottom-up-Approach

Eine belastete Körperlichkeit kann eine Belastung des Gemütes oder Geistes zur Folge haben. Überlebende sexueller Gewalt und Folterüberlebende sind konkret in ihrer Leiblichkeit bedroht und beschädigt worden, was in der Regel zur Ausbildung einer akuten oder chronischen Stressphysiologie führt und Auswirkungen auf den emotionalen und kognitiven Bereich hat. Durch körperliche Entspannung und Aktivierung (Bewegungsübungen, Physiotherapie, Sport etc.) werden Emotionen und Kognitionen beeinflusst, was auch Auswirkungen z.B. auf das soziale Netzwerk hat. Manchmal bringt alleine das Gehen, das Bewegen im Raum, eingefahrene Gedanken und erstarrte Gefühle wieder in den Fluss: Die äußere Bewegung bewirkt auch eine innere Bewegung.

Top-down-Approach

Belastete Gedanken und Vorstellungen können zu belasteter Körperlichkeit führen. Über Imaginationsübungen, formelhafte Vorsatzbildung, Einstellungsänderungen, durch Perspektivenwechsel können Gefühle und leibliche Befindlichkeiten beeinflusst werden. Bei Folterüberlebenden kann eine Neubewertung des erlittenen Traumas, ein Öffnen für die Mehrspektivität des Erlebten, sowohl den emotionalen Gehalt als auch die körperlichen Sensationen dazu verändern (zum Bottom-up- und Top-down-Approach vgl. Orth 1996, S. 48f.).

Ein Beispiel prozessorientierter Leibinterventionen

Eine junge bosnische Frau hat das Massaker von Srebrenica überlebt als sie 15 Jahre alt war. In Srebrenica hatten 1995 serbische Soldaten die UN-Schutztruppen überrannt und Tausende moslemischer Einwohner getötet. Die Patientin wurde gefangengenommen und in einem Lager festgehalten. Während ihrer Flucht und Gefangenschaft war sie mehrfach Zeugin von Grausamkeiten und erlebte eine Reihe lebensbedrohlicher Situationen. Als sie zur Behandlung kam, lebte sie, inzwischen 23-jährig, als Flüchtling in Deutschland. Sie litt an heftigen Kopfschmerzen, Schlaflosigkeit, Depressionen und Angst. Sie hatte Albträume und durchlebte ihr sich aufdrängende Erinnerungen. Ihr Körpertonus wechselte zwischen schlaff-betäubt und hochangespannt. Eine bimodale Behandlung erschien indiziert.

Die Physiotherapie beginnt mit Entspannungsübungen und vorsichtigen Kopf- und Fußmassagen. Die Patientin weint viel in der Physiotherapie *(körperliche Entspannung und emotionale Entladung),* weist aber zunächst psychotherapeutische Gespräche zurück. *(Hier sind leibliche Verbindungen und kognitive Reflexionen zu den Emotionen noch nicht zugänglich und getrennt von körperlicher Entspannung und emotionaler Überschwemmung: Funktionales Entspannungserleben und Gefühle sind präsent ohne bewussten oder ausgesprochenen Kontext.)* Nach einigen Monaten ist über den leiblichen Weg eine Lockerung und punktuelle Entspannung erreicht. Die Patientin fragt nun explizit nach therapeutischen Gesprächen, sie will über ihre Erlebnisse sprechen. In der Psychotherapie, während die Physiotherapie noch eine Zeitlang parallel fortgeführt wird, entwickelt sie schnell Vertrauen zu der Therapeutin und beginnt zu sprechen. Sie spricht schnell, direkt, eine lange Serie traumatischer Ereignisse bricht regelrecht aus ihr heraus. Während sie spricht, schaut sie weder die Therapeutin noch die Dolmetscherin an. Ihr Kopf ist gesenkt, ihr Blick geht zum Boden oder zu einem Punkt in der Ferne. Die Worte kommen monoton, ohne Kontakt zu ihrer Umwelt, ohne sichtbare emotionale Beteiligung, gelegentlich schluckt sie. *(Wieder zeigt sich die Teilung, dieses Mal anders herum: Kognitive Inhalte werden »abgespult«, fast ohne beteiligte Emotionen oder körperlichen Ausdruck. Auch hier fehlt die Verbindung zum ganzheitlichen, leiblichen Erleben.)* Es scheint, als benötige sie dieses Herausfließen eine Zeitlang. Damit testet sie auch die Therapeutin und die Dolmetscherin, ob sie ihnen vertrauen kann, ob diese aushalten, was sie zu berichten hat. Die Therapeutin versucht zunächst, sie zu stabilisieren, etwa indem sie kleine positive Erlebenselemente verstärkt, wie die Tatsache, dass die Patientin inmitten des Erlebten in der Lage war, in ihrem Schuh eine Fotografie ihres (auf der Flucht ermordeten) Vaters zu retten.

Um die fragmentierten traumatischen Erlebnisse auf der Körperebene und auf der emotionalen Ebene zusammenzubringen, entscheidet die Therapeutin schließlich, mit einem leiborientierten Fokus zu arbeiten. Jede Therapiestunde wird mit einer funktionalen Körperübung beendet, um in das Hier und Jetzt zurückzukommen und wieder Stärke zu gewinnen: Im Stehen die Arme in einem Kreis nach oben öffnen – einatmen – Arme senken – ausatmen *(funktionale Modalität, Non-touching-Approach).* Die Übung wird von allen dreien – Patientin, Therapeutin und Dolmetscherin – ausgeführt, um die Patientin zu stimulieren und um ein Gefühl von Gemeinschaft herzustellen. Die Übung hat auch den Effekt, den Brustraum zu öffnen und den Kopf heben zu müssen. Auf diese Weise wird der depressiven Körperhaltung entgegengewirkt, und durch den gehobenen Blick wird sich die Patientin des Raumes und der anderen Menschen darin bewusst *(räumliche und soziale Orientierung).*

Seit einigen Stunden spricht die Patientin über die drei Tage der Belagerung von Srebrenica, als die serbischen Soldaten kamen, über ihre Flucht, die Gefangennahme, das Lager, schließlich die Freilassung und die erneute Flucht auf das Gebiet der bosnischen Föderation. Besonders die zwei Tage Gefangenschaft in einem Lager in der Nähe von Srebrenica waren die angstintensivste und bedrohlichste Zeit für sie. Sie berichtet davon immer wieder, auf atemlose Weise. *(Sie ist immer noch im Hyperarousal, dem Übererregungszustand. Um die überflutenden und daher lähmenden Effekte ihrer langen Serie traumatischer Erlebnisse zu stoppen und ihre Traumata handhaben zu können muss die Generalisierung unterbrochen werden und die Abfolge der Traumata in kleinere »Scheiben« geschnitten werden. Durch die Differenzierung in die Details der Traumata kann die Generalisierung aufgehoben werden.)*

Therapeutin (T): »Welche Situation war die schlimmste für Sie?«

Patientin (P): »Die zweite Nacht.« *(Hier geschah eine Reihe schrecklicher Ereignisse, die in der Patientin Ohnmacht, Hilflosigkeit und Todesangst auslösten, die Nächste zu sein, die abgeholt und getötet wird. Die Therapeutin benötigt jedoch mehr Differenzierung, eine noch kleinere Scheibe:)*

T: »Welche Situation genau war die schlimmste?«

P: »Alles.«

T: »Mit welcher Situation möchten Sie beginnen?«

P: »Ich verstehe nicht.«

T: »Wann begann der schlimmste Moment?«

P: »Die ganze Nacht … Als sie die Leute holten, die Schreie …«

T: »Wann haben Sie den ersten Schrei gehört?« *(Die Therapeutin nutzt eine emotional geladene Sinneswahrnehmung zur Vertiefung.)*

P: »Als die Tschetniks *(serbische Soldaten)* den alten Mann holen kamen.«

T: »Was haben Sie gehört?« *(Die Therapeutin bezieht sich auf das Gehör als eine zentrale Sinneswahrnehmung; Bottom-up-Approach.)*

P: »Ein Aaaooohhh, wie ein gemeinsames Stöhnen der Frauen und Kinder.«

T: »Haben Sie etwas gerochen?« *(Die Therapeutin zielt auf den Geruchssinn, oft ein starkes Sinnesorgan, um Erinnerungen anzustoßen.)*

P: »Ich erinnere mich nicht.« *(Zu einem späteren Zeitpunkt der Therapie erinnert die Patientin den Eisengeruch von Blut und einen süßlichen Leichengeruch – Erinnerungen, die in diesem Moment noch zu bedrohlich für sie sind.)*

T: »Was haben Sie in Ihrem Körper gespürt?« *(Bottom-up-Approach)*

P: »Angst.«

T: »Wo in Ihrem Körper haben Sie das gespürt?«

P: »Überall … Ich habe gezittert.«

T: »Wo haben Sie am meisten gezittert?«

P: »Meine Beine haben gezittert.«

T: »Wo haben Sie gestanden oder gesessen?«

P: »Ich habe auf dem bloßen Boden gesessen, die Beine unter mir, meine kleine Babyschwester im Arm.«

T: »Und Ihre Beine haben gezittert … Möchten Sie uns zeigen, wie Sie auf dem Boden gesessen haben?«

Die Patientin zögert. Die Therapeutin steht auf und beugt sich zum Boden, ermutigt die Patientin, ihr zu folgen. Diese kniet sich auf den Boden, presst beide Hände gegen ihre Brust. Die Therapeutin rückt näher an sie heran *(um auf diese Art durch körperliche Nähe Unterstützung zu geben; Non-touching-Approach).*

T *(wiederholt die Geste mit ihren Händen)*: »Das Baby in Ihren Händen.« *(Durch die Wiederholung der Geste und das Benennen des Erlebten geht die Therapeutin in die Szene der Patientin, stimuliert und verstärkt deren Körpergedächtnis.)*

T: »Und Ihre Beine haben gezittert … Angst …« *(wiederum vertiefend, dieses Mal die Körperwahrnehmung und die zentrale Emotion)*

Die Patientin nickt, weint und vergräbt ihr Gesicht in ihren Händen. Sie weint eine Zeitlang. Die Atmosphäre im Raum ist bewegend; die Dolmetscherin ist berührt und rückt auf die nonverbale Einladung der Therapeutin hin etwas näher. Für einen Moment bilden die drei einen »sozialen Leib«, eine menschliche Gemeinschaft, die Angst und Schmerz gemeinsam trägt.

T: »Schauen Sie mich an.«

Die Patientin hebt schluchzend den Kopf und sucht den Blick der Therapeutin.

T: »Es ist vorbei.«

Die Patientin schluchzt weniger und wendet sich der Therapeutin zu.

T: »Es ist in Ordnung, dass Sie Angst hatten. Ihr Leben und das Leben Ihrer kleinen Schwester waren in Gefahr ... Es ist jetzt vorbei.« *(Top-down-Approach)*

Die Patientin seufzt, nimmt ein Taschentuch von der Dolmetscherin entgegen, beruhigt sich allmählich.

P: »Ja ... es ist vorbei.«

Die Therapeutin gibt einige psychoedukative Erklärungen über den Unterschied von »Dort und Damals« und »Hier und Jetzt«.

T: »Wie können Sie merken, dass es vorbei ist, dass Sie im Hier und Jetzt sind?«

Die Patientin schweigt.

T: »Schauen Sie sich um. Schauen Sie uns an, eine nach der anderen ... Wen oder was sehen Sie?«

Die Patientin schaut aufmerksam erst die Therapeutin, dann die Dolmetscherin an. Ihre Achtsamkeit ist jetzt zurück im Raum und in der Gegenwart.

T: »Horchen Sie auf unsere Umgebung ... Was hören Sie?«

Die Patientin beschreibt das Ticken der Uhr im Raum, den Straßenlärm von draußen. *(Diese Übung zielt auf grundlegende Körperfunktionen und Sinneswahrnehmungen, um sich im Hier und Jetzt zu verankern. Es ist ebenfalls eine gute Hausaufgabe für die Patientin.)*

T: »Stehen wir wieder auf und beenden wir die Stunde mit unserer üblichen Körperübung. Arme in einem Kreis nach oben öffnen ...«

Die beschriebene Therapiestunde stellte sich als eine zentrale heraus. Körperwahrnehmungen, Gefühle und kognitive Erinnerungen konnten zum ersten Mal von der Patientin zusammengebracht werden und förderten Prozesse von Integration und Heilung. Die therapeutische Beziehung bildete eine haltende Umgebung, die sich sicher genug anfühlte, und, unter Einbezug der Dolmetscherin, konnte eine Atmosphäre von menschlicher Gemeinschaft und Solidarität entstehen, die ebenfalls heilend wirkte.

(Ein weiteres Beispiel der Arbeit mit prozessorientierten Leibinterventionen findet sich in Koop 2002.)

15.5 Gruppenarbeit mit IBT – eine exemplarische Studie

15.5.1 Ausgangssituation

Seit sechs Jahren wird bei REFUGIO in Bremen (Behandlungszentrum für traumatisierte Flüchtlinge und Folterüberlebende) eine bewegungs- und leibtherapeutische Gruppe mit kurdischen Flüchtlingsfrauen durchgeführt. Der IBT-Ansatz wurde gewählt wegen der vielfältigen psychosomatischen Symptome sowie der hohen Depressivität und Angstanfälligkeit der Zielgruppe. Die Ausgangssymptome sollten festgestellt und mögliche Veränderungen in diesen Bereichen beobachtet werden. Der Gruppenansatz sollte die sozialen Fähigkeiten stärken und gegenseitige Unterstützungsmöglichkeiten der Teilnehmerinnen bieten. Dazu sollten Vorhandensein und Veränderungen im sozialen Netzwerk untersucht werden. Darüber hinaus wurde (im Rahmen einer anderen Studie) die Ebene der Alltagsbewältigung (globales Funktionsniveau, vgl. DSM-IV) als mögliches Veränderungskriterium erfasst.

15.5.2 Teilnehmerinnen und Gruppenstruktur

Die Gruppe findet als halboffene Gruppe 14-tägig mit jeweils sechs bis acht Teilnehmerinnen statt. Eine IBT-Therapeutin leitet die Gruppe mithilfe einer Dolmetscherin. Die Gruppe begann mit sechs Frauen; zwei verließen die Gruppe im Lauf der Zeit und vier neue kamen hinzu. Alle Teilnehmerinnen hatten ein Erstinterview im Hinblick auf ihre Gruppenfähigkeit und Motivation durchlaufen.

15.5.3 Untersuchungssetting

Untersucht wurden sechs kurdische Gruppenteilnehmerinnen, fünf davon nahmen an allen drei Messungen teil. Die ersten Messungen wurden jeweils innerhalb der ersten drei Monate der Gruppenteilnahme durchgeführt. Die zweite Messung erfolgte ein Jahr später, die dritte wiederum ein Jahr darauf.

Zur Messung der Symptomatik wurde eine türkische Version der »Symptoms Check-List 90 R« (SCL 90 R, s. Derogatis 1983) verwendet mit den Unterskalen: Somatisierung, Depressivität, Ängstlichkeit und phobische Angst. Bei der Anfangsmessung zeigten alle Teilnehmerinnen ein signifikantes Erkrankungsniveau.

Zur Erfassung des sozialen Netzwerks wurde ein selbstkonstruierter Fragebogen genutzt. Darauf können bis zu 20 verschiedene Personen oder Gruppen benannt werden, die zum Messzeitpunkt als unterstützend erlebt werden. Die Fähigkeiten zur Alltagsbewältigung (»global functioning«) wurden im Rahmen einer anderen Studie bei REFUGIO erhoben, als formlose Befragung bzw. Einschätzung der Therapeutin und der Dolmetscherin.

15.5.4 Ergebnisse

Im Symptombereich zeigten sich auf den vier Skalen unterschiedliche Ergebnisse. Die Skala »Somatisierung« zeigte vom ersten zum zweiten Messzeitpunkt keine wesentlichen Veränderungen. Zum dritten Messzeitpunkt ergaben sich bei zwei Teilnehmerinnen leichte Verschlechterungen, bei einer eine signifikante Verbesserung und zwei blieben unverändert. Auf der Skala »Depressivität« waren bei zweien keine signifikanten Veränderungen zu beobachten, bei den anderen dreien zeigten sich kontinuierliche Verbesserungen über die drei Messzeitpunkte. Die Skala »Ängstlichkeit« wies leichte Verschlechterungen in zwei Fällen auf, in zwei weiteren Fällen leichte Besserungen und in einem Fall eine wesentliche Besserung. Bei der Skala »Phobische Angst« zeigten sich bei zweien leichte Verschlechterungen, bei zweien leichte Verbesserungen und bei einer keine Veränderung.

Im Bereich des sozialen Netzwerks benannten die Teilnehmerinnen bei der Anfangsmessung maximal ein oder zwei Personen, die als unterstützend erlebt wurden. Bereits bei der zweiten Messung nannte jede Teilnehmerin zwischen drei und zehn Personen oder Gruppen in diesem Bereich (Ehemann, Kinder, Nachbarn etc.). Der gegenseitige Rückhalt in der Gruppe wurde von fast allen Teilnehmerinnen als unterstützend genannt. Die Gruppenteilnahme hatte eine positive Auswirkung auf die soziale Öffnung der Teilnehmerinnen, ihre Vertrauensentwicklung und ihre Fähigkeiten, Unterstützung von ihrem Netzwerk einzufordern und zu erhalten. Diese Netzwerkstruktur zeigte sich auch bei der dritten Messung weiterhin konstant.

Bei den Fähigkeiten zur Alltagsbewältigung war festzustellen, dass wesentliche Alltagsfähigkeiten, die zu Beginn der Gruppenteilnahme wenig ausgeübt wurden oder brach lagen, relativ bald reaktiviert werden konnten. Dies beinhaltete neben der allgemeinen Stärkung der sozialen Fähigkeiten v.a. eine (Wieder-)Aufnahme und bessere Bewältigung von Alltagsstrukturen (Einkaufen, Brot backen, Mahlzeiten zubereiten, Kinder zur Schule begleiten etc.). Auch wurde von verbessertem Familienklima berichtet, z.B. ein geduldigerer, einfühlsamer oder auch konsequenterer Umgang mit den Kindern. Eine erhöhte räumliche Orientierung und Mobilität im Sinne von (wieder) In-Bewegung-Kommen wurde beobachtet, angefangen von sich aktiv Hausarbeit vorzunehmen und kleine Gänge zu erledigen wie z.B. den Müll wegzubringen bis hin zu alleine Straßenbahn zu fahren und allein zum Behandlungszentrum zu kommen (was nach der dritten Messung schließlich allen Teilnehmerinnen möglich war). Generell zeigten sich gewachsene Selbstständigkeit und Durchsetzungsvermögen sowie die Öffnung von Zukunftsperspektiven. (Zum Thema der globalen Fähigkeiten wird bei REFUGIO z.Zt. eine qualitative Studie weitergeführt).

15.5.5 Einschätzung

Auch wenn diese Studie aufgrund der geringen Probandinnenzahl und fehlender Kontrollgruppenmessung nicht den Anspruch erhebt, repräsentativ zu sein, lassen sich doch einige Tendenzen über Veränderungen bei den Teilnehmerinnen im Zeitraum ihrer Gruppenteilnahme herauslesen.

Die psychosomatischen Symptome zeigten sich nach den Messungen mit dem SCL 90 R als chronifiziert und einer Veränderung relativ schwer zugänglich. Diese Ergebnisse bestätigen auch andere Studien mit Flüchtlingen (z.B. Birck 2004). Dies mag zum einen daran liegen, dass einige der Gruppenteilnehmerinnen (wie viele Flüchtlinge) sich weiterhin in ungesicherten und krisenanfälligen Lebensumständen befinden, die Krise also ein chronifizierter Zustand ist. Auch dienen die Symptome teilweise als »Krankheitsbeweis« in dem Kampf um Aufenthalt. Außerdem ergibt sich möglicherweise eine Dynamik, bei der bei Verbesserungen in anderen Lebensbereichen erst die bewusste Wahrnehmung von Schmerz möglich wird. D.h., wie es eine Flüchtlingsfrau ausdrückte: »Vorher hat die Angst die Schmerzen blockiert.«

Bei der Skala für Depressivität ergab sich mehr Bewegung, z.T. mit einer leichten bis deutlichen Verbesserungstendenz. Die Gruppentherapie fördert vermutlich Stimmungsverbesserungen und die Entwicklung von Perspektiven. Insgesamt waren die beiden angstbezogenen Skalen im SCL 90 R diejenigen mit der meisten Bewegung. Vermutlich ist dieser Messbereich am ehesten anfällig für krisenhafte Ereignisse im Leben der Flüchtlinge (v.a. Aufenthaltssituation und Ereignisse im Heimatland). Da wir die Chronifizierung des Symptombereichs und dessen hohe Anfälligkeit für krisenhafte äußere Einflüsse von Anfang an vermuteten, erwarteten wir durch die SCL-Messungen eine nur geringe Aussagekraft über die tatsächlichen Veränderungen und bezogen daher weitere Messbereiche ein.

Die Verbesserungen bei den Teilnehmerinnen im sozialen Netzwerkbereich und im Bereich der Alltagsbewältigung waren offensichtlich. Das Gruppensetting, in dem die Teilnehmerinnen wieder Vertrauen in andere gewinnen konnten, verbesserte die sozialen Beziehungen der Teilnehmerinnen mit ihrer unmittelbaren Umwelt. Der Ansatz der IBT förderte die Mobilität wie die räumliche und soziale Orientierung der Teilnehmerinnen und eröffnete neue Wege für verbesserte Alltagsbewältigung und globale Fähigkeiten.

15.6 Ergänzende Betrachtungen

Die traumatischen Erfahrungen werden im Prozessverlauf der Traumatherapie nach integrativem Verständnis im Lebenskontinuum und Lebenskontext der Patientin verstanden und eingeordnet.

Für das **Lebenskontinuum** müssen die biografischen Zeitdimensionen wieder erschlossen werden. Traumatische Teile der Vergangenheit können erinnert, Schmerzen erfahren und Verluste betrauert werden. Aber auch die guten und stärkenden Erinnerungen werden in Fluss gebracht, um sich die ganze Lebensgeschichte wieder anzueignen und nicht auf die Identifikation als »Gefolterte/r« reduziert zu bleiben.

Oft ist die Gegenwart von Flüchtlingen bestimmt von Schmerz, Leid, großer Unsicherheit und manchmal fortgesetzter Traumatisierung. Die Einflüsse des Traumas auf das gegenwärtige Leben sowie anhaltende Traumatisierungen müssen als solche erkannt und in Zusammenhang gesetzt werden. Der Verlust von Zukunftsperspektiven ist charakteristisch für Menschen in Krisen. In besonderem Maße gilt dies für Flüchtlinge, deren reale Zukunftsmöglichkeiten ungewiss sind. Es ist dennoch notwendig, sich der Zukunftsdimension zu nähern, wenn auch in noch so kleinen Schritten. Manchmal umfasst »Zukunft« in der Unsicherheit der Exilsituation erst einmal nur die nächsten Tage und Wochen. Auch dann kann über Phantasien und Wünsche gesprochen, Pläne gemacht, Möglichkeiten ausprobiert werden, um wieder ein Fenster zur Zukunft zu öffnen. Es braucht die Ermutigung zu »Projekten« wie wieder die Mahlzeiten für die Familie zu bereiten, an einem Deutschkurs teilzunehmen, eine Ausbildung oder anderes zu beginnen, auch ohne zu wissen, ob sie hier zu Ende gebracht werden können.

Für den **Lebenskontext** ist bedeutsam, dass das individuelle Trauma im sozialen und politischen Zusammenhang steht. Bei Diagnose und Behandlung spielen sowohl die innere Realität des traumatisierten Flüchtlings als auch die äußere Realität in Heimat und Exil eine große Rolle. Die gesellschaftliche Realität von Verfolgung und Folter hatte die Zerstörung des Subjekts zum Ziel. Im therapeutischen Prozess soll die Subjektivität des traumatisierten Menschen wieder hergestellt werden. Dies beinhaltet erstens (wieder) zwischen innerer und äußerer Realität unterscheiden zu lernen, eine Differenzierung, die unter der traumatischen Erfahrung oft abhanden gekommen ist. Zweitens muss die äußere Realität als solche benannt und bearbeitet werden. Die Benennung der äußeren Realität ist Voraussetzung, um den Zugang zur inneren Realität zu ermöglichen. Eine Bearbeitung der subjektiven Realität ist nur möglich, wenn die äußere Realität zwischen Therapeutin und Patientin benannt ist und darüber Konsens besteht. So kann Leid als Bestandteil von gesellschaftlicher Unterdrückung aufgefasst und damit entprivatisiert werden. Gleichzeitig wird durch die Anerkennung äußerer Realität und einer »Veröffentlichung« des subjektiv Erlittenen ein Raum wieder hergestellt, in dem Privates auch als Privates anerkannt werden kann. So bleibt ein traumatisierter Mensch nicht nur Opfer, sondern ist im Sinne eines Empowerment (Regner 2006) auch Überlebender und Zeuge dessen, was ihm oder ihr angetan wurde.

Die von chilenischen Kolleginnen entwickelte therapeutische Strategie des *testimonio* bedeutet Zeugnis oder Aussage. Dabei werden die Patientinnen ermutigt und unterstützt, die an ihnen verübten Verbrechen zu berichten und zu bezeugen, niederzuschreiben oder auf Tonband festzuhalten. Ursprünglich als Unterstützung für die Arbeit der Menschenrechtsorganisationen gedacht, wurde bald die therapeutische Relevanz des *testimonio* entdeckt, wenn sie im therapeutischen Dialog stattfindet. Ein Ergebnis der Arbeit mit der *testimonio*-Strategie bei traumatisierten Flüchtlingen ist z. B. in einer Dokumentation von REFUGIO nachzulesen (Refugio Bremen 1999).

Ob das Bezeugen und die Herstellung von Öffentlichkeit zunächst (nur) in der Dyade der therapeutischen Beziehung geschieht – und manchmal dort verbleibt – oder ob weitere Schritte nach außen sinnvoll und möglich sind wie eine Veröffentlichung der Aussage oder eine Anklage der Folterer im eigenen Land oder bei internationalen Gremien: Der Schritt, den erlebten traumatischen *Eindrücken* des Leibes einen gesellschaftlich-sozialen, also zwischenleiblichen *Ausdruck* zu geben, ist meist ein heilsamer.

15.7 Weiterführende Literatur

Becker D. Die Erfindung des Traumas. Freiburg: Edition Freitag 2003.

Huber M. Trauma und die Folgen. Paderborn: Junfermann 2003a.

Huber M. Wege der Traumabehandlung. Paderborn: Junfermann 2003b.

Jordi A. Integrative Leib- und Bewegungstherapie in der Behandlung von folter- und kriegstraumatisierten Menschen. In: Petzold HG, Wolf HU, Landgrebe B, Josić Z (Hrsg). Das Trauma überwinden. Integrative Modelle der Traumatherapie. Paderborn: Junfermann 2002.

Koop I. Narben auf der Seele. Integrative Therapie und leibtherapeutische Interventionen in der Arbeit mit Folterüberlebenden. In: Petzold H, Wolf HU, Landgrebe B, Josić Z (Hrsg). Das Trauma überwinden. Integrative Modelle der Traumatherapie. Paderborn: Junfermann 2002.

Van der Kolk B, McFarlane A, Weisaeth L. Traumatic Stress. Paderborn: Junfermann 2000.

16 IBT mit Folter- und Kriegsopfern

Annelies Jordi

Inhalt

Dieses Kapitel gibt einen Einblick in die leiborientierte Arbeit mit Menschen, die Folter und Krieg durchgemacht haben und zeigt, wie mit ihnen ressourcenorientiert gearbeitet und dadurch ihre Lebensqualität verbessert werden kann. In meinem Beitrag beschränke ich mich auf die Leib- und Bewegungstherapie mit Extremtraumatisierten mit chronischen Beschwerdeverläufen.
Zunächst wird das Störungsbild beschrieben, wobei auf neurophysiologische Aspekte, häufig schwer erkennbare Wiedererinnerungs- und dissoziative Zustände und die chronische Symptomatik eingegangen wird. Im Behandlungsteil wird auf die Bedeutung der Beziehungsgestaltung hingewiesen, und es werden übungs- und erlebnisorientierte Vorgehensweisen zur Tonusregulation, Wahrnehmungsschulung und Arbeit mit Berührung geschildert. Zwei Fallbeispiele erläutern die Theorie, wobei ich mich auf den vorangehenden Beitrag von Ingrid I. Koop (Kap. 15) beziehe.

16.1 Einführung

Ahmed hat ein Lebenspanorama gezeichnet: Schwarze Gitter und rote Flecken beherrschen das Bild. Er sei stark wie eine Ziege, sagt Ahmed, das habe ihm geholfen, die Strapazen von Verfolgung, Folter und Gefängnisaufenthalten zu überleben. Ahmed erzählt eine von vielen ähnlichen und doch immer wieder sehr unterschiedlichen Geschichten, mit denen ich in meiner Arbeit am Ambulatorium für Folter- und Kriegsopfer konfrontiert bin. Zusammen mit den Betroffenen versuche ich einen Umgang mit dem Erlittenen zu finden. Für sie ist es wichtig, dass es diesen »neutralen« Ort gibt, der weder zu privat noch zu unpersönlich ist, ein Ort auch, an dem Fachpersonen aus unterschiedlichen Disziplinen arbeiten, die zum Teil ebenfalls Migranten sind. Dieser Kontext ermöglicht einen mehrperspektivischen Blick und eine interdisziplinäre Vorgehensweise.

16.2 Störungsbild

Bei Menschen, die Verfolgung, Folter oder Krieg und Flucht durchlebt haben und nun bei uns als Migranten leben, ist die Diagnostik, wie sie im ICD-10 und auch im DSM-IV beschrieben wird, unzureichend. Becker übt an mehreren

Stellen (2001, 2006) Kritik an der PTBS-Diagnostik und weist darauf hin, dass die traumatische Situation »Autounfall« nicht mit Folter- und Krieg verglichen werden kann. Koop (Kap. 15) beschreibt in ihrem Beitrag die Vielfältigkeit der Traumata und die erschwerten Lebensumstände der Flüchtlinge. Es handelt sich um komplexe, extreme und kumulative Traumatisierungen, um »man made disasters«, die in Sequenzen (Keilson 2001) verlaufen. Wenn die Betroffenen zu uns kommen, befinden sie sich meist noch in der für sie als traumatisch erlebten Sequenz der Migration.
Rund um die Thematik der psychischen Traumatisierung ist in den letzten Jahren eine Flut von Forschungs- und psychotherapeutischer Literatur produziert worden. Eine übersichtliche Zusammenfassung der Psychopathologie bei Opfern von Folter und Krieg findet sich im Handbuch von Maier und Schnyder (2007). Ich werde hier nur kurz auf folgende Bereiche eingehen: neurophysiologische Aspekte, Flashback/Dissoziation und Chronifizierung/Persönlichkeitsänderungen.

16.2.1 Neurophysiologische Aspekte

Auf die Neurophysiologie der Traumatisierung wird in zahlreichen Publikationen eingegangen. Eine gut verständliche Zusammenfassung der neurophysiologischen Vorgänge bei Gewalterfahrung findet sich bei Hütter 2001. Rothschild (2002) beschreibt diese Vorgänge sehr anschaulich und praxisorientiert. Sie geht insbesondere auch auf das implizite und explizite Gedächtnis ein und liefert viele Beispiele dafür, wie in der Traumatherapie mit dem Körper gearbeitet werden kann. Zahlreiche Schmerz- und sogenannte psychosomatische Symptome, vor allem auch am Bewegungsapparat, lassen sich anhand der Stressphysiologie bei Traumatisierung erklären. Hier kann die Leib- und Bewegungstherapie ansetzen, einerseits durch »leibliches Umlernen des psychophysiologischen Gesamtverhaltens (Van der Mai et al. 1997), andererseits durch Aktivierung des impliziten Gedächtnisses und dessen bewusster Wiederaneignung (s. Fallbeispiel Kap. 15).

16.2.2 Flashback/Dissoziation

Wiedererleben und Flashbacks sind wesentliche Symptome einer posttraumatischen Belastungsstörung. Immer wieder bin ich erstaunt, wie schlecht diese, und auch dissoziative Zustände, zu erkennen sind. Arbeit mit und am Körper provoziert oft Flashbacks oder dissoziative Zustände. Insbesondere bei Gefolterten gleicht der Körper mit seinen Narben und den Spätfolgen von Verletzungen oft einem Minenfeld. Bewegungen, Haltungen, Eigen- und Fremdberührungen lösen dissoziative Zustände und Flashbacks aus. Neben dem »klassischen« Flashback, indem sich die Patienten und Patientinnen szenisch, emotional und sensorisch in der Situation des Traumas befinden, beobachten wir in der Bewegungstherapie häufig partielle Wiedererinnerungen. Die Menschen können nicht weitersprechen, auf bestimmte Fragen keine Antworten geben, wirken indifferent und distanziert oder sind im Bann von plötzlich auftretenden Körpersensationen, die sie sehr ängstigen. Ein interessantes Konzept zu solchen Zuständen findet sich bei van der Hart et al. 2005.
Die Bewusstwerdung des Flashbacks, das Erkennen seines Auslösers und zu lernen, wie man sich selbst dabei helfen kann sind wesentliche Schritte in der Therapie. Ein Fallbeispiel dazu habe ich in Jordi (2001b) beschrieben.

16.2.3 Chronifizierung/ Persönlichkeitsänderung

Viele unserer Patienten und Patientinnen wurden massiv und wiederholt gefoltert, haben viele Jahre im Gefängnis verbracht und/oder waren zum Tod verurteilt. Bei ihnen finden wir eine Chronifizierung der Symptomatik. Menschen mit komplexer posttraumatischer Belastungsstörung leiden unter chronischen Wesens- und Persönlichkeitsänderungen zu denen Symptome wie Ohnmachtsgefühle, Lähmung jeglicher Initiative, Scham- und Schuldgefühle gehören (vgl. Herman 1993; Maerker 1997). Oft sprechen die Betroffenen von einem Gefühl, sich von den Mitmenschen grundlegend zu unterscheiden und eine andere Person geworden zu sein. Im ICD-10 gibt es die Diagnose »andauernde Persönlichkeitsänderung nach Extrembelastung« (F62.0). Misstrauen, sozialer Rückzug, Gefühle von Leere und Hoffnungslosigkeit, chronisches Gefühl von Nervosität und Entfremdung sind wichtige Merkmale. Emotionale Abgestumpftheit (*numbing*), Interesselosigkeit, Pessimismus, Verbitterung, nicht beendete Trauerprozesse und aggressive Durchbrüche werden beobachtet. Dazu kommen oft weitere Erkrankungen wie chronische Schmerzen, ausgeprägte Depressionen, Zwänge und Genussmittelmissbrauch, die die Lebensqualität verschlechtern.

Die Liste der Symptome und Beschwerden ließe sich verlängern. Doch auch bei Menschen mit schwerster Symptomatik finden sich immer wieder Ressourcen, ein Rest intakter Beziehungsfähigkeit und ein Kern »Normalität«. Hier kann eine Behandlung ansetzen (s. erstes Fallbeispiel, S. 245).

16.3 Behandlung: Vorgehen und Techniken

In unserem Ambulatorium arbeiten wir Bewegungstherapeutinnen prozessorientiert und in einem multimodalen Vorgehen (s. Grundlagen in Kap. 4). Im Folgenden gehe ich auf ein paar ausgewählte Aspekte der Leib- und Bewegungstherapie bei Menschen mit Folter- und Kriegserfahrung ein.

16.3.1 Beziehungsgestaltung

(Zur Bedeutung der Beziehung in der Leib- und Bewegungstherapie mit Extremtraumatisierten s. Kap. 15). In den ersten Stunden ist meist großes Misstrauen spürbar. Ob eine gute Beziehung aufgebaut oder wenigstens angebahnt werden kann, entscheidet über das Gelingen einer Therapie. Daher lohnt es sich, Störungen in der Beziehung kontinuierlich anzusprechen. Die Menschen brauchen viel Freiraum und gleichzeitig klare Strukturen. Speziell hinweisen möchte ich auf die »erdrückende« Atmosphäre (Schmitz 1985), die die Stimmung sämtlicher Anwesenden beeinflussen kann und als starke Müdigkeit spürbar wird. Frage ich in solchen Momenten, wie die Patienten sich fühlen, zeigt sich in den allermeisten Fällen, dass sie sich in einem Wiedererleben oder in einem dissoziativen Zustand befinden. Oft gleiten sie – und damit auch ihre Umgebung – langsam in diese Atmosphäre hinein, wenn sie von ihren Erfahrungen oder Albträumen erzählen.

16.3.2 Entspannung – Tonusregulation

Koop zeigt in ihrem Kapitel dass daraufhin gearbeitet werden muss, die dysfunktionale Stressphysiologie bei Traumatisierung in eine »Physiologie des Wohlbefindens« zu verwandeln. Petzold (2000g) beschreibt, wie die für Traumatisierung typische Agitation und Übererregung in Resignation und Abstumpfung übergeht. Meist sind beide Aspekte gleichzeitig in unterschiedlicher Ausprägung vorhanden. Für die Entspannungstherapie auf der Körperebene heißt das, dass auf einen Eutonus hingearbeitet werden muss. Zur Tonusregulation sind aktive Bewegungsübungen in einem eher beruhigenden oder auch anregenden Modus sehr gut geeignet. Klar strukturierte Übungen (z. B. in einer Aikido-Gruppe) geben Halt und wirken sich im Sinn des »Bottom-up-Approach« (Kap. 15, S. 233) positiv auf die emotionale Befindlichkeit aus.

16.3.3 Wahrnehmung

Immer schon war in der Integrativen Therapie die Achtsamkeit, die Wahrnehmung im Hier und Jetzt, eine zentrale Technik, die nicht isoliert angewendet wird, sondern laufend in den Behandlungsprozess einfließt. In letzter Zeit befassen sich auch Neurowissenschaftler mit der Frage, wie das Praktizieren von »Mindfulness« in Psychotherapie und Pädagogik genutzt werden kann (Siegel 2007). Körper- und Bewegungstherapeutinnen beziehen seit langem Awareness-Übungen in ihre Arbeit ein. Ein sehr anschauliches Buch mit körpertherapeutischen Übungen hat die Körperwahrnehmungstherapeutin Thea Rytz (2006) geschrieben.

Traumatisierte Menschen leben fast ständig in der Vergangenheit, sie werden überflutet von Erinnerungen, denn Sinneseindrücke aller Art triggern das Wiedererleben. Für sie ist es hilfreich, die eigenen Körperfunktionen kennen zu lernen und neu zu bewerten. Wahrnehmungsübungen helfen ihnen, zwischen angenehmen und unangenehmen Körpersensationen zu unterscheiden, und dabei zu merken, dass gleiche Körpersensationen je nach subjektiver Zuschreibung unterschiedlich empfunden werden. So lernen sie zu unterscheiden zwischen Körpergefühlen, die zur wiedererinnerten Vergangenheit gehören, und solchen, die sie im Moment erleben. Beispielsweise verspürte ein Patient nach einer anregenden Aikido-Übung ein *angenehmes* Kribbeln im ganzen Körper: Dieses Gefühl hatte er sonst immer mit einer bestimmten Folterszene in Verbindung gebracht.

Am Anfang einer Therapie ist es wichtig, Trigger zu erkennen und herauszufinden, welche Körper- und Sinnesempfindungen den Patienten helfen, aus den Wiedererinnerungen zurück in die Gegenwart zu kommen (bestimmte Gerüche, Kälteempfindung, Bilder u.a.). Zu Beginn leite ich Wahrnehmungsübungen meist an, ohne auf die Inhalte der Wiedererinnerungen einzugehen (funktionale Modalität). Später, wenn die traumatischen Inhalte bearbeitet werden (erlebnis- und konfliktzentrierte Modalität), hilft die verbesserte Wahrnehmungsfähigkeit, flexibel zwischen dem Vergangenen und Gegenwärtigen hin- und herzuwechseln (Rothschild 2002).

16.3.4 Berührung

Berührungen wirken bei Traumatisierten oft als Trigger, sie können wie andere Sinneswahrnehmungen Wiedererinnerungen und Flashbacks auslösen. Trotzdem setzen wir immer wieder Berührungen ein, vor allem zur Wahrnehmungsschulung, zur Schmerzlinderung oder zur Entspannungsarbeit. In der funktional-übungszentrierten Modalität wird dies oft gut ertragen, wenn einige Bedingungen erfüllt sind: Die Patientinnen müssen über Ziel und Zweck der Berührungstechnik genau aufgeklärt werden, die Berührung muss angekündigt sein, es muss aktiv nach der Befindlichkeit gefragt werden und die Therapeutin muss sich sicher fühlen in der jeweiligen Technik und in der Beziehung zur Patientin. Ich habe erfahren, dass sowohl kräftige, als auch sehr sanfte Berührungen ertragen werden. So setzte ich Techniken aus der klassischen Massage, der Atemmassage nach Middendorf oder der Craniosacralen Osteopathie ein (s. Bsp. »Der Schutzmantel«, S. 246).

Oft setze ich supportive Berührungen ein, wie sie Petzold (2000g) beschreibt. Diese ergeben sich meist aus der Beziehung und werden von den Patientinnen auch aktiv gesucht. Bei einigen sind Halteberührungen (Festhalten, Bergen) oder Streichberührungen (oberer Rücken, Kreuz) zu Abschiedsritualen am Schluss der

Stunde geworden. Handberührungen setze ich eher während der Stunde ein, wobei Druck auf einen Akupressurpunkt medial des Daumenballens als besonders unterstützend empfunden wird und von den Patienten zu Hause selbst eingesetzt werden kann (Quelle: Ressourcen des Körpers – Tageskurs mit Mary-Louise Muller, Murrieto, USA).

16.4 Fallbeispiele

16.4.1 Wenn sich die Türen öffnen

Dass sich die Türen von alleine öffnen, sei das Schönste, was er in der Schweiz erlebt hat und immer wieder erlebe, meint T. Er wurde in seiner Heimat verfolgt, gefoltert, wartete jahrelang auf die Vollstreckung seines Todesurteils und wurde nach 20 Jahren im Gefängnis wider Erwarten begnadigt und entlassen. Als er bei uns angemeldet wurde, lebte er bereits über vier Jahre als Flüchtling in der Schweiz. Er wollte im Exil, in Sicherheit, ein neues Leben beginnen – heiratete, suchte Arbeit –, was ihm trotz viel guten Willens und Anstrengung nicht gelungen ist. Die Ehe ging bald wieder in die Brüche, landwirtschaftliche und handwerkliche Arbeiten musste er aufgeben, weil sie körperlich zu anstrengend waren oder wiederholt massive Flashbacks auslösten.
T. ist freundlich, lächelt oft, seine Stimme ist ohne Modulierung, die Gefühlslage flach. Bereitwillig gibt er Auskunft über Erlittenes. Wenn er nicht gehindert wird, erzählt er bis ins kleinste Detail, gleichförmig, monoton und ohne eine Regung zu zeigen (numbing) die schlimmsten Begebenheiten. Er wohnt allein in einer kleinen Wohnung, die er auf eigene Initiative kaum verlässt. Er sagt, er sei misstrauisch gegenüber anderen Menschen, fühle sich verfolgt und schuldig für die Verfolgung seiner Eltern. Am meisten leidet er unter Albträumen und Schlaflosigkeit. Für die Zukunft hat er kaum Wünsche und keine Hoffnung.
Das Rote Kreuz als anerkannte Hilfsorganisation und die gleich zu Beginn gegebene Bestätigung seiner Arbeitsunfähigkeit sowie die Anwesenheit eines Übersetzers aus seiner Heimat geben ihm Vertrauen. Er kommt regelmäßig ins Ambulatorium, allerdings nur einmal pro Monat, da die lange Reise für ihn anstrengend ist.
In der Leib- und Bewegungstherapie beginnen wir, nach Ressourcen zu suchen. T. wird nach seinen Kindheitserinnerungen gefragt, nach Spielen und Spielkameraden, Bezugspersonen, häuslicher Umgebung. Wo hat er am liebsten gespielt? Er berichtet, dass er gerne den Blitzen zugeschaut hat und im Regen spielte. Die Wahrnehmung wird angeregt: Wie fühlen sich die Regentropfen auf der Haut an, wie riecht es bei einem Gewitter? Er erinnert sich an den Geruch der feuchten Erde, sein Gesicht hellt sich auf, die Augen glänzen. Er wird aufgefordert, diese Stimmung im Körper zu spüren. Er zeigt auf den Brustkorb, das Herz werde weit. Auf dieses körperliche, emotionale und bildhafte Erleben konnten wir dann später, wenn sich eine schwere Stimmung über den Raum legte, zurückgreifen. Ein Stichwort genügte, um sein Gesicht erstrahlen zu lassen.
In einer anderen Sequenz, in der wir die Kindheit nach guten Erinnerungen durchforschen, wird er sehr eifrig, setzt sich zusammen mit dem Übersetzer auf den Fussboden und führt mir, der Therapeutin, ein Wettspiel mit Steinen vor. Er fühlt sich in seine Kindheit zurückversetzt, seine Augen leuchten auf, er wird lockerer, entspannt sich. Von nun an machen wir in jeder Stunde ein kleines Spiel, meist mit einem Ball, weil ihn dies nicht nur an seine Kindheit, sondern auch an die Ballspiele im Gefängnis erinnert, die ihn dort seine Lebendigkeit spüren ließen *(Bottom-up-Approach).*
In der Therapie mit Menschen, die lange Zeit in Gefängnissen verbracht haben, ist es wichtig,

nach guten Erinnerungen aus dieser Zeit zu fragen. Was hat ihnen das Überleben ermöglicht? T. nennt seine politische Tätigkeit, den Austausch und die Diskussionen mit seinen Mitgenossen und Mitgefangenen *(Werte, 5. Säule der Identität)*. Kontakte zu Mitstreitern pflege er immer noch, hier kann er an alte Fähigkeiten anknüpfen, ist für Momente konzentriert und fühlt sich kompetent. Er berichtet, wie er sich während der Gefangenschaft Sturm und Wellen am Meer, Vögel, die darin eintauchen vorgestellt hat, um sich besser zu fühlen *(Initialphase). Die Imagination wird im Hier und Jetzt wiederholt, wobei wir auf Körpergefühle und im speziellen auf die Atmung fokussieren (Aktionsphase).* Er spürt die Weitung des Brustkorbs *(Integrationsphase)*. T. berichtet, dass er im Gefängnis nicht mehr daran geglaubt hat, jemals wieder ein grünes Blatt zu sehen. Unterstützt durch die Therapeutin und durch seine Verwandten, die in seiner Nähe wohnen, nimmt er Waldspaziergänge auf und berichtet strahlend von den Tieren, die er beobachtet *(Neuorientierungsphase)*. Er trifft in der folgenden Zeit auf neue Ressourcen, steigt auf Türme und genießt den Blick übers Land. Ein Wunsch wird stark: einmal im Leben das Meer zu sehen *(Zukunftsperspektiven erschließen sich).*

Durch die Aktivierung von guten Erinnerungen und das Vertraut-Werden mit Wahrnehmungsübungen, die er in seinen Alltag übertragen kann, gelingt es T., nach und nach oder immer wieder, aus seiner Abgestumpftheit und den atmosphärisch schweren Stimmungen herauszufinden.

16.4.2 Der Schutzmantel

S. kenne ich seit fünf Jahren. Sie hat im Bosnienkrieg ihren Mann verloren, wurde vertrieben und auf der Flucht vergewaltigt, als sie von ihren Angehörigen getrennt war. Dieses Ereignis verschwieg und vertuschte sie unter großer Anstrengung vor ihrer näheren und weiteren Umgebung. Bei der Einreise in die Schweiz musste sie mehre Nächte in einer unterirdischen Anlage verbringen. Diese Erfahrung und Vieles, was sie im Laufe der Jahre hier erlebte und sie an ihre traumatischen Erlebnisse erinnerte, verschlimmerte ihre Ängste und Übererregtheit im Laufe der Zeit. S. gab sich große Mühe, nicht aufzufallen: Sie lernte die Sprache, sie bildete sich weiter und sie arbeitete in einem Büro. Als sie zu uns kam, war sie bereits einige Jahre bei einer Hausärztin in Behandlung gewesen, hatte Medikamente bekommen und ist von ihr in Gesprächen unterstützt worden. Sie leidet an wiederkehrenden Erkältungen, an Dysurie, an Schlafstörungen und Albträumen, an akustischen, visuellen und sensorischen Flashbacks, an Angststörungen und Panikattacken. Sie erzählt, dass sie früher eine unternehmungslustige, fröhliche, junge Frau gewesen war, dass sie sich selbst nicht wiedererkenne, ein anderer Mensch geworden sei. Sie verlässt die Wohnung nur in Begleitung oder wenn sie ein klares Ziel hat. In den Jahren der therapeutischen Begleitung ging es vor allem um die berufliche Integration, die S. anstrebte, weil sie nicht auffallen wollte. Schließlich musste sie einsehen, dass sich unter jedem äußeren Druck die Symptome verstärken und dass sie lernen muss, mit einer Invalidenrente zu leben.

S. genießt vom ersten Tag an die funktional-bewegungstherapeutischen Interventionen. Wir machen einfache Qigong- und Aikido-Aufwärmübungen, die sie zu Hause weiterführt. S. spürt selbst sehr gut, wie sich der Brustkorb weitet, die Atmung freier fließt, die Spannung im Körper nachlässt. Nach einer Vorübung zum Derwischtanz, in der ein Schritt und eine Handbewegung nach vorne, zur Seite und nach hinten gemacht wird, fühlt sie sich kurzzeitig konzentrierter und aufmerksamer. Folgende Übung *(funktional-imaginativ)* schätzt sie besonders, wir nennen sie »**Schutzmantel**«:

Mit den Händen wird in 10 cm Abstand zum Körper eine Haube und anschließend auf der Körpervorderseite ein Mantel nachgezeichnet. Der Saum reicht bis zum Boden, die Hände machen eine Bewegung von vorne über die Seite nach hinten, wie wenn sie den Stoff des Mantels zusammenraffen würden, die Fäuste bewegen sich am Rücken hoch bis zu den Schulterblättern und bleiben dort kurz stehen. Es wird auf die Kraft in den Händen fokussiert. Anschließend werden die Fäuste vor den Körper geführt, die Unterarme auf Brusthöhe gekreuzt. Die Haltung der Arme und die Spannung in den Händen verstärken das Gefühl von Schutz. Die Spannung wird aufgelöst, die Hände machen eine Schöpfbewegung vor dem Körper, nehmen damit die Kraft, die in den Fäusten war, auf und gießen sie, nun mit nach unten gerichteten Handflächen über den Hinterkopf und den Rücken. Wichtig ist das Nachspüren. Dann beginnt die Übung von neuem mit dem Nachzeichnen der Haube.

S. übersteht die lange Zeit, in der die berufliche Integration angestrebt wird, mit bewegungstherapeutischer Unterstützung, die auch ressourcenorientierte Körperwahrnehmung beinhaltet, mit Psychoedukation und verhaltenstherapeutisch orientiertem Training. Erst nach vier Jahren, als sich S.s Gesamtsituation beruhigt hatte, fingen wir an, mit Berührung zu arbeiten. Neben der Bewegungstherapie bei uns ging S. immer wieder in kurzen Sequenzen in die Physiotherapie, um durch klassische Massage die Nackenbeschwerden zu lindern.

Dennoch bleibt sie Berührungen gegenüber sehr skeptisch, sie berichtet, dass sie sich dabei verspannt und es ihr unangenehm ist. Bereits der Gedanke daran erhöht die Spannung in ihrem Körper. Sie wünscht sich, diese starke Abwehr abzubauen und sich vor dem Schlafen besser entspannen zu können. Mit diesen beiden Zielen vor Augen willigt sie ein, Körpertherapie mit Touching-Approach zu machen. Als sie sich auf den Rücken legt, ist die Spannung in der Körperform deutlich zu sehen. ich entschließe mich zu einem sanften Griff an den Füßen aus der Craniosacralen Osteopathie. Gleichzeitig lade ich S. zu einer Reise durch den Körper ein. So lenkt sie ihre Wahrnehmung auf verschiedene Körperregionen und öffnet sich für unterschiedliche Empfindungen (»vielleicht spüren sie das oder das oder gar das?«). S. spürt die Wärme meiner Hände, die sanften Bewegungen. Sie merkt, wie sich die Atmung beruhigt und dass der Körper schwerer wird. So kommt sie zu einer neuen, zu einer wohltuenden Erfahrung. Sie erträgt es zehn, später zwanzig, Minuten ruhig liegen zu bleiben, was ihr zu Hause nicht gelingt, auch im Bett nicht, weil eine innere Unruhe sie zu ständigen Bewegungen zwingt. In den folgenden Stunden berühre ich auch Schultern, Thorax, Kopf und andere Körperstellen, immer mit Techniken, die eine Tonusregulation anstreben. S. ist erfreut, dass sie diese Berührungen zulassen kann und ihr Körper dabei entspannt bleibt. Abends im Bett helfen ihr die Wahrnehmungsübungen und die Vorstellung der Hände der Therapeutin ruhiger zu werden.

Die beiden Fallbeispiele veranschaulichen, dass die Lebensqualität von Menschen, die durch Folter und Krieg schwer traumatisiert wurden, bei denen sich die Symptome »eingefleischt«, »eingeleibt« haben und es zu Persönlichkeitsänderungen gekommen ist, verbessert werden kann. Ein funktionales und erlebnisorientiertes Vorgehen mit strukturierten Übungen und Wahrnehmungsschulung ermöglicht ihnen, kleine Schritte in diese Richtung zu tun. Die Freude und Dankbarkeit dieser Patienten und Patientinnen darüber ist meist groß.

16.5 Weiterführende Literatur

Maier T, Schnyder U. Psychotherapie mit Folter- und Kriegsopfern. Ein praktisches Handbuch. Bern: Huber 2007.

Moser C, Nyfeler D, Verwey M. Traumatisierung von Flüchtlingen und Asylsuchenden. Zürich: Seismo 2001.

Rothschild B. Der Körper erinnert sich. Die Psychophysiologie des Traumas und der Traumabehandlung. Essen: synthesis 2002.

Rytz T. Bei sich und in Kontakt. Bern: Huber 2006.

17 Die janusköpfige Wut: Emotional instabile Persönlichkeitsstörung des impulsiven Typus

Anton Leitner, Claudia Höfner und Auguste Reichel

Inhalt

Die emotional instabile Persönlichkeitsstörung des impulsiven Typus weist neben einer starken Geschlechts- und Kulturabhängigkeit auch eine hohe Komorbidität mit anderen ICD-Störungsbildern auf. Auch wenn impulsive Aggressivität daher nur wenig erforscht ist, ist dieses Verhalten weit verbreitet und in der Praxis von großer Relevanz. Die Integrative Bewegungstherapie verfügt über ein ausgefeiltes Instrumentarium, mithilfe dessen das Aggressionspotenzial reduziert und die Aggressionsform schrittweise verändert werden kann. Dazu zählen übungszentrierte, erlebniszentrierte sowie konfliktzentrierte Modalitäten. Die »Hermeneutische Spirale« von Wahrnehmen, Erfassen, Verstehen und Erklären der Handlungen respektive Situationen dient hierbei als Orientierung für das therapeutische Vorgehen.

17.1 Diagnostik

Nach dem ICD-10 liegen spezifische Persönlichkeitsstörungen (F60) dann vor, wenn »die charakteristischen und dauerhaften inneren Erfahrungs- und Verhaltensmuster der Betroffenen (…) insgesamt deutlich von kulturell erwarteten und akzeptierten Vorgaben (›Normen‹)« abweichen (WHO 2004, S. 149). Die Abweichungen können im kognitiven oder affektiven Bereich liegen, sich in der Impulskontrolle und Bedürfnisbefriedigung oder in der Gestaltung zwischenmenschlicher Beziehungen äußern. Davon betroffen sind

- die Wahrnehmung und Interpretation von Dingen, Menschen und Ereignissen,
- die Einstellungen und Vorstellungen von sich selbst und anderen sowie
- die Variationsbreite, Intensität und Angemessenheit der emotionalen Ansprechbarkeit und Reaktionen.

Die Abweichungen müssen so ausgeprägt sein, »dass das daraus resultierende Verhalten in vielen persönlichen und sozialen Situationen unflexibel, unangepasst oder auch auf eine andere Weise unzweckmäßig ist« (ebd.). Dies führt oft zu persönlichem Leidensdruck oder hat nachteiligen Einfluss auf die soziale Umwelt. Häufig beginnt die Störung bereits im späten Kindesalter oder in der Adoleszenz, sie ist stabil und von langer Dauer. Die abweichenden Verhaltensweisen dürfen weder eine Folge anderer psychischer Störungen noch einer organischen

Erkrankung, Verletzung oder deutlichen Funktionsstörung des Gehirns sein.
Der impulsive Typus einer emotional instabilen Persönlichkeitsstörung (F60.30) ist die einzige Persönlichkeitsstörung, für die es nur Forschungskriterien gibt. Laut ICD-10 (WHO 2004, S. 152) müssen mindestens drei der folgenden Eigenschaften oder Verhaltensweisen vorliegen, darunter Punkt 2:

1. Deutliche Tendenz, unerwartet und ohne Berücksichtigung der Konsequenzen zu handeln
2. Deutliche Tendenz zu Streitereien und Konflikten mit anderen, vor allem dann, wenn impulsive Handlungen unterbunden oder getadelt werden
3. Neigung zu Ausbrüchen von Wut und Gewalt mit Unfähigkeit zur Kontrolle explosiven Verhaltens
4. Schwierigkeiten in der Beibehaltung von Handlungen, die nicht unmittelbar belohnt werden
5. Unbeständige und launische Stimmung

Derzeit liegen aufgrund der diagnostischen Nähe zur Borderline-Persönlichkeitsstörung sowie des Fehlens klinisch-diagnostischer Leitlinien keine epidemiologischen Studien vor, die Aufschluss über die Prävalenz- und Inzidenzraten der emotional instabilen Persönlichkeitsstörung impulsiven Typus geben.

17.2 Aggression

Unter Aggression (lat. *aggredere*: herangehen, angreifen) versteht man verschiedene Verhaltensweisen und Handlungen mit der Intention, einer anderen Person, sich selbst oder einem Objekt direkt oder indirekt Schaden zuzufügen. Aggression und Aggressivität werden als zwei getrennte, jedoch miteinander verwandte Konzepte betrachtet, ersteres als Handlung, das zweite als Persönlichkeitseigenschaft (trait).

Die Behandlung der Neigung zu Ausbrüchen von Wut und Gewalt sowie der Unfähigkeit zur Kontrolle explosiven Verhaltens setzt eine differenzierte Bewertung aggressiven Verhaltens voraus, die auf verschiedenen Aggressionstheorien gründet. Es gibt biologistische Erklärungsversuche wie Freuds Theorie (1920) des angeborenen Aggressionstriebs oder die Annahme von Lorenz (1963), dass Aggression auf Instinkten basiere. Kritisiert wird an der Theorie des Aggressionstriebs, dass sie problem- und lösungsadäquate Ansätze verhindere und die dynamische Interaktion vieler verschiedener Kausalfaktoren vernachlässige (Arnold et al. 1996, S. 30).
Die sogenannte Aggressions-Frustrations-Hypothese von Dollard (1939) hingegen besagt, dass Aggression immer und ausschließlich eine Reaktion auf Frustration ist und jede Frustration zu Aggression führt. In dieser Tradition findet sich auch die Theorie aggressiver Hinweisreize von Berkowitz (1964), der einschränkend anmerkt, dass Frustration nur dann zu Aggression führt, wenn Hinweisreize vorhanden sind, die durch klassische Konditionierung mit Aggression verbunden wurden und aggressives Verhalten angemessen erscheinen lassen (vgl. dazu auch Milgram 1963, 1974).
Dies führt uns zur Schule des Sozialen Lernens: Aggression wird hier als am Modell erlerntes Verhalten angesehen (Bandura 1979), das erworben wird, indem aggressives Verhalten und seine Konsequenzen im realen Leben oder an symbolischen Vorbildern beobachtet wird.
Die Integrative Therapie betrachtet Aggression aus der biopsychosozialen Perspektive:

»*Unter Aggression verstehen wir in evolutionären Lernprozessen wurzelndes, jedoch durch kollektivgeschichtliche und individuell-biografische Erfahrungen geformtes und deshalb differenziell motiviertes individuelles und/oder gruppales Verhaltensdispositiv*« (Petzold 2003c, S. 32).

Die Bewertung aggressiven Verhaltens ist gekoppelt an kulturelle Normen. Die Kriterien, nach denen Verhalten als aggressiv oder nichtaggressiv bewertet werden, sind Schädigungsabsicht, tatsächlicher Schaden und Normverletzung (Mummendey 1996). Gender-Aspekte müssen bei der Bewertung miteinbezogen werden: Frauen neigen eher zu Rückzug und indirektem aggressiven Verhalten (Heyne 1993).

Die Regulierung von heftigen Emotionen war in der Geschichte der Menschheit schon immer eine große Herausforderung. Gesetze, Gebote, Rituale, Sport etc. haben die Aufgabe, die destruktiven Wirkungen von Aggressivität zu regulieren. Emotionen wahrzunehmen und zu regulieren ist die Kunst der »emotionalen Intelligenz«: Die Kunst, aggressive Emotionen zu meistern, ist in einem Satz aus der fernöstlichen Kampfkunst treffend ausgedrückt:

> Drücke deinen Zorn aus, aber gib ihm nicht nach.

17.3 IBT und Aggression

Die Integrative Bewegungstherapie hat mit ihren verschiedenen Modalitäten und kreativen Medien ein vielfältiges Instrumentarium für den Umgang mit aggressiven Verhaltensweisen. Im »Dritten Weg der Heilung« der Integrativen Therapie sollen alternative Beziehungs- und Erlebnismöglichkeiten erfahrbar werden (Petzold 2003a, S. 78). Die übungs- und erlebniszentrierte Arbeit der Integrativen Bewegungs- und Leibtherapie fördert mit strukturierten funktionalen Übungen einerseits und spielerisch kreativen Impulsen andererseits die Erweiterung des Handlungsrepertoires und festigt durch bewusstes Üben und Wiederholen ein neues Verhalten für die Akutsituation.

Techniken aus dem Budo und verschiedenen Kampfkünsten sind ergänzend geeignet: Das »Affektkontrolltraining« (Schröder u. Brendel 2004) und Aikido (Glitscher u. Glitscher 1994) können modifiziert auch in der Integrativen Bewegungs- und Leibtherapie verwendet werden. Durch ein solches Training werden sowohl das Selbstvertrauen als auch die Selbstwirksamkeitserwartung gestärkt (Höhmann-Kost u. Siegele 2004b, S. 11). In diesem Buch finden sich hierzu ausführliche Beschreibungen im nachfolgenden Kapitel 18.

17.3.1 Die Modalitäten der IBT

Die Modalitäten der IBT können schrittweise in der Therapie der beschriebenen Störung eingesetzt werden.

Die **übungszentrierte Modalität** bemüht sich darum, den Klienten Halt zu geben. Dies beinhaltet Zentrierung durch Bodenkontakt. Die Wahrnehmung wird dabei auf die Fußsohlen gerichtet und die Tragfähigkeit des Bodens erfahren. Diese Erfahrung (»ich bin getragen«) stärkt das Selbstwertgefühl.

Bei der **erlebniszentrierten Modalität** geht es darum, eigene Grenzen und den Eigenraum wahrzunehmen, Gefühle zu differenzieren und verschiedene Formen des Aggressionsausdrucks durch Rollenspiele zu erproben.

Die **konfliktzentrierte Modalität** ermöglicht es Klienten, sich durch imaginäre Konfrontation mit der Person, die die Wut ausgelöst hat, zu konfrontieren, ohne diese zu verletzen. In Übungen kann dieses neue Verhalten gelernt und eingeübt werden. Es geht vor allem auch darum, die Ängste und Begleitgefühle wahrzunehmen und deren lebensgeschichtlichen Zusammenhang zu erkennen.

Bei dieser konfliktzentrierten Vorgehensweise unterscheiden wir vier Schritte (Phasen):

1. In der *Initialphase* wird verbal die Gewalt-Szene beschrieben.
2. In der *Aktionsphase* wird die Handlung inszeniert, ohne sie auszuagieren.

3. In der *Integrationsphase* werden die verschiedenen Aspekte der Handlung sowie der Motivation erfasst und verbunden.
4. In der *Neuorientierungsphase* wird schließlich nach anderen und »sozial verträglichen« Handlungsmöglichkeiten für die Akutsituation gesucht und diese bewusst geübt und trainiert.

Die leiblichen Phänomene wahrzunehmen ist für die Selbstregulationsfähigkeit von Klienten im Umgang mit Aggression wichtig. Schritt für Schritt lernen sie, Druck, Enge, Zittern etc. zu spüren. Es handelt sich hierbei meist um archaische Überlebensmuster, die im Stammhirn bei Bedrohung wirksam werden und in Stresssituationen ausbrechen können. Die Kunst besteht darin, diese lebensnotwendigen Reaktionsfähigkeiten rechtzeitig zu steuern und zu regulieren.

In der bewegungstherapeutischen Arbeit mit impulsiv-aggressiven Menschen geht es darum, den Kontext und die sozialen Zusammenhänge der Wut zu erfassen. Ein differenziertes Erfassen und Verbalisieren der Ursachen kann bislang Unsagbares verbal wie non-verbal mitteilbar machen. Dazu können Techniken der Inszenierung des aktuellen sozialen Umfelds mit Hilfe von Symbolen und Figuren verwendet werden. Beziehungsmuster werden sichtbar, soziale Netzwerke lassen sich besser bearbeiten.

Es ist wichtig, die Ursachen und Hintergründe des Verhaltens zu erkennen. Die besondere Komplexität der Aggressionsthematik außer Acht zu lassen, birgt die Gefahr, Ohnmachtsgefühle, die oft Hand in Hand mit physischen Machtdemonstrationen einhergehen, zu verstärken. Daher muss das Selbstwertgefühl in anderen Lebensbereichen anhand der Identitätssäulen (Rahm et al. 1993, S. 422) gestützt und Ressourcen aktiviert werden. Hilfreich kann dabei die Anregung sein, Spannungen über Sport zu regulieren.

17.3.2 Stabilisierung und Grenzen

Eine hervorragende Technik der Integrativen Bewegungstherapie besteht darin, Stabilisierung und Halt über die Haltung herzustellen. Mit Übungen wie aus dem Qigong (Geißler 1995, S. 62 ff.) und mithilfe innerer Bilder, z. B. »ich stehe wie ein Baum«, wird eine stabile äußere und damit auch innere Haltung erarbeitet. Ziel ist, den geistigen und emotionalen inneren Halt über Techniken der Verleiblichung erfahrbar zu machen. Bodenkontakt und Aufrichtung wirken stärkend und helfen dabei, den eigenen Standpunkt ohne Gewalt einzunehmen. Das Aufrichten des ganzen Körpers wird verbal begleitet, die Körpermitte wird wahrgenommen, indem man die Hände in die Höhe des Bauchnabels legt und die Atembewegung dahinter spüren kann. Die Techniken der Atemregulation helfen zu beruhigen. Ein sanftes Loslassen der Atmung nach unten oder nach vorne löst die Enge in der Brust auf. Diese Körperhaltungen sind zentrierend und helfen im Alltag, die notwendige Exzentrizität herzustellen, wenn diese Haltung auch außerhalb der Akutsituation geübt wird. Dieses Üben wirkt sich auch neuroplastisch in der Entwicklung neuer Spine-Vernetzungen und Synapsen in unserem Gehirn aus, wie dies in Tierversuchen bestätigt werden konnte (Knott et al. 2006).

Eine notwendige Fähigkeit im Umgang mit Aggression ist, die eigenen Grenzen und die der anderen wahrzunehmen und zu respektieren (Reichel u. Reichel 2005). Bei der physischen oder emotionalen Überschreitung der leiblichen Grenze kann es zu aggressiven Aktionen kommen. Die Verteidigung des eigenen Ich, des persönlichen Raums, des Reviers ist für die Selbstbestimmung und Souveränität der Person notwendig. Durch Einfühlung in die Not des Betroffenen treten Lösungen zutage: Rollenspiele und Verhaltensübungen erweitern das Gedanken- und Verhaltensspektrum. In verschiedenen Körperübungen wird das Wahrnehmen von Intimzone und Respektabstand erlernt.

17.3.3 Regulierter Ausdruck der Gefühle

Schließlich muss ein regulierter Ausdruck der Gefühle gelernt werden. Nach der Stabilisierungs- und Eigenraumübung können nun Wut, Ärger und Hass kanalisiert werden. Zuerst passiert dies imaginativ, um die Intensität des Gefühls zu erkennen und sich in der »Reizsituation« besser einschätzen zu lernen. Erst die Wahrnehmung dieser Kraft ermöglicht, sie auch zu regulieren. Nach der Imagination kann der Betroffene Wut mit Hilfsmitteln wie Stäben, Schaumstoffrollen oder Holzschwertern gestisch darstellen. Diese Bewegung nach außen oder auf eine Unterlage kann mit einem Laut oder Wort begleitet werden. Der Ausdruck über die Stimme forciert meist das Gefühl. Dabei ist darauf zu achten, dass der Bodenkontakt erhalten bleibt. Die Klienten erfahren, dass sie zuschlagen können und die Wahl haben, es zu tun oder nicht. Es geht bei dieser Übung jedoch nicht darum, aggressive Impulse einzuüben, sondern um einen Zugang zu den eigenen Gefühlen sowie eine Erweiterung des eigenen Handlungsspielraums.
Für die Akutsituation wird nun gemeinsam ein Notprogramm erarbeitet. Dabei werden nicht nur die konkreten leiblichen Empfindungen als Indikatoren im Sinne eines Frühwarnsystems erarbeitet, sondern auch alternative Reaktionsmuster wie das Verbalisieren von Gefühlen. Zudem wird ermittelt, welche Unterstützung von außen nötig ist, um die Situation besser handhaben zu können. Mit Hilfe der Integrativen Bewegungstherapie wurden so »sozial verträgliche Verhaltensweisen« für Wut und Aggression gefunden.

17.4 Forschung

Während im deutschsprachigen Raum kaum zu impulsiven Persönlichkeitsstörungen geforscht wird, sondern der Fokus deutlich auf der Borderline-Persönlichkeitsstörung liegt, steigt in anderen Längern wie z.B. den USA und Großbritannien seit einigen Jahren das Interesse an Impulsivität (Moeller et al. 2001) und Aggression (Coccaro 1989; Dolan et al. 2002) im Zusammenhang mit psychiatrischen Störungen, insbesondere Persönlichkeitsstörungen.
Obwohl die meisten Studien Impulsivität und Aggressivität als Charakteristika von Borderline (Links et al. 1999) und Antisozialen Störungen (Barratt et al. 1997; Dolan et al. 2002; Garder et al. 1991; Lish et al. 1996; Raine 1993) betrachten, kommen neuere Arbeiten zum Ergebnis, dass Impulsivität und Aggressivität auch andere DSM- und ICD-Persönlichkeitsstörungen kennzeichnen (Fossati et al. 2007; New et al. 2002). Die hohen Kovarianzen lassen also darauf schließen, dass impulsive und aggressive Charakterzüge Persönlichkeitsaspekte abbilden, die für verschiedene Persönlichkeitsstörungen relevant sind (Fossati et al. 2000), d.h. es liegen hohe Komorbiditätsraten vor, welche die Gefahr von Fehldiagnosen in sich bergen.
Vor allem in Bezug auf geschlechtsspezifische Verhaltensweisen muss hier die Gender-Medizin einiges nachholen. Nicht nur, dass Frauen und Männer sich stark hinsichtlich möglicher Ursachen, Auslöser, Ausdrucksformen, Variationsbreite, Intensität und Angemessenheit ihrer aggressiv-impulsiven Reaktionen unterscheiden – auch der in der ICD-Diagnose wortwörtliche Bezug auf kulturell erwartete und akzeptierte Vorgaben (»Normen«) misst hier die Geschlechter mit zweierlei Maß und ist folglich nur bedingt objektiv. Empirische Studien zur Geschlechtsverteilung von Persönlichkeitsstörungen können den klinisch verbreiteten

diagnostischen Bias (Verzerrung) größtenteils nicht bestätigen, sondern legen nahe, dass es sich hierbei um einen Gender-Bias handelt (Flanagan et al. 2003; Lindsay et al. 1995; Morey et al. 2002). In den Diagnosen werden jahrhundertelang tradierte gesellschaftliche Vorstellungen abgebildet, die sich trotz zunehmender Auflösung geschlechtsspezifischer Rollenzuweisungen und -stereotypen bis in die Gegenwart halten. Auch soziale Herkunft und Habitus sind hierbei von großer Bedeutung (Bourdieu 1982, 1997). Dies verdeutlicht die Notwendigkeit, sowohl Diagnose- als auch Behandlungskonzepte äußerst differenziert und dem sozialen Geschlecht einer Person angemessen einzusetzen (vgl. Höfner 2008).

17.5 Behandlungsbeispiel

Ein Mann, ca. 40 Jahre, misshandelt seine Frau, er kann laut eigener Aussage nicht anders reagieren. Seine Ohnmacht in ehelichen Streitsituationen macht ihn blind vor Wut, er schlägt zu. Seine Angst vor einer Trennung kann er zwar beschreiben, aber im Streit selbst wird es erst »ganz eng in der Brust« und dann »geschieht es«.

Die bewegungstherapeutische Begleitung setzt bei der Wahrnehmung der körperlichen Phänomene vor dem »Zuschlagen« an. Der Patient versucht retrospektiv, sich an die Gefühle zu erinnern und ohne sie wirklich aufzugreifen, benennt er währenddessen seine Körperempfindungen. Es wird eng in der Brust, die Zähne knirschen, der Nacken wird steif, die Fäuste ballen sich. Die nächste therapeutische Frage zielt auf die emotionalen Folgen seines Ausbruchs ab: »Wenn Sie nun diese Enge spüren und zuschlagen, was fühlen Sie dann?« Der Patient beschreibt die Erleichterung und Entspannung, die seine Gewalteruption körperlich bewirkt. Gleichzeitig kämpft er mit Schuldgefühlen und muss diese wegschieben, weil sonst die Erleichterung verschwinden würde.

Durch diese Intervention wird die Türe zu den Ängsten, zur Trauer und Enttäuschung, den »Hintergrundgefühlen« seines impulsiv-aggressiven Handelns, geöffnet. Seine Gewaltbereitschaft ist einerseits ein Machtausdruck, andererseits ein Ausdruck von Ohnmacht und Hilflosigkeit. »Auf Basis des Prinzips »von der Engung zur Weitung« (Schmitz 1989) können nun gemeinsam mit dem Patienten auf der übungs- und erlebniszentrierten Modalität verschiedene Alternativen erarbeitet werden. Die Verengung »ich kann nicht anders« wird geweitet durch das Ausprobieren mehrerer anderer Handlungsmöglichkeiten.

Im nächsten Schritt wird der Patient gebeten, den Kontext seiner aggressiven Ausbrüche zu analysieren: »Wer oder was macht Sie wütend?«, lautet daher die Frage. Das aktuelle soziale Umfeld wird mittels Symbolen und Figuren »inszeniert«, d.h. am Boden so angeordnet, dass das Beziehungsnetz erkennbar wird. Es stellt sich heraus, dass dieser Mann keinen Freundeskreis hat und nur an seiner Frau »hängt«. Jede Andeutung von Eigenständigkeit der Frau wird für ihn bedrohlich. Daher greift er zum Verhaltensmuster, das er von seiner Ursprungsfamilie kennt: Gewalt.

Das Benennen der Ursache, die Suche nach der »schuldigen« Person sorgt fürs Erste für Erleichterung. Danach wird differenziert. Die ohnmächtige Wut bekommt Worte und das Unsagbare kann mitgeteilt werden. Die Not hinter der Gewalt wird sichtbar: Der Patient fühlt sich »verlassen«. Im Rahmen der therapeutischen Arbeit soll nun ein stützendes soziales Netz gefunden und seine Fähigkeit zur Kontaktnahme erweitert werden. Die Teilnahme an einer Männergruppe wird ihm angeraten.

Das Erkennen seiner Not als Mann in der aktuellen Familiensituation ist ausreichend für die Suche nach besseren Notlösungen. Die therapeutische Frage lautet: »Welche Funktion hatte die aggressive Äußerung? Was wollen Sie wirklich erreichen?« Der Patient erkennt langsam seine Machtlosigkeit gegenüber seiner Frau. Er begreift, dass er ihre Liebe nicht erzwingen kann. Sein Selbstwertgefühl soll daher in anderen Lebensbereichen »aufgetankt« werden, um seine persönlichen Ressourcen zu steigern. In der Folge kümmert sich der Patient nun mehr um seine Gesundheit und reguliert einen Teil seiner Spannungen über sportliche Aktivitäten aus. Dazu zählen im Rahmen der Bewegungstherapie erlernte Qigong-Übungen, Atemtechniken, das Aufrichten und Zentrieren des eigenen Körpers. Über die Verleiblichung dieser Übungen findet der Mann seinen geistigen und emotionalen inneren Halt. Der Bodenkontakt und die Aufrichtung stärken ihn darin, seinen Standpunkt einzunehmen, ohne ihn gleich mit Gewalt durchsetzen zu müssen. Er lernt, sich durch Atemregulation zu beruhigen.

Eine gute Körperübung, um die eigenen Grenzen wahrnehmen und respektieren zu lernen, besteht darin, die Arme zur Seite zu strecken und sich einmal im Kreis zu drehen. Der Raum zwischen Körperzentrum und ausgebreiteten Armen ist die »Intimzone« und schafft »Respektabstand«. In dieser Bewegungsübung wird leiblich spürbar, wie stark die Grenzen sein sollen – der Betroffene kann somit selbst bestimmen, ob eine feste Mauer nötig ist, in der er sich selbst »einsperren« kann, oder ob er die Grenze öffnen möchte.

Mithilfe der Stabilisierungs- und Eigenraumübung lernt der Patient, seine aggressiven Impulse zu kanalisieren: zuerst als Vorstellung (z.B. Farbe und Form der Wut). Nach der Imagination des Aggressionsgefühls kann der Mann seiner Wut eine Geste geben: Mit einem Schwert aus Holz richtet er sie nach außen und schlägt auf ein dickes Polster. Diese Bewegung begleitet er mit einem lauten Schrei, anfangs zögerlich, doch dann mit voller Kraft. Über den stimmlichen Ausdruck kommt die Wucht der Tränen. Hierbei muss unbedingt auf guten Bodenkontakt geachtet werden. Der Kontakt mit dem Patienten wird während der Übung immer wieder verbal bestätigt. Wie bereits erwähnt geht es hierbei nicht darum, durch Üben aggressives Handeln zu bahnen, sondern um Kontakt mit den eigenen Gefühlen und um Erweiterung der Handlungsstrategien.

Zum Schluss der Bewegungstherapie steht die gemeinsame Entwicklung eines Notprogramms für den Akutfall. Noch einmal wird rekapituliert, woran der Patient die Gefahr eines gewalttätigen Ausbruchs erkennen kann, welche leiblichen Empfindungen diesem typischerweise vorangehen. Er überlegt sich, wie er anders reagieren kann und seine Gefühle adäquat mitteilen kann bzw. welche Unterstützung er braucht, um diese Situation ohne Gewalt aufzulösen. Der Übungsauftrag lautet, die körperlichen Empfindungen deutlicher wahrzunehmen und rechtzeitig zu regulieren, sodass rechtzeitig das Notprogramm aktiviert werden kann: die Enge durch Ausatmen zu weiten, einen Schritt aus der Situation zu gehen, seine Ängste wahrzunehmen, seinen Kontakt nach außen zu aktivieren, Konfliktlösungen mit der Konfliktpartnerin zu suchen.

17.6 Weiterführende Literatur

Björkqvist K. Selected writings on aggression 1982–1998. Åbo: Åbo Akademi University Press 1998.

Björkqvist K, Niemelä P (Hrsg). Of mice and women. Aspects of female aggression. San Diego: Acad. Press 1992.

Camenzind E, Knüsel K. Starke Frauen: zänkische Weiber? Frauen und Aggression. Zürich: Kreuz Verlag 1992.

Campbell A. Zornige Frauen, wütende Männer. Geschlecht und Aggression. Frankfurt a.M.: Fischer 1995.

Hamburger Arbeitskreis für Psychoanalyse und Feminismus (Hrsg). Evas Biss. Weibliche Aggressivität und ihre Wirklichkeiten. Gießen: Psychosozial-Verlag 2006.

Hausmann B, Neddermeyer R. Bewegt sein. Integrative Bewegungs- und Leibtherapie in der Praxis; Erlebnisaktivierung und Persönlichkeitsentwicklung. Paderborn: Jungfermann 2003.

Höhmann-Kost A. Bewegung ist Leben. Integrative Leib- und Bewegungstherapie – eine Einführung. Bern: Huber 2002.

Petzold HG. Integrative Bewegungs- und Leibtherapie. Ein ganzheitlicher Weg leibbezogener Psychotherapie. Bd. 1–2. Paderborn: Junfermann 1996.

18 Kampfkünste in der Behandlung von Abhängigkeitskranken

Annette Höhmann-Kost und Frank Siegele

Inhalt

Aspekte der Budo-Kampfkünste werden als spezifische Möglichkeiten der Integrativen Leib- und Bewegungstherapie in der Arbeit mit Abhängigkeitskranken vorgestellt. Zentral ist das integrative Konzept der »Arbeit an sich selbst«, in der es um »Überwindung« geht – z. B. der eigenen Trägheit – und um »Überschreitung« – z. B. in Richtung Veränderung des körperlichen Allgemeinzustandes und der »inneren« Haltung. Die Kampfkünste und das regelmäßige Üben als Not-Wendigkeit, werden aus verschiedenen theoretischen Perspektiven begründet und durch praktische Beispiele veranschaulicht.

> »Mein Geist regt sich nicht, wenn meine Beine ihn nicht bewegen« (Michel de Montaigne, 1533–1592).

18.1 Einführung

Die Einbeziehung von Budokünsten hatte in der Ausbildung von Integrativen Leib- und Bewegungstherapeuten in den vergangenen 30 Jahren einen hohen Stellenwert. Daher ist es nicht verwunderlich, dass ganz unterschiedliche Verfahren (Aikido, Karate, Schwertkampf, Tai Chi u. a.) Eingang in die klinische Arbeit mit Patienten und Klienten gefunden haben. Verschiedene Artikel u. a. zu Aikido mit sehbehinderten Kindern (Herzig-Graf 1992), der Therapie von psychiatrischen Erkrankungen mit Aikido (Bettinaglio 1993), Qigong Yangsheng bei Neurosen und Psychosomatosen (Geißler 1995) wurden hierzu publiziert. Tagungen z. B. in Berlingen-

Schweiz (Waibel 1993) betonten die Bedeutung von fernöstlichen Bewegungs- und Kampfkünsten und klinischer Bewegungstherapie in der Behandlung seelischer Erkrankungen. Stellvertretend für die vielfältigen Ansätze von therapeutischer Arbeit mit Budokünsten in der IBT, steht dieser Beitrag mit Abhängigkeitserkrankungen.

18.2 Integrative Diagnostik und störungsspezifische Klassifikation von Suchterkrankungen

Die Struktur Integrativer Sucht- und Komorbiditäts-Diagnostik enthält die »**Fünf Module**«

1. *Psychosoziale Diagnostik:* phänomenologisch-deskriptiv oder standardisiert
2. *Klassifikation* der Suchterkrankung nach ICD-10 (F-1 Diagnosen: Psychische und Verhaltensstörungen durch psychotrope Substanzen) sowie nach DSM-IV-TR (Störungen im Zusammenhang mit Psychotropen Substanzen) sowie der komorbiden Störungen
3. *Ätiologische Diagnostik* im Entwicklungskontinuum der Lebensspanne:
   - Defizite und prolongierte Mangelerfahrungen
   - Konflikte und andere spannungsreiche Störungen
   - Überforderungen und zeitextendierter Stress
   - Traumatisierungen
   - Maligne Lern- und Adaptionsmodelle
   - Sozioökologische und systemische Einflüsse
4. *Ressourcendiagnostik:* longitudinal, querschnittlich und prognostisch angelegt
5. *Behandlungsplanung*

Beim Vorliegen der Diagnose Abhängigkeitssyndrom (F1x2) nach der ICD-10 müssen zudem die Kriterien der funktionalen Gesundheit nach dem biopsychosozialen Modell der ICF (Internationale Klassifikation der Funktionsfähigkeit, Behinderung und Gesundheit) berücksichtigt bzw. maßgeblich einbezogen werden. Die ICF operationalisiert den Begriff der funktionalen Gesundheit als das Ergebnis der Wechselwirkung zwischen dem Gesundheitsproblem einer Person (nach ICD) und ihren Kontextfaktoren (Umwelt- und personenbezogene Faktoren).
Nach diesem Modell ist die funktionale Gesundheit Suchtmittelabhängiger *erheblich* beeinträchtigt. Zentrale Aufgabe der Behandlung ist demnach die Verbesserung der Funktionsfähigkeit mit dem Ziel der Sicherung, Wiederherstellung oder wesentlichen Besserung der Teilhabe des Patienten an den verschiedenen Lebensbereichen, wobei der Analyse und Förderung der individuellen Ressourcenfelder mit Blick auf eine individuelle Behandlungsplanung besondere Bedeutung beigemessen wird (Osten 2004; Kap. 4.5 in diesem Band).

18.3 Theorie und methodische Vorgehensweisen

18.3.1 Arbeit an sich selbst

Das Konzept der »Arbeit an sich selbst« als identitätsstiftender Prozess, spielt im Integrativen Ansatz eine zentrale Rolle (Petzold 2001 m). Wir beschreiben ausgewählte bewegungstherapeutische Aspekte dieses Konzeptes im Bereich der Drogentherapie. Der Schwerpunkt liegt auf Elementen aus den Kampfkünsten und hier heben wir insbesondere die Bedeutung des Übens und der Übungen hervor.
Allgemeines Ziel der Arbeit an sich selbst ist ein Zuwachs an persönlicher Souveränität. Hier grenzen wir uns von Verfahren ab, die Autonomie des Einzelnen als Zielformulierung postulieren. Aus integrativer Sicht ist dies zu einseitig auf das Individuum bezogen. Uns geht es um Souveränität, die sich durch Arbeit an sich

selbst *und* durch wechselseitige Erfahrungen in »Zwischenleiblichkeit« mit Anderen entwickeln kann. Es geht um einen ko-respondierenden gemeinschaftlichen Prozess.

In der Suchtbehandlung haben wir es überwiegend mit schwer geschädigten, oftmals traumatisierten Menschen zu tun. Hier ist immer wieder zu fragen: Welche Maßnahmen erreichen unsere Patienten einerseits in fördernder und heilsamer Weise und welche führen andererseits nicht in eine erneute Überforderung, in neue Schädigungen oder unrealistische Zielvorstellungen. Übungen, die auf der Körper-Leibebene ansetzen, bieten bei diesen Menschen gute Möglichkeiten.

Die Suchttherapie muss sich aufgrund der Schwere der psychischen, körperlichen, kognitiven und sozialen Schädigungen der Abhängigen um Methodenvielfalt bemühen (Petzold, Schay u. Scheiblich 2006; Uchtenhagen u. Zieglgänsberger 2000). Unser integrativer Ansatz, als biopsychosoziales Modell, bietet hier gute Voraussetzungen. Wenn wir in der vorliegenden Arbeit *eine* Behandlungsstrategie herausheben, so tun wir dies im Wissen darum, dass sie neben notwendigen anderen steht.

Die Arbeit an sich selbst gehört zu den menschlichen Grundfähigkeiten und Bedürfnissen. Hätten Menschen nicht beständig an sich gearbeitet, wären alle kulturellen und sozialen Entwicklungen niemals möglich geworden. Belastende Ereignisketten des Lebens und schwierige Situationen müssen bewältigt werden. Bewältigung wird einerseits möglich durch *Überwindung*, indem der Mensch sich den Gegebenheiten *anpasst* und andererseits durch *Veränderung* der Gegebenheiten (*Überschreitung*). Immer aber muss der Mensch an sich arbeiten – als Einzelner und in Gemeinschaft. Und dies muss er aktiv wollen, wenn die Arbeit Früchte tragen soll. Im Wollen liegt das Moment der Freiheit und indem das Wollen im Sinne der Selbstmotivation möglich wird, ist ein wichtiger Schritt zur Selbstbestimmung, zu Selbstbewusstsein und Würde getan.

Unser Konzept der Arbeit an sich selbst knüpft an Praktiken der antiken »Seelenführung« an (Seneca, Marc Aurel, Epiktet) und setzt sich mit philosophischen Wegen der Gegenwart auseinander (Foucault, Derrida, Schmid etc.). Philosophische Perspektiven wurden für die klinische Arbeit fruchtbar gemacht und vermitteln als »klinische Philosophie« ein Lebenswissen, das Grundlage jeder engagierten Praxis von »Menschenarbeitern« in helfenden und entwicklungsfördernden Berufen sein sollte.

Bei den Menschen, die oft durch zeitüberdauernde multiple Schädigungen – und nicht zuletzt durch die Wirkung der Suchtmittel – in ihrer Entwicklung behindert und beschädigt worden sind, mangelt es sehr oft an der Kraft des Wollens. Sie haben resigniert, sich selbst schon aufgegeben, durch wiederholte Rückschläge den Mut verloren. Arbeit an sich selbst interessiert nicht (mehr).

18.3.2 Motivation

Voraussetzung für den Willen zur Veränderung ist die Überwindung der eigenen Resignation und die Bereitschaft Hilfen anzunehmen. Hier bedarf es in aller Regel motivationaler Hilfe von »außen« (Jäkel 2001), von Mit-Menschen, Leidensgenossen oder Therapeuten – *und* es bedarf motivierender Strategien. Gezielte Motivationsarbeit ist wesentlicher Teil der Behandlung. Die Erfahrung hat gezeigt, dass Elemente aus den Kampfkünsten sich in idealer Weise dazu eignen.

Die Motivation, die von den Kampfkünsten selbst ausgeht, liegt zunächst in den allgemeinen Attributionen wie der Selbstverteidigung, dem Zugewinn an körperlicher Kraft, Wendigkeit und Selbstsicherheit. Außerdem können Menschen darin einen philosophischen Weg erkennen, der als Lebensschulung oder »Weglehre« angesehen wird.

18.3.3 Unterscheidung von Kampfkunst und Kampfsport

Es ist notwendig, die Kampfkunst vom Kampfsport zu unterscheiden. Geht es beim Kampfsport überwiegend um Fitness, Leistungswettkampf und Selbstverteidigung, also um den Kampf *gegen* einen *Gegner*, so liegt der Fokus der Kampfkünste vor allem auf der Stärkung der inneren Werte, einer aufrechten inneren Haltung und dem Üben dieser Werte im Training *mit* einem *Partner*. Der Kampf mit dem Partner ist dabei letztlich »nur« die körperliche, aber eindrücklich begreifbare äußere Form des inneren Kampfes mit sich selbst mit dem Ziel der geistigen Reife, Gelassenheit und Heilung.
Vielerorts wird allerdings Kampfsport in einer Weise trainiert, dass sich dadurch nachweislich das Aggressionspotenzial erhöht. Auch wurden bestimmte Bewegungselemente und Techniken aus dem Judo, Karate-do und Aikido umgestaltet und in die Ausbildung von Polizei und Militär integriert (von Saldern 1993). Solche Entwicklungen haben dazu geführt, dass mit den Kampfkünsten häufig ein Zuwachs an Gewaltbereitschaft assoziiert wird. Dies beruht auf einem Mangel an Differenzierung zwischen Kampfkunst und Kampfsport. Es gibt Studien die zeigen konnten, dass bei regelrechter Ausübung der Kampfkünste, die Gewaltbereitschaft von aggressiven jugendlichen Straftätern abnahm (ebd.).

18.3.4 Innere Aufrichtung

Die Arbeit am »inneren Weg« geht in den Kampfkünsten über den Körper. Die aufgerichtete Körperhaltung im Stand und in der Bewegung korrespondiert dabei mit der »inneren« Aufrichtung. Die Auseinandersetzung mit sich selbst über die innere geistige Haltung oder den »rechten« Weg wird unvermeidbar. Der innere Kampf führt zur »richtigen« Entscheidung und zu Gelassenheit, die sich nicht so leicht provozieren lässt. »Kampfhaltungen« sind auch das Gegenteil von »Angsthaltungen«, die sich in hängendem Kopf, hochgezogene Schultern und fixiertem Becken zeigen können (Jordi 2001a).

18.3.5 Die Bedeutung des Gi und des Dojo

Eine weitere Motivationshilfe kann in dem speziellen Budo-Anzug, dem Gi gesehen werden. »Kleider machen Leute« und indem ich in den Gi schlüpfe, ziehe ich mir auch eine neue und unbelastete Rolle über – das eigene Rollenselbstverständnis schwankt oft zwischen Kranker, Schwächling, Versager, Ausgestoßener. Die neue Rolle kann in einem gelingenden Prozess mehr und mehr auch von »innen« heraus eingenommen werden. Außerdem stärkt die einheitliche Kleidung das Gemeinschaftsgefühl.
Zusätzlich lässt der klar umgrenzte Raum des Dojo eine spezifische Atmosphäre entstehen. Dojo ist der mit Matten ausgelegte Übungsraum der Kampfkünste, der immer mit einer Geste der Verneigung betreten und verlassen wird und der »gefüllt« wird mit dem Weg des Übens. Was hier stattfindet, ist nicht Therapie und nicht Spaß und nicht Sport, wohl von jedem etwas und doch etwas anderes. Im Dojo herrscht eine Atmosphäre, die es im Alltag *so* nicht gibt und die aber genau darin, als spezifischer atmosphärischer Stimulus, die Chance für neue und gesündere Erfahrungen bietet.

18.3.6 Emotional modelling

Wenn wir die Arbeit an sich selbst als kreative Arbeit ansehen – und dies ist im integrativen Ansatz der Fall –, dann handelt es sich um emotionale Arbeit. Emotionen können durch eine bewusst aufgesetzte Affektmimik zu einer entsprechenden Gefühlslage stimuliert werden.

Dies nutzen wir aus, indem wir die Trainingsgruppe zu Beginn der Stunde positiv affizieren. Man »setzt zunächst eine Interessemimik auf« und entwickelt dadurch eine positive Erwartungshaltung. Die Augen werden weit geöffnet, Brauen und Stirn gehoben: vom Körper (Mimik) zum Gefühl (Bottom-up-Approach). Dem folgt ein Ausdruck des Staunens, dann des Lächelns (Petzold 1998a). Damit wird die Stimmung insgesamt gehoben und leichter. Dies wird verstärkt dadurch, dass Emotionen ansteckend sind. Die Menschen inspirieren sich wechselseitig, sie fordern sich gegenseitig zu einer interessierten und heiteren Stimmung auf. Diese positive Affektmimik muss, wie vieles andere auch, regelmäßig geübt werden, möglichst zu Beginn jeder einzelnen Trainingseinheit.

18.3.7 Vermittlung von Wissen

Eine weitere Motivationshilfe ist die Vermittlung von Wissen, »Theorie als Intervention«. Aus der Gedächtnisforschung ist bekannt, dass die Motivation für motorisches Lernen zunimmt, wenn die Menschen den Sinn eines Übungsablaufs verstehen und ihnen der persönliche Nutzen für ihren speziellen Kontext klar wird. Erst die Vernetzung des motorischen Lernens (implizites Gedächtnis) mit Faktenwissen (explizites Gedächtnis) bewirkt, dass die Resultate ins Langzeitgedächtnis übernommen werden und das Erlernte über die Zeit hinweg behalten wird und nachhaltig wirken kann. Damit wird der Wille zur Überschreitung in der Antizipation des Kommenden – im Sinne eines Besseren – gestützt.

18.3.8 Positive Attributionen

Natürlich reicht es nicht aus, wenn lediglich als Starthilfe von außen motiviert wird. Gerade Drogenpatienten tun sich sehr schwer mit der Überwindung der eigenen Trägheit, Kraftlosigkeit, Mutlosigkeit und »Null-Bock-Stimmung«. Sie brauchen fortlaufenden Beistand und angemessene Unterstützung. Weder Über- noch Unterforderung ist hilfreich. Sie brauchen gegenseitige Hilfestellungen und Solidarität. Hier sind positive Attributionen (Flammer 1990) von anderen nötig, um das regelmäßige Üben durchzuhalten. Nur wenn gute Zuschreibungen über einen gewissen Zeitraum erfahren werden, kann sich Identität entwickeln und stabilisieren. Bevor die eigene innere Anerkennung und Wertschätzung gelingen kann, ist die Wertschätzung von anderen Menschen notwendig. Das Du kommt vor dem Ich (s. Kap. 1.2, S. 2). Hier kann die heilsame Kraft der Sprache sinnvoll und gezielt eingesetzt werden. »Du hast es geschafft«! »Ich sehe deine Konzentration und Kraft«! »Bemerkenswert, wie leidenschaftlich du übst«!

18.3.9 Einbeziehung aller Leibebenen

> Arbeit an sich selbst muss auf allen Leibebenen ansetzen: der Ebene des Körpers, der Gefühle, des Geistes, des Willens und des sozialen Miteinanders. Sie ist auf alle Bereiche der Persönlichkeit ausgerichtet.

In der Drogentherapie steht neben der medizinischen und psychosozialen Behandlung, eine konfliktaufdeckende Psychotherapie meist nicht unmittelbar im Vordergrund. Vielmehr geht es ganz wesentlich um »korrigierende psychophysiologische Erfahrungen« und wie erwähnt, Bewältigungshilfen. Viele Lebensprobleme lassen sich nicht über »Durcharbeiten« unbewusster Konflikte beheben und auch nicht durch das Ausdrücken von »ungelebten« Emotionen.
Petzold schreibt in seinem »Dritten Weg der Heilung und Förderung«, dem Weg der durch Erlebnisaktivierung zur Persönlichkeitsentfaltung führt:

»*Bei diesem Weg geht es um Erschließung und Entwicklung persönlicher und gemeinschaftlicher Ressourcen und Potenziale durch Bereitstellung einer ›fördernden Umwelt‹ mit neuen und/oder alternativen Beziehungs- und Erlebnismöglichkeiten, in denen die Grundqualitäten: Wachheit, Wertschätzung, Würde und Wurzeln erfahrbar werden*« (Petzold 1996a, S. 250).

Wir ergänzen: Förderung geschieht auch durch neue gute Körpererfahrungen. In der hier beschriebenen integrativen bewegungstherapeutischen Arbeit geschieht dies mit Elementen aus den japanischen Kampfkünsten, die in der Zen-Philosophie gründen. Aus den anfänglich martialen Kriegskünsten entstanden mit der Zeit verschiedene Formen wie z. B. das Aikido, Judo, Karate-do, Kendo. Sie werden heute unter dem Überbegriff Budo (Lind 1998) zusammengefasst, und wir verwenden daraus Vorübungen, Techniken und Bewegungsfolgen (Wolters 1992). Insbesondere kommt eine spezifische neue Form des Budo, das von Gertrud Schröder und Thomas Brendel (2005) entwickelte Affektkontrolltraining (A.K.T) zum Einsatz.

18.3.10 Affektkontrolltraining (A.K.T)

Anhand des A.K.T werden aufrechte innere Haltung, gegenseitige Achtung, Konzentration, körperliche Fitness, Partnerschaft und andere suchttherapeutisch und rückfallprophylaktisch relevante Themen unmittelbar erfahrbar. Die Patienten kommen mit ihren Gefühlen und Affekten in Kontakt und lernen vor allem, diese zu kontrollieren. Neben der Selbstkontrolle und Selbstwirksamkeitserwartung kann auch ein konstruktives Konfliktlösungsverhalten erlernt werden, was wiederum direkt rückfallprophylaktisch wirkt und die Selbstverantwortung stärkt. Die Erfahrungen im A.K.T werden so zum Modell für den Umgang mit sich selbst und mit Anderen und verschaffen über die leibhaftige Erfahrung einen unmittelbaren Zugang zur eigenen Sucht- und Rückfalldynamik.

Die Philosophie des Budo (frei übersetzt »die Kunst, das Schwert *nicht* zu benutzen«) verbindet sich hier mit unserem integrativen Therapieansatz und bietet den »Trainingsrahmen« für diese Erfahrungen. Das alles geschieht auf der Grundlage eines respektvollen Umganges miteinander, der Achtung und Wertschätzung der eigenen Souveränität so wie der des Anderen, was auch die Wahrung der eigenen Grenzen und die des Partners beinhaltet. Das ethische Prinzip »Über die Integrität eines jeden wacht ein jeder« wird der zunehmenden Egomanie in unserer modernen, leistungsbezogenen Gesellschaft entgegengestellt und praktiziert. Der Sinn von mitmenschlicher Begegnung, gelebter Solidarität und friedlichem harmonischem Miteinander, wird als zentraler therapeutischer Wirkfaktor evident.

Gerade in der Arbeit mit abhängigkeitskranken Menschen ist das Thema »Sich-Entscheiden« von großer Bedeutung: »Droge oder Abstinenz«, »sich öffnen oder verschließen«, »Rückzug oder Angriff«, »Therapie oder Abbruch«, »Heilung oder Zerstörung« etc. Das Schwert im Aikido, welches auch im A.K.T zum Einsatz kommt, symbolisiert in besonderer Weise »*die Kraft der Aufrichtung des Menschen gegen den Zug der Schwertkraft, und (...) die Kraft des Durchtrennens und Schneidens*« (Wagner 2002). Nach Wagner liegt ein wesentlicher Aspekt der Schwertarbeit darin, dass man mit dem japanischen Schwert »schneidet« und nicht schlägt. Das Ziehen (Ent-Scheiden) des Schwertes führt zur Entscheidung. Die Schwertführung erfolgt auf einer (Schnitt-)Linie: »einen Schnitt machen«, »geradlinig sein«, »für Klarheit sorgen«. Entscheidungen treffen, »trennscharf«, klar und eindeutig, ohne Verlierer auf irgendeiner Seite, ohne Gesichtsverlust und ohne Beschämung, das ist das Bestreben in jeder Therapie, das sollte in jeder mitmenschlichen Beziehung so sein, insbesondere in Phasen des Ringens und

Kämpfens um Meinungen, Haltungen und Standpunkte.

18.3.11 Budo als fördernde Umwelt

Die Kampfkünste, als regelmäßige therapeutische Angebote im Rahmen der medizinischen Rehabilitation Abhängigkeitskranker werden – prozessorientiert und differenziell eingesetzt –, zu einem Element von »fördernder Umwelt« für die Patienten. Die Kampfkünste können als philosophischer oder spiritueller Weg gelebt werden, der verwoben ist mit Fragen nach dem Sinn des Lebens, den Werten, der Wahrheit, der Liebe und des Bösen und Vielem mehr. Diese Themen finden in unserer nootherapeutischen Arbeit Raum und Bedeutung (Petzold 1983e, 2002c), auch wenn sie im drogentherapeutischen Kontext meist nicht im Vordergrund stehen. Das Training setzt auf der Ebene des Körpers, der Gesamtheit der biologischen bzw. physiologischen Prozesse und Lernvorgänge an und unterstützt so die Förderung des ganzen Menschen, des Leibsubjektes mit all seinen vielfältigen Dimensionen.
Das Budo zielt auf *bewusste* Wahrnehmung »mit allen Sinnen«. Es strebt muskuläre und seelische Spannungsregulation an, Atemaktivierung, Zentrierung, Koordination von rechts/links, Armen/Beinen und des Gleichgewichts. Außerdem geht es um Orientierung im Raum und um Erfahrungen in »Zwischenleiblichkeit«, in der Beziehung zu éinem Partner und in der Gruppe (Roth 1990). Dazu kommen Ausdauerleistung und Kraftaufbau. Mit alledem wird *Wachheit* gewonnen – Wachheit nach innen, auf die eigene Person bezogen, sowie Wachheit nach außen, auf andere Menschen und die Umgebung bezogen.

Exkurs: Moderates Krafttraining

Diesen Aspekt der »Arbeit an sich selbst« möchten wir besonders erwähnen. Während das moderate ausdauernde Lauftraining im Bereich der Drogentherapie erfreulicherweise mehr und mehr zum Einsatz kommt (Schay et al. 2006), findet das moderate Muskelkrafttraining noch zu wenig Beachtung. Krafttraining setzt am massigsten Organ unseres Körpers an, der Skelettmuskulatur. Diese regelt ca. 40 % des gesamten Stoffwechsels, als Muskelpumpe trägt sie maßgeblich zum geordneten Rückstrom des venösen Blutes aus den unteren Gliedmaßen bei und entlastet so Herz und Kreislauf. Die Muskeltätigkeit beeinflusst die Atmung und das hormonelle System. Die Muskulatur sichert die Wirbelsäule und Gelenke ab und ist *die* Voraussetzung für eine aufrechte Körperhaltung.
Diese vielfältigen Aufgaben kann das Muskelgewebe nur zufriedenstellend erfüllen, wenn es kräftig genug ist. Unter den verschiedenen Krafttrainingsformen hat sich das dynamische kraftausdauerbetonte Muskeltraining als besonders effektiv erwiesen (Zimmermann 2000).

Unsere Drogenpatienten sind oft körperlich in einem schlechten Zustand. Das Muskeltraining ist deshalb sowohl im Sinne einer allgemeinen Gesundheitsförderung als auch im Rahmen der speziellen Kampfkunstübungen, sinnvoll.
Die Grundqualitäten *Würde* und *Wertschätzung* werden durch die Strukturen des Dojo gefördert. Das Dojo bietet den Schutzraum, in dem wir eine möglichst angstarme Atmosphäre anstreben. Hier lassen gegenseitiger Respekt und Achtsamkeit, festgelegte Regeln, eine nichtabwertende Sprache und das Absprechen von Grenzen, ein von Wertschätzung getragenes Gruppenklima entstehen indem jeder einzelne seine persönliche Würde erleben kann. Auch

dieses muss immer wieder geübt und durch »Arbeit an sich selbst« und gemeinsam mit den anderen korrigiert und verbessert werden.

»Es ist einfach, das Gute und Böse in einem anderen herauszufinden; gleichermaßen ist es einfach, ihn für seine Verfehlungen zu kritisieren. Viele Menschen halten es für angebracht, anderen offen Ratschläge zu erteilen über etwas, was nicht bereitwillig akzeptiert wird und als Thema schwer anzuschneiden ist, und geben auf, wenn die Ratschläge nicht angenommen werden. Das nützt niemandem, weil andere so nur der Scham und dem Gesichtsverlust ausgesetzt werden.
Solche Ratschläge beruhigen lediglich den Geist des Ratgebers.
Bevor man einem anderen Rat erteilt, muss man zuerst feststellen, ob der andere sich in geeigneter Verfassung befindet, mit einem für Belehrung offenen Geist, und dann so familiär mit ihm werden, dass er dem Ratgeber vertraut. Man muss hin und wieder die Aufmerksamkeit des anderen erregen, indem man auf dessen Neigungen und andere Dinge, die ihn interessieren, eingeht. Dann muss man sorgsam die beste Zeit und Methode auswählen« (Tsunetomo 2004, S. 17).

Was dieser alte Meister sehr anschaulich über die notwendige Vorsicht mit Vorhaltungen gegenüber Anderen beschreibt, gilt für alle Stimulierungen die Förderung anstreben. Sie greifen nur dann nachhaltig, wenn sie kompetent und in einer guten vertrauensvollen Atmosphäre geschehen.
Die vierte Grundqualität, die Petzold im »Dritten Weg der Heilung« als notwendiges Ziel benennt, ist das Erfahren von *Wurzeln*. Das Budo bietet mit zentrierenden Kraftübungen, Partnerarbeit mit Blick- und Körperkontakt und Vielem mehr, ein reichhaltiges Repertoire, welches die Standfestigkeit erhöht, die Achtsamkeit fördert, das Gleichgewicht stabilisiert. Damit wächst neue körper-seelische Sicherheit, Verwurzelung in sich selbst! Je nach dem gelingt es auch in der Trainingsgruppe »Wurzeln zu schlagen«, sich mit den anwesenden Menschen in einem neuen und gesünderen Milieu heimisch zu fühlen. Im besten Fall entsteht zeitüberdauerndes Interesse an der Ausübung von Kampfkunst, welches zu einer Verwurzelung in einer Trainingsgruppe am Wohnort führen könnte. Das wäre auch im Lebensalltag ein gelungenes Beispiel für »fördernde Umwelt« an Stelle vom gefährdenden Drogenmilieu.

18.3.12 Kontrollerfahrung durch Üben

Das Thema Üben als notwendiges Element der »Arbeit an sich selbst« bzw. der Arbeit am eigenen Verhalten, gründet auch in *kontrolltheoretischen Erkenntnissen*. Menschen haben ein angeborenes Kontrollgrundbedürfnis und »Menschen, die keine Kontrolle haben fühlen sich hilflos« (Flammer 1990, S. 22). In der festgelegten Struktur einer Bewegungssequenz, z. B. im »Fallenlassen und Abrollen«, kann mit der Zeit durch das wiederholte Üben, Kontrolle in diesem umschriebenen Aufgabenbereich erreicht werden. Die Selbstwirksamkeit wird konkret erlebbar durch die Erfahrung: »Ich kann ohne Schaden zu nehmen fallen, abrollen und wieder aufstehen. Ich kann »richtig« fallen und muss nicht abstürzen«. Es wird neue Einsicht bzw. ein neuer »Standpunkt« erarbeitet, der mit der Zeit (des Übens) zu einem Zugewinn an Sicherheit und Souveränität führt.
Das sinnvolle Handhaben von Verhalten muss auch bezüglich der Affekte bzw. Gefühle berücksichtigt werden. Dabei geht es nicht darum, unerwünschte Affekte durch »positives Denken« zu ersetzen. Vielmehr muss das Vorhandene gebändigt werden. Auch die neurobiologische Forschung bestätigt, dass eine Kontrolle der Affekte als eine positive Bewältigungsleistung anzusehen ist. Sie hilft, Labilisierungen zu stabilisieren, verhindert ein weiteres Einbre-

chen von Ich-Leistungen, »Retraumatisierungen« und Verletzungen und unterbindet dysfunktionale neurophysiologische Bahnung. Ein machtvolles Herausbrechen z. B. von Hass oder Zerstörungswut aber auch grenzenlose Trauer oder unmäßiges Begehren haben keinen Sinn. Auch hier bietet das A.K.T ein sinnvolles Übungsfeld auf der Suche nach dem guten Maß. Flammer belegt, dass die reale Möglichkeit zur Ausübung von Kontrolle mit subjektiv empfundenem Wohlbefinden und Gesundheit korreliert.

18.3.13 Vom aggressiven Verhalten zur Aggressionskompetenz

In unserer bewegungstherapeutischen Arbeit mit Abhängigkeitskranken spielt das Thema Aggression eine große Rolle. Viele Suchtkranke haben ein hohes Gewaltpotenzial bei gleichzeitiger geringer Frustrations- und Stresstoleranz, was oft zu erheblichen zwischenmenschlichen und wirtschaftlichen Problemen führt. Der gebändigte Umgang mit aggressiven Impulsen ist deshalb ein zentrales Thema. Theoretische Grundlage ist die Integrative Aggressionstheorie (Bloem et al. 2004), die wiederum in der Kontrolltheorie, Neurobiologie und anderen Wissensgebieten gründet. Wir gehen davon aus, dass Aggression immer komplexes *destruktives Verhalten* ist, mit dem Ziel der Zerstörung oder Beschädigung der Integrität des anderen. Aggression muss von Durchsetzungskraft, Standhaftigkeit, Selbstbehauptung und Mut unterschieden werden. Aggressionskompetenz ist aus integrativer Sicht die Fähigkeit, eigene aggressive Impulse wahrzunehmen *und* zu stoppen (im »Griff zu haben«), die auslösenden Faktoren zu erkennen, die Folgen von destruktivem Verhalten empathisch zu erfassen, Frustration und Unwohlsein auszuhalten und alternative Lösungen finden zu können (Höhmann-Kost u. Siegele 2008). Wir üben Aggressionskompetenz u. a. in Partnerarbeit durch gezielte Schlagübungen aus dem Karate Do *ohne* direkten Körperkontakt. Im Fauststoß wird das zerstörerische Kraftpotenzial auf der Körperebene spürbar sowie die damit verbundenen Gefühle z. B. Wut, Hass, Zerstörungslust, aber auch Angst oder Ohnmacht. Durch die bedingungslose Disziplin und Einhaltung der Regeln, auf die alle in der Gruppe achten, kann gleichzeitig erfahren werden: »Ich spüre meine Kraft *und* ich kann meinen Schlag oder Impuls gezielt stoppen und damit regulieren. Ich habe und erlaube mir heftige Impulse und muss doch nicht zerstören.« So wird in der Verbindung von motorischer symbolischer Geste, Gefühlen und der anschließenden Reflexion mit den Menschen in der Gruppe, Verhaltensänderung auf komplexe Weise neu gebahnt.

18.3.14 Lernen als erlebtes Tun

Das Konzept der Arbeit an sich selbst ist auch aus behavioraler »Optik« zu begründen und von Beginn an gehörten behavioral-übende Elemente zum Standardrepertoire im Integrativen Ansatz (Sieper 2001). Der Verhaltensbegriff wird hier breit verstanden und umfasst Kognitionen, Emotionen, Volitionen und interaktiv-kommunikatives Geschehen und die entsprechenden Lernkonzepte. Nach unserem Verständnis verschränken sich im Verhalten Innen und Außen, Individuelles und Kollektives. Damit ist es immer kontextgebunden und muss darüber hinaus immer in der jeweiligen Zeit gesehen werden.

Das Ziel einer verbesserten Lebensbewältigung setzt »umweltangemessenes« Können im Rahmen komplexer »Wahrnehmungs-Verarbeitungs-Handlungsmuster« voraus (sozialökologischer Ansatz nach Gibson 1982). Die Integrative Leib- und Bewegungstherapie und das Budo *sind* Methoden, in denen Verhaltensänderungen nicht überwiegend (aber auch) durch Verstehen und Einsicht erwartet werden, sondern durch Erfahrung, durch vollzogene Handlung. Grundannahme ist, dass alles Lernen durch *erlebtes Tun* erfolgt (Sieper 2001). Konkretes Üben von Bewegungsmustern ist Lernen auf der somatischen Ebene (physiologische, neurophysiologische, immunologische, molekulare Prozesse des Lernens). Dies geschieht in Verbindung mit emotionalem Lernen und mit kognitivem Aneignen von Wissen. Besonders wichtig für unsere Suchtpatienten ist das Lernen auf der volitiven Ebene. Die Willenskraft muss gefördert werden. Es geht darum Entscheidungen treffen zu können, Entschluss- und Tatkraft zu entwickeln, standhaft zu bleiben, seelische und körperliche Schmerzen ertragen zu können, durchzuhalten, Widerstand zu leisten und Verantwortung zu übernehmen (für Andere und im Sinne der eigenen Fürsorge). Und es geht um interaktiv-kommunikatives soziales Lernen.

Was wir nicht üben, bahnt sich nicht, schleift sich nicht ein, und ohne Habitualisierung haben Veränderungen keinen Bestand!

Erwähnt sei auch, dass neben dem sinnvollen Lernen durch Tun, Lernen auch durch Wahrnehmen von (guten) Modellen erfolgt. Deshalb bewegt sich der Gruppentherapeut oft am Rande mit (Höhmann-Kost 2002) oder macht die Übungen immer wieder vor, wie dies im Budo üblich ist. Das gewünschte Verhalten bzw. der angestrebte Bewegungsablauf werden auf diese Weise durch »modellgestütztes Lernen« bzw. Imitations- und Synchronisationslernen (Spiegelneuronen) zusätzlich gebahnt.

18.3.15 Überschreitungen

In der Arbeit an sich selbst ist das letztendliche Ziel aller Praktiken und Übungen Überschreitung, Eintreten in einen neuen Erfahrungsraum, dessen Vorhandensein den Menschen in seinem Da-Sein verändert. Gemäß *einer* der anthropologischen Grundformeln im Integrativen Ansatz, die den Menschen als Körper-Seele-Geist-Wesen (als Leib-Subjekt) ansieht, kann sich nach unserem Verständnis Überschreitung auf jeder Leib-Ebene ereignen, auch auf der Körper-Ebene. Wir gehen nicht von einer hierarchischen Ordnung aus, die einem Aspekt des Menschseins eine höhere Bedeutung zumisst als einem anderen. Die genannte Einteilung Körper-Seele-Geist entspricht ohnehin nur einer didaktischen Hilfsvorstellung. Die einzelnen menschlichen Dimensionen sind untrennbar ineinander verwoben.

Foucault schreibt: »*Die Überschreitung ist eine Geste, die es mit der Grenze zu tun hat; an dieser schmalen Linie leuchtet der Blitz ihres Übergangs auf, aber vielleicht auch ihre ganze Flugbahn und ihr Ursprung. Vielleicht ist der Punkt ihres Übertritts ihr gesamter Raum*« (zitiert in Orth et al. 1999, S. 319).

Jeder, der einmal intensiv einen Bewegungsablauf geübt hat, sei es beim Jonglieren, beim schnellen Lauf der Finger auf den Saiten einer Geige oder beim Aufschlag im Tennisspiel, kennt den Moment – in dem es sich ereignet, indem man unmittelbar spürt: »Jetzt habe ich es!« Eine neue Kunstfertigkeit ist erreicht. Flüchtig wie das Aufleuchten eines Blitzes, durch welches sich für einen Moment Neues zeigen kann, wird man durchströmt von Glücksgefühlen. Der Atem weitet sich. Die körperlich-motorische Geste der Überschreitung hat sich an der Grenze, hin zu neuen Möglichkeiten ereignet. Ohne, dass man vorher minutiös hätte beschreiben können wie es werden soll, so weiß man doch unmittelbar: »Das ist es, das Neue!« Darin liegt der Blitz des Werdens, eine neue Lösung der gestellten Aufgabe.

Überschreitung fordert zunächst Loslassen, Hinter-sich-Lassen, Lösen von Altem. Erst dann *und* währenddessen – hintereinander *und* gleichzeitig – kann man sich dem Neuen hingeben und es zulassen. In der Kampfübung bedeutet es vielleicht Loslassen von eingefahrenen Mustern des Zurückziehens oder des unkontrollierten Zuschlagens, Loslassen von einer schwachen, matten Stimme, Lösen einer verhärteten Muskulatur, Verlassen eines unphysiologischen Bewegungsmusters. Das Ereignis ist vielleicht neue Kraft der Bewegung, neue Sicherheit in der Selbstdisziplin, Koordination oder Standfestigkeit, neue Gelassenheit im Sich-dem-Partner-Anvertrauen. Indem ich dies als ganzer Mensch erlebe und fühle und mir dies vielleicht sogar bewusst wird, bleibt es nicht beschränkt auf die motorische Körperebene sondern verändert den Menschen insgesamt, Bottom-up-Approach, vom Körper zur Persönlichkeit!

Unsere meist mehrfach geschädigten Patienten, die in ihrer Wahrnehmungs- und Erlebensfähigkeit eingeschränkt sind, werden solche grenzerweiternden Ereignisse vermutlich nicht bewusst in der ganzen Tiefe des grundsätzlich Möglichen erfahren. Sie werden aber vielleicht nach hartem Training und wiederholtem Kampf gegen die eigene Resignation und Schwäche, eine freudige Berührung und Weitung spüren – vielleicht mehr ahnend als bewusst erlebend – und die Qualitäten des Neuen und Guten erkennen. Und darum geht es! Grenzüberschreitung ereignet sich für jedes Individuum dort und in dem Moment, wo die persönliche Grenze überschritten wird.

18.3.16 Modalitäten der IBT im Budo

Entsprechend der übungszentriert-funktionalen und der erlebnisorientiert-agogischen Modalitäten der Integrativen Bewegungstherapie (s. Kap. 1.11, S. 11), werden auch die Techniken und Bewegungssequenzen aus dem Budo eingesetzt. Dabei wird nach dem Prinzip vom »Einfachen zum Komplexen« verfahren. Je umfassender die Schädigungen, desto überschaubarer müssen die Aufgaben sein. Die Grenzen zwischen strukturierten funktionalen Übungen und erlebniszentrierten Angeboten sind nicht scharf zu ziehen, sondern fließen in einander über. Oberstes Ziel der übungszentrierten Arbeit ist der Aufbau von sinnvollem Verhalten durch Übungen und Übung. Das erlebniszentrierte Vorgehen übersteigt das spezifisch therapeutische. Es dient auch der Persönlichkeitsentwicklung.

18.3.17 Weitere Aspekte von Übungen

Ein Ziel bei den Budo-Übungen ist die »gute Form«. Damit ist nicht ein uniformes Gleichmaß angestrebt. Das Individuelle muss erhalten bleiben bzw. wird gerade im Üben entdeckt. Trotzdem gibt es festgelegte Regeln und Formen und physiologisch richtige Abläufe, die von bestimmten Qualitäten gekennzeichnet sind. Die kreative persönliche Ausdrucksgeste, wie wir es aus Bewegungsimprovisationen kennen, steht nicht im Vordergrund. Aber die wiederholende Übung einer bestimmten Form kann eine **symbolische Verarbeitungsgeste** sein, die zur Überwindung eines persönlichen Problems beitragen kann ohne, dass psychotherapeutisch konfliktzentriert »aufgearbeitet« werden muss. Dies ereignet sich z. B. immer wieder bei Fallübungen. Das Fallen ist für die meisten Menschen mit einer tief verwurzelten Angst verbunden. Unsere Suchtpatienten haben in aller Regel Erfahrungen damit, dass sie von anderen fallengelassen wurden, auch, dass sie selbst gefallen und gestrauchelt sind. Fallübungen können helfen, die Angst vor dem Fallen abzubauen und Vertrauen aufzubauen. Die vorgegebene Falltechnik lässt auf der körperlichen Ebene erleben: »Nicht jeder Fall verletzt und schmerzt. Ich kann mir durch geschicktes Abrollen selbst helfen – und ich kann wieder aufstehen. Auch nach einem Fall komme ich wieder auf die (eigenen) Beine« *(psycho-physiologische Selbstregulation)*. Je nach Übungsanleitung gibt es eine helfende Hand, die sich beim Aufstehen entgegenstreckt: »Ich erlebe den guten

Anderen.« Auch dies wirkt nachhaltig auf der Körper-Symbol-Ebene.

Übung tritt ein durch jede *systematisch-regelmäßige Beanspruchung und Wiederholung selbst vollzogener Handlungen* (Lernpsychologie). Bestimmte Tätigkeiten können durch Übung **automatisiert** werden und laufen dann ohne bewusste Steuerung ab, wodurch die Aufmerksamkeit entlastet wird.

Übungen erfordern das **Aushalten von Unsicherheit**: »*Noch* kann ich es nicht«!

Strukturierte Übungen ermöglichen die Erfahrung von **Ordnung**. Damit wird dieser Ausschnitt von Wirklichkeit überschaubar und verspricht im zunehmenden Gelingen Sicherheit und Orientierung.

Im Üben liegt immer ein Moment der **Hoffnung**, das Hoffen auf ein Gelingen, das Hoffen auf die gute Form, beim nächsten Mal vielleicht oder in der nächsten Woche. Hoffen ist immer zukunftbezogenes Gefühl. Gleichzeitig liegt darin **Trost** für die Gegenwart. »Ich glaube *jetzt* daran, dass es besser wird.«

Im Üben können aber auch Gefühle von **Wut** und **Resignation,** von **Misslingen** und **Scheitern** auftauchen: »Ich kann das nicht. Ich will das nicht. Das tut mir weh!«

Gelingt es trotzdem weiterzuüben, ist viel gewonnen *(Selbstüberwindung, Willenskraft)*. Gefühle von **Zufriedenheit** und **Stolz** breiten sich aus.

In einem gelingenden Übungsprozess kann sich ein körperlich erlebtes **Wohlbefinden** einstellen, angenehme leibliche Empfindungen, wie z. B. Kraft, Gelöstheit, Geschmeidigkeit, Schnelligkeit. Und dies ist selbst verursacht, durch eigenes Tun entstanden, nicht von außen bewirkt und insbesondere nicht durch das Suchtmittel. Solcherart Selbstwirksamkeitserleben fördert die Selbstwirksamkeitserwartung und die Verantwortung für das eigene Wohlbefinden.

18.4 Übungsbeispiele

18.4.1 Steigerung der Leistungsfähigkeit

Kraftleistung

Exemplarisch seien hier die **Liegestützen** genannt, die in verschiedenen Varianten und bis an die individuelle Leistungsgrenze praktiziert werden. Besonders bei den »hartgesottenen« Männern ist diese Übung allgemein beliebt.

Ausdauerleistung

Die Förderung der Ausdauerleistung erfolgt auf mehreren Ebenen gleichzeitig:

- auf der Ebene der körperlichen Durchhaltekraft und Anstrengungsbereitschaft,
- auf der volitiven Ebene: »Ich will das schaffen / können / lernen« etc.
- auf der kognitiven Ebene durch Stärkung der Konzentrationsfähigkeit.

Die Steigerung der Ausdauerleistung wird von den Patienten bereits nach relativ kurzer Trainingsdauer am nachhaltigsten erlebt. Besonders bei den Partnerübungen ist ein Höchstmaß an Konzentration gefordert, vor allem dann, wenn die Übungen ein hohes Verletzungspotenzial in sich bergen. Jede Unachtsamkeit kann schwerwiegende Konsequenzen haben. Die Konzentration ist auf einem enorm hohen Level, alles andere um einen herum wird vergessen: »Nur du und ich, nur *wir* sind jetzt wichtig!«

Ein Beispiel ist der Schlag mit dem Stab (»Bo« oder »Jo« genannt) in Richtung des Kopfes des Partners. Die beiden stehen sich gegenüber, der eine holt weit auf der Scheitellinie aus, schlägt mit aller Kraft zu und stoppt den Schlag exakt ca. 20–40 cm über dem Kopf des Partners ab. Je nach Trainingsstand, Vertrautheit und Sicherheit, hält der Andere seinen Stab horizontal über dem eigenen Kopf, um einen nicht zielgenauen Schlag ggf. abfangen zu können.

Hier wird das Ritual der gegenseitigen *Verneigung* – nicht Verbeugung, was eher an Sich-Verbiegen oder Buckeln und Unterwerfung erinnert – zum Versprechen: »Ich achte auf deine Grenze und Unversehrtheit *und* ich bin dir zugeneigt. Gleichwohl mache ich mit aller Deutlichkeit meinen Standpunkt klar, ich schlage mit aller Kraft zu, meine Entscheidung ist gefallen, ich mache einen klaren Schnitt *und* ich stoppe den Schlag rechtzeitig ab, ich bin mir der Konsequenzen meines Handelns vollständig bewusst, ich habe mich unter Kontrolle.«

Atem- und Stimmaktivierung

Die Atmung spielt bei nahezu allen Übungen eine zentrale Rolle, von der Aufwärmgymnastik bis zum Kampfschrei Kiai. Die richtige Atmung unterstützt bzw. ermöglicht erst die Bewegungsabläufe sowie die Regulation von Anspannung und Entspannung. Die Bedeutung der »richtigen« Atmung wird den Teilnehmern immer wieder erläutert. Die Stimmaktivierung durch den Kiai erfolgt insbesondere bei Übungen, die den vollen Krafteinsatz erfordern. Der Kiai beendet hier den Bewegungsablauf.

18.4.2 Einschleifen von festgelegten Bewegungsabläufen

Fallschule: Fallen – Abrollen – Aufstehen

Im Training kommt die klassische Fallschule aus dem Aikido und Judo zur Anwendung. Die Falltechniken bzw. das Abrollen nach vorne und nach hinten und – ganz wesentlich – das Aufstehen, das »Wieder-auf-die-eigenen-Füße-Kommen«, wird in einzelnen Trainingsschritten geübt. Fallen können, um nicht abstürzen zu müssen (Brendel 2005), ist bei dieser Übung die zentrale Botschaft: nicht der *Rückfall* – der Rückwärtsfall ist das größte Problem –, sondern das Liegenbleiben, das »Weitersaufen«.

Kata

Die Kata ist ein Scheinkampf, eine Art Kampftanz und wird alleine praktiziert – also ohne Partner – und setzt sich aus einer Reihe von Bewegungsabläufen zusammen. Der Raum wird in alle Richtungen – vorwärts, rückwärts, seitwärts, diagonal – durchschritten. Die Bewegungen sind dabei Abwehr- und Kontertechniken mit Armen und Beinen gegen mehrere imaginäre Angreifer aus den jeweiligen Richtungen. Im Karate-do ist die Kata die Essenz des Trainings, zunächst auf der technischen Ebene. Das beständige Üben der Kata führt über die kontinuierliche Verfeinerung zur Vervollkommnung der Technik. Darin liegt die Chance, dass Körper, geistige Haltung und innere Kraft und Aufrichtung in ein harmonisches Gleichgewicht kommen können. Die »Lust am Üben« wird spürbar.

18.4.3 Konflikte lösen – Aggressionskompetenz

Konstruktive Konfliktlösung

Die zentrale Frage dabei ist, ob die Beteiligten in der Lage sind, ihren Kampf so zu führen, dass eine Beschädigung des Kampfpartners – nicht: des Gegners – vermieden werden kann. Neben den »Stopp«-Techniken ist der Tai-Sabaki (Drehung mit zwei Schritten aus der Konfliktlinie heraus) die zentrale Technik, um Aggressionskompetenz zu erlernen, zu üben bzw. zu festigen. Sie findet als Partnerübung statt:

> Die Partner stehen sich gegenüber; der »Angreifer« geht mit einer beliebigen Angriffstechnik z.B. Fauststoß, Handkantenschlag oder Schlag mit dem Stock nach vorne auf den Partner zu. Statt den Konflikt *auf* der Konfliktlinie zu »lösen«, z.B. mit einem Konterschlag mit der Faust ins Gesicht des Gegners (»Vernichtungsschlag«, »Auge um Auge«, »Ich oder Du«, was zur Beschädigung, Beschämung, zum »Gesichtsverlust« führt), wird der Angriff durch den Tai-Sabaki mit einer Schrittfolge, die aus der Angriffslinie herausführt, beantwortet und der Angreifer läuft ins Leere.

Einerseits wird damit dem Angriff nicht frontal begegnet, sondern ausgewichen, andererseits erlaubt der Endstand neben dem Partner und mit diesem in Körperkontakt, ein präzises Kontrollieren der Bewegung des (ehemaligen) Gegenübers. Dazu kommt eine für friedliche Problemlösung unbedingt erforderliche erweiterte Sichtweise: der Verteidiger schaut nun in dieselbe Richtung, sieht die Welt mit den Augen des Konfliktpartners und steht ihm nahe. In dieser Position wird einfühlendes Verstehen (Empathie) für den Partner erleichtert bzw. erst möglich.
Die Übung kann zur Verdeutlichung so variiert werden, dass zunächst die Problemlösung *auf* der Konfliktlinie gesucht und ausprobiert wird. In aller Regel wählen die Teilnehmer dann »Techniken«, die den Gegner verletzen, ihn physisch und psychisch u.U. nachhaltig beschädigen würden (s. Abb. 18-1). Dabei wird aber auch sichtbar, in welcher Weise sich der Angreifer selbst durch seinen »Vernichtungsschlag« beschädigen würde.
Im Vergleich mit der dann folgenden, (oben beschriebenen) Übung des Tai-Sabaki (ausweichen – drehen – sich an die Seite des Angreifers stellen, Schulter an Schulter, den Blick in die gleiche Richtung, ohne Triumph in den Augen) wird ein neues Modell für eine konstruktive Lösung von Konfliktbewältigung leibhaftig erfahrbar. Das schützt die eigene Integrität sowie die des Anderen. Niemand wird verletzt und ein *gemeinsames* Weitergehen wird möglich (s. Abb. 18-2).

Umgang mit aggressiven Impulsen

Die Partner stehen sich Auge in Auge gegenüber. Anfangs wird mit großem Abstand geübt, der die gesamte Länge des Raumes einnehmen kann. Mit der Zeit trauen sich die Patienten aber den Abstand so zu verringern, dass bei ausgestrecktem Arm nur wenige Zentimeter zwischen ihnen liegen.

> Angreifer A steht in stabiler Schrittstellung, mit aufgerichtetem Oberkörper und führt mehrmals hintereinander gezielte, kraftvolle Fauststöße in Richtung auf das Brustbein des Partners B durch. Dabei stößt A einen kraftvollen Kiai aus. Partner B steht aufrecht und nimmt den Fauststoß, äußerlich unbewegt, »entgegen«. In aller Regel ist das emotionale Erleben von beiden sehr intensiv.

Trotz des Wissens, dass es zu keiner Körperverletzung kommen wird, spürt Partner B *in* der Situation, die Angst vor Verletzung (»Stoß ins Herz«), insbesondere natürlich, wenn der Abstand nur wenige Zentimeter beträgt. Er *erlebt* die Folgen von Zerstörungskraft und -willen und das fühlt sich im direkten zwischenmenschlichen (Augen-)Kontakt schrecklich an. Das schult Empathie auf der biopsychosozialen Ebene! B erlebt aber auch: »Ich halte dem stand.« Die eindeutig zuschlagende *und* gleich-

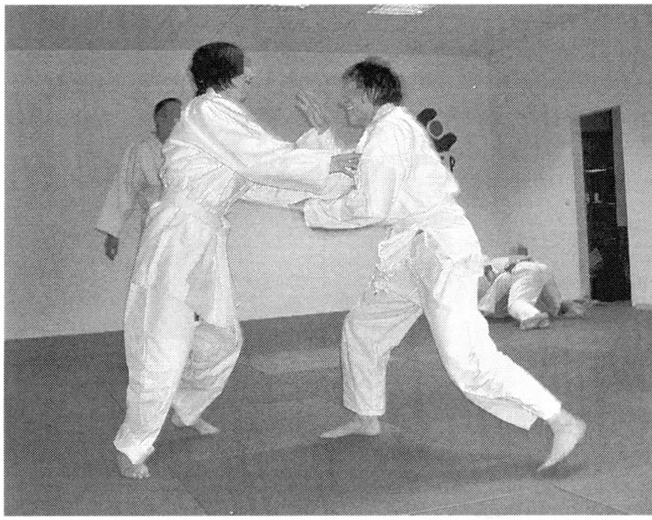

Abb. 18-1 Budo 1: Konflikte lösen

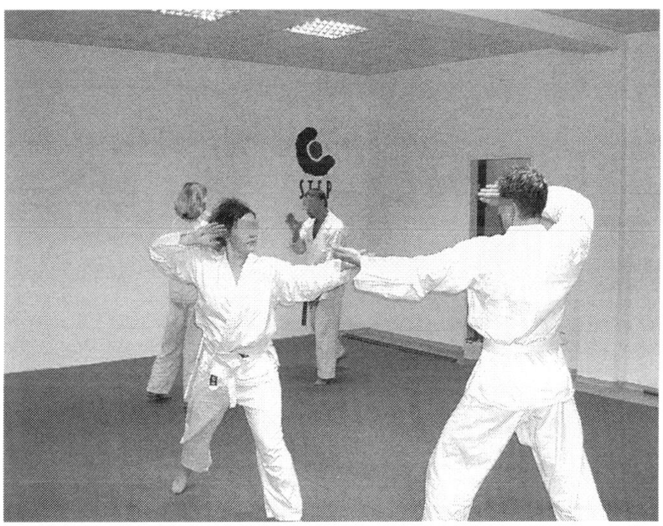

Abb. 18-2 Budo 2: Konflikte lösen

zeitig kontrollierte Kraft von A synchronisiert sich in der wechselseitigen Begegnung mit der Widerstands- und Auseinandersetzungskraft von B und wird als eigener Kraftzuwachs erfahren. Angreifer A erlebt sein körperlich-emotionales Zerstörungspotenzial. Oft tauchen Hass- oder Wutgefühle auf oder Erinnerungen an alte Gewaltszenen. Durch die strenge Regel der äußeren Struktur, werden die Gefühle und Impulse aber gezügelt und führen *nicht* zum Blutvergießen und Knochensplittern. Kraft und Mäßigung, Aktion und Stoppen werden als Verhaltensmöglichkeiten erfahren. Das ist der Anfang von Umlernen auf der biopsychosozialen Ebene.

Bei diesen Übungsabläufen ist der Rollentausch in unmittelbarer zeitlicher Nähe ganz wesentlich, so dass jeder sich in beiden Positionen erfahren kann. Erst danach folgt der verbale Austausch. In diesen Gesprächen, die zumeist von hoher emotionaler Betroffenheit geleitet werden, kann auch die Verbindung zu subtilem aggressiv-destruktiven Verhalten wie Geringschätzung, Ausgrenzung, Lächerlichmachen, hergestellt werden.
In der nächsten Sequenz ist der Fauststoß auf das Kinn gerichtet.

Hier können im Vergleich individuelle Unterschiede erlebt werden. »Ich habe Angst, das Gesicht zu verlieren«. Bei ausreichendem Vertrauen untereinander ist eine weitere Steigerung, dass das »Opfer« am Boden auf dem Rücken liegt und der »Täter« darüber kniet und seine Schläge ausführt. Hier werden auf intensivste Weise Macht und Ohnmacht erlebbar. Das ist keine leichte Übung – aber nur das, was ich bewusst von mir kenne, kann ich auch bewusst und gezielt verändern. Aus der bewusst erlebten Ohnmacht kann Motivation für die eigene Arbeit an der Selbstwirksamkeit erwachsen. Aus dem bewussten Erleben des eigenen Zerstörungspotenzials kann mit der Zeit der Wille zur Mäßigung und zu friedfertigem Verhalten entstehen.

> **!** Menschen fühlen sich wohler und sind körperlich und seelisch gesünder, wenn sie einen fürsorglichen und respektvollen Umgang mit sich selbst und Anderen pflegen.

Im therapeutischen Kontext Abhängigkeitskranker findet das Budo oder Affektkontrolltraining normalerweise einmal in der Woche für 2–3 Stunden statt. Voraussetzung ist, dass der Leiter selbst eine Kampfkunst ausübt (Aikido und Karate-do sind besonders geeignet). Günstig, aber nicht zwingend, ist zusätzlich die Weiterbildung zum Affektkontrolltrainer (Schröder u. Brendel 2004).

18.5 Evidenzbasierung

Wirksamkeitsstudien für den Drogenbereich, die sich mit einer »hinlänglichen Evidenzbasierung« auf die psychotherapeutische Alltagspraxis von niedergelassenen Therapeuten und auf ambulante Dienste beziehen, liegen bis jetzt nicht vor. Vorhandene Studien, die auf klinischen und universitären Forschungssettings basieren, bilden wiederum die Realitäten von Patienten aus benachteiligten Schichten, bzw. die Einflussgrößen der entsprechenden sozialen Netzwerke und Milieus, nicht in ausreichender Weise ab (Günther et al. 2006). In der Suchtkrankenbehandlung wurden bis jetzt kaum *eigenständige* Behandlungsmethoden mit einem wissenschaftlichen Status entwickelt. Der größte Teil der Behandlungsstrategien besteht in Zupassungen von therapieschulenspezifischen Konzepten, d. h. praktisch alle Psychotherapiemethoden wurden mit anderen Patientengruppen entwickelt. Die Erfahrungen in der Suchtkrankenbehandlung wurden aber über Jahrzehnte gut dokumentiert, und einige Studien konnten erfolgsverstärkende Faktoren aufzeigen, z. B. eine größtmögliche Breite und Variabilität des Behandlungsangebotes (Feuerlein et al. 1988). Gute Voraussetzungen für effektive Wirksamkeit bietet die Integrativen Therapie mit einem »Bündel von helfenden Maßnahmen« (Petzold, Schay, Scheiblich 2006).

18.6 Weiterführende Literatur

Petzold H, Schay P, Ebert W. Integrative Suchttherapie. Theorie, Methoden, Praxis, Forschung. Wiesbaden: VS Verlag für Sozialwissenschaften 2004.

Petzold H, Schay P, Scheiblich W. Integrative Suchtarbeit. Innovative Modelle, Praxisstrategien und Evaluation. Wiesbaden: VS Verlag für Sozialwissenschaften 2006.

19 Supervision

Cornelia Jakob-Krieger

Inhalt

19.1 Theoretischer Hintergrund

Das Supervisionsverständnis im Integrativen Ansatz ist sehr komplex. Hier wird nicht nur die Förderung der persönlichen und fachlichen Kompetenz der Supervisanden im Rahmen kollegialer und professioneller Bezogenheiten und eine Steigerung der Effizienz bei der zugehörigen Institution oder Organisation im Sinne ihrer Aufgabenstellung in den Blick genommen. Angesichts der Komplexität jedes einzelnen Menschen und menschlicher Arbeitswelten wird Supervision in drei Dimensionen betrachtet (Petzold 2007):

1. Supervision ist eine kritische und anwendungsbezogene Sozialwissenschaft.
2. Supervision ist eine Metadisziplin für die angewandten Human-, Organisations- und Sozialwissenschaften.
3. Supervision ist eine philosophisch fundierte und politisch engagierte Interventionsdisziplin.

Um dieses breit angelegte Supervisionsverständnis praktisch anwenden zu können, entwickelte Petzold mit seinen Mitarbeiterinnen und Mitarbeitern ein umfangreiches Repertoire an Konzepten, Modellen und Techniken (Petzold 2007).

Im vorliegenden Beitrag werden das Kernkonzept des »Komplexen Leibbegriffs« (s. Kap. 1.9, S. 8 f. u. 3.6, S. 36 ff.), das im Integrativen Ansatz von zentraler Bedeutung ist und somit auch für die Integrative Supervision, das Konzept der Intersubjektiven Ko-respondenz (s. Kap. 1.4, S. 5), die hermeneutische Spirale des Erkenntnisgewinns als Grundmodell im Metakonzept der Mehrperspektivität (Petzold 2007, Jakob-Krieger et al. 2004), das Kernkonzept des »Komplexen Lernens« und das Tetradische System (s. Abb. 1-3, S. 10) als Phasenmodell für den supervisorischen Prozess dargestellt.

19.1.1 Der komplexe Leibbegriff

Der etwas altertümlich wirkende Begriff **Leib** (Petzold 2003; Kap. 3 dieses Buch) steht im Mittelpunkt des Integrativen Ansatzes. Er umfasst weit mehr als den *materiellen Körper*, der als solcher die organismische Basis des Leibes bildet. Der Leib, d.h. das Leib-Subjekt, ist der Mensch mit seinen Regungen, Empfindungen, Gefühlen, Gedanken, seinem Glauben, seinem Willen und seinen Handlungen, eingebettet in seine Lebenswelt, in ständigem wechselseitigen Austausch mit ihr. Der Leib, der Mensch als Leib-Subjekt, ist *mit* seinem Leib und *in* seinem Leib auf die Welt gerichtet: »être-au-monde« (Merleau-Ponty 1945/66) und in der Welt verankert.

Der Mensch ist nicht allein zu denken! Er wird Mensch durch die Mitmenschen, ist immer ein Koexistierender und Ko-respondierender von Beginn seiner Existenz an, und in seiner Entwicklung und Lebensqualität genau darauf angewiesen. Wesentlich ist in diesem Zusammenhang auch der Begriff der **Konvivialität.** Konvivialität bedeutet eine Verbundenheit im Miteinander, ein Beziehungsraum, in dem jeder so sein kann wie er ist, in dem es Vertrautheit gibt und die Sicherheit, dass der Schutz der Integrität des Anderen gewährleistet ist. Und in dem, in der Form des Umgangs, menschliche Qualitäten wie Takt, Würde, Aufrichtigkeit, Herzlichkeit, Freundschaft, Mitgefühl, Trost, Verantwortung zum Ausdruck kommen.

Alle Erfahrungen, die der jeweilige Mensch macht, werden in die immunologischen, neuronalen und zerebralen Speicher aufgenommen und bilden auf diese Weise das **Leibgedächtnis.** Das bedeutet, dass der Leib, das Leibsubjekt Informationen aufnimmt, verarbeitet und auf seine besondere Art, nämlich kontextuell speichert. Das heißt, dass die kognitiven, emotionalen, motivationalen und volitiven Inhalte von Lebenserfahrungen in ihrem erlebten Kontext von Atmosphären, Bildern, Szenen, Szenenfolgen, Worten mit ihren zugehörigen leiblichen Phänomenen (sensumotorischer, propriozeptiver, autonomer Art) und den sie begleitenden emotionalen Bewertungen (valuations), kognitiven Einschätzungen (appraisals) und den jeweiligen subjektiven, Sinn gebenden Bedeutungen festgehalten werden. Der auf diese Weise »Informierte Leib« (Petzold 2000j) gleicht jede aktuelle Information, Lebenserfahrung auf dem Hintergrund der vorgängigen, im Leibgedächtnis vorhandenen Informationen, Lebenserfahrungen ab, im Sinne der emotionalen Bewertung und kognitiven Einschätzung, die dann in eine dementsprechende Handlung umgesetzt werden.

19.1.2 Die Intersubjektive Ko-respondenz

Das Konzept der intersubjektiven Ko-respondenz schließt konsequent an die Ausführungen zum »komplexen Leibbegriff« an. **Intersubjektivität** bedeutet hier die »Zugehörigkeit zwischen Menschen im wechselseitigen Respekt ihrer Würde« (Schuch 2000, S. 156).Dies impliziert das bewusste gegenseitige Anerkennen der Andersheit des Anderen, dass der Andere anders wahrnimmt, denkt, fühlt, bewertet als ich und möglicherweise auch etwas anderes will. Auf dem Boden einer solchen inneren Haltung von gegenseitiger Wertschätzung kann für alle Beteiligten eine die Entwicklung fördernde und sinnstiftende Begegnung, ein Sich-Austauschen und Miteinander- bzw. Voneinander-Lernen von Menschen stattfinden → **Ko-respondenz,** die zu konstruktivem Zusammenleben, Zusammenarbeiten, Zusammensein führt. Es geht um die Begegnung von Menschen, Subjekten, die sich im Intersubjektiven Ko-respondenzprozess (Petzold 1978c/1991e) wahrnehmen, erfassen, verstehen und erklären.

19.1.3 Die hermeneutische Spirale

Das Wahrnehmen – Erfassen – Verstehen – Erklären von geteilter Lebenswelt ist gerichtet auf die Personen im Bezug (Petzold 1991a, Bd. II/1, S. 131; zur Anwendung der hermeneutischen Spirale vgl. Kap. 1.13, S. 15ff. u. Abb. 1-4, S. 11):

- Wahrgenommen werden, sich wahrnehmen, einander wahrnehmen, miteinander wahrnehmen; Fremdwahrnehmung, Selbstwahrnehmung
- Erfasst werden, sich erfassen, einander erfassen, miteinander erfassen; Empathie, Selbstempathie
- Verstanden werden, sich verstehen, einander verstehen, miteinander verstehen; Verständnis, Selbstverständnis

- Etwas erklärt bekommen, sich etwas erklären, einander etwas erklären, miteinander etwas erklären; Klarheit in Bezug auf sich selbst, Andere und Anderes

> Vom Wahrnehmen zum Erfassen zum Verstehen zum Erklären schreiten Erkenntnisprozesse ko-respondierend und ko-kreativ voran als Prozesse zwischen Subjekt und Mitsubjekt (intersubjektiv) im Kontext/Kontinuum über einen Gegenstand (Thema).

Klar Wahrgenommenes öffnet sich zum Erfassen, Verstehen, Erklären hin. Wieder und wieder Erklärtes und Verstandenes schärft das Erfassen, erweitert und vertieft die Fähigkeit des Wahrnehmens. Das heißt, der hermeneutische Prozess bewegt sich in beide Richtungen, vor und zurück. Das erfasste, verstandene, erklärte Wahrgenommene eröffnet neue oder andere Blickwinkel auf die Wirklichkeit, die Lebenswelt, das phänomenale Feld, eröffnet neue Möglichkeiten des Handelns, sodass ein erneutes Wahrnehmen, Erfassen, Verstehen, Erklären notwendig wird. Dieses Modell bietet eine strukturierte Möglichkeit, über Differenzierungs-, Strukturierungs- und Integrationsprozesse in intersubjektiver Ko-respondenz Themen, Probleme, Konflikte, Krisen einer Lösung, einer Neuorientierung zuzuführen.

19.1.4 Komplexes Lernen

Der Begriff *Komplexes Lernen* (Sieper 2001; vgl. auch Kap. 1.14, S. 17 ff.), wie Petzold ihn im Integrativen Ansatz vertritt, meint ein geistig/kognitives, seelisch/emotionales, körperlich/somatomotorisches, volitives und soziales/ökologisches Lernen. Dieser mehrdimensionale Vorgang kann Veränderungen auf verschiedenen Ebenen bewirken: auf der Ebene der körperlichen, der psychischen, der sozial-interaktionalen und auf der Ebene der kognitiven Struktur. Jede Ebene lernt über spezifische Lernarten, die, sich ergänzend, zusammenwirken in einem komplexen Lernprozess. Um nachhaltiges Lernen, Umlernen im Sinne von Verändern zu erreichen, sollten im Lernangebot rationale Einsicht, emotionale Berührtheit, leiblich konkretes Erleben und soziale Interaktion miteinander verbunden sein. In dieser Konstellation kann komplexes Erfahrungslernen stattfinden, das von Menschen als »persönlich bedeutsames« Lernen, als Erfahrung von »vitaler Evidenz« erlebt wird. Auf diese Weise können vorhandene Kompetenzen (Fähigkeiten) und Performanzen (Fertigkeiten) verändert und/oder erweitert werden. Die Ziele und Inhalte werden dabei von allen am Prozess des Lehrens und Lernens Beteiligten in intersubjektiver Ko-respondenz gemeinsam erarbeitet.

Ein wesentlicher Aspekt ist, dass Lernen auch immer vom jeweiligen Kontext bzw. der aktuellen **Umgebung** (*environment*) mit bestimmt wird. Ein *environment* stellt sogenannte *affordances* und *constraints*, auffordernde und begrenzende Handlungsmöglichkeiten bereit. Vom Individuum (sowie auch von Gruppen, Organisationen, Institutionen) fordern diese als Antwort umweltangemessene Handlungsvollzüge, Handlungsmuster, Performanzen, sogenannte *effectivities*. Performanzorientiertes Lernen bedeutet die notwendige Veränderung dysfunktionaler Handlungsvollzüge und/oder die Erweiterung, im Sinne der Weiterentwicklung vorhandener Handlungspotenziale. Da die *affordances* der Umwelt und die *effectivities* der Lebewesen aufeinander bezogen sind, ist eine Verbesserung von Performanzen nur möglich, wenn entweder die Wahrnehmung von bisher nicht erkannten bzw. nicht erschlossenen Umweltangeboten *affordances* erweitert wird oder/und das *environment* beeinflusst bzw. dahingehend verändert wird, dass es durch Bereitstellung neuer *affordances*, das Lernen, die Entwicklung neuer Verhaltensmuster,

neuer Kompetenzen und Performanzen ermöglicht.
Wollen wir durch Erkenntnisprozesse gewonnene neue Verhaltensmuster, neue Kompetenzen in Handlung umsetzen und zwar dann, wenn sie gebraucht werden, sollen sie also zu verfügbaren Performanzen werden, geschieht das durch **Üben**. Durch das Üben schleifen sich neue Muster ein, werden neue neuronale Verbindungen geschaffen, die dazu führen, dass uns diese neuen Verhaltensmöglichkeiten auch abrufbar zur Verfügung stehen, also Bestand haben. Hier ist nicht das rein funktionale Üben gemeint im Sinne der mehrfachen Wiederholung eines isolierten Handlungsablaufes. Wir sprechen vom »kontextbezogenen« Üben, das In-Szene-Setzen eines Handlungsvollzuges im Sinne des oben beschriebenen Erfahrungslernens.

19.1.5 Das Tetradische System

Das Tetradische System (vgl. Abb. 1-3, S. 10) beschreibt modellhaft den Verlauf eines Ko-respondenzprozesses in vier Phasen:

- Initialphase: Einführung, Zielsetzung, Themenbestimmung
- Aktionsphase: Stimulierung, Exploration, Vertiefung
- Integrationsphase: Durcharbeiten, Reflektieren, Integrieren
- Neuorientierungsphase: Erproben, Veränderungen, neue Handlungsentwürfe

Diese Phasen verlaufen in der Realität nicht voneinander abgegrenzt linear hintereinander, sondern sind auf unterschiedlichste Weise ineinander/miteinander verschränkt. Welche Inhalte in welcher Weise in diesem Prozess miteinander gestaltet und bearbeitet werden hängt u.a. vom jeweiligen Kontext (z.B. Arbeitsfeld, Auftraggeber, Rahmenbedingungen, Institution, Organisation), dem Supervisionsauftrag und den an der Supervision beteiligten Menschen ab.

19.2 Praxis

Supervision findet in unterschiedlichen Formen statt (Petzold 2007, S. 149). Im ersten Beispiel geht es um Einzel-, im zweiten um Teamsupervision. Der Fokus liegt auf der Anwendung von Interventionsmöglichkeiten, die den Zugang über den Leib bieten.

19.2.1 Einzelsupervision

Die Supervisandin steht in der Doppelleitung einer Abteilung im psychosozialen Feld. Sie gerät immer wieder mit ihrer Kollegin in Konflikt, obwohl diese sich ihr gegenüber durchaus kollegial verhält und es klar abgegrenzte Aufgabenbereiche gibt. Das macht es ihr schwer, Gründe für ihr Unbehagen zu finden; sie ist verunsichert, zumal sie im Rahmen ihrer beruflichen Weiterbildungen über ein gutes Maß an Selbsterfahrung verfügt. Sie kann lediglich feststellen, dass sie gern zur Arbeit geht, wenn sie weiß, dass die Kollegin wegen Urlaub oder Außenterminen nicht da ist. Diese Situation beeinträchtigt sie sehr in ihrer Kommunikation mit der Kollegin und nimmt ihr zunehmend die Freude an der Arbeit. Aus diesem Grund kommt sie zur Einzelsupervision.
Zu Beginn erzählt sie ausführlich über die beruflichen Qualifikationen, die lange Berufserfahrung ihrer Kollegin und den guten Kontakt, den diese zu den Mitarbeitern hat.
Ich ermuntere sie, mir ihren beruflichen Werdegang zu erzählen und erfahre, dass sie durch mehrere Aus- und Weiterbildungen verbunden mit langjähriger Berufserfahrung für die aktuelle Arbeitsstelle bestens qualifiziert ist. Während ich ihr aufmerksam zuhöre, fällt mir ihre ange-

strengte Art zu sprechen – sowohl in ihrer Suche nach den passenden Worten als auch in ihrer Mimik und Körperhaltung – auf. Ich frage sie, was sie gerade so anstrengt, mache sie auf ihre Anspannung aufmerksam. Sie bricht in Tränen aus und meint, dass ihr das immer wieder passiere. Immer wieder sei sie der Meinung, sie genüge nicht, müsse sich anstrengen, um gesehen und verstanden zu werden. Das hänge ihr aus ihrer Herkunftsfamilie an, in der sie als jüngstes von fünf Kindern immer etwas Besonderes hätte bieten müssen, um auch noch gehört und gesehen zu werden. Dabei wisse sie heute genau, was sie alles gelernt habe und auch könne. Sie wirkt wütend, traurig und verzweifelt auf mich. Ich erkläre ihr, dass wir durch bloße kognitive Erkenntnis noch keine Änderung unseres Verhaltens erreichen können. Dazu brauche es neben der Erkenntnis die Erfahrung einer veränderten Verhaltensweise im leiblich konkreten Erleben in der Situation und auch den Willen, die Entscheidung, sich der Mühe des Um- oder auch Neulernens von angemessenen Verhaltensmustern durch Üben zu unterziehen. Ich biete ihr als »Lernweg« zu ihrem Thema einen intermedialen Quergang (Petzold u. Orth 1990a) an, auf dem ausgehend von ihrer Körperselbstwahrnehmung verschiedene kreative Medien einbezogen werden. Sie ist einverstanden und neugierig auf das Kommende.

Wir beginnen bei ihrer Körperselbstwahrnehmung, indem sie ihre Haltung im Sitzen, ihre Atembewegung wahrnimmt, den Klang ihrer Stimme hört. Sie stellt fest, dass ihr Oberkörper leicht gebeugt ist, ihre Schultern nach vorne und hoch gezogen sind. Das bewirkt eine starke Anspannung in ihrem Nacken und ein Einsinken ihrer Brust. Letzteres führt wiederum zu einer eingeschränkten Atembewegung. Ihre Stimme kommt ihr »piepsig« vor. Sie stutzt einen Augenblick und meint dann, das kenne sie, das sei ihre Verfassung in den Situationen, in denen sie sich im Gespräch mit ihrer Kollegin dieser unterlegen fühle. Sie sei anschließend immer sehr unzufrieden bis wütend auf sich selbst, dass sie sich so klein mache. In diesem Augenblick erkennt sie, dass ihr Konflikt mit ihrer Kollegin mit ihrer eigenen Selbstbewertung zu tun hat. Ich bitte sie, sich sehr langsam – wie in Zeitlupe – aufzurichten, um die Veränderungen auch spürend nachvollziehen zu können, die Schultern zu lösen, sodass sich der Abstand zwischen ihren Ohren und den Schultern vergrößert, der Hals lang werden kann. Indem sie sich aufrichtet, löst sich ein tiefer Atemzug. Sie berichtet, dass sie sich klarer, wacher fühlt, so als seien »ihr die Augen aufgegangen«, sie sei mehr da und völlig überrascht, was eine »so kleine Übung« bewirken könne. Wir wiederholen die gleiche Erfahrung im Stand: sie nimmt die Ausgangshaltung wie zuvor im Sitzen wieder ein, nimmt ihre Anspannungen, Atembewegung und Befindlichkeit wahr und bewegt sich dann langsam aus dieser eingesunkenen Oberkörperhaltung heraus in die Aufrichtung. Dieses Mal erlebt sie die oben beschriebenen Veränderungen noch deutlicher als im Sitzen. Darüber hinaus stellt sie fest, dass ihre Stimme wesentlich voller klingt als vorher. Zu ihrer Überraschung gesellt sich noch die Freude über diese Erfahrung, wie sie Einfluss auf ihre Haltung und damit auch auf ihre Befindlichkeit und ihr Selbsterleben nehmen kann und sich dem gegenüber nicht mehr so hilflos fühlen muss. Das mindert auch ihre Angst, »sich wieder unterlegen zu fühlen«, was sie in der konkreten Situation mit ihrer Kollegin aber noch ausprobieren muss. Wir besprechen die Notwendigkeit, diese Erfahrung durch Üben zu festigen, indem sie zu Hause mindestens einmal täglich den Wechsel von der einen in die andere Haltung vollzieht und ihre Aufmerksamkeit dabei auf die jeweiligen Veränderungen in ihrer Muskelspannung, Atembewegung und Befindlichkeit richtet. Zusätzlich kann sie, wann immer es ihr in den Sinn kommt, sich in ihren alltäglichen Körperhaltun-

gen wahrnehmen und diese gegebenenfalls korrigieren.
In die nächste Supervisionssitzung kommt sie hoch motiviert für weitere Schritte, da ihr die gewonnene Erkenntnis über ihre zugrunde liegende Selbstentwertung und die leibliche Erfahrung der Aufrichtung im Umgang mit ihrer Kollegin schon sehr hilfreich gewesen sei. Im folgenden Prozess, der sich über ca. ein Jahr erstreckt, arbeiten wir unter Einbeziehung kreativer Techniken wie z. B. das dreizügige Karrierepanorama, das relationale Körperbild (Petzold u. Orth 1994) an ihrer beruflichen Selbstbewertung und Selbsteinschätzung in ihrer Position innerhalb der »Tandem-Leitung«. Dabei bleibt der Fokus immer auf den Leib gerichtet. Das bedeutet, dass die entstandenen Bilder in Verbindung mit den erlebten Leibresonanzen (körperliche Regungen, leibliche Empfindungen, Gefühle, Gedanken, Phantasien) bearbeitet werden. Selbstwahrnehmung und Selbstregulation werden durch das Erlernen und Einüben von spannungsregulierenden Techniken geschult und das Erlernte szenisch durch Rollenspiele umgesetzt. Auf diesem Weg entwickelt sie im Laufe der Zeit mehr Sicherheit in der Ausübung ihrer leitenden Rolle in einer kollegialen Haltung und gewinnt die Freude an ihrer Arbeit und an ihrem Arbeitsplatz wieder zurück.

Theorie-Praxis-Bezug

Anhand des Tetradischen Systems (s. a. Theorie-Praxis-Zyklus im Ko-respondenzmodell Petzold 2007, S. 105) lässt sich der Verlauf der ersten Supervisionssitzung auf einer Metaebene nachvollziehbar darstellen. Alle Prozesse verlaufen im Sinne der hermeneutischen Spirale, im Wahrnehmen, Erfassen, Verstehen, Erklären dessen, was ist.

In der **Initialphase** vermittelt die Supervisandin mir ihre Konfliktsituation, aus der heraus sie die Entscheidung trifft, eine Einzelsupervision in Anspruch nehmen zu wollen. Im gemeinsamen Gespräch, im Sinne der Intersubjektiven Ko-respondenz uns einander zuwendend, kennen lernend, entwickeln wir gemeinsam das zugrunde liegende Thema in dem Aspekt der Anstrengung. Dieser Aspekt tritt durch meine Frage, was sie gerade so anstrenge, in ihr Bewusstsein. Und indem ich ihre Aufmerksamkeit auf ihre muskuläre Anspannung lenke, sie diese wahrnimmt, die damit verbundene leibliche Atmosphäre erfasst, öffnet sich ihr *Leibgedächtnis*, sie erinnert Szenen aus ihrer Biografie, die mit dieser Leibatmosphäre verbunden sind, d. h. es kommt zu einem szenischen Verstehen und darauf folgend zu einem kognitiven Erklären-Können der leiblichen Phänomene. Sie kann ihre Reaktion einordnen und sich auf diese Weise wieder stabilisieren. Den von mir angebotenen Lernweg beschreibe und erkläre ich ihr auf eine Weise, dass sie aufgrund konkreter Vorstellungen von dem, was auf sie zukommt, entscheiden kann, ob sie sich auf diese Vorgehensweise einlassen will. Dadurch ist sie von Beginn an gleichberechtigte, selbst- und mitverantwortliche Partnerin in unserem Arbeitsbündnis (Intersubjektive Ko-respondenz).

In der **Aktionsphase** gehe ich wieder auf ihren leiblichen Ausdruck ein, indem ich ihre Aufmerksamkeit auf ihre Haltung, Atembewegung und den Klang ihrer Stimme richte. Hier kommt es jetzt zu einer Vertiefung, Verdichtung ihrer Selbstwahrnehmung und durch die in der Initialphase schon angebahnte, ins Bewusstsein gehobene Vorgehensweise der hermeneutischen Spirale kann sie ihre leiblichen Empfindungen direkt in Verbindung bringen mit den im beruflichen Kontext erlebten Situationen. Sie erkennt, dass ihr Konflikt viel mit ihrer Selbstbewertung zu tun hat. An dieser Stelle macht sie schon eine Erfahrung von vitaler Evidenz, von persönlich bedeutsamem Erfahrungslernen (Komplexes Lernen).

In der **Integrationsphase** arbeiten wir das Thema gemeinsam durch, indem sie in zwei verschiedenen Ausgangsstellungen ihre Haltung verändert und die Wirkung auf den unterschiedlichen Ebenen beobachtet. Sie erlebt wieder eine Erfahrung von vitaler Evidenz, indem sie mit Überraschung und Freude erkennt, dass sie über ihren Leib Einfluss nehmen kann auf ihre Befindlichkeit (s. Bottom-up-Approach Kap. 1, S. 18) und dem nicht hilflos gegenüber steht.

In der **Neuorientierungsphase** vertiefen wir diese neuen Erfahrungen/Erkenntnisse und führen sie über Erproben und Üben in die Praxis professionellen Handelns ein.

19.2.2 Teamsupervision

Die Pflegedienstdirektorin eines Akutkrankenhauses bittet um Supervision für ein Stationsteam. Es ginge um »ihr Vorzeigeteam«, in dem seit ein paar Wochen »der Wurm« drin sei. Es gebe erhebliche Spannungen innerhalb des Teams, und die Patientenzufriedenheit – die regelmäßig mittels entsprechender Evaluationsbögen erhoben wird – nehme in auffallender Weise ab. Ich setze mich mit der Stationsleitung in Verbindung, die sich erfreut zeigt, dass der Kontakt so schnell zustande kommt und mir erklärt, dass die Supervision wegen der Patientenversorgung auf Station während der Übergabezeit des Dienstwechsels stattfinden muss. Wir legen erst einmal sechs Termine fest.

Bei meinem Eintreffen auf der Station gewinne ich einen lebendigen Eindruck von einem wesentlichen Aspekt der Arbeitsbedingungen: Der Stationsraum ist stark frequentiert von Ärzten, Pflegepersonal, Pflegeschülern und der Stationssekretärin. Es gibt diverse Gerätschaften, einen Tisch, an dem gegessen und gearbeitet wird, zwei Schreibtische mit Computern, um die sich fünf Menschen scharen.

Von 18 Mitarbeitern sind 15 anwesend. Die leitende Stationsschwester sagt mir, dass eine vollständige Anwesenheit des Teams wegen des Dienstplanes, Urlaub und Krankheit nicht möglich sei. Wir beginnen mit einer Vorstellungsrunde, in der jeder neben seinem Namen die eigene Sicht auf die Problematik, die den Anlass für die Supervision gegeben hat, beschreibt und die eigenen Erwartungen an den Supervisionsprozess benennt. Die Menschen wirken sehr angespannt und verhalten auf mich. Nachdem ich mich vorgestellt habe, auch mit meiner speziellen Qualifikation der Leibarbeit, gebe ich als unverzichtbare Regel die Schweigepflicht an: Nichts von dem, was im Rahmen der Supervision zur Sprache kommt oder sich ereignet, darf nach außen getragen werden. Auch nicht in Gesprächen einzelner Supervisionsteilnehmer untereinander außerhalb der Supervision. Ansonsten kann der geschützte Rahmen, der nach außen gerichtet durch die Schweigepflicht entstehen soll, nicht gewährleistet werden (zur Schweigepflicht und Verschwiegenheitspflicht vgl. Eichert 2003). Nach innen gerichtet schaffen wir diesen geschützten Rahmen, indem jeder Anwesende in seiner Meinungsäußerung nicht unterbrochen wird und wertschätzende Aufmerksamkeit bekommt. Das sind die Voraussetzungen, dass Menschen frei und aufrichtig reden können und das wiederum ist eine wesentliche Voraussetzung für einen gelingenden Supervisionsprozess. Die Verantwortung für diesen Rahmen tragen wir gemeinsam. Unstimmigkeiten, Reste, Fragen aus vorangegangenen Sitzungen haben in der folgenden ihren Platz.

Nach meiner erläuternden Einführung malt sich Erstaunen in einigen Gesichtern ab, und eine deutliche Entspannung in der Körperhaltung fast aller und der Atmosphäre im Raum tritt ein. Es stellt sich heraus, dass die meisten noch keine Supervisionserfahrung haben und eine große Scheu, sich offen voreinander zu zeigen, auch Angst vor etwaigen Folgen vonseiten der Personalleitung. Ich mache das Team auf die leiblichen Veränderungen aufmerksam, lade sie ein,

noch mal in die anfängliche Körperhaltung zu gehen, dann wieder in diejenige, die durch meine Ausführung hervorgerufen wurde und dabei auf ihre Befindlichkeit und Stimmung zu achten. Sie sind überrascht, wie deutlich sich ihre Gefühle, Gedanken und inneren Haltungen in der äußeren Haltung und Mimik abzeichnen und wie sich diese Haltungsänderung auch auf die Muskelspannung und die Befindlichkeit auswirkt.
Nach diesem kleinen leiborientierten Selbsterfahrungsangebot ist die Atmosphäre aufgelockert und es entwickelt sich eine lebhafte, von allen getragene Darstellung der aktuellen Arbeitssituation:
Eigentlich seien sie an das Arbeiten unter Stress gewöhnt, der mit der hochgradigen Beanspruchung durch die Patienten und mit der Straffung des Personalschlüssels zusammenhinge. Damit hätten sie immer einen guten Umgang gefunden. Vor wenigen Monaten allerdings sei der Aufgabenbereich ihrer Station inhaltlich erweitert worden, die zugehörigen Patientenzimmer lägen auf der angrenzenden Station und die Versorgung durch die Pflege müsse nicht nur mit dem gleichen Personalschlüssel wie bisher bewältigt werden, vielmehr wären zwei Kollegen auch noch auf Fortbildung für diesen neuen Bereich geschickt worden. Das hätten die anderen dann auch noch auffangen müssen. Die Atmosphäre wird wieder spürbar spannungsgeladener, es kommen Ärger, Unmut und Enttäuschung zum Ausdruck wegen der mangelnden Wertschätzung vonseiten einiger Vorgesetzter gegenüber ihrem Engagement und ihrer Leistung, und weil nicht gesehen würde, dass die zusätzlichen neuen Anforderungen ohne mehr Personal nicht zu schaffen seien. Und dies ließe natürlich auch die Patientenunzufriedenheit steigen. Sie würden ja selbst merken, dass die »Pannen« sich häufen. Damit gehe es ihnen auch nicht gut. Sie wären immer stolz auf ihre Leistung – vor allem als Team – gewesen, hätten nun aber den Eindruck, dass unter dieser massiven Überlastung der Zusammenhalt bröckeln würde. Dies würde ihnen nicht nur die Freude an der Arbeit nehmen, sondern auch Angst machen. An dieser Stelle kippen Ärger und Unmut in Niedergeschlagenheit um, wieder sichtbar in einer Veränderung der Körperhaltung und Mimik. Ich gebe meine Wahrnehmung als Feedback an das Team und wiederhole das Angebot der Körperselbstwahrnehmung wie oben beschrieben. Das wiederholte Erleben öffnet den Blick für die Zusammenhänge, die wir beim ersten Angebot schon erarbeitet hatten und vertieft die positive Bewertung der Erfahrung. Als dann deutlich wird, dass die Niedergeschlagenheit, die sich im Team ausgebreitet hatte, in Auflösung begriffen ist, entsteht eine neugierige Haltung, was über den Weg der Körper-/Leiberfahrung noch möglich sein kann.
Ich setze bei meinem ersten Eindruck von der Situation im Stationszimmer an und beschreibe, wie sich auf engem Raum viele Menschen mit Arbeitsaufträgen bewegen, keiner verfügt dafür über einen klar abgegrenzten Platz, sondern muss ihn sich, eingezwängt zwischen den Kollegen, erst schaffen. Auch weise ich auf den Geräuschpegel hin, der in dem Raum herrscht. »Ja«, wird mir gesagt, »aber das sind wir gewöhnt, das ist doch kein Stress.« An dieser Stelle gebe ich einen kleinen Theorie-Input über Stress und Stressphysiologie und frage, ob sie die Wirkung von Raum und Grenze über ein entsprechendes Angebot leiblich erfahren möchten. Die Neugier besiegt die Scheu und ich bitte sie, die Stühle beiseite zu schieben und sich an einen Platz im Raum zu begeben, der ihnen passt und die Möglichkeit gibt, sich mit ausgebreiteten Armen um die eigene Achse zu drehen, ohne den Nachbarn anzustoßen. Der Raum, Abstand, den sie so zum nächsten Anderen haben sei ihr »Nahraum«, der Raum, der direkt zu ihnen als zu ihrem Leib gehörend (in der IBT Leibraum) zu betrachten sei. Der nächste Schritt ist,

an diesem Platz im Stand die eigene Muskelspannung (weich/hart, angenehm/unangenehm bis schmerzhaft) von den Füßen bis zum Kopf in groben Zügen (Unterschenkel, Oberschenkel, Bauch, Rücken, Schulter/Nacken, Wangen/Kiefergelenk) wahrzunehmen, auf die Atembewegung (flach im Brustbereich oder tiefer gehend bis in den Bauchbereich) und den Pulsschlag zu achten. Dann lade ich sie ein, sich im Raum zu bewegen und darauf zu achten, was mit ihrer Muskelspannung, ihrer Atembewegung, ihrem Pulsschlag passiert, wenn sie sich im Gehen näher kommen und auch wieder voneinander entfernen, dabei durchaus mit dem Ausmaß an Nähe zu experimentieren. Bei fast allen steigen ab einer bestimmten Nähe, die von Mensch zu Mensch variiert, die Muskelanspannung in bestimmten Körperbereichen (variiert auch von Mensch zu Mensch), der Pulsschlag und die Atembewegung wird flacher. Diese Erfahrung bringen wir in Verbindung mit der Arbeitssituation im Stationszimmer und allen wird klar, dass allein die schon ein ihnen bisher nicht bewusster Stressfaktor ist. Sofort beginnt eine Diskussion, welche Möglichkeiten bestehen, da Veränderungen vorzunehmen.
Aus Zeitgründen muss ich an der Stelle eine Grenze ziehen, da ich am Ende der ersten Sitzung wieder den Bogen zur Ausgangssituation ziehen und zu einem gemeinsamen Arbeitsentwurf kommen möchte. Die Teammitglieder zeigen sich überrascht, dass die Zeit so schnell vergangen ist, sind angetan von den Erfahrungen, die sie schon in der ersten Sitzung machen konnten und die für sie auch eine hohe Praxisrelevanz haben. Sie stellen erleichtert fest, dass sie in diesen zwei Stunden zum Teil wieder ein Zusammengehörigkeitsgefühl und etwas von der alten Vertrautheit empfunden haben. Ich zeige auf, dass die vom Team geschilderte Situation nicht allein auf Teamebene zu klären ist, dass wir als erstes zu sortieren haben, was wir auf Teamebene bearbeiten können und was an die Leitungsebene weiterzugeben ist und wie das Team diese Weitergabe gestalten will (z.B. die notwendig erscheinende Erweiterung des Personalschlüssels bis hin zu Veränderungen im Stationsraum, die genehmigt werden müssen). Das Anliegen, wieder zu einer intakten, positiv besetzten Teamidentität zu kommen, soll im Zentrum der Supervision stehen.

Theorie-Praxis-Bezug

Auch in diesem Beispiel verläuft der Prozess immer wieder in der hermeneutischen Spirale des Wahrnehmens, Erfassens, Verstehens und Erklärens und ordnet sich entsprechend der vier Phasen des Tetradischen Systems, wobei in diesem Beispiel die vier Phasen zusätzlich in jeder einzelnen Phase ineinander verschränkt sind.
Schon in der **Initialphase**, in der die Auftragsklärung, das Einander-Kennenlernen, die Einführung in die Regeln und die zu bearbeitende Thematik im Vordergrund stehen, kommen durch das leiborientierte Angebot als Einführung in diese Art supervisorischen Arbeitens, die Aktionsphase (stimulieren, explorieren, vertiefen) und die Integrationsphase (durcharbeiten, reflektieren, integrieren) zum Tragen. Von Beginn an geht es mir darum, einen respektvollen und wertschätzenden Umgang miteinander zu pflegen, gemeinsam ein Lernklima zu schaffen, das entwicklungsfördernde Erfahrungen ermöglicht – im Sinne der Intersubjektiven Korespondenz.
In die **Aktionsphase** gehören die vom Team gemeinsam vorgenommene Darstellung der problematischen Arbeitssituation und die Wiederholung des leiborientierten Erfahrungsangebotes. Die Wiederholung dient dem Vertraut-Werden mit leiborientierten Interventionen und damit dem Öffnen des Teams für weitere Angebote dieser Art, dem Üben der Selbstwahrnehmung und dem Erfahren eines Zugangs zur

Regulierung der eigenen Befindlichkeit im Sinne der Selbstwirksamkeit (Flammer 1990). Das bedeutet hier eine Verschränkung mit der Integrations- und der Neuorientierungsphase im Sinne des Veränderns, evtl. sogar neuer Handlungsentwürfe.

In der **Integrationsphase** greife ich den Wunsch des Teams nach mehr Lernerfahrungen auf dem Boden leibzentrierter Angebote auf, indem ich die Arbeitssituation im Stationsraum anspreche und wir anhand der leiblichen Erfahrung von Raum und Grenze das dem Team bis dahin unbewusste Stresspotenzial dieser Situation bearbeiten, reflektieren und integrieren. Das ist eine Möglichkeit des kontextbezogenen, performanzorientierten Lernens (s. o. *Komplexes Lernen*) und für das Team eine Erfahrung von vitaler Evidenz. In dem Zusammenhang möchte ich auch auf die Bedeutung theoretischer Inputs (hier der Stresstheorie und -physiologie) für das Verstehen und Erklären-Können im Sinne der hermeneutischen Spirale hinweisen, die wesentlich dazu beitragen, Integration von Erfahrungen zu ermöglichen.

Angeregt durch die konkrete leibliche Erfahrung wechselt das Team mit seiner Diskussion über Veränderungsmöglichkeiten dieses Arbeitsbereiches in die **Neuorientierungsphase**. Auch der Stimmungswechsel, den die Erfahrungen dieser ersten Supervisionssitzung bewirken, ist Teil der Neuorientierung. Durch die gemeinsam im Miteinander erlebten leibzentrierten Erfahrungen haben die Teammitglieder das schmerzlich vermisste Wir-Gefühl in Ansätzen wieder empfunden (*Konvivialität* s. o. unter *Komplexes Leibkonzept*). Etwas Mut und Hoffnung breiten sich aus und ein vorsichtiges Vertrauen in die eigene Selbstwirksamkeit.

19.3 Fazit

Das hohe Potenzial leibtherapeutischer Interventionen für Veränderungsprozesse bis hin zum Entwickeln neuer Handlungsmuster im Rahmen von Supervision liegt im Erfassen des ganzen Menschen, mit seinen Emotionen, Kognitionen, Motivationen und Volitionen (s. o. *Komplexes Leibkonzept* und *Komplexes Lernen*). Auf welchen Ebenen Vertiefungen sinnvoll erscheinen zeigt sich im Prozess. In den beschriebenen Beispielen kommt naturgemäß nur eine Auswahl an Leibinterventionen vor, die in der Supervision angewendet werden können. Aus dem Grunde folgt eine Aufzählung möglicher leiborientierter Ansätze, die ein nützliches Handlungsrepertoire bereitstellen (Bolhaar u. Petzold 2008):

- Entspannung – Spannung führt zu wacher und energievoller Gelöstheit.
- Bewegungstraining schafft Freude am Körper und bildet Grundlagen für bessere Kommunikation.
- Sensibilisierungstraining unterstützt die Entwicklung von Wahrnehmungsfähigkeit und Selbstvertrauen.
- Expressivitätstraining fördert den verbalen und nonverbalen Ausdruck und die Kommunikationsfähigkeit.
- Flexibilitätstraining steigert die Rollenflexibilität und erhöht die Handlungsfähigkeit durch die differenzierte Wahrnehmung von Gefühlen und adäquatem Ausdruck.
- Fantasietraining unterstützt das Vorstellungsvermögen und erweitert somit Erfahrungs- und Handlungsfelder.
- Atmung und Stimme, leiblicher Ausdruck verbessern vor allem das Loslassen und Erspüren des Atems.
- Willenstraining steigert die Willensfähigkeiten: entscheiden (decision), umsetzen (conversion), durchhalten (persistance).

Die Integrative Leib- und Bewegungstherapie stellt für die genannten Ansätze ein reichhaltiges Repertoire an Methoden und Techniken bereit (Höhmann-Kost 2002; Hausmann u. Neddermeyer 2003).

Leibzentrierte Interventionen in der Integrativen Supervision sind gebunden an die Kenntnis und die Erfahrung der Supervisorin, des Supervisors um und mit der Wirkkraft derselben. Sie sind eingebettet in die Beziehung zwischen Supervisor und Supervisand bzw. Supervisionsgruppe, d.h. ihr Einsatz wird unter den am Supervisionsprozess beteiligten Menschen in Intersubjektiver Ko-respondenz ausgehandelt und nur im Konsens kommen sie zur Anwendung. Sie bedürfen einer sorgfältigen und fundierten Einführung, sodass die Supervisanden den Sinn und das Ziel des Angebotes nachvollziehen können. Es gibt keine schematischen Übungen, sondern die Entwicklung der Angebote orientiert sich an den Belangen der Supervisanden und dem supervisorischen Prozess. Sie dienen den Erfordernissen des komplexen Lernens und damit der Entwicklung der Supervisanden im Rahmen ihres Arbeitsfeldes.

19.4 Weiterführende Literatur

Bolhaar R, Petzold HG. Leibtheorien und »Informierter Leib« – ein »komplexer Leibbegriff« und seine Bedeutung für die Integrative Supervision und Therapie. www.fpi-publikationen.de/supervision 04/2008.

Petzold HG. Integrative Supervision, Meta-Consulting, Organisationsentwicklung. Ein Handbuch für Modelle und Methoden reflexiver Praxis. Wiesbaden: Verlag für Sozialwissenschaften 2007.

Petzold HG, Schigl B, Fischer M, Höfner C. Supervision auf dem Prüfstand. Opladen: Leske & Budrich 2003.

Schreyögg A. Supervision. Ein integratives Modell. Lehrbuch zu Theorie und Praxis. Wiesbaden: Verlag für Sozialwissenschaften 2004.

20 Forschung im Feld von Psychotherapie, Leib-, Bewegungs- und Körpertherapien

Ingrid Braunbarth und Hester van Wijnen

Inhalt

20.1 Evidenzbasierung

20.1.1 Evidence-based Medicine

Die Forschung zur Wirksamkeit verschiedenster Therapien verfügt heute über vielfältige Studienmethoden. Evidence-based Medicine (EbM) hat dazu beigetragen. Sie ist hilfreich bei der Erstellung von Leitlinien zur Diagnostik und Therapie oder im Kontext der Qualitätssicherung und der Kostenübernahme für ärztliche Leistungen.

> ! »Evidenzbasierte Medizin ist der gewissenhafte, ausdrückliche und vernünftige Gebrauch der gegenwärtig besten externen Evidenz für Entscheidungen in der medizinischen Versorgung individueller Patienten. Die Praxis der EbM bedeutet die Integration individueller klinischer Expertise mit der best verfügbaren externen Evidenz aus systematischer Forschung« (Sackett et al. 1997).

Diese Vorgehensweise umfasst die systematische Suche nach der relevanten Evidenz für ein konkretes klinisches Problem in der medizinischen Literatur. Die Evidenz nach klinisch epidemiologischen Gesichtspunkten (*externe* Evidenz) wird kritisch beurteilt, die Größe des beobachteten Effekts wird bewertet. Dann muss diese Evidenz auf den konkreten Patienten – mithilfe der klinischen Erfahrung des Psychotherapeuten und der Vorstellungen des Patienten – angewandt werden (*interne* Evidenz). EbM ist »nicht mehr« als die kritische Bewertung vorhandener publizierter Evidenz. Evidenzbasierte Versorgung leitet sich erst daraus ab: die Frage, welche Leistungen ein Gesundheitssystem unter Berufung auf vorhandene Evidenz aufnimmt oder ablehnt, unterliegt einer ganzen Reihe von fachlichen, ethischen und ökonomischen Gründen (Leichsenring 2005).

Die Umsetzung erfolgt in einem Prozess bestehend aus folgenden Stufen (Sackett et al. 1997):

- Erarbeitung einer relevanten, beantwortbaren Frage aus dem klinischen Bereich
- Planung und Durchführung einer Literaturrecherche.
- Kritische Bewertung der recherchierten Literatur bezüglich deren Validität
- Anwendung der ausgewählten und bewerteten Evidenz beim individuellen Fall
- Bewertung der eigenen Leistung

Um Studien einteilen zu können gibt es folgende **Evidenzlevels**:

- **Ia:** Metaanalysen randomisierter kontrollierter Studien (randomized controlled trials, RCT).
- **Ib:** Mindestens eine randomisierte kontrollierte Studie
- **IIa:** Mindestens eine gut angelegte kontrollierte nicht-randomisierte Studie
- **IIb:** Mindestens eine gut angelegte, quasiexperimentelle Studie
- **III:** Gut angelegte, nicht-experimentelle Studien (z.B. Kohortenstudien, Fall-Kontrollstudien)
- **IV:** Expertenmeinungen oder Konsensuskonferenzen

Die EbM-Bewegung brachte zahlreiche Gewinne: Transparenz der klinischen Entscheidung, Befreiung von der sogenannten Expertenmeinung, kritisches Hinterfragen therapeutischer Routine, Zur-Verfügung-Stellen von Informationsquellen, Systematik zur Erarbeitung von Fragestellungen, Ausbildung und fachliches Wissen von Ärzten und Patienten und das Erstellen von Leitlinien.

20.1.2 RCT (randomized controlled trial)

RCTs sind medizinische, naturwissenschaftliche Experimente. Das Ziel ist es, gesetzmäßige Ursache-Wirkungsketten aus der Masse an zufälligen Wechselbeziehungen zu isolieren und zu überprüfen.

Randomisierung bedeutet die zufällige Zuordnung einer Zielgruppe zu einer Behandlungsmethode. Man versucht dabei, die Einflussnahme auf die Studienergebnisse auszuschließen und die gleichmäßige Verteilung von bekannten und nicht bekannten Einflussfaktoren auf alle Gruppen sicherzustellen. Eine Studie heißt **kontrolliert**, wenn die Ergebnisse in der Studiengruppe mit einer Kontrollgruppe/Vergleichsgruppe ohne Intervention oder einer anderen Intervention verglichen wird.

Diese Bedingungen sind in der klinischen Psychotherapie nicht so leicht herzustellen, am ehesten unter universitären Forschungsbedingungen.

Folgende Frage kann durch eine RCT beantwortet werden: Inwieweit ist neben der hohen Bedeutung von **Common Factors** (wie z.B. Empathie des Therapeuten oder Qualität der Therapiebeziehung) die Überlegenheit spezifischer Therapieverfahren oder Interventionen für spezifische Krankheitsbilder oder Symptome nachweisbar?

Studien zum Vergleich unterschiedlicher Therapieansätze mit relevanten klinischen Endpunkten und ausreichender Laufzeit fehlen bisher in der Psychotherapie (Schmacke 2006). Deren Ziel sollte sein, Belege für akzeptable Nutzen-Risiko-Bilanzen zu finden.

Reichweite von RCTs

Zusammenfassend stellen Henningsen und Rudolf (2000) fest, dass:

- RCTs prinzipiell das beste Mittel zur experimentellen Bestimmung der Effizienz einer Behandlungsform sind;

- die experimentelle, vom Kontext abstrahierende Effizienzprüfung selbst aber für eine valide Durchführung von einem ganz bestimmten Kontext abhängig ist (z. B. Kontrolle unspezifischer Wirkfaktoren, gleichgewichtige therapeutische Alternativen);
- die meisten der real existierenden RCTs bei weitem nicht den dafür geltenden methodischen Ansprüchen genügen bzw. nicht repräsentativ für das reale klinische Problem sind;
- die Einbeziehung der Patientenpräferenzen in das Studiendesign bislang nur unzureichend geschieht;
- RCTs nicht die wirkliche, sondern die wahrscheinliche und die minimale Wirkungsstärke von Therapien bestimmen;
- ein Universalitätsanspruch von RCTs als Goldstandard der Wirksamkeitsbestimmung nicht existiert. Valide RCTs durchzuführen ist bei psychotherapeutischen Behandlungsformen nur sehr eingeschränkt möglich, da diese stark vom individuellen Kontext, z. B. von der Persönlichkeit der Patienten und Behandler abhängig sind.

Kritik an RCTs

Da die Bedingungen der RCTs und die der praktischen psychotherapeutischen Versorgung sich unterscheiden, können RCT-Befunde nicht einfach übertragen werden (vgl. Frohburg 2006).

- Eine **Manualisierung** der Behandlung und die Kontrolle der Therapeuten diesbezüglich entspricht nicht den Prinzipien der regulären Versorgung. Manuale können in der Praxis – anders als unter Forschungsbedingungen für RCT – nicht wie ein »Kochbuch« (Fydrich u. Schneider 2007) benutzt werden.
- Die **Selektion** der Patienten widerspricht den Bedingungen der Praxis. In neueren RCTs wird deshalb die Repräsentativität der Patientengruppe dadurch erhöht, dass z. B. auch komorbide Störungen akzeptiert werden, sodass die externe Validität steigt.
- **Drop-out:** Dadurch dass in älteren RCTs nur beendete Behandlungen untersucht wurden, kam es zu Verzerrungen, die heute durch »Intent-to-treat-Analysen« (in denen die Abbrüche erscheinen) vermieden werden.
- **Publikationsbias:** Arbeiten mit ungünstigen Ergebnissen werden nicht oder nicht auf Englisch veröffentlicht und werden so international oft nicht rezipiert; Metaanalysen überschätzen deshalb die Effekte, wenn sie nur publizierte Studien einbeziehen; naturalistische Studien werden durch die finanzielle Forschungsförderung vernachlässigt.

20.1.3 Problematik der störungsspezifischen Indikation

Aus der diagnostizierten Störung (Symptomatik) soll abgeleitet werden, welches psychotherapeutische Verfahren Erfolg versprechend ist. § 11 PsychThG (WBP) fordert für jeden »Anwendungsbereich« (orientiert an ICD-10-Diagnosen) gesonderte Wirksamkeitsnachweise aus RCTs. Das BMBF fördert die Erforschung störungsspezifischer Behandlungsmethoden. Das störungsbezogene Indikationsverständnis ist sehr verbreitet, es findet sich in Lehrbüchern sowie Ausbildungs- u. Prüfungsordnungen.
Dies kann kritisch gesehen werden (vgl. Frohburg 2006):
Es liegt ein ätiologisch orientiertes medizinisches Krankheitsmodell zugrunde, das in der Medizin selbst infrage gestellt wird zugunsten eines komplexen biopsychosozialen Krankheitsmodells. Therapeuten behandeln nicht Störungen, sondern Menschen mit Störungen!
ICD-Störungsklassen sind keine homogenen Gruppierungen. Bei gleicher Diagnose gibt es Unterschiede in Dauer, Chronifizierungsgrad, Motivation, Veränderungserwartungen, sozialem Netzwerk – alles praktisch relevante Indi-

kationsmerkmale! Störungsbilder sind oft diffus, im Wandel begriffen. Komorbidität ist eher die Regel als die Ausnahme.
Alternative Indikationsmodelle nach dem biopsychosozialen Krankheitsmodell:

- *Kontextual:* Passungen zwischen Patient, Therapeut, Störung und Behandlungsmodell des Therapeuten (vgl. Orlinski u. Howard 2004)
- *Adaptiv:* mithilfe prozessdiagnostischer Daten (Grawe 2004), gesundheitsbezogen statt nur symptom- u. beschwerdeorientiert (Lutz u. Stock 2001)

Forschung zu »Passungen« u. »Ansprechbarkeit« wäre nötig: Ein hoher Anteil von Fehlindikationen erklärt Therapieabbrüche, Mehrfachbehandlungen (30–45 %) und Nichtaufnahme von Behandlungen wegen fehlender persönlicher Passung (25 %). Fehleranalysen erfordern dialogische Forschungsmethoden, welche die Patientenperspektive stärker einbeziehen und die klinischen Erfahrungen der Therapeuten mehr nutzen.

20.1.4 Die Bedeutung der EbM für die Praxis

Die Psychotherapie wird in Zukunft evidenzbasiert sein (Henningsen und Rudolf 2000). Um diese Evidenzbasierung zu erreichen bzw. auszubauen, ist am ehesten eine doppelgleisige Strategie sinnvoll: zum einen das Eintreten für eine naturalistische Psychotherapieforschung (s. S. 289) – auch in den Diskussionen mit Kostenträgern. Zum andern geht es aber auch um die Nutzung der existierenden, häufig tatsächlich unterkomplexen RCTs für eigene Zwecke. Wichtig ist, dass die *Grenzen* dieser strategischen Nutzung der RCT-Methodik nicht aus dem Blick geraten. Für den praktisch tätigen Psychotherapeuten ergibt sich die Aussicht, dass nichts mehr so selbstverständlich weitergehen wird wie bisher.

20.2 Versorgungspolitische Bedeutung

Der Wissenschaftliche Beirat Psychotherapie (WBP) übernimmt 2000 die Kriterien der Internationalen Cochrane-Organisation als Nachweis für die Wirksamkeit psychotherapeutischer Verfahren. Dieser Nachweis entscheidet über die Zulassung als wissenschaftlich anerkanntes und abrechnungsfähiges Verfahren. Es werden mindestens drei kontrollierte unabhängige Studien für mindestens fünf der klassischen Anwendungsbereiche medizinischer Störungsbilder gefordert.

Gütekriterien:

- Qualität der Diagnose
- Beschreibung des Beschwerdedrucks und der Therapiemotivation
- Qualität der Therapeuten
- Klinisch relevanter Katamnesezeitraum
- Manualisierung der Behandlung bzw. genaue Beschreibung der Interventionen
- Kontrolle der Therapeuten bzgl. der Vorgaben (Umsetzung eines Manuals)
- Theorie: schlüssiges Modell der Krankheitsentstehung, aus dem die zu testenden Interventionen abgeleitet werden
- Publikation: Begutachtung durch unabhängige Experten, Zugänglichkeit

Bisher liegen Wirksamkeitsbelege für VT, GT und psychodynamische Therapien (psychoanalytisch u. tiefenpsychologisch) vor. Ob sie den o. g. Kriterien genügen ist umstritten.
Systemische Familientherapie und Psychodrama haben noch keine Anerkennung ihrer Effektivität erzielen können. Gründe für diese Situation könnten sein, dass die Psychotherapieforschung bisher schulenorientiert war, dass die Darstellung der Interventionen (Manuale) und standardisierte Messinstrumente wenig entwickelt sind (Loew u. Tritt 2006).

Seit der WBP Ende 2007 ein »Methodenpapier« zu Prinzipien der wissenschaftlichen Anerkennung von Verfahren und Methoden veröffentlicht hat, wird darüber erneut diskutiert. Als vorteilhafte Neuerung kann gesehen werden, dass der WBP vorschlägt, naturalistische Studien (s. 19.4.1) höher zu bewerten und EBM nicht nur auf RCTs zu begrenzen (Nübling 2008).
Ein Nachteil ist, dass die quantitative Wirkungsforschung favorisiert wird und Ergebnisse aus Prozessforschung, Wirkfaktorenfoschung und aus qualitativen Studien (s. 19.4.3) nicht berücksichtigt werden (Kriz 2008).

20.3 Leitlinien der AWMF

Die Arbeitsgemeinschaft der Wissenschaftlichen Medizinischen Fachgesellschaften (AWMF) stellt wissenschaftlich begründete Leitlinien für Diagnostik und Therapie (Science-based Guidelines for Diagnostics and Therapy) zusammen. Der Sachverständigenrat für die »Konzertierte Aktion im Gesundheitswesen« hat im Jahre 1995 die AWMF in seinem Sondergutachten gebeten, die Entwicklung von Richtlinien, Leitlinien und Empfehlungen der Wissenschaftlichen Medizinischen Fachgesellschaften voranzutreiben und zu koordinieren.
Auffällig ist, dass in den 48 Leitlinien der Psychiatrie und Psychotherapie die körperorientierte Psychotherapie eine untergeordnete Rolle spielt Dennoch werden in den psychosozialen Fächern Hinweise und Empfehlungen zur Körperpsychotherapie gegeben, wie z. B. Entspannungstherapie, Bewegungstherapie, Sporttherapie, Atemtechniken, körperliches Training usw. Es wäre für Therapeuten deswegen sinnvoll, diese Leitlinien zu kennen und die empfohlenen Therapien auch bei den Kostenträgern einzufordern. Die Nutzung der wissenschaftlichen Grundlagen bietet neue Chancen.

20.4 Beispiele für alternative Forschungsansätze

20.4.1 Neue Wege (»vom Labor ins Feld«)

Heekerens (2005) stellt fest, dass sich in der Psychotherapieevaluation seit geraumer Zeit ein Wandel weg von Labor- hin zu Felduntersuchungen vollzieht.
Naturalistische Studien im klinischen Feld (Versorgungsstudien) können psychotherapeutische Interventionen repräsentativer abbilden (Leichsenring 2005) – Beispiele zur Körperpsychotherapie s. 20.5.2! Während sie die Wirksamkeit (effectiveness) von Interventionen unter Alltagsbedingungen prüfen (externe Validität), können RCTs die Wirkung einer Intervention unter Experimentalbedingungen (efficacy) mit hoher interner Validität erfassen.
Er beschreibt einige Modelle, wie die Untersuchungen aus dem Labor mehr in der Praxis zu verlagern sind. Er sieht z. B. das 5-Stufen-Modell der Psychotherapieevaluation der Shadish-Gruppe (Shadish 1997) als Weiterentwicklung für die Psychotherapie.
Die einzelnen Stufen sind wie folgt zu charakterisieren:

1. Pilotstudien zur Klärung von Effekten, Risiken, Anwendbarkeit und anderem mehr
2. Kontrollierte klinische Studien unter konstruierten Idealbedingungen
3. Erprobung der Intervention an speziellen Populationen
4. Evaluation im Rahmen des öffentlichen Gesundheitswesens
5. Erprobung unter realen Praxisbedingungen

Ein weiteres Modell ist das Konzeptionelle Rahmenmodell zur Evaluation der Psychotherapie nach Hoagwood et al. (1996). Mit diesem Rahmenmodell kann eine alte Forderung der Psychotherapieforschung eingelöst werden: die nach multimodaler, multimethodischer und multiperspektivischer Effektmessung. In dem Modell, das den verschiedenen Achsen beim DSM-IV-TR bzw. beim multiaxialen Klassifikationssystem ähnelt, werden fünf Dimensionen, auf denen Effekte zu erfassen sind, unterschieden:

1. Symptoms (Symptom- und Diagnoseebene)
2. Functioning (psychosoziales Funktionsniveau)
3. Consumer perspective (Krankheitsverhalten und Lebensqualität)
4. Environments (Umgebungsfaktoren wie Eigenschaften des Paar- und Familiensystems
5. Systems (Systemebene, wie etwa Beanspruchen von Hilfsangeboten)

Heekerens (2005) meint, dass die verstärkte Feldforschung nur möglich ist, wenn die Psychotherapeuten sich die Psychotherapieevaluation selbst mehr zu eigen machen als bisher (s. S. 294). Als Lohn winkt den Praktikern, dass Ergebnisse einer solchen Evaluationsforschung für sie von größerer Relevanz sind.
Dies gilt selbstverständlich auch für die Körperorientierte Psychotherapie.

20.4.2 Prozessforschung

Für eine Prozessforschung *statt* Ergebnisforschung spricht, dass nicht ganze »Behandlungspakete«, sondern spezifische Interventionen wirken, die im Therapieprozess »maßgeschneidert« werden. Dies ist empirisch gut belegt (Orlinski 2003). Es müsste aber erforscht werden, welche Behandlungsmerkmale wem am besten helfen, wie »Passungen« gelingen. Als Beispiel gibt es das Projekt »MATCH« (Karno u. Longabaugh 2007), außerdem wurden verschiedene Rückmeldesysteme über Fortschritte im Therapieprozess erprobt, z. B. computergestützte Eingaben aller am Therapieprozess Beteiligter (Lutz 2005). Es gibt Befunde über Zusammenhänge zwischen Prozess und Outcome.

> **!** Erlebnisaktivierende Interventionen, die ein hohes Erregungsniveau fördern und Wahrnehmung und Äußerung von Emotionen ermöglichen, sind sehr wirksam (Orlinski et al. 1994).

Die Passung zwischen Patient und Therapeut hat einen entscheidenden Anteil am Outcome (s. u. »Assimilationsprozess«).

20.4.3 Wirkfaktorenforschung

In der Wirkfaktorenforschung von Grawe (2004) wurden Tausende von gefilmten Therapiestunden mikroprozessanalytisch ausgewertet, um herauszufinden, was Therapie wirksam macht. Vier Wirkfaktoren wurden nachgewiesen:

- **Ressourcenaktivierung:** Vorhandene Merkmale und Möglichkeiten des Patienten werden genutzt und positiv benannt, um das Selbstwert- und Selbstwirksamkeitsbedürfnis des Patienten zu befriedigen – dieser Wirkfaktor erwies sich als besonders wichtig für den Therapieerfolg!
- **Problemaktualisierung:** Ein Patient muss seine Probleme in der Therapie erleben, nicht nur darüber sprechen.
- **Problembewältigung:** Der Patient wird darin unterstützt, sein Problem aktiv zu lösen.
- **Klärung:** Der Patient möchte sich selbst verstehen, den Hintergrund seines Problems erkennen: Welche Erfahrungen, Ängste und Wünsche stehen dahinter? Wie lässt sich das Problem in die Lebensgeschichte einordnen und in Zukunft bewusst gestalten?

Wirkfaktoren der Integrativen Therapie

»*Es sind Prozesse, die wirken, und in ihnen wirken viele Faktoren zusammen, wobei ein isolierter Faktor dem Ganzen gegenüber immer eine nachgeordnete Bedeutung hat.*« (Märtens u. Petzold 1998)

Die mehr als tausend empirisch als wirksam einstuften Einflussvariablen können als therapeutische Wirkfaktoren geordnet werden:

- Patient
- Therapeut
- Beziehung
- Methoden
- Setting
- Kontext

Beim Therapeutenverhalten können spezifische und unspezifische Faktoren unterschieden werden. Ein Zusammenhang zwischen dem Einsatz spezifischer Faktoren und Besserung lässt sich v.a. bei spezifischen Störungen auf Verhaltensebene feststellen. Gibt es bessere und schlechtere Methoden oder lässt sich die Überlegenheit eines Verfahrens auf besonders effektive Therapeuten zurückführen? Kompetentes Therapeutenverhalten ist aber noch weitgehend unerforscht. Im Unterschied zu den Behandlungstechniken ist die Beziehungsqualität mit dem Behandlungserfolg korreliert (Orlinski et al. 1994).

> ! Eine gute therapeutische Beziehung ist Vorbedingung für Therapie. Sie ist ein wechselseitiger Assimilationsprozess, ein Synergem aus Motiven, Vorlieben, Abneigungen, Interaktionsverhalten von Patient und Therapeut; sie ist teilweise bedingt durch Fähigkeiten und Techniken, die der Therapeut einsetzt und die vom Patienten als hilfreich erlebt werden. Der Patient hat oft größeren Einfluss auf das Therapeutenverhalten als dessen theoretische Orientierung!

Die IT geht nicht von übergreifenden Wirkfaktoren aus, die von Kontext und Prozess unabhängig sind, sondern sieht Wirkfaktoren aus der mikroökologischen Perspektive: Man sucht nach spezifischen Anstößen, die in konkreten Situationen bei bestimmten Patienten zu Veränderungen geführt haben – und nutzt ansonsten Elemente guter alltäglicher Kommunikation.
Therapeutische Wirkfaktoren entsprechen protektiven Faktoren im Alltag. »Prozessuale Diagnostik« (s. Kap. 4, S. 45) ist im IT-Ansatz zugleich »Theragnostik«, z.B. gibt der Patient Feedback darüber, was er braucht, was ihm gut tut, und der Therapeut macht transparent, was er für förderlich hält. So werden Gewichtung und Kombination von Wirkfaktoren von den Beteiligten »zugepasst«. Dies erlaubt dem Patienten eine Erfahrung von Selbstwirksamkeit und Selbstregulation. Die Wirkungsqualität muss ständig von den Beteiligten erprobt und überprüft werden.

Wirkfaktoren weiterer Ansätze

Im Weiteren ist auf die Körperpsychotherapeutische Prozess- und Wirkfaktorenforschung (Schreiber-Willnow 2000) sowie die Schadensforschung (Märtens u. Petzold 2002) zu verweisen.
In der Sportwissenschaft wird im psychiatrischen Bereich schon einige Jahrzehnte geforscht. Zwei Reviews zeigen die Bedeutung der Sporttherapie bei psychischen Störungen auf: Bauer und Felder (2008) und Broocks und Sommer (2005). Neben psychologischen Wirkmechanismen wie Abnahme von Vermeidungsverhalten, Verbesserung von Selbstbewusstsein, Eigeninitiative und die Veränderung von dysfunktionalen Kognitionen spielen auch neurobiologische Adaptationsprozesse eine wichtige Rolle (serotonerge Rezeptoren, neurotrope Faktoren).

20.4.4 Qualitative Methoden

Schmacke (2006) und Frommer und Rennie (2006) beschreiben, dass in den letzten zehn Jahren die Bedeutung qualitativer Forschungsansätze in Psychosomatik und Psychotherapie zunimmt. Allerdings gibt es ein Missverständnis: dass diese Verfahren messtechnisch minderwertig seien und zu unscharfen und verzerrten Ergebnissen führen, dass sie allenfalls zur Hypothesenentwicklung taugen. Dies führt dazu, dass Manuskripte für Fachzeitschriften sowie Finanzierungsanträge für Forschungsprojekte oft abgelehnt werden. Dadurch bleibt das Missverständnis erhalten.

Für qualitative Methoden spricht, dass Psychotherapie mit einem biopsychosozialen Menschenbild nicht nur naturwissenschaftliche, sondern auch *geistes- und sozialwissenschaftliche* Methoden braucht.

Das **naturwissenschaftliche** Modell erforscht Personen in ihrer objektiv und reliabel beobachtbaren Realität. Es nutzt kausale Erklärungsansätze und hypothesengeleitete deduktive Forschungsdesigns, um von repräsentativen Stichproben auf die Grundgesamtheit zu schließen. Hier werden »sozialempirische Marker« (z.B. eine Diagnose oder ein Fragebogen-Item wie »Suizidgedanken«) erhoben.

Das **sozialwissenschaftliche** Modell erforscht, was diese sozialempirischen Marker indizieren. »Mikroskopisch« werden in Interviews an kleinen Samples subjektive Bedeutungszusammenhänge erfasst. Dann können z.B. die Suizidgedanken narrativ in den biografischen Rahmen eingeordnet werden.

Mehrebenenforschung (Fahrenberg 1984) kombiniert unterschiedliche methodische Zugänge, um der Komplexität des Erforschten eher gerecht zu werden. Es gibt Befunde, dass je nach Untersuchungsinstrument (Fragebogen oder Interview) unterschiedliche Ergebnisse erhoben werden (Faller et al. 1994).

Qualitative Forschung (d.h. methodische Hermeneutik) versucht, in einem kontrollierten und reflektierten Prozess *Sinngehalte* subjektiven Erlebens und sozialer Interaktion zu entschlüsseln. Diese Bedeutungen sind biografisch bedingt. Sie teilen sich v.a. sprachlich, körpersprachlich und szenisch mit. Zur Erhebung und Auswertung der Daten wurden verschiedene Methoden entwickelt (Faller u. Frommer 1994).

Das Erheben von Primärdaten in ihren sozialen Kontexten durch teilnehmende Beobachtung, narrative Interviews usw. ist unverzichtbar, um komplexe Wirkungs*zusammenhänge* besser zu verstehen! Besonders für die Frage nach der Optimierung von Versorgungsstrategien wären qualitative Studien wichtig. Sie helfen bei der Entwicklung von Forschungsfragen und bei der Interpretation quantitativer Forschungsergebnisse für die Praxis.

Inzwischen sind viele Fragen mit qualitativen Methoden erforscht worden, z.B. psychosomatische Patientengruppen, Verlaufsmerkmale und Katamnesen, Therapeut-Patient-Interaktion usw.

Die Zeitschriften *Psychotherapie und Sozialwissenschaft* (seit 1999) und *Zeitschrift für qualitative Bildungs-, Beratungs- und Sozialforschung* (seit 2000) wirken mit daran, dass qualitative Forschung auch im deutschsprachigen Raum zur Ergänzung quantitativer Forschung sich entwickelt (Inhaltsverzeichnisse online einsehbar). Beispiele für qualitative Untersuchungen im Feld der Körperpsychotherapien finden sich in Bongers 1995; Alheit 1999; Braunbarth 2008.

20.5 Wirksamkeitsstudien zur Körperpsychotherapie

Körperpsychotherapie wurde in Meta-Analysen bisher nicht berücksichtigt, da es aufgrund des Fehlens einer akademisch-medizinischen Tradition nur wenig Studien gibt. Außerdem sind Anwendungen wie z.B. Gruppenbehandlungen

in interdisziplinären stationären Settings nicht für RCTs geeignet. Da Therapieerfolge durch Synergieeffekte zustande kommen, muss hier ein ganzes Netzwerk von Behandlern und Klienten evaluiert werden. Die Messung von Veränderungen durch ein spezifisches Behandlungselement wie die Körperpsychotherapie kann hier nicht durch globale Effektstärken geschehen. Statt das Outcome zu messen, kann der *Prozess* mithilfe des Mikro-Outcomes der einzelnen Behandlungseinheiten erforscht werden (s. Schreiber-Willnow 2000, S. 17, S. 188 ff.).
Es existieren Tausende von Falldarstellungen, die auf praktischer Erfahrung und Beobachtung beruhen, also auf dem untersten Evidenzlevel liegen. Auch im angloamerikanischen Sprachraum existieren keine klassischen wissenschaftlichen Studien, obwohl dort sehr breit publiziert wird.
Erschwerend für systematische Forschung sind folgende Bedingungen:

- Heterogene Begrifflichkeit (z. B. Leib- und Bewegungstherapie, Thymopraktik, Körperpsychotherapie, Somatopsychotherapie, body psychotherapy usw.), was eine Stichwortzuordnung erschwert und somit auch den Eingang in Literaturdatenbanken
- Heterogene Methodologie
- Wenige störungsspezifische Behandlungskonzepte
- Fehlende Manualisierung

Zur Wirksamkeit von Bewegung im Sinne von *Ausdauertraining* in der Behandlung psychischer Störungen gibt es mehr Belege (z. B. Broocks 2005; zu Sportwissenschaft und Kap. 6 in diesem Band).
Ein Überblick über Studien zu körper-, leib- und bewegungstherapeutischen Verfahren in verschiedenen Anwendungsbereichen findet sich in Loew und Tritt 2006, Seidler 2001 und Röhricht 2000. Resultate der Studien sind z. B.: signifikante Besserung des Allgemeinbefindens und signifikanter Beschwerderückgang bei Depression (Weber et al. 1994, Evidenzlevel IIa), bei schizophrenen Erkrankungen (s. Röhricht 2000, S. 168–171, Evidenzlevel Ib), bei chronischem Schmerz (Monsen u. Monsen 2000, Evidenzlevel IIa).

20.5.1 Forschungslage zur KPT am Beispiel der Konzentrativen Bewegungstherapie (KBT)

Die Konzentrative Bewegungstherapie ist ein weit verbreitetes, der IBT verwandtes körperpsychotherapeutisches Verfahren. In ihren Reihen gibt es »Feldforscher« (s. Kap. 19.4.1), die ihre Ergebnisse im Rahmen der jährlichen KBT-Forschungswerkstatt vorstellen und diskutieren. Zurzeit öffnet sich dieses Forum für eine Vernetzung verschiedener körperspsychotherapeutischer Ansätze und ihrer Forschungsbemühungen (s. Röhricht et al. 2005).

- Eine publizierte kontrollierte Studie (Weber et al. 1994) ergibt, dass die KBT v. a. das subjektive (körperliche) Wohlbefinden und das Selbstbewusstsein verbessert.
- Eine Katamnese-Studie zur stationären KBT-Gruppenbehandlung (Schreiber-Willnow u. Seidler 2005) zeigt, dass Patienten, die im Verlauf der KBT-Behandlung einen besseren Zugang zu ihrem körperlichen Erleben und ihren eigenen Empfindungen fanden, eine katamnestisch stabile Verbesserung ihres Körpererlebens aufweisen.
- KBT-spezifische Veränderungsbereiche unterscheiden sich nicht vom allgemeinen Veränderungserleben und sind mit diesem hoch korreliert. Heißt das, dass sie nicht *direkt* erfasst werden müssen? (Schreiber-Willnow et al. 2007)
- Empirische Wirkfaktorenforschung erfordert eine genaue Definition der Prozessmerkmale und eine reliable Operationalisierung (z. B. als Fremdrating-Skalen). Daran wird gearbeitet (Schreiber-Willnow et al. 2005)

- Der Arbeitskreis Forschung zur KBT legt seit 1999 ein Forschungsarchiv an, um laufend den Stand zu erfassen und Grundlagen für weitere Forschung zu fördern (www.dakbt.de/forschung/archiv).

20.5.2 Weitere wegweisende Studien und Projekte

Evaluation ambulanter Körperpsychotherapie (Koemeda-Lutz et al. 2006)

Dies ist eine naturalistische Feldforschungsstudie, die mit Standard-Fragebögen (BDI, SCL usw.) *unspezifische Effekte* von Körperpsychotherapie misst. Hier wird die Wirksamkeit der erforschten Körperpsychotherapien nach max. zwei Jahren Behandlung bei den üblichen Krankheitsbildern (Angst, Depression u.a.) festgestellt: Effektstärken ab 0.80. Die Körperpsychotherapie kann sich also mit anderen Psychotherapieansätzen messen!

Erforschung der KBT als gruppentherapeutische Methode (Schreiber-Willnow 2000)

Die Studie findet im realen therapeutischen Setting einer psychosomatischen Reha-Klinik mit entsprechenden Klienten statt. Die Studie ist keine methodenvergleichende Untersuchung, sondern versucht, die *spezifischen* Effekte der KBT – Behandlung vor dem Hintergrund der *generellen* Behandlungserfolge zu erfassen. Die Ergebnisse zeigen verbesserte Körperwahrnehmung und Körpererleben nach Abschluss der stationären Behandlung, also eine *spezifische Wirksamkeit*: Die bei Behandlungsbeginn stark ausgeprägten Körpererlebens-Störungen bessern sich deutlich (Effektstärke 0.80). Patienten mit schwereren körperlichen Grunderkrankungen profitieren – nach anfänglicher Skepsis – besonders von der KBT, da sie einen besseren Zugang zum bisher abgelehnten Körper finden. Bei den Klienten, die erfolgreich behandelt wurden, geht das verbesserte Körpererleben mit günstigen Veränderungen in wichtigen psychischen Strukturen einher.

Bewegungstherapie bei depressiven Patienten (Heimbeck u. Süttinger 2007)

Diese explorative, quasi-experimentelle Studie mit Evidenzlevel IIb (zufällig zugeordnet, kontrolliert) vergleicht ein erlebniszentriertes Bewegungstherapiekonzept mit einem übungszentrierten Ansatz (Walking) hinsichtlich der Wirksamkeit bei Depression. In beiden Gruppen zeigen sich hochsignifikante kurzfristige stimmungsaufhellende Effekte. Eine weiterführende Studie mit größerer Stichprobe und Katamnese (Heimbeck 2008) ergibt, dass diese Effekte auch nach 6 Monaten relativ stabil sind. Die »störungsspezifische klinische Bewegungstherapie« – für die hier ein Modulsystem entwickelt wird – erweist sich entgegen der Hypothesen als gleich wirksam wie die Ausdauertherapie. Auch in dieser Studie wird die Frage diskutiert, ob und wie sich der spezifische Beitrag der Bewegungstherapie im multimodalen Therapieangebot messen lässt.

20.6 Ausblick

Zur Anerkennung der Körperpsychotherapie wäre Folgendes notwendig:

- Laufende *Integration neuen Wissens aus der Grundlagenforschung* der Fachgebiete Psychologie, Entwicklungspsychologie, Neurobiologie, Psychomotorik, Sportwissenschaft usw. Erkenntnisse aus der Neurobiologie (z.B. Damasio 2001, Gottwald 2006, Hüther 2006) und der Psychologie (»Embodiment«,

Storch 2006) sprechen für die Einbeziehung des Körpers in die Psychotherapie!

- Intensivierung des Austauschs zwischen den verschiedenen KPT-Ansätzen, Suche nach einer gemeinsamen Begrifflichkeit (s. Röhricht et al. 2005)
- Formulierung und Operationalisierung *methodenspezifischer* Diagnostik und Therapieziele
- Entwicklung dafür geeigneter Messinstrumente (Röhricht 2006; Joraschky et al. 2008)
- Bessere Operationalisierung *störungsspezifischer* Vorgehensweisen und entsprechende Wirksamkeitsnachweise – kritisch reflektiert! s. 19.1.4!
- Eine *Manualisierung* störungsspezifischer Behandlungskonzepte würde die Praxisforschung erleichtern und wäre auch hilfreich für Therapie-Anfänger. (als Beispiel für einen Entwurf s. Heimbeck 2008)
- *EbM* – orientierte Studien (Zugang zu experimenteller Forschung)
- Entwicklung *differenzieller* Behandlungskonzepte, z. B.: Wann und wie wirkt welche Intervention? Wann und wie müssen Interventionsstrategien kombiniert werden? Welches Therapeutenverhalten steigert bei welchen Patienten die Effektivität?
- *Qualitative Prozessforschung in der Praxis*, klinisch orientierte Evaluation, z. B. nach dem Modell des »Practice Research Network« (PRN) der APA (American Psychiatric Association), in Verbindung mit einem akademischen Zentrum – zur weiteren Konzeptformulierung und Erforschung KPT-spezifischer Wirkfaktoren
- Forschungsinteressierte Praktiker können sich einen *»Instrumentenkoffer für die Praxisforschung«* (Moser 2003) zulegen und ihr eigenes Tun erforschen! Denn auch die unteren Evidenzstufen, z. B. detaillierte Einzelfallstudien, strukturierte Beobachtungen, Interviews und andere qualitative Ansätze sind für den Forschungsprozess wichtig.

Literatur

Ajuriaguerra J de. Le corps comme relation. Revue de psychologie pure et appliquée 1962; 2: 137–57.

Alheit P, Dausin B, Fischer-Rosenthal W (Hrsg). Biographie und Leib. Gießen: Psychosozial-Verlag 1999.

Allert-Wybranietz K. Jeder ist eine Blüte. In: Körner H (Hrsg). Die Farben der Wirklichkeit. Fellbach: Lucy Körner Verlag 2006.

American Psychiatric Association. Diagnostisches und Statistisches Manual Psychischer Störungen DSM-IV. Göttingen: Hogrefe 1998.

Andreasen N. Brave New Brain. Geist, Gehirn, Genom. Berlin, Heidelberg, New York: Springer 2002.

Annerl F. Freud und das Unbewusste. Philosophische Perspektiven zu einem problematischen Begriff. In: Leitner A, Petzold HG. Sigmund Freud heute. Wien: Krammer 2008.

Anokhin PK. Problema vzaimootnosenij centra i periferii [Probleme der Beziehungen zwischen dem Zentrum und der Peripherie]. Gorki 1935.

Anokhin PK. Das funktionelle System als Grundlage der physiologischen Architektur des Verhaltensaktes. Jena: Fischer 1967.

Antonovsky A. Health, stress and coping. San Fransisco: Jossey-Bass 1979.

Argelander H. Das Erstinterview in der Psychotherapie. Wissenschaftliche Buchgesellschaft 1999.

Arkin RC. Behavior Based Robotics. Cambridge MA: MIT Press 1998.

Arnold W, Eysenk HJ, Meili R. Lexikon der Psychologie. Augsburg: Bechtermünz 1996.

Bailey CH, Kandel ER. Stuctural changes accompanying memory storage. Annu Rev Physiol 1993; 55: 397–426.

Bailey CH, Kandel ER. Molecular and structural mechanisms underlying long-term memory. In: Gazzaniga MS. The cognitive neurosciences. Cambridge MA: MIT Press 1995.

Bakhtin MM. Dialogical imagination. Austin TX: University of Texas Press 1981.

Bandelow B. Das AngstBuch. Hamburg: Rowohlt 2004.

Bandura A. Aggression. Eine sozial-lerntheoretische Analyse. Stuttgart: Klett-Cotta 1979.

Barratt ES, Stanford MS, Kent TA, Felthouse AL. Neuropsychological and cognitive psychophysiological substrates of impulsive aggression. Biol Psychiatry 1997; 41: 1045–61.

Bartmann U. Laufen und Joggen für die Psyche. Ein Weg zur seelischen Ausgeglichenheit. Tübingen: dgvt 2005.

Bassler M (Hrsg.). Störungsspezifische Ansätze in der stationären Psychotherapie. Mainzer Werkstatt über empirische Forschung von stationärer Psychotherapie 2000. Gießen: Psychosozial-Verlag 2001.

Bauder M. Naturerleben. Integrative Bewegungstherapie in Gruppen im klinischen Kontext mit einem ressourcenorientiertem Ansatz. Integrative Bewegungstherapie 1997; 2: 4–13.

Bauer M. Die Seele läuft mit. Die meditative Laufschule für Fitness und innere Harmonie. München: Integral 2007.

Bauer K, Felder H. Sporttherapie bei depressiven Erkrankungen. Zeitschrift für Physiotherapeuten 2008; 1: 16–27.

Beck AT. Kognitive Therapie der Depression. München: PVU 1986.

Becker D. Trauma, Traumabehandlung, Traumageschäft. In: Moser C, Nyfeler D, Verwey M (Hrsg). Traumatisierung von Flüchtlingen und Asylsuchenden. Zürich: Seismo 2001.

Becker D. Die Erfindung des Traumas. Freiburg: Edition Freitag 2006.

Becker D, Calderon H. Extremtraumatisierungen. Soziale Reparationsprozesse – politische Krise. In: Riquelme H (Hrsg). Zeitlandschaft im Nebel. Frankfurt a. M.: Vervuert 1990.

Becker D, Weyermann B. Gender, Konflikttransformation und der psychosoziale Ansatz. Bern: Direktion für Entwicklung und Zusammenarbeit (DEZA) und Eidgenössisches Departement für auswärtige Angelegenheiten (EDA) 2006.

Beckermann A. Analytische Einführung in die Philosophie des Geistes. Berlin: de Gruyter 2001.

Beek PJ, Peper CE, Stegeman DF. Dynamical models of movement coordination. Hum Mov Sci 1995; 14: 573–608.

Berkowitz L. The development of motives and values in the child. New York: Basic Books 1964.

Bernštejn NA. The co-ordination and regulation of movements. Oxford: Pergamon Press 1967.

Bernštejn NA. Biodynamik der Lokomotionen. Genese, Struktur, Veränderungen. In: Pickenhain L, Schnabel G (Hrsg). Bewegungsphysiologie von

N.A. Bernštejn. Leipzig: Johann Ambrosius Barth 1988: 21–66.

Berthoz A. The brain's sense of movement. Cambridge MA: Harvard University Press 2000.

Bertschy B, Bigler B, Radlinger L. Aussagekraft von Herzfrequenzregeln. Ein Vergleich mit einem Laktat-Stufentest. Zeitschrift für Physiotherapeuten 2008; 2: 146–59.

Bettelheim B. Individual and mass behaviour in extreme situations. Journal of Abnormal and Social Psychology 1943; 38.

Bettinaglio A. Integrative Bewegungstherapie und Aikido in der Therapie von psychiatrischen Erkrankungen. Integrative Bewegungstherapie 1993; 2: 10–22.

Bilz R. Menschliche Anstoßaggressivität (Mobbing). Deutsches Ärzteblatt 1971; 4: 237–41.

Birbaumer N, Schmidt RF. Biologische Psychologie. Berlin, Heidelberg, New York: Springer 1999.

Birck A. Symptomatik bei kriegs- und folterüberlebenden Flüchtlingen mit und ohne Psychotherapie. Zeitschrift für Klinische Psychologie und Psychotherapie 2004; 2: 101–9.

Blair SN, Kohl HW, Paffenbarger RS; Clark DG, Cooper KH et al. Physical fitness and all-cause mortality. A prospective study of healthy men and women. JAMA. 1989; 262: 2395–401.

Blankenburg W. Zur Konzeption von Raum und Zeit in ihrer Bedeutung für die Bewegungstherapie in der Psychotherapie. Integrative Therapie 1989; 1: 161–93.

Blech J. Hirn kuriere dich selbst. SPIEGEL 2006; 20: 164–78.

Bloem J, Moget P, Petzold H. Budo, Aggressionsreduktion und psychosoziale Effekte: Faktum oder Fiktion? – Forschung, Aggressionspsychologie, Neurobiologie. Integrative Therapie 2004; 1–2: 101–49.

Bolhaar R, Petzold HG. Leibtheorien und »Informierter Leib« – ein »komplexer Leibbegriff« und seine Bedeutung für die Integrative Supervision und Therapie. Polyloge 2008: www.FPI-Publikationen.de/materialien.htm.

Bolten W, Kempel-Waibel A, Pförriger W. Analyse der Krankheitskosten bei Rückenschmerzen. Med Klinik 1998; 93: 388–93.

Bongaardt R. Shifting focus. The Bernstein tradition in movement science. Amsterdam: Druk 80 1996.

Bongers D. Das Körperselbstbild von Männern. In: Brähler E (Hrsg.). Körpererleben. Gießen: Psychosozial-Verlag 1995.

Boschker MSJ, Bakker FC, Rietberg MB. Retroactive interference effects of mentally imagined movement speed. Journal of Sports Sciences 2000; 18: 593–603.

Bosscher RJ. Runningtherapie bij depressive – een experiment, Bewegen & Hulpverlening 1991; 4: 234–60.

Bosscher RJ. Running and mixed physical exercises with depressed psychiatric patients. Int. J. Sport Psychol. 1993; 24: 170–84.

Bosscher RJ. Bewegungsaktivierung durch Laufen versus Medikation bei der Behandlung von Depressionen. Amsterdam: Vrije Universiteit Amsterdam, Faculteit der Bewegingswetenschappen 1995.

Bosscher RJ, Petzold H. Lauftherapie und Ausdauersport. In: Petzold HG, Märtens M (Hrsg). Psychotherapieforschung und die Praxis der Psychotherapie. Paderborn: Junfermann 1997.

Bourdieu P. Entwurf einer Theorie der Praxis. Frankfurt: Suhrkamp 1976.

Bourdieu P. Le sens pratique. Paris: Editions de Minuit 1980.

Bourdieu P. Die feinen Unterschiede – Kritik der gesellschaftlichen Urteilskraft. Frankfurt a. M.: Suhrkamp 1982.

Bourdieu P. Zur Genese der Begriffe Habitus und Feld. In: Bourdieu P, von Steinrücke M (Hrsg). Der Tote packt den Lebenden. Schriften zu Politik und Kultur 2. Hamburg: VSA 1997; 59–78.

Braunbarth I. »Ich nehme deutlicher den Boden unter meinen Füßen wahr.« Wirkfaktoren und Wirkungen stationärer Bewegungstherapiegruppen aus der Sicht von Patienten. Eine qualitativ-inhaltsanalytische Untersuchung. Grad.arbeit EAG 2008.

Breil-Weis A. Aspekte einer Integrativen Therapie von Schmerzstörungen – Die Bedeutung von Selbstregulation und Selbstbeziehung in der Therapie mit Schmerzpatienten. Polyloge 2008: http://www.fpi-publikation.de/images/stories/downloads/polyloge/Breil-Weiss-Polyloge-09–2008.pdf.

Brendel T. Körperorientiertes Begleiten: Eine bewegungs- und ausdrucksbezogene Unterstützung der ressourcen- und lösungsorientierten Arbeit in pädagogischen Handlungsfeldern. Stuttgart: ibidem-Verlag 2005.

Breuer H. Zahnräder der Angst. Gehirn und Geist 2003; 6: 79–81.

Broocks A. Körperliches Training in der Behandlung psychischer Erkrankungen. Bundesgesundheitsbl – Gesundheitsforsch – Gesundheitsschutz 2005: 914–21.

Broocks A, Sommer M. Psychische Sportwirkungen. Deutsche Zeitschrift für Sportmedizin 2005, 11: 393–4.
Bruch H. Eßstörungen: Zur Psychologie und Therapie von Übergewicht und Magersucht. Frankfurt a. M.: Fischer Taschenbuchverlag 2001.
Brückl R. Ich habs doch im Kreuz und nicht im Kopf. In: Peschel U. Sandweg R. Kongressband. Stiftung Psychosomatik der Wirbelsäule: Blieskastel 1999.
Bucher W (Hrsg). 1010 Spiel- und Übungsformen für Behinderte (und Nichtbehinderte). Schorndorf: Karl Hofmann 1986.
Bunge M. Das Leib-Seele-Problem. Tübingen: Mohr 1984.
Burtscher-Wäger M. Bewegen und Handeln in eigener Sache – Kreatives Laufen für Frauen vor dem Hintergrund ausgewählter Kernsätze der Integrativen Leib- und Bewegungstherapie. Abschlussarbeit zum Universitätslehrgang Bewegungstherapie. Krems: Donau Universität 2005; http://www.donau-uni.ac.at/imperia/md/content/studium/umwelt_medizin/psymed/abschlussarb/burta2.pdf.
Butler DS, Moseley GL. Schmerzen Verstehen. Heidelberg: Springer 2005.
Butollo W. Integrative Therapie der Angst. In: Staemmler FM, Merten R. Angst als Ressource und Störung. Paderborn: Junfermann 2003.
Butollo W, Krüsemann M, Hagl M. Leben nach dem Trauma. Über den therapeutischen Umgang mit dem Entsetzen. München: Pfeiffer 1998.
Buytendijk FJJ. Allgemeine Theorie der menschlichen Haltung und Bewegung. Berlin, Heidelberg: Springer 1956.
Calza A. Psychomotricité. Paris: Masson 1994.
Cash TF, Deagle E. The nature and extent of body-image disturbances in anorexia nervosa and bulimia nervosa: A meta-analysis. Wiley-Liss, Inc. Int J Eat Disord 1997; 22: 107–25.
Chalmers D. The conscious mind. Oxford: Oxford University Press 1997.
Clark A. Being There. Putting Brain, Body, and World Together Again. Cambridge MA: MIT Press 1997.
Clark A. An Embodied Cognitive Science? Trends in Cognitive Sciences 1999; 3 (9): 345–51.
Coccaro EF. Central serotonin and impulsive aggression. Br J Psychiatry 1989; 155: 52–62.
Cole M, Maltzman I (Hrsg). A Handbook of Contemporary Soviet Psychology. New York: Basic Books 1969.
Conway MA. Autobiographical memory. An introduction. Philadelphia: Open University Press 1990.
Cowan N. Attention and memory. An integrated framework. New York: Oxford University Press 1995.
Csikszentmihalyi M. Das Flow-Erlebnis. Jenseits von Angst und Langeweile im Tun aufgehen. Stuttgart: Klett 1985.
Daffertshofer A, Peper CE, Beek PJ. Spectral analyses of event-related encephalographic signals. Phys Lett A 2000; 266: 290–302.
Damasio A. Descartes Irrtum. Fühlen, Denken und das menschliche Gehirn. München: List 1995.
Damasio A. Ich fühle, also bin ich. München: List 2001.
Damen T, Bosscher RJ, Fahrenfort J. Runnigtherapie bij patienten met en stemmingsontregeling. Tijdschrift voor Psychiatrie 1984; 26: 105–16.
Denner A. Analyse und Training der wirbelsäulenstabilisierenden Muskulatur. Berlin, Heidelberg: Springer 1998.
Derbyshire SWG. Explaining the Pain »Neuromatrix«. Current Review of Pain 2000; 4: 467–77.
Derbyshire SWG, Jones AKP, Devani P, Friston KJ, Feinmann C et al. Cerebral responses to pain in patients with atypical facial pain measured by positron emission tomography. J Neurol Neurosurg Psychiatry 1994; 57: 1166–72.
Derogatis LR. Symptom-Checkliste SCL-90-R. Göttingen: Beltz 1983.
Derra C. Entspannungsverfahren und Hypnose. In: Egle UT, Hoffmann SO, Lehmann KA, Nix WA. Handbuch chronischer Schmerz. Stuttgart, New York: Schattauer 2003; 392–403.
Diemer W., Burchert H. Chronische Schmerzen – Kopf- und Rückenschmerzen, Tumorschmerzen. Gesundheitsberichterstattung Heft 7. Robert-Koch-Institut: Berlin 2002.
Dittmann-Kohli F. Das persönliche Sinnsystem, Göttingen: Hogrefe 1995.
Dolan M, Deakin WJF, Roberts N, Anderson I. Serotonergic and cognitive impairment in impulsive aggressive personality disordered offenders: are there implications for treatment? Psychol Med 2002; 32: 105–17.
Dollard J. Frustration and aggression. New Haven: Yale University Press 1939.
Dornes M. Der kompetente Säugling. Frankfurt a. M.: Fischer 1993.
Dornes M. Die frühe Kindheit. Frankfurt a. M.: Fischer 1997.
Dubos R. Mirage of health. New York: Anchor Books 1959.
Dürckheim K v. Der Alltag als Übung. Bern: Huber 1972.

Dürckheim K v. Vom Leib, der man ist in initiatischer und pragmatischer Sicht. In: Petzold 1974j; 11–27.

Dworkin RH. Which individuals with acute pain are most likely to develop a chronic pain syndrome? Pain Forum 1997a; 6:127–36.

Dworkin RH. Toward a clearer specification of acute pain risk factors and chronic pain outcomes. Pain Forum 1997b; 6: 148–150.

Dyamond AL. The principle of the Dominants and Hemisphere Interaction. The Mechanism of Brain Lateralization. New York 1992.

Ecker-Egle ML, Egle UT. Fibromyalgie. In: Egle UT, Hoffmann SO, Lehmann KA, Nix WA. Handbuch chronischer Schmerz. Stuttgart, New York: Schattauer 2003; 571–82.

Egger J. Theorie der Körper-Seele-Einheit: Das erweiterte biopsychosoziale Krankheitsmodell. Integrative Therapie 2008; 33 (4): 497–520.

Egle UT. Psychosozialer Stress und Schmerz. In: Egle UT, Hoffmann SO, Lehmann KA, Nix WA. Handbuch chronischer Schmerz. Stuttgart, New York: Schattauer 2003; 69–76.

Egle UT, Nickel R. Diagnostik und Differenzialdiagnose aus biopsychosozialer Sicht. In: Egle UT, Hoffmann SO, Lehmann KA, Nix WA. Handbuch chronischer Schmerz. Stuttgart, New York: Schattauer 2003a; 162–79.

Egle UT, Nickel R. Somatoforme Schmerzstörung. In: Egle UT, Hoffmann SO, Lehmann KA, Nix WA. Handbuch chronischer Schmerz. Stuttgart, New York: Schattauer 2003b; 555–62.

Egle UT, Derra C, Nix WA, Schwab R. Spezielle Schmerztherapie. Stuttgart, New York: Schattauer 1999.

Egle UT, Hoffmann SO, Lehmann KA, Nix WA. Handbuch chronischer Schmerz. Stuttgart, New York: Schattauer 2003.

Eichenbaum H. Learning from LTP. Learning and Memory 1996; 3: 61–73.

Eichenbaum H, Dudchenko P, Wood E, Shapiro M, Tanila, H. The hippocampus, memory and place cells: Is it a spacial memory or a memory of space. Neuron 1999; 23: 209–26.

Eichert HC, Petzold HG. Supervision und innerinstitutionelle Schweigepflicht. Polyloge 2003: http://www.fpi-publikation.de/images/stories/downloads/supervision/Eichert-Schweigepflicht-Supervision-11–2003.pdf.

Engel GL. Psychisches Verhalten in Gesundheit und Krankheit. Bern: Huber 1997.

Einarsen S, Skogstad A.Prevalence and risk groups of bullying and harassment at work. European Journal of Work and Organizational 1996.

Epikur. Laertius. Buch X. Hamburg. Diogenes 1968.

Erikson EH. Der vollständige Lebenszyklus. Frankfurt a. M.: Suhrkamp 1988.

Esser A, Wolmerath M. Mobbing – Der Ratgeber für Betroffene und ihre Interessensvertretung. Frankfurt: Bund Verlag 2003.

Fahrenberg J. Methodische Überlegungen zur Mehrebenen-Prozessforschung. In: Baumann U (Hrsg). Psychotherapie: Makro-/Mikroperspektiven. Göttingen: Hogrefe 1984.

Faller H, Frommer J (Hrsg). Qualitative Psychotherapieforschung. Heidelberg: Asanger 1994.

Faltermaier T, Mayring P, Saup W, Strehmel P. Entwicklungspsychologie des Erwachsenenalters. Stuttgart: Kohlhammer 2002.

Feldenkrais M. Das Körperschema der Angst. In: Feldenkrais M. Die Entdeckung des Selbstverständlichen. Frankfurt am Main: Suhrkamp 1985.

Feuerlein W, Küfer H, Huber M, Buschmann-Steinhage R. Münchner Evaluation der Alkoholismustherapie (MEAT): Eine katamnestische Studie vier Jahre nach der stationären Entwöhnungsbehandlung. Dt. Rentenversicherung 1988; 11: 662–77.

Fichter M, Schweiger U, Krieg C. Praxisleitlinien in Psychiatrie und Psychotherapie, Band 4. Behandlungsleitlinie Essstörungen. Darmstadt: Steinkopff 2000.

Fiedler P. Ressourcenorientierte Psychotherapie. In: Frank R (Hrsg). Therapieziel Wohlbefinden. Heidelberg: Springer 2007.

Fiehn R, Froböse I. Ausdauertraining in der Therapie. In: Froböse I, Nellesen G (Hrsg). Training in der Therapie. Grundlagen und Praxis. Wiesbaden: Ullstein Medical 1998; 79–88.

Flammer A. Erfahrungen der eigenen Wirksamkeit. Einführung in die Psychologie der Kontrollmeinung. Bern, Stuttgart, Toronto: Hans Huber 1990.

Flanagan EH, Blashfield R. Gender Bias in the Diagnosis of Personality Disorders: The Roles of Base Rates and Social Stereotypes. J Personal Disord 2003; 17 (5): 431–46.

Fonagy P, Gergely G, Jurist E, Target M. Affektregulierung, Mentalisierung und die Entwicklung des Selbst. Stuttgart: Klett-Cotta 2004.

Fossati A, Maffei C, Bagnato M, Battaglia M, Donati D et al. Patterns of covariation of DSM-IV personality disorders in a mixed psychiatry sample. Compr Psychiatry 2000; 41: 206–15.

Fossati A, Barratt E, Borroni S, Villa D, Grazioli F, Maffei C. Impulsivity, aggressiveness, and. DSM-IV personality disorders. Psychiatry Res 2007; 149: 157–67.

Frank TD, Daffertshofer A, Peper CE, Beek PJ, Haken H. Towards a comprehensive theory of brain activity. Coupled oscillator systems under external forces. Physica D 2000; 144: 62–86.

Frank F (Hrsg). Therapieziel Wohlbefinden. Ressourcen aktivieren in der Psychotherapie. Heidelberg: Springer 2007.

Franz M, Kruse J. Häufige orthopädische Krankheitsbilder. In: Tress W, Kruse J, Ott J. Psychosomatische Grundversorgung. Stuttgart: Schattauer 2004; 103–18.

Fredrickson BL. Die Macht der guten Gefühle. Gehirn und Geist 2003; 6: 38–42.

Freeman WJ. Societies of Brains. Mahwah NJ: Lawrence Erlbaum Associates 1995.

Freeman WJ. Three centuries of category errors in studies of the neural basis of consciousness and intentionality. Neural Networks 1997; 10: 1175–83.

Freeman WJ. How Brains Make Up Their Minds. London: Weidenfeld and Nicolson 1999.

Frei R, Sieber M, Willi J. Beziehungsökologische Therapie bei Panikstörungen. Psychotherapeut 2007; 52: 255–64.

Freud S. Jenseits des Lustprinzips. GW 13. Frankfurt a. M.: Fischer 1920.

Freud S. Abriss der Psychoanalyse. GW 17. Frankfurt a. M.: Fischer 1938.

Frings S. Sinnesphysiologie – Vom Ionenkanal zum Verhalten. Univ. Heidelberg, Abt. f. Molekulare Physiologie 2003: http://www.sinnesphysiologie.de/download/schmerz1.ppt u. http://www.sinnesphysiologie.de/download/schmerz2.ppt.

Frohburg I. Zum Postulat der störungsspezifischen Indikation. Psychotherapeutenjournal 2006; 2: 130–9.

Frommer J, Rennie DL. Methodologie, Methodik u. Qualität qualitativer Forschung. Psychother Psych Med 2006; 56 (5): 210–7.

Fuchs T. Leib, Raum, Person: Entwurf einer phänomenologischen Anthropologie. Stuttgart: Klett-Cotta 2000a.

Fuchs T. Das Gedächtnis des Leibes. Phänomenologische Foschungen 2000b; 5, 71–89.

Fuchs T. Das Gehirn. Ein Beziehungsorgan. Stuttgart: Kohlhammer 2008.

Fußer M. Die Atembewegung. In: Marlock G, Weiss H. Handbuch der Körperpsychotherapie. Stuttgart, New York: Schattauer 2006; 646–58.

Fydrich T, Schneider W. Evidenzbasierte Psychotherapie. Psychotherapeut 2007; 52: 55–66.

Gahleitner S, Ossola E. Genderaspekte in der Integrativen Therapie. In: Sieper J, Orth I, Schuch HW (Hrsg). Neue Wege Integrativer Therapie. Klinische Wissenschaft, Humantherapie, Kulturarbeit. Bielefeld: Aisthesis Verlag 2007; 406–47.

Galuska J, Galuska G. Körperpsychotherapie im Spektrum der Strukturniveaus in: Marlock G, Weiss H. Handbuch der Körperpsychotherapie. Stuttgart, New York: Schattauer 2006; 585–98.

Garder DL, Liebenluft E, O'Leary KM, Cowdry RW. Self-ratings of anger and hostility in borderline personality disorder. In: Journal of Nervous and Mental Disease 1991; 179: 157–61.

Geißler M. Qigong, Yangsheng und Integrative Therapie. Integrative Bewegungstherapie 1995; 2: 62–71.

Genton-Keller U. Lebensraumpanorama, Istzustand und Veränderungswünsche. Integrative Bewegungstherapie 1992; 2: 35–8.

Gibson J. Senses considered as perceptual systems. Boston: Houghton Mifflin 1979.

Gibson J. Der ökologische Ansatz in der visuellen Wahrnehmung. München: Urban & Schwarzenberg 1982.

Glitscher G, Glitscher W. Der Prozeß ist das Ziel. Elemente aus Aikido/Gestalttherapie und der Arbeit mit kreativen Medien als Methode zur Teamentwicklung. Integrative Bewegungstherapie 1994; 1: 20–6.

Gottwald C. Neurobiologische Perspektiven zur Körperpsychotherapie. In: Marlock G, Weiss H (Hrsg). Handbuch der Körperpsychotherapie. Stuttgart, New York: Schattauer 2006.

Gräff CML. Aus dem Tunnel der Depression. Gießen: Psychosozial-Verlag 2005.

Grawe K. Psychologische Psychotherapie. Göttingen: Hogrefe 1998.

Grawe K. Psychologische Therapie. Göttingen: Hogrefe 2000.

Grawe K. Neuropsychotherapie. Göttingen: Hogrefe 2004.

Grosser M, Brüggemann P, Zintl F. Leistungssteuerung in Training und Wettkampf. München, Wien, Zürich: BLV-Verlag 1986.

Günter T, Petzold HG, Schay P. Perspektiven und Ergebnisse der Psychotherapieforschung für die Praxis der Suchtkrankenbehandlung. In: Petzold H, Schay P, Scheiblich W (Hrsg). Integrative Suchtarbeit. Innovative Modelle, Praxisstrategien und Evaluation. Wiesbaden: VS Verlag für Sozialwissenschaften 2006.

Hadot P. Philosophie als Lebensform. Geistige Übungen in der Antike. Berlin: Gatza 1991.

Haken H, Haken-Krell M. Gehirn und Verhalten. Stuttgart: DVA 1997.

Haas R. Entwicklung und Bewegung. Der Entwurf einer angewandten Motologie des Erwachsenenalters. Reihe Motorik, Bd. 22. Schorndorf: Karl Hofmann 1999.

Hass W, Petzold HG. Die Bedeutung der Forschung über soziale Netzwerke, Netzwerktherapie und soziale Unterstützung für die Psychotherapie – diagnostische und therapeutische Perspektiven. In: Petzold u. Märtens 1999a; 193–272.

Haugeland J. Mind embodied and embedded. In: Haugeland J. Having Thought. MIT Press 1998; 3–38.

Hausmann B, Neddermeier R. Bewegt sein. Paderborn: Junfermann 1996.

Hautzinger M. Depression. Göttingen: Hogrefe 1998.

Hautzinger M. Kognitive Verhaltenstherapie bei Depressionen, Behandlungsanleitung und Materialien. Weinheim: Beltz PVU 2000.

Havighurst RJ. Developmental tasks and education. New York: Longmans 1972.

Heekerens HP. Vom Labor ins Feld. Psychotherapeut 2005; 50: 357–66.

Heidenreich T, Junghanns-Royack K, Michalak J. Achtsamkeitsbasierte Therapieansätze: Stand der empirischen Forschung. In: Anderssen-Reuter U (Hrsg). Achtsamkeit in Psychotherapie und Psychosomatik. Stuttgart, New York: Schattauer 2007; 202–16.

Heimbeck A. Bewegungsorientierte Interventionen und depressive Erkrankungen. Ein Prä-Post-Vergleich von zwei unterschiedlich akzentuierten bewegungstherapeutischen Interventionen. Dissertation, Fakultät Rehabilitationswissenschaften, Universität Dortmund 2008.

Heimbeck A, Süttinger B. Bewegungstherapie bei depressiven Patienten. Bewegungstherapie und Gesundheitssport 2007; 23: 52–7.

Heinemann PP. Mobbning – gruppvåld bland barn och vuxna. Stockholm: Natur och kultur 1972.

Heinl H. Körper und Symbolisierung. Integrative Therapie 1985; 3–4: 227–31.

Heinl H. Körpertherapie in der Praxis. In: Buchheim P, Cierpka B, Seifert T. Lindauer Texte II. Liebe und Psychotherapie. Der Körper in der Psychotherapie. Heidelberg: Springer 1992; 146–59.

Heinrichs M. Sport und Depression – Sporttherapie als Baustein eines Behandlungskonzeptes für Depressionen. München: Grinn 2004.

Hell D. Welchen Sinn macht Depression? Reinbek: Rowohlt 2006.

Henniger S, Gündel H. Somatoformer Schmerz und Neurobiologie. Ärztliche Psychotherapie 2008; 3: 157–165.

Henningsen P, Rudolf G. Zur Bedeutung der Evidence-Based Medicine für die Psychotherapeutische Medizin. Psychother Psych Med 2000; 50: 366–75.

Herman J. Die Narben der Gewalt. München: Kindler 1993.

Herzig-Graf I. Integrative Bewegungstherapie und Aikido für sehbehinderte Kinder. Integrative Bewegungstherapie 1992; 2: 4–12.

Heuft G, Kurse A, Radebold H. Lehrbuch der Gerontopsychosomatik und Alterpsychotherapie. München: Reinhardt 2006.

Heyne C. Täterinnen. Zürich: Kreuz-Verlag 1993.

Hiemke C. Biochemische Grundlagen des Schmerzes. In: Egle UT, Hoffmann SO, Lehmann KA, Nix WA. Handbuch Chronischer Schmerz. Stuttgart, New York: Schattauer 2003: 55–61.

Hildebrandt J, Pfingsten M. Chronischer Rückenschmerz. In: Egle UT, Hoffmann SO, Lehmann KA, Nix WA. Handbuch Chronischer Schmerz. Stuttgart, New York: Schattauer 2003: 505–17.

Hildebrandt J, Hündlings D, Lüder S, Lucan S, Pauls J et al. Manual zum Göttinger Rücken-Intensiv-Programm. Zentrum Anaesthesiologie, Rettungs- und Intensivmedizin, Klinikum der Georg-August-Universität, Göttingen o. J.

Hoagwood K, Jensen PS, Petti T, Burns BJ. Outcome of mental health care for children and adolescents: I. A comprehensive conceptual model. J Am Acad Child Adolesc Psychiatry 1996; 35: 1055–63

Hobfoll SE. The ecology of stress. New York: Hemisphere 1988.

Hoffmann SO, Franke TW. Der lange Weg in die Schmerzkrankheit: Faktoren der Chronifizierung. In: Egle UT, Hoffmann SO, Lehmann KA, Nix WA. Handbuch Chronischer Schmerz. Stuttgart, New York: Schattauer 2003: 150–61.

Höfner C. Gender Vertigo – (Un)Gleichheit und (In) Differenz. Zur Notwendigkeit der Integration von Frauen- und Männerforschung. Psychologische Medizin 2008; 2: 22–33.

Höhmann-Kost A. Bewegung ist Leben. Integrative Leib- und Bewegungstherapie – eine Einführung. Bern: Hans Huber 2002.

Höhmann-Kost A, Siegele F. Integrative Persönlichkeitstheorie. Polyloge 2004a: www.fpi-publikation.de/polyloge/jahrgang-2004/11–2004-hoehmannkost-annette-siegele-frank-2004-integrative-persoenlichkeitstheorie.html.

Höhmann-Kost A, Siegele F. Arbeit an sich selbst – Der Weg der Übung. Die Kampfkünste als ein Weg der Übung in der bewegungszentrierten Suchtbehandlung. Integrative Therapie 2004b; 1–2. Schwerpunkt: Leibtherapie, Kampfkunst, Lauftherapie – Integrative Modelle: 6–23.

Höhmann-Kost A, Siegele F. Auf dem Weg zur Aggressionskompetenz. Perspektiven und Praxis der Integrativen Leib- und Bewegungstherapie. In: Fischer G, Schay P (Hrsg). Psychodynamische Psycho- und Traumatherapie. Wiesbaden: VS Verlag für Sozialwissenschaften 2008.

Hollmann W, Strüder H. Gehirngesundheit, -leistungsfähigkeit und körperliche Aktivität. In: Deutsche Zeitschrift für Sportmedizin 2003; 9: 265–6.

Hölter G. Mit Spaß … und ohne Angst … im Körper zu Hause. Gesundheitssport und Sporttherapie 1996; 12: 7–12.

Hsieh JC, Belfrage M, Stoneelander S, Hansson P, Ingvar M. Central representation of chronic ongoing neuropathic pain studied with positron emission tomography. Pain 1995; 63: 225–36.

Huber G. Sport und Depression. Frankfurt: Harry Deutsch 1990.

Huber M. Trauma und die Folgen. Paderborn: Junfermann 2003a.

Huber M. Wege der Traumabehandlung. Paderborn: Junfermann 2003b.

Huber M. Der innere Garten. Ein achtsamer Weg zur persönlichen Veränderung. Paderborn: Junfermann 2006.

Hüther G. Biologie der Angst. Wie aus Stress Gefühle werden. Göttingen: Vandenhoeck & Ruprecht 2005.

Hüther G. Wie Embodiment neurobiologisch erklärt werden kann. In: Storch et al. Embodiment. Bern: Huber 2006.

Hüther G. Perspektiven für die Umsetzung neurobiologischer Erkenntnisse in der Psychotherapie. In: Sieper J, Orth I, Schuch HW (Hrsg): Neue Wege Integrativer Therapie. Klinische Wissenschaft, Humantherapie, Kulturarbeit. Bielefeld: Aisthesis Verlag 2007; 549–65.

Hüther G, Sachsse U. Angst- und stressbedingte Störungen. Psychotherapeut 2007; 52: 166–79.

Hüther G. Gewalterfahrung und Verarbeitung traumatischer Erinnerungen aus neurobiologischer Sicht. Integrative Therapie 2001; 4.

Jäckel WH, Gerdes N. Medizinische Rehabilitation bei Rückenschmerzen – die Situation in Deutschland. In: Pfingsten M, Hildebrandt J (Hrsg). Chronischer Rückenschmerz – Wege aus dem Dilemma. Bern: Huber 1998; 11–19.

Jäckel WH. Aktuelle Situation und Perspektiven der Rehabilitation bei muskuloskelettalen Krankheiten. Z Ärztl Fortbild Qual sich 1999; 93: 349–54.

Jäkel B. Motive und Motivationen als Grundlage menschlichen Verhaltens. Überlegungen zu einer integrativen Motivationstheorie. Integrative Therapie 2001; 1–2: 145–72.

Jakob-Krieger C, Dreger B, Schay P, Petzold HG. Mehrperspektivität – ein Metakonzept der Integrativen Supervision. Supervision 2004; 3: www.fpi-Publikationen.de/materialien.htm.

Janet P. Psychological Healing. A historical and clinical study. 2 vols. London: Allen Unwin 1924.

Janet P. L'évolution psychologique de la personalité. Paris: Chahine 1929.

Janich P. Die Protophysik der Zeit. Frankfurt a.M.: Suhrkamp 1980.

Janich P. Was ist Information? Frankfurt a.M. Suhrkamp 2006.

Jantzen W (Hrsg). Die neuronalen Verstrickungen des Bewusstseins. Zur Aktualität von A. R. Lurijas Neuropsychologie. Münster, Hamburg: LIT Verlag 1994.

Joraschky P, Löw T, Röhricht F. Körpererleben u. Körperbild. Stuttgart, New York: Schattauer 2008.

Iverson JM, Thelen E. Hand, Mouth and Brain, The dynamic emergence of speech and gesture. In: Núñez, Freeman 1999; 19–40.

Jordi A. Integrative Leib- und Bewegungstherapie in der Behandlung von folter- und kriegstraumatisierten Menschen. Integrative Therapie 2001a; 4: 459–72.

Jordi A. Körpertherapie mit gefolterten Menschen. Vom Schmerz zur Beziehung. In: Moser C, Nyfeler D, Verwey M. Traumatisierung von Flüchtlingen und Asylsuchenden Zürich: Seismo 2001b.

Jordi A. Integrative Leib- und Bewegungstherapie in der Behandlung von folter- und kriegstraumatisierten Menschen. In: Petzold HG, Wolf HU, Landgrebe B, Josić Z (Hrsg). Das Trauma überwinden. Integrative Modelle der Traumatherapie. Paderborn: Junfermann 2002.

Jung M. Das Leben als Meisterstück: Unterwegs auf dem Weg zu einer philosophischen Therapeutik. In: Sieper J, Orth I, Schuch HW (Hrsg). Neue Wege Integrativer Therapie. Klinische Wissenschaft, Humantherapie, Kulturarbeit. Bielefeld: Aisthesis Verlag 2007.

Kabat-Zinn J, Kesper-Grossmann U. Stressbewältigung durch die Praxis der Achtsamkeit. Freiamt: Arbor 1999.

Kabat-Zinn J. Achtsamkeit. Freiburg: Herder 2001.

Kandel E. Psychiatrie, Psychoanalyse und die neue Biologie des Geistes. Frankfurt a.M.: Suhrkamp 2006.

Karno MP, Longabaugh R. Does matching matter? Examining matches and mismatches between patient attributes and therapy techniques in alcoholism treatment. Addiction 2007; 102 (4): 587–96.

Keilson H. Sequentielle Traumatisierung. Deskriptiv-klinische und quantifizierend-statistische follow-up Untersuchung zum Schicksal der jüdischen Kriegswaisen in den Niederlanden. Gießen: Psychosozialverlag 2001.

Kelso JAS. Dynamic patterns. The self-organization of brain and behavior. Cambridge MA: MIT Press 1995.

Kepner JI. Körperprozesse. Ein gestalttherapeutischer Ansatz. Köln: Edition Humanistische Psychologie 1988.

Khan M. The concept oft cumulative trauma. The Psychoanalytic Study of the Child 1963; 18: 286–306.

Kim J. Supervenience. Cambridge: Cambridge University Press 2002.

Knetgering J. Grundlagen für ein Integratives Stressregulierungstraining, These für den Master of Science in Integrativer Therapie. Krems: Donau-Universität Krems 2008.

Knight B. Factors influencing therapist-rated change in other adults. J Gerontol 43: 111–2.

Knott GW, Holtmaat A, Wilbrecht, L, Welker E , Svoboda K. Spine growth precedes synapse formation in the adult neocortex in vivo. Nat Neurosci 2006; 9: 1117–24.

Knubben K. Randomisierte, kontrollierte Studie über die Effekte eines kurzen Ausdauertrainingsprogramms auf die Stimmung von Patienten mit Depressionen. Digitale Dissertation Berlin 2004: http://www.diss.fu-berlin.de/2004/63.

Koemeda-Lutz M, Kaschke M, Revenstorf D, Scherrmann T, Weiss H et al. Evaluation der Wirksamkeit von ambulanter Körperpsychotherapie. Psychother Psych Med 2006; 56: 480–7.

Kolb M. Spiele für den Herz- und Alterssport. Schriftenreihe des Behindertensportverbandes NW Bd. 3. Aachen: Meyer & Meyer 2004.

Kolb M, Heckmann B. Mehr Spiele für den Herz- und Alterssport. Schriftenreihe des Behindertensportverbandes NW Bd. 12 Aachen: Meyer & Meyer 2001.

Koop I. Prozessorientierte Leibintervention in der Psychotherapie. In: Mit Leib und Seele. Lebensbedingungen und Behandlung traumatisierter Flüchtlinge. Dokumentation der Fachtagung. Bremen: Refugio 2000; 35–9.

Koop I. Narben auf der Seele. Integrative Therapie und leibtherapeutische Interventionen in der Arbeit mit Folterüberlebenden. In: Petzold HG, Wolf HU, Landgrebe B, Josić Z (Hrsg). Das Trauma überwinden. Integrative Modelle der Traumatherapie. Paderborn: Junfermann 2002.

Krause R, Merten J. Emotion und Psychotherapie. Psychotherapeut 2007; 52: 249–54.

Kriz J. Vermessene Wissenschaftlichkeit. Psychotherapeutenjournal 2008; 7: 117–9.

Krohn W, Küppers G (Hrsg). Emergenz. Die Entstehung von Ordnung, Organisation und Bedeutung. Frankfurt a.M.: Suhrkamp 1992.

Kubesch S. Das bewegte Gehirn. Exekutive Funktionen und körperliche Aktivität. Dissertation. Ulm: 2005.

Kubesch S, Spitzer M. Sich laufend wohlfühlen. Aerobes Ausdauertraining bei psychisch Kranken. Nervenheilkunde 1999; 18: 363–70.

Kubesch S, Bretschneider V, Freudenmann R, Weidenhammer N, Lehmann M et al. Aearobic endurance exercise improves executive functions in depressed patients. Journal for clinical psychiatry. 2003; 9: 1005–12.

Kühner C. Affektive Störungen. In: Franke A, Kämmerer A. Klinische Psychologie der Frau. Göttingen: Hogrefe 2001.

Kütemeyer M, Schultz-Venrath U. Lumbago-Ischialgie-Syndrome. In: Von Uexküll T. Psychosomatische Medizin. München–Wien–Baltimore: Urban Schwarzenberg 2006; 881–94.

Lachner G. Ethik und Werte in der Integrativen Therapie. In: Sieper, Orth, Schuch 2007; 259–338.

Lakoff G, Nuñez R. Where Mathematics Comes from: How the Embodied Mind Brings Mathematics Into Being. New York: Basic Books 2000.

Larbig W. Zentrale Schmerzverarbeitung. In: Egle UT, Hoffmann SO, Lehmann KA, Nix WA. Handbuch Chronischer Schmerz. Stuttgart: Schattauer 2003: 45–54.

Lausberg H. Was verraten Bewegungsmuster über psychische Störungen? Interview in: Psychologie heute 2007; 8.

Lawler DA, Hopker SW. The effectiveness of exercise as an intervention in the management of depression: systematic review and meta-regression ana-

lysis of randomised controlled trials. British Medical Journal 2001; 31: 1–8.
Lazarus RS. Psychological stress and the coping process. New York: McGraw-Hill 1966.
Lazarus RS. Stress, appraisal and coping. New York: Springer 1984.
Le Doux JE. Das Netz der Gefühle. München: Deutscher Taschenbuch Verlag 2001.
Le Doux JE. Synaptic Self: How our brains become who we are. New York: Viking Penguin 2002.
Lehr U. Psychologie des Alterns. Heidelberg: Quelle & Meyer 1972.
Leichsenring F. Are psychodynamic and psychoanalytic therapies effective? A review of empirical data. Int J Psychoanal 2005; 86: 841–68.
Leitner A, Petzold HG. Sigmund Freud heute. Wien: Krammer 2008.
Levine PA. Trauma – Heilung. Das Erwachen des Tigers. Essen: Synthesis 1998.
Leymann H. Mobbing. Hamburg: Rowohlt 1993a.
Leymann H. Ätiologie und Häufigkeit von Mobbing am Arbeitsplatz. Eine Übersicht über die bisherige Forschung. Zeitschrift für Personalforschung 1993b; 271–83.
Leymann H. Der neue Mobbing-Bericht. Hamburg: Rowohlt 1995.
Liessen H, Hollmann W. Die Bedeutung und Praxis sportlicher Betätigung beim älteren und alten Menschen. In: Petzold H, Bubolz E. Bildungsarbeit mit alten Menschen. Stuttgart: Klett 1976; 266–79.
Lind W. Budo – Der geistige Weg der Kampfkünste. München: O.W. Barth 1998.
Lindsay KA, Widinger TA. Sex and Sex and Gender Bias in Self-Report Personality Disorder Inventories: Item Analysis of the MCMI-II, MMPI, and PDQ-R. J Pers Assess 1995; 65 (1): 1–20.
Links PS, Heslegrave R, van Reekum R. Impulsivity: core aspect of borderline personality disorder. In: J Personal Disord 1999; 13 (1): 1–9.
Lish JD, Kavoussi RJ, Coccaro EF. Aggressiveness. Personality Characteristics of the Personality Disordered. In: Costello CG (Hrsg). New York: Wiley 1996; 24–47.
Loew TH, Tritt K. Empirische Forschung in der Körperpsychotherapie. In: Marlock G, Weiss H (Hrsg). Handbuch der Körperpsychotherapie. Stuttgart, New York: Schattauer 2006; 625–30.
Löllgen H, Hollmann W. Kongressbericht: Bedeutung der körperlichen Aktivität für kardiale und zerebrale Funktionen. Dtsch Arztebl 2002; 99 (20): A 1379/B 1152.
Lorenz K. Das sogenannte Böse. Zur Naturgeschichte der Aggression. Wien: Borotha-Schoeler 1963.
Lurija AR. The nature of human conflicts. An objective study of disorganization and control of human behaviour. New York: Grove Press 1932.
Lurija AR. Die höheren kortikalen Funktionen des Menschen und ihre Störungen bei örtlichen Hirnstörungen. Berlin: Deutscher Verlag der Wissenschaften 1970.
Lurija AR. Zur Stellung der Psychologie unter den Sozial- und Biowissenschaften. Gesellschaftswissenschaftliche Beiträge 1978; 31: 640–7.
Lurija AR. The making of mind: A personal account of Soviet psychology. Cambridge, MA: Harvard University Press 1979.
Lurija AR. Das Gehirn in Aktion. Einführung in die Neuropsychologie. Reinbek 1992.
Lutz R. Euthyme Therapie und Salutogenese. In: Frank R (Hrsg). Therapieziel Wohlbefinden. Heidelberg: Springer 2007.
Lutz R, Stock O. Therapieevaluationsstrategien. In: Bassler M (Hrsg). Störungsspezifische Ansätze in der stationären Psychotherapie. Gießen: Psychosozial-Verlag 2001.
Lutz R (Hrsg). Beiträge zur Euthymen Therapie. Freiburg: Lambertus 1999.
Lutz W. Patientenorientierte Psychotherapieforschung und Qualitätssicherung. VT und psychosoziale Praxis 2005; 37.
Macilwain C. World leaders heap praise on human genome landmark. Nature 2000; 405: 983–4.
Maier T, Schnyder U. Psychotherapie mit Folter- und Kriegsopfern. Ein praktisches Handbuch. Bern: Huber 2007.
Marcel A. Conscious and unconscious perception. Experiments on visual masking and word recognition. Cognitive Psychology 1983a; 15, 197–237.
Marcel A. Conscious and unconscious perception. An approach to the relations between phenomenal experience and perceptual processes. Cognitive Psychology 1983b; 15, 238–300.
Marcel G. Sein und Haben. Paderborn: Schöningh 1968.
Marcher L, Jarlnaes E, Münster K. Die somatischen Grundlagen der Berührung. In: Marlock G, Weiss H. Handbuch der Körperpsychotherapie. Stuttgart, New York: Schattauer 2006; 530–7.
Margraf J, Schneider S. Panik. Berlin: Springer 1989.
Maerker A. Therapie der Posttraumatischen Belastungsstörungen. Berlin, Heidelberg, New York: Springer 1997.

Markowitsch HJ. Welzer H. Das autobiographische Gedächtnis. Stuttgart: Klett Cotta 2005.

Märtens M, Petzold HG: Wer und Was wirkt in der Psychotherapie? Mythos »Wirkfaktoren« oder hilfreiches Konstrukt? Integrative Therapie 1998; 24: 98–110.

Märtens M, Petzold HG. Therapieschäden. Risiken und Nebenwirkungen von Psychotherapie. Mainz: Grünewald 2002.

Mayes AR. Selective memory disorders. In: Tulving E, Craig FIM (Hrsg). 2000; 427–40.

Melzack R. From the gate to the neuromatrix. Pain suppl 1999; 6: 121–6.

Merikangas KR, Angst J, Isler H. Migraine and psychopathology. Results of the Zurich cohort study of young adults. Arch Gen Psychiatry 1990; 47: 849–53.

Merleau-Ponty M. Phénoménologie de la perception. Paris: Gallimard 1945; dt.: Phänomenologie der Wahrnehmung. Berlin: De Gruyter 1966.

Merleau-Ponty M. L'oeil et l'esprit. Paris: Gallimard 1964; dt.: Das Auge und der Geist. Reinbek, Hamburg: Rowohlt 1967.

Merleau-Ponty M. La prose du monde. Paris: Gallimard 1969; dt.: Die Prosa der Welt. München: Fink 1983.

Meschkutat BM, Stackelbeck G, Langenhoff. Der Mobbing-Report (Kurzfassung). Dortmund: Sozialforschungsstelle 2002.

Metzinger T (Hrsg). Bewußtsein. Beiträge aus der Gegenwartsphilosophie. Paderborn: Schönigh 1995.

Metzinger T. Being No One. The Self-Model Theory of Subjectivity. Cambridge Mass.: MIT Press 2003.

Metzinger T. Das Leib-Seele-Problem. Paderborn: mentis 2007.

Michalak J, Heidenreich T. Neue Wege der Rückfallprophylaxe bei Depressionen. Die achtsamkeitsbasierte kognitive Therapie. Psychotherapeut 2005; 50: 415–22.

Milgram S. Behavioral study of obedience. J abnorm soc psychol 1963; 67: 371–8.

Milgram S. Das Milgram-Experiment. Zur Gehorsamsbereitschaft gegenüber Autorität. Reinbek: Rowohlt 1974.

Moeller FG, Barratt ES, Dougherty DM, Schmitz JM, Swann AC. Psychiatric aspects of impulsivity. Am J Psychiatry 2001; 158: 1783–93.

Monsen K, Monsen J. Chronic Pain and psychodynamic body therapy: a controlled outcome study. Psychotherapy 2000; 37: 257–69.

Montagu A. Körperkontakt – Die Bedeutung der Haut für die Entwicklung des Menschen. Stuttgart: Klett-Cotta 2004.

Morey LC, Warner MB, Boggs CD. Gender Bias in the Personality Disorders Criteria: An Investigation of Five Bias Indicators. J Psychopathol Behav Assess 2002; 24 (1): 55–65.

Morris DB. Krankheit und Kultur: Plädoyer für ein neues Körperverständnis. München: Verlag Antje Kunstmann 2000.

Moscovici S. Social Representations. Explorations in Social Psychology. New York: New York University Press 2001.

Moser H. Instrumentenkoffer für die Praxisforschung. Zürich: Lambertus 2003.

Mucha C, Bealaouchi N. Psychische Effekte von Sport und Bewegungstherapie – eine Literaturanalyse. Phys Ther in Theorie und Praxis 1998; 9: 526–30; 10: 598–602.

Müller L, Petzold HG. Gerontotherapie: Psychotherapie mit älteren und alten Menschen – Forschungsergebnisse, protektive Faktoren, Resilienzen, Grundlagen für eine Integrative Praxis. (Teil 1) 2002b. Integrative Therapie 2002; 1: 52–90.

Müller L, Petzold HG. Resilienz und protektive Faktoren im Alter und ihre Bedeutung für den Social Support und die Psychotherapie bei älteren Menschen. In: Petzold HG. Mit alten Menschen arbeiten. Stuttgart: Pfeiffer/Klett Cotta 2003: 108–54.

Müller L, Petzold HG. Affiliation, Reaktanz, Übertragung, Beziehung, Bindung – in einer »klinischen Sozialpsychologie« für die Integrative Supervision und Therapie. Hückeswagen: Europäische Akademie und in: Petzold HG. Integrative Supervision. Wiesbaden: Verlag für Sozialwissenschaften 2007: 367–431.

Mummendey A. Aggressives Verhalten. In: Stroebe W, Hewstone M, Stevenson GM (Hrsg). Sozialpsychologie. Eine Einführung. Berlin, Heidelberg, New York: Springer 1996; 421–52.

Muster M, Zielinski R. Bewegung und Gesundheit. Gesicherte Effekte von körperlicher Aktivität und Ausdauertraining. Darmstadt: Steinkopf 2006.

Neddermeyer R, Hausmann B. Bewegt Sein. Integrative Leib- und Bewegungstherapie in der Praxis. Paderborn: Junfermann 1995.

Neuberger O. Mobbing. Übel mitspielen in Organisationen. Mering: Hampp 1999.

Neumann NU, Frasch K. Neue Aspekte zur Lauftherapie bei Demenz und Depression – klinische und

neurowissenschaftliche Grundlagen. Deutsche Zeitschrift für Sportmedizin 2008; 59.
New AS, Hazlett EA, Buchsbaum MS, Goodman M, Reynolds D, Mitropoulou V. Blunted prefrontal cortial 18fluorodeoxyglucose positron emission tomography response to metachlorophenylpiperazine in impulsive aggression. Arch Gen Psychiatry 2002; 59: 621–9.
Nickel R. Epiktet, Teles, Musonius. Wege zum Glück. Zürich: Artemis 1987.
Nickel R, Merkle W. Stationäre psychosomatische Therapie bei chronischen Schmerzen. In: Egle UT, Hoffmann SO, Lehmann KA, Nix WA. Handbuch Chronischer Schmerz. Stuttgart, New York: Schattauer 2003: 430–8.
Niedl K. Mobbing/Bullying am Arbeitsplatz. Eine empirische Analyse zum Phänomen sowie zu personalwirtschaftlich relevanten Effekten von systematischen Feindseligkeiten. München: Hampp 1995.
Nübling R. Das Methodenpapier des Wissenschaftlichen Beirats Psychotherapie. Psychotherapeutenjournal 2008; 7: 102–10.
Núñez R. Could the Future Taste Purple? Reclaiming mind, body. In: Núñez R, Freeman WJ. Reclaiming Cognition: The Primacy of Action, Intention and Emotion. Thorverton, Bowling Green: Imprint Academic 1999; 41–60.
Núñez R, Freeman WJ. Reclaiming Cognition: The Primacy of Action, Intention and Emotion. Thorverton, Bowling Green: Imprint Academic 1999.
Orbach S. Magersucht. Düsseldorf: Econ 1998.
Orbach S. Anti Diätbuch. München: Frauenoffensive 2001.
Orlinski D. Störungsspezifische, personenspezifische und kulturspezifische Psychotherapie. Psychotherapeut 2003; 48: 403–9.
Orlinski D, Howard K. Process and outcome in psychotherapy. In: Garfield SL, Bergin AE (Hrsg). Handbook of psychotherapy and behaviour change. New York: Wiley 2004.
Orth I. Leibliche Begegnung, Zur Theorie und Praxis Integrativer Leib- und Bewegungstherapie. In: Buchheim P, Cierpka B, Seifert T. Lindauer Texte II. Liebe und Psychotherapie. Der Körper in der Psychotherapie. Heidelberg: Springer 1992; 160–73.
Orth I. Der »domestizierte Körper«. Die Behandlung beschädigter Leiblichkeit in der Integrativen Therapie. Gestalt 1994; 21: 22–36.
Orth I. Heilung durch Bewegung. Zeitschrift für Integrative Bewegungstherapie 1996; 2.
Orth I, Petzold HG. Theoriearbeit, Praxeologie und »Therapeutische Grundregel« Zum transversalen Theoriegebrauch, kreativen Medien und methodischer und »sinnlicher Reflexivität« in der Integrativen Therapie mit suchtkranken Menschen. In: Petzold, Schay, Ebert 2004; 297–342.
Orth I, Petzold HG. Leib und Sprache. Über die Poiesis integrativer und kreativer Psychotherapie – Zur Heilkraft von »Poesietherapie« und »kreativen Medien«. Integrative Therapie 2008; 1: 99–132.
Orth I, Petzold H, Sieper J. Ideologeme der Macht in der Psychotherapie. In: Petzold H, Orth I (Hrsg). Die Mythen der Psychotherapie. Ideologien, Machtstrukturen und Wege kritischer Praxis. Paderborn: Junfermann 1999; 269–333.
Osten P. Die Anamnese in der Psychotherapie – Klinische Entwicklungspsychologie in der Praxis. Stuttgart: UTB 2000.
Osten P. Integrative Diagnostik bei Sucht- und Abhängigkeitserkrankungen. In: Petzold HG, Schay P, Ebert W. Integrative Suchttherapie. Wiesbaden: Verlag für Sozialwissenschaften 2004.
Oyama S. The Ontogeny of Information. Cambridge: Cambridge University Press 1985.
Paar GH, Wiegand-Greve S. Störungsspezifische Psychotherapie in der psychosomatischen Rehabilitation. In: Bassler M. Störungsspezifische Ansätze in der stationären Psychotherapie. Gießen: Psychosozial-Verlag 2001: 176–205.
Panksepp J. Affective Neuroscience. New York: Oxford University Press 1998.
Pascual-Leone A et al. Procedual learning and prefontal cortex. Annual of the New York Academy of Sciences 1995; 769: 61–70.
Perrig W, Wippich W, Perrig-Chiello P. Unbewußte Informationsverarbeitung. Bern: Huber 1993.
Petzold HG: Aufgrund des Umfangs stehen die Publikationen von Petzold sowie Petzold und Mitarbeitern im Internet: www.schattauer.de/waibel-2610.html.
Plomin R. Genetics and experience. The interplay between nature and nurture. London: Sage 1994.
Plomin R. Behavioral genetics. New York: Worth Publishers 2000.
Polster E, Polster M. Das Herz der Gestalttherapie. Köln: Peter Hammer 2002.
Prosch A. Mobbing am Arbeitsplatz. Literaturanalyse mit Fallstudie. Konstanz: Hartung Gorre Verlag 1995.
Pschyrembel W. Klinisches Wörterbuch (255. Auflage) Berlin: de Gruyter 1986.

Radebold H. Gruppenpsychotherapie und geriatrische Sozialarbeit. In: Kanowski S (Hrsg). Gerontopsychiatrie 2. Düsseldorf: Janssen 1972; 324–8.

Radebold H. Psychodynamik und Psychotherapie Älterer. Berlin, Heidelberg, New York: Springer 1992.

Rahm D, Otte H, Boss S, Ruhe-Hollenbach H. Einführung in die Integrative Therapie. Paderborn: Junfermann 1993.

Raine A. Features of borderline personality and violence. J Clin Psychol 1993; 49: 621–9.

Ratey JJ. Das menschliche Gehirn: Eine Gebrauchsanweisung. Düsseldorf, Zürich: Patmos Verlag 2001.

Reddemann L. Imagination als heilsame Kraft. Zur Behandlung von Traumafolgen mit ressourcenorientierten Verfahren. Stuttgart: Pfeiffer 2001.

Refugio Bremen. Nie hat man es hinter sich. Dokumentation. Bremen: Refugio 1999.

Regner F. Normatives Empowerment. Das Unrechtserleben bei politisch Traumatisierten aus der Sicht von Unterstützern im Therapieumfeld. Berlin: Dissertation FU 2006.

Reich G. Psychodynamische Aspekte der Bulimie und Anorexie. In: Reich G, Cierpka M (Hrsg). Psychotherapie der Essstörungen. Krankheitsmodelle und Therapiepraxis-störungsspezifisch und schulenübergreifend. Stuttgart, New York: Thieme 2001.

Reichel A, Reichel R. Mit Angst, Lust und Aggression leben. Münster: Ökotopia 2005.

Reil JC. Rhapsodien über die Anwendung der psychischen Curmethode auf Geisteszerrüttung, Halle: Curtsche Buchhandlung 1803. http://www.sgipt.org/gesch/reil/r03-iv.htm.

Richir M. Der Sinn der Phänomenologie in das »Das Sichtbare und das Unsichtbare«. In: Métraux A, Waldenfels B. Leibhaftige Vernunft. Spuren von Merleau-Pontys Denken. München: Fink 1986; 86–110.

Rillaer J v. Les illusions de la psychanalyse. Brüssel: Pierre Mardaga 1980.

Rizzolatti G, Fadiga L, Gallese V, Fogassi L. Premotor cortex and the recognition of motor actions. Cognitive Brain Research 1996; 3: 131–41.

Rizzolatti G, Fogassi L, Gallese V. Neurophysiological mechanisms underlying the understanding and imitation of action. Nature Review Neurosciences 2001; 2: 661–70.

Rodde C. Ganzheitliche Naturheilkunde in der Behandlung traumatisierter Flüchtlinge. In: Mit Leib und Seele. Lebensbedingungen und Behandlung traumatisierter Flüchtlinge. Dokumentation der Fachtagung. Bremen: Refugio 2000; 23–34.

Röhricht F. Körperorientierte Psychotherapie psychischer Störungen. Göttingen: Hogrefe 2000.

Röhricht F. Diagnostische Relevanz körperbezogener Merkmale und Prozesse in der Körperpsychotherapie. In: Marlock G, Weiss H (Hrsg). Handbuch der Körperpsychotherapie. Stuttgart, New York: Schattauer 2006; 543–53.

Röhricht F, Beyer W, Priebe S. Störungen des Körpererlebens bei akuten Angsterkrankungen u. Depressionen. PPmP 2002; 205–13.

Röhricht F, Seidler KP, Joraschky P, Borkenhagen A, Lausberg H et al. Konsensuspapier zur terminologischen Abgrenzung von Teilaspekten des Körpererlebens in Forschung und Praxis. Psychother Psych Med 2005; 55: 183–90.

Rose G. The broken middle. Oxford: Blackwell Publishers 1992.

Rösing I. Ist die Burn-Out Forschung ausgebrannt? Heidelberg: Asanger 2003.

Roth S. Aikido – eine Auseinandersetzung auf dem Hintergrund der Integrativen Therapie. Graduierungsarbeit. Hückeswagen: FPI 1990.

Roth W. Mobbing – Herkunft des Begriffs und sein theoretischer Hintergrund in: Gruppendynamik und Organisationsberatung 2002; 33: 197–211.

Rothschild B. Der Körper erinnert sich. Die Psychophysiologie des Traumas und der Traumabehandlung. Essen: Synthesis 2002.

Rotter JB. Generalized expectancies for internal vs. external control of reinforcement. Psychological Monographs 1966; 80: 1–28.

Rüegg JC. Gehirn, Psyche und Körper. Neurobiologie von Psychosomatik und Psychotherapie. Stuttgart, New York: Schattauer 2006.

Rutter M, Hay DF. Development Through Life: A handbook for clinicians. Oxford, London, Edingburgh, Cambridge, Carlton: Blackwell Science Ltd 1994.

Ryle G. The Concept of Mind. New York: Barnes and Noble 1949.

Rytz T. Bei sich und in Kontakt. Bern: Huber 2006.

Sackett DL, Rosenberg WM, Gray JA, Haynes RB, Richardson WS. Was ist Evidenz-basierte Medizin und was nicht? Munch Med Wochenschr 1997; 139 (44): 644–5.

Samitz G, Mensink G. Körperliche Aktivität in Prävention und Therapie. München: Marseille 2002.

Saup W. Konstruktives Altern. Göttingen: Hogrefe 1991.

Scharfetter C. Die Indikation zu leib- und bewegungstherapeutischen Verfahren in der Psychiatrie. Integrative Therapie 1989; 1: 16–24.

Schay P, Jakob-Krieger C, Petzold H, Wagner M. Lauftherapie als übungs- und erlebniszentrierte Behandlungsmethode der Integrativen Therapie in der medizinischen Rehabilitation Drogenabhängiger – Theorie, Praxis, Forschung. In: Petzold H, Schay P, Scheiblich W (Hrsg). Integrative Suchtarbeit. Innovative Modelle, Praxisstrategien und Evaluation. Wiesbaden: VS Verlag für Sozialwissenschaften 2006; 159–204.

Schmacke N. Evidenzbasierte Medizin und Psychotherapie. Psychother Psych Med 2006; 202–9.

Schmalz-Jacobsen C, Hansen G. Ethnische Minderheiten in der BRD. München: beck 1995.

Scheidt CE. Störungsspezifische psychodynamische Kurzzeitpsychotherapie somatoformer Schmerzstörungen. Psychotherapeut 2002; 2:110–23.

Schmelz M. Physiologische Grundlagen. In: Egle UT, Hoffmann SO, Lehmann KA, Nix WA. Handbuch chronischer Schmerz. Stuttgart, New York: Schattauer 2003; 26–33.

Schmid W. Philosophie der Lebenskunst. Frankfurt a. M.: Suhrkamp 1998.

Schmidt G. Systemisch – hypnotherapeutische Konzepte für die Kooperation mit als depressiv definierten Menschen und ihren Beziehungssystemen. In: Psychotherapie im Dialog (PiD) 2001; 2: 418–29.

Schmitz H. Phänomenologie der Leiblichkeit. In: Petzold HG (Hrsg). Leiblichkeit. Paderborn: Junfermann 1985.

Schmitz H. Leib und Gefühl – Materialien zu einer philosophischen Therapeutik. Paderborn: Junfermann 1989.

Schmitz H. Der unerschöpfliche Gegenstand. Bonn: Bouvier 1990.

Schnitzler I, Schnitzler A: Das Gehirn und seine Bedeutung für eine kreative Lebensgestaltung In: Sieper J, Orth I, Schuch HW (Hrsg.). Neue Wege Integrativer Therapie. Klinische Wissenschaft, Humantherapie, Kulturarbeit. Bielefeld: Aisthesis Verlag 2007: 575–91.

Schramm E. Interpersonelle Psychotherapie. Stuttgart, New York: Schattauer 2003.

Schreiber-Willnow K. Körper-, Selbst- und Gruppenerleben in der stationären Kozentrativen Bewegungstherapie. Gießen: Psychosozial-Verlag 2000.

Schreiber-Willnow K, Seidler KP. Katamnestische Stabilität des Körpererlebens nach stationärer Gruppenbehandlung mit KBT. Psychother Psych Med 2005; 55: 370–7.

Schreiber-Willnow K, Seidler KP, Hamacher-Erbguth A et al. Erleben PatientInnen spezifische Veränderungen in der ambulanten Behandlung mit Konzentrativer Bewegungstherapie? Psychother Psych Med 2007; 57: 79–115.

Schröder G, Brendel T. Affekt-Kontroll-Training. Qigong Dancing. Synergien aus Ost und West. Norderstedt: Books on Demand 2004.

Schubbe O (Hrsg). Traumatherapie mit EMDR. Göttingen: Vandenhoeck und Ruprecht 2004.

Schuch HW. Grundzüge eines Konzeptes und Modells Integrativer Psychotherapie. Integrative Therapie 2000; 2–3: 145–202.

Schwartz RC. Systemische Therapie mit der inneren Familie. Stuttgart: Klett-Cotta 2002.

Schwartz FW, Bitzer EM, Dörning H, Grobe TG, Krauth C et al.. Gesundheitsausgaben für chronische Krankheit in Deutschland. Lengerich: Papst Science Publishers 1999.

Seidler KP. KBT. Ergebnisse empirischer Forschung. Psychotherapeut 2001; 46: 223–31.

Selby J. Natürlich Atmen. Basel: Sphinx Verlag 1984.

Seligman MEP. Erlernte Hilflosigkeit. München: PVU 1986.

Selvini Palazzoli M, Cirillo S, Selvini M, Sorrentino AM. Anorexie und Bulimie. Stuttgart: Klett Cotta 1999.

Senf W, Broda M. Praxis der Psychotherapie. Stuttgart, New York: Thieme 2007.

Sennett R. Respekt im Zeitalter der Ungleichheit. Berlin: Berlin Verlag 2002.

Shadish WR, Matt GE, Navarro AM, Siegle G. Evidence that therapy works in clinically representative conditions. J Consult Clin Psychol 1997; 65: 355–65.

Siegel DJ. Das achtsame Gehirn. Freiamt: Arbor 2007.

Siegel DJ, Hartzell M. Gemeinsam leben, gemeinsam wachsen. Freiamt: Arbor 2004.

Sieper J. Das »Behaviorale Paradigma« und der Begriff des »Komplexen Lernens« im Integrativen Ansatz klinischer Therapie, Soziotherapie und Agogik. Lernen und Performanzorientierung, Behaviourdrama, Imaginationstechniken und Transfertraining. Integrative Therapie 1–2/2001; 105–44.

Sieper J. »Transversale Integration«: Ein Kernkonzept der Integrativen Therapie – Einladung zu ko-respondierendem Diskurs. Integrative Therapie 2006; 3–4, 393–467.

Sieper J. Einführung. In: Sieper J, Orth I, Schuch HW (Hrsg): Neue Wege Integrativer Therapie. Klinische Wissenschaft, Humantherapie, Kulturarbeit. Bielefeld: Aisthesis Verlag 2007a; 19–37.

Sieper J. Neurowissenschaften und Therapie. In: Sieper J, Orth, I, Schuch, HW (Hrsg). Neue Wege Integrativer Therapie. Klinische Wissenschaft, Humantherapie, Kulturarbeit. Bielefeld: Aisthesis Verlag 2007b: 531–48.

Sieper J. Integrative Therapie als »Life Span Developmental Therapy« und »klinische Entwicklungspsychologie der Bezogenheit« mit Säuglingen, Kindern, Adoleszenten, Erwachsenen und alten Menschen. Gestalt & Integration; Teil I, 2007; 60, 14–21. Teil II, 2008; 61: 11–21.

Sieper J, Petzold HG. Der Begriff des »Komplexen Lernens« und seine neurowissenschaftlichen und psychologischen Grundlagen – Dimensionen eines »behavioralen Paradigmas« in der Integrativen Therapie. Lernen und Performanzorientierung, Behaviourdrama, Imaginationstechniken und Transfertraining. Polyloge 2002; 10: www.FPI-Publikationen.de/materialien.htm.

Sieper J, Orth I, Schuch HW (Hrsg). Neue Wege Integrativer Therapie. Klinische Wissenschaft, Humantherapie, Kulturarbeit. Bielefeld: Aisthesis Verlag 2007.

Siegrist J. Medizinische Soziologie. München–Jena: Urban & Fischer 2005.

Spitzer M. Geist im Netz: Modelle für Lernen, Denken und Handeln. Heidelberg, Berlin: Spektrum Akademischer Verlag 2000.

Spitzer M. Lernen. Gehirnforschung und die Schule des Lebens. Heidelberg: Spektrum Akademischer Verlag 2006.

Staatssekretariat für Wirtschaft. Mobbing und andere psychosoziale Spannungen am Arbeitsplatz in der Schweiz. http://www.mobbing-info.ch/data/data_2.pdf: 2002.

Stamenov MI, Gallese V. Mirror Neurons and the Evolution of Brain and Language. Amsterdam: John Benjamins Publishing 2002.

Statistisches Bundesamt 2005: https://www-ec.destatis.de/csp/shop/sfg/bpm.html.cms.cBroker.cls?cmspath=struktur,vollanzeige.csp&ID=1014649. Statistisches Bundesamt 2005.

Steffny H. Das große Laufbuch. Vom richtigen Einstieg bis zum Marathon. Stuttgart: Südwest-Verlag 2007. http://www.herbertsteffny.de/ratgeber.htm

Steinmüller W, Schaefer K, Fortwängler M (Hrsg). Gesundheit – Lernen – Kreativität: Alexander-Technik, Eutonie Gerda Alexander und Feldenkrais als Methoden zur Gestaltung somatopsychischer Lernprozesse. Göttingen: Verlag Hans Huber 2001.

Stern DN. The interpersonal world of the infant. New York: Basic Books 1985.

Stevens B. Gestalt-Körperarbeit. In: Petzold 1977n; 218–43.

Stoerig P. Leib und Psyche. Eine interdisziplinäre Erörterung des psycho-physischen Problems. München: Fink 1985.

Stolze H. Die Konzentrative Bewegungstherapie. Grundlagen und Erfahrungen. Heidelberg: Springer 1984.

Storch M. Wie Embodiment in der Psychologie erforscht wurde. In: Storch M, Cantieni B, Huether G, Tschacher W. Embodiment. Die Wechselwirkung von Körper und Psyche verstehen und nutzen Bern: Huber 2006; 35–72.

Storch M, Cantini B, Hüther G, Tschacher W. Embodiment. Die Wechselwirkung von Körper und Psyche verstehen und nutzen. Stuttgart: Hans Huber 2006.

Strathmann B. Evidenz und Behandlungsstrategien konservativer Behandlung bei lumbalem Rückenschmerz – Ein Überblick über die letzten zehn Jahre. Z f Physiotherapeuten 2007; 12: 1226–37.

Streb-Lieder C. Wie therapiert man einen Cyborg? Integrative Therapie und die Herausforderung des Posthumanismus, Integrative Therapie 2004; 3, 195–215.

Temboer JWJ. Philosophie der Bewegungswissenschaften. Butzbach-Griedel: Afra-Verlag 1994.

Thelen E, Smith LB. A dynamic systems approach to the development of cognition and action. Cambridge: MIT Press 1994.

Thomae H. Vergleichende Psychologie der Lebensalter. In: Rosenmayr L (Hrsg.). Die menschlichen Lebensalter. München: Piper 1978; 293–314.

Tulving E, Craig FIM (Hrsg). The Oxford handbook of memory. Oxford: Oxford University Press 2000.

Tinguely J. Kunst ist Bewegung. Katalog zur Ausstellung. Sammlung Würth. Künzelsau: Swiridoff 2006.

Tölle R, Windgassen K. Psychiatrie. Einschließlich Psychotherapie. Berlin: Springer 2002.

Treede RD, Magerl W. Zentrale nozizeptive Neurone und Bahnen. In: Egle UT, Hoffmann SO, Lehmann KA, Nix WA. Handbuch Chronischer Schmerz. Stuttgart, New York: Schattauer 2003: 34–44.

Tress W, Kruse J, Ott J. Psychosomatische Grundversorgung – Kompendium der interpersonellen Medizin. Stuttgart, New York: Schattauer 2003.

Tsunetomo Y. Hagakure. Der Weg des Samurai. München: Kabel Verlag 2004.

Turner J, Helms D. Lifespan development. London: Harcourt Brace 1994.

Uchtenhagen A, Zieglgänsberger W (Hrsg). Suchtmedizin. Konzepte, Strategien und Therapeutisches Management. München: Urban u. Fischer 2000.

Uexküll Tv, Wesiack W. Wissenschaftstheorie – ein biopsychosoziales Modell. In: Uexküll T, Adler et al. Psychosomatische Medizin. München–Wien–Baltimore: Urban und Schwarzenberg 1995.

Ukhtomsky AA. Izbrannye Trudy. Moscow: Nauka 1978.

Valenti SS, Pittenger JB (Hrsg). Studies in perception and action II. Hillsdale: Erlbaum 1993.

Van der Hart O. Abschied nehmen. Abschiedsrituale in der Psychotherapie. München: Pfeiffer 1982.

Van der Hart O, Nijenhuis E, Steele K. Dissociation: An Insufficiently Recognized Major Feature of Complex Posttraumatic Stress Disorder. Journal of Traumatic Stress 2005; 18 (5).

Van der Kolk B, Roth S, Pelcovitz D. Field trials for DSM IV, post traumatic stress disorder II: Disorders of extreme stress. Washington D.C.: American Psychiatric Association 1992.

Van der Kolk B, Mc Farlane AC, Weisaeth L (Hrsg). Traumatic Stress. Grundlagen und Behandlungsansätze. Paderborn: Junfermann 2000.

Van der Mei SH. Integrative Bewegungstherapie als Verbindung funktionaler und psychomotorischer Behandlung bei seniler Demenz in der Psychogeriatrie. Integrative Bewegungstherapie 1993; 1, 2.

Van der Mei SH, Petzold HG, Bosscher RJ. Runningtherapie, Streß, Depression – ein übungszentrierter Ansatz in der Integrativen leib- und bewegungsorientierten Psychotherapie. Integrative Therapie 1997; 23: 374–428.

Varela F, Thompson E, Rosch E. The embodied Mind. Cognitive Science and Human Experience, Cambridge, MA.: MIT Press 1991.

VDR. Statistik Rehabilitation des Jahres 2003. Frankfurt a. M.: Verband Deutscher Rentenversicherungsträger 2004.

Verhaak PF, Kerssens JJ, Dekker J, Sorbi MJ, Besing JM. Prevalence of chronic benign pain disorder among adults: a review of the literature. Pain 1988; 77: 231–9.

Vogt HH. Das programmierte Leben. Rüschlikon-Zürich, Stuttgart, Wien: Albert Müller Verlag 1969.

Vollmer G. Evolutionäre Erkenntnistheorie. Stuttgart: Hirzel 1975.

Vollmer G. Wieso können wir die Welt erkennen. Zur Evolution des Erkenntnisvermögens. Stuttgart: Hirzel 2003.

Von Saldern M. Budo und Gewalt. Integrative Bewegungstherapie 1993; 2: 4–9.

Voutta-Voß M. Entspannungstechniken in der Integrativen Therapie. Teil 1: Theoretische und praxeologische Grundlagen. Integrative Bewegungstherapie 1997; 7: 27–41.

Voutta-Voß M. Entspannungstechniken in der Integrativen Therapie. Teil 2: Theoretische und praxeologische Grundlagen. Integrative Bewegunstherapie 1998; 8: 27–38.

Vygotskij LS, Lurija AR.: Etjudy po istorii povedenija (Obez'jana. Primitiv. Rebjonok – Studien über die Geschichte des Verhaltens: Der Menschenaffe; Der Primitive; Das Kind) Moskau/Leningrad 1930. Übers.: Ape, Primitive Man and Child. Essays in the History of Behavior. Hemel Hempstead: Harvester Wheatsheaf 1992.

Vygotskij LS. Denken und Sprechen. Frankfurt a. M.: Fischer 1972.

Vygotskij LS. Mind in Society: The Development of Higher Psychological Processes. Cambridge: Harvard University Press 1978.

Wagner W. AIKI-DO Schwertarbeit in der Psychotherapie. In: Schettgen P. Heilen statt hauen. Augsburg: Ziel Verlag 2002.

Waibel MJ. Tagungsbericht: Der Weg ist das Ziel. Integrative Bewegungstherapie 1993; 2: 40–1.

Waibel MJ. Soziale Netzwerke in der Supervision. http://www.fpi-publikation.de/images/stories/downloads/supervision/Waibel-Netzwerke-Supervision-11–2004.pdf

Waibel MJ. Untersuchung zu Mobbingberatung und Supervision in Deutschland. Supervision – Mensch – Arbeit Organisation 2007; 1: 33–40.

Walde B. Willensfreiheit und Hirnforschung. Paderborn: Mentis 2006.

Wallon H. De l'acte à pensée. Essai de psychologie comparée. Flammarion, Paris: P.U.F. 1942.

Weber C, Haltenhoff H, Combecher J, Blankenburg W. Bewegungstherapie bei Patienten mit psychischen Störungen: eine Verlaufsstudie. In: Lamprecht F, Johnen R (Hrsg). Salutogenese. Ein neues Konzept in der Psychosomatik? Frankfurt a.M.: VAS 1994.

Weinberg D. Traumatherapie mit Kindern. Strukturierte Trauma – Interventionen und traumabezogene Spieltherapie. Stuttgart: Klett-Cotta 2005.

Welsch W. Vernunft. Frankfurt a. M.: Suhrkamp 1996.

Wyer RS (ed). Ruminative thoughts. New York: Erlbaum Mahwah 1996.

WHO. Internationale Klassifikation psychischer Störungen. ICD-10. Bern: Hans Huber 2004.

Wichmann M. Diskussion der Antidepressiva-Studie. psychoneuro.wordpress.com 26., 27., 28. 2. 2008.

Willke E, Hölter G, Petzold HG. Tanztherapie – Theorie und Praxis. Paderborn: Junfermann 1991.

Wöller W, Mattheiß H, Eberhard. Kächele M. Trauma und Persönlichkeitsstörung. Psychodynamisch-Integrative Therapie. Stuttgart, New York: Schattauer 2005.

Wolters J. Kampfkunst als Therapie. Die sozialpädagogische Relevanz asiatischer Kampfsportarten. Frankfurt: Peter Lang Verlag 1992.

Yager Y, Devlin MJ, Halmi KA, Herzog DB, Mitchell JE et al. Treatment of Patients With Eating Disorders. http://www.psychiatryonline.com/pracGuide/loadGuidelinePdf.aspx?file=EatingDisorders3ePG_04–28–06.

Zimmermann K. Gesundheitsorientiertes Muskelkrafttraining. Theorie – Empirie – Praxisorientierung. Schorndorf: Verlag Hofmann 2000.

Sachverzeichnis

B

C

D

E

F

G

L

T

V

W

Z